脊髓型和神经根型颈椎病
——治疗方法选择

Degenerative Cervical Myelopathy and Radiculopathy
——Treatment Approaches and Options

主 编 （美）迈克尔·G. 凯撒（Michael G.Kaiser）

（美）瑞吉斯·W. 哈伊德（Regis W.Haid）

（美）克里斯托弗·I. 沙夫雷（Christopher I.Shaffrey）

（加）迈克尔·G. 费林斯（Michael G.Fehlings）

主 译 朱 悦

北方联合出版传媒（集团）股份有限公司
辽宁科学技术出版社
沈阳

First published in English under the title

Degenerative Cervical Myelopathy and Radiculopathy: Treatment Approaches and Options

edited by Michael Kaiser, Regis Haid, Christopher Shaffrey and Michael G. Fehlings

Copyright © Springer Nature Switzerland AG, 2019

This edition has been translated and published under licence from

Springer Nature Switzerland AG.

©2021 辽宁科学技术出版社。

著作权合同登记号：第 06-2019-186 号。

图书在版编目（CIP）数据

脊髓型和神经根型颈椎病：治疗方法选择 /（美）迈
克尔·G.凯撒（Michael G.Kaiser）等主编；朱悦主译.—
沈阳：辽宁科学技术出版社，2021.10
ISBN 978-7-5591-2054-0

Ⅰ.①脊… Ⅱ.①迈…②朱… Ⅲ.①颈椎—脊椎病—
诊疗Ⅳ.①R681.5

中国版本图书馆CIP数据核字（2021）第101785号

出版发行：辽宁科学技术出版社
　　　　　（地址：沈阳市和平区十一纬路 25 号　邮编：110003）
印 刷 者：辽宁新华印务有限公司
经 销 者：各地新华书店
幅面尺寸：210mm×285mm
印　　张：21.5
插　　页：4
字　　数：500 千字
出版时间：2021 年 10 月第 1 版
印刷时间：2021 年 10 月第 1 次印刷
责任编辑：吴兰兰
封面设计：顾　娜
装帧设计：袁　舒
责任校对：王春茹

书　　号：ISBN 978-7-5591-2054-0
定　　价：368.00 元

联系电话：024-23284363
邮购热线：024-23284357
E-mail:13194200992@163.com

译者名单

主　　译　朱　悦

译　　者（按姓氏笔画排序）

王　丰　田一豪　丛　琳　巩尊磊　达瓦次里

朱海涛　刘欣春　李　杰　杨科达　邱　水

陈　宇　周仁义　周晓枢　孟小童　袁　伟

夏茂盛　陶正博　陶　琳　崔　璀　梁　栋

焦　鹰　温凯程　裴　磊

译者单位　中国医科大学附属第一医院　骨科

编者名单

Nitin Agarwal, MD Department of Neurological Surgery, University of Pittsburgh Medical Center, Pittsburgh, PA, USA

Mohanad Alazzeh, BS University of California, San Francisco, CA, USA

Todd J. Albert, MD Hospital for Special Surgery, New York, NY, USA

Christopher P. Ames, MD Department of Neurological Surgery, University of California, San Francisco, CA, USA

Peter D. Angevine, MD Department of Neurological Surgery, Columbia University Medical Center, New York, NY, USA

Grigoriy Arutyunyan, MD Department of Orthopedic Surgery, UCSF Medical Center, San Francisco, CA, USA

Azam Basheer, MD Department of Neurosurgery, Neuroscience Institute, Henry Ford Health System, Detroit, MI, USA

Edward C. Benzel, MD Department of Neurosurgery, Center for Spine Health, Neurological Institute, Cleveland Clinic Foundation, Cleveland, OH, USA

Maxwell Boakye, MD, MPH, MBA, FACS Department of Neurosurgery, University of Louisville, Louisville, KY, USA

Scott D. Boden, MD Department of Orthopaedic Surgery, Emory University School of Medicine, Atlanta, GA, USA

Avery L. Buchholz, MD, MPH Department of Neurological Surgery, Medical University of South Carolina, Charleston, SC, USA

Hsuan–Kan Chang, MD Department of Neurological Surgery and Rehabilitation Medicine, University of Miami Miller School of Medicine, Miami, FL, USA

Randy S. D'Amico, MD Department of Neurological Surgery, Columbia University Medical Center, New York, NY, USA

Harel Deutsch, MD Department of Neurologic Surgery, Rush University Medical Center, Chicago, IL, USA

Anthony M. DiGiorgio, DO, MHA Department of Neurological Surgery, University of California, San Francisco, CA, USA

Department of Neurological Surgery, Louisiana State University Health Sciences Center, New Orleans, LA, USA

Kurt M. Eichholz, MD, FACS, FAANS St. Louis Minimally Invasive Spine Center, St. Louis, MO, USA

Michael G. Fehlings, MD, PhD, FRCSC, FACS Division of Neurosurgery and Spine Program, Toronto Western Hospital, University of Toronto, Toronto, ON, Canada

Richard G. Fessler, MD Department of Neurosurgery, Rush University, Chicago, IL, USAa

Mario Ganau, MD, PhD Division of Neurosurgery and Spine Program, Toronto Western Hospital, University of Toronto, Toronto, ON, Canada

Matthew F. Gary, MD Department of Orthopaedic Surgery, Emory University School of Medicine, Atlanta, GA, USA

Zoher Ghogawala, MD, FACS Department of Neurosurgery, Lahey Hospital and Medical Center, Burlington, MA, USA
Department of Neurosurgery, Tufts University School of Medicine, Boston, MA, USA

John L. Gillick, MD Department of Neurosurgery, Thomas Jefferson University, Philadelphia, PA, USA

Department of Neurosurgery, Rutgers-New Jersey Medical School, Newark, NJ, USA

Jian Guan, MD Department of Neurosurgery, University of Utah, Salt Lake City, UT, USA
Alan L. and Jacqueline Stuart Spine Center, Department of Neurosurgery, Lahey Hospital and Medical Center, Burlington, MA, USA

Regis W. Haid, MD Atlanta Brain and Spine Care, Atlanta, GA, USA

James S. Harrop, MD, FACS Department of Neurological and Orthopedic Surgery, Division of Spine and Peripheral Nerve Surgery, Delaware Valley SCI Center, Thomas Jefferson University, Philadelphia, PA, USA

Cory J. Hartman, MD Department of Neurosurgery, University of Florida, Gainesville, FL, USA

Robert F. Heary, MD Department of Neurological Surgery, Rutgers New Jersey Medical School, Newark, NJ, USA

Dominque M. O. Higgins, MD, PhD Department of Neurological Surgery, Columbia University Medical Center, New York, NY, USA

Daniel J. Hoh, MD Department of Neurosurgery, University of Florida, Gainesville, FL, USA

Langston T. Holly, MD Department of Neurosurgery, University of California-Los Angeles, Los Angeles, CA, USA

Ming–Hsiao Hu, MD Institute of Biomedical Engineering, College of Medicine and College of Engineering, National Taiwan University, Taipei, Taiwan

Department of Orthopedics, National Taiwan University College of Medicine and National Taiwan University Hospital, Taipei, Taiwan

Deeptee Jain, MD Department of Orthopedic Surgery, UCSF Medical Center, San Francisco, CA, USA

Jacob Januszewski, MD Department of Neurosurgery and Brain Repair, University of South Florida, Tampa, FL, USA

Michael G. Kaiser, MD, FACS, FAANS Department of Neurological Surgery, Columbia University Medical Center, New York, NY, USA

Mena G. Kerolus, MD Department of Neurosurgery, Rush University Medical Center, Chicago, IL, USA

Jerry Ku, MD Division of Neurosurgery, St. Michael's Hospital, University of Toronto, Toronto, ON, Canada

Shekar N. Kurpad, MD, PhD Department of Neurosurgery, Medical College of Wisconsin, Milwaukee, WI, USA

Frank LaMarca, MD Department of Neurosurgery, Henry Ford Health System, Detroit, MI, USA

Anthony C. Lau, MD Department of Neurological Surgery, University of Miami Miller School of Medicine, Miami, FL, USA

Bryan S. Lee, MD Department of Neurosurgery, Center for Spine Health, Neurological Institute, Cleveland Clinic Foundation, Cleveland, OH, USA

Allan D. Levi, MD Department of Neurological Surgery, University of Miami Miller School of Medicine, Miami, FL, USA

Mohammed Macki, MD Department of Neurosurgery, Henry Ford Hospital, Detroit, MI, USA

Hani R. Malone, MD Department of Neurological Surgery, Columbia University Medical Center, New York, NY, USA

David McCarthy, BS Department of Neurological Surgery and Rehabilitation Medicine, University of Miami Miller School of Medicine, Miami, FL, USA

Mark R. McLaughlin, MD, FACS, FAANS Princeton Brain and Spine Care, LLC, Princeton, NJ, USA

Lionel N. Metz, MD Department of Orthopedic Surgery, UCSF Medical Center, San Francisco, CA, USA

Joseph E. Molenda, MD Department of Neurosurgery, Rush University Medical Center, Chicago, IL, USA

Praveen V. Mummaneni, MD Department of Neurological Surgery, University of California, San Francisco, CA, USA

Hamadi Murphy, MD, MS Department of Orthopaedics, Rothman Institute at Thomas Jefferson University Hospital, Philadelphia, PA, USA

Jean-Christophe Murray, MD, FRCSC Division of Neurosurgery and Spine Program, Toronto Western Hospital, University of Toronto, Toronto, ON, Canada

Daniel T. Nagasawa, MD Department of Neurosurgery, University of California–Los Angeles, Los Angeles, CA, USA

Ha Son Nguyen, MD Department of Neurosurgery, Medical College of Wisconsin, Milwaukee, WI, USA

Tianyi Niu, MD Department of Neurosurgery, University of California–Los Angeles, Los Angeles, CA, USA

Aria Nouri, MD, MSc Department of Neurosurgery, Yale University and University of Cincinnati, Cincinnati, OH, USA

John E. O' Toole, MD Department of Neurosurgery, Rush University Medical Center, Chicago, IL, USA

Joseph A. Osorio, MD, PhD Department of Neurological Surgery, University of California, San Francisco, CA, USA

John C. Quinn, MD Department of Neurosurgery, University of Virginia Health System, Charlottesville, VA, USA

K. Daniel Riew, MD The Spine Hospital, Columbia University Medical Center, New York, NY, USA

Justin K. Scheer, MD Department of Neurosurgery, University of Illinois at Chicago, Chicago, IL, USA

Christopher I. Shaffrey, MD Departments of Orthopaedic and Neurological Surgery, Duke University Health System, Durham, NC, USA

Stephen Silva, BA Department of Orthopaedics, Rothman Institute at Thomas Jefferson University Hospital, Philadelphia, PA, USA

Justin S. Smith, MD, PhD Department of Neurological Surgery, University of Virginia Health System, Charlottesville, VA, USA

Derek G. Southwell, MD, PhD Department of Neurological Surgery, University of California, San Francisco, CA, USA

Blake N. Staub, MD Texas Back Institute, Plano, TX, USA

Lee A. Tan, MD The Spine Hospital, Columbia University Medical Center, New York, NY, USA

Meena Thatikunta, MD Department of Neurosurgery, University of Louisville, Louisville, KY, USA

Santan Thottempudi University of California, San Francisco, CA, USA

Matthew J. Tormenti, MD, FACS, FAANS Princeton Brain and Spine, Langhorne, PA, USA

Vincent Traynelis, MD Department of Neurosurgery, Rush University Medical Center, Chicago, IL, USA

Alexander Tuchman, MD Department of Neurological Surgery, Columbia University Medical Center, New York, NY, USA

Alexander Tucker, MD Department of Neurosurgery, University of California–Los Angeles, Los Angeles, CA, USA

Luis M. Tumial á n, MD Department of Neurosurgery, Barrow Neurological Institute, St. Joseph's Hospital and Medical Center, Phoenix, AZ, USA

Juan S. Uribe, MD Department of Neurosurgery and Brain Repair, University of South Florida, Tampa, FL, USA

Alex Vaccaro, MD, PhD, MBA Department of Orthopaedics, Rothman Institute at Thomas Jefferson University Hospital, Philadelphia, PA, USA

Michael S. Virk, MD, PhD Department of Neurosurgery, University of California, San Francisco, CA, USA

Scott C. Wagner, MD Department of Orthopaedics, Rothman Institute at Thomas Jefferson University Hospital, Philadelphia, PA, USA

Michael Y. Wang, MD, FACS Department of Neurological Surgery and Rehabilitation Medicine, University of Miami Miller School of Medicine, Miami, FL, USA

Jefferson R. Wilson, MD, PhD, FRCSC Division of Neurosurgery, St. Michael's Hospital, University of Toronto, Toronto, ON, Canada

Jau–Ching Wu, MD, PhD Department of Neurosurgery, Taipei Veteran's General Hospital, Taipei, Taiwan
School of Medicine, National Yang–Ming University, Taipei, Taiwan

Rahel Zewude, BSc Division of Neurosurgery and Spine Program, Toronto Western Hospital, University of Toronto, Toronto, ON, Canada

目　录

第六部分　颈椎固定的挑战

第一部分
基础知识

脊髓的功能学解剖

Mario Ganau, Rahel Zewude,
Michael G. Fehlings

达瓦次里　译

第1章

脊髓的基本解剖

人类脊髓全长大约45cm，存在于具有多关节柔性结构特点的脊柱纵向椎管的上2/3。脊柱被分为颈段、胸段或背段、腰段和骶尾段。每个椎体节段由骨与软骨组成，并被称作功能性脊柱单位。功能性脊柱单位可以定义为脊柱最小的生理运动节段，能够表现出与整个脊柱相似的生物力学特征[18]。脊髓从颅底的枕骨大孔发出最后止于脊髓末端一个圆锥状的结构，称其为脊髓圆锥，通过非神经纤维即终丝固定于尾骨。脊髓从上至下连续性地发出背根神经纤维和腹根神经纤维，总共31对，其中颈神经8对、胸神经或背神经12对、腰神经5对、骶神经5对以及尾神经1对。胸神经根、腰神经根和骶神经根按照其通过椎间隙所对应上一个椎骨序列进行编号（比如：T12神经根位于T12椎体下缘）。与之相反，颈神经根走行于对应椎体上缘（比如：C1神经根位于C1椎体的上缘，而C8神经根位于T1椎体的上缘）。这种解剖分布解释了每对神经根在长度和方向上的差异。实际上，由于脊髓比脊柱短，腰神经和骶神经在脊髓池中沿圆锥下方向尾端生长，进而形成马尾神经。

脊髓周围的3个脑膜层是大脑周围脑膜层的延续。与大脑硬脑膜相反，最外层的脊髓硬脊膜不黏附在椎骨上。硬脊膜终止于骶骨水平（S1-S2），并且形成硬脊膜囊。硬膜外是硬膜外腔隙，包含脂肪和血管；硬膜下是蛛网膜腔隙，包含脑脊液。第3层也就是软脊膜，与供应脊髓的动脉和静脉一同沿着脊髓轮廓分布；值得注意的是，软脊膜通过一系列总共22个齿状韧带牢固地附着于硬脊膜。这些齿状韧带起自枕骨大孔，分布于两个相邻脊神经根之间的脊髓两侧，大致在背侧和腹侧神经根进入区的中间与脊髓干相连。这些脑膜层及其形成的腔隙是重要的解剖区域：手术或分娩过程中通过在硬膜外间隙注射麻醉药以诱导局部麻醉；脊髓腰池蛛网膜间隙从L2延伸到S2，是腰椎穿刺收集脑脊液以及注射药物或造影剂的理想部位（最佳部位是：L3/L4、L4/L5或L5/S1椎间隙）。

脊髓胚胎发育

神经管是中枢神经系统的原始结构，大约在妊娠第20天出现神经嵴，并产生许多神经和非神经衍生体（包括神经元、脑膜细胞等）。妊娠第3周，中胚层间充质组

M. Ganau · R. Zewude · M. G. Fehlings (*)
Division of Neurosurgery and Spine Program,
Toronto Western Hospital, University of Toronto,
Toronto, ON, Canada
e-mail: Michael.Fehlings@uhn.ca

© Springer Nature Switzerland AG 2019
M. G. Kaiser et al. (eds.), Degenerative Cervical Myelopathy and Radiculopathy,
https://doi.org/10.1007/978-3-319-97952-6_1

织分化为分段体节，这些分段体节在脊索两侧发育，同时扩张被覆的外胚层，在妊娠第四周分化为生骨节和肌皮。Hox基因调节颅轴发育分化的方向及顺序，它的突变可能引起先天性脊柱畸形[15]。与神经管相邻的31对体节按照从颈部到尾骨的顺序分化为肌肉、骨组织和结缔组织。每一对神经与每一对体节一起发育。脊髓的分段依赖于节段性脊神经和中线两侧神经根血管的发育。事实上，两侧的神经嵴发育形成节段性成对单元，其中每个单元发育形成单根脊髓神经相应的感觉背根神经节。

直到胎儿的第3个月，脊髓一直延伸到整个发育中的脊柱。在随后的几个月里，脊髓的生长导致脊髓干和椎间孔之间的脊神经根延长，因此出现出生时脊髓尾端位于L3水平。在脊髓的最内部，通过管化和逆行分化形成一个室管膜内衬的空间被称为中央管，与终脑室或第五脑室一起终止于脊髓圆锥[5]。在新生儿和儿童时期，充满脑脊液的脊髓结构在文献中被描述为是一种正常的发育现象，而这种结构在成人中会逐渐消退。这种结构的持续存在实际上可能导致一种叫作终末脑室扩张的病理状态[9]。

功能性脊髓节段

脊髓中对应腹根神经和背根神经附着的部位称为脊髓节段。因此，每个脊髓节段（上颈髓段除外）的位置略高于相应的功能性脊髓单位。形成每个神经根的束支在椎管内向斜方、侧方和尾端走行后进入神经根袖。神经根袖在根间隔膜的作用下分为运动根和感觉根。脊神经根由背根和腹根一起形成，在形成脊神经根之前，背根包含一个椭圆形膨大被称为背根神经节。

运动神经元和中间神经元的胞体位于脊髓内的灰质区，呈蝴蝶状。如图1.1所示，灰质周围的白质由上行和下行的神经纤维及胶质细胞组成。因此，灰质的神经纤维位于横切面上，而白质的神经纤维位于平行于神经轴的纵切面上。根据显微镜下的表现，灰质在解剖学呈现被包裹的状态，包括神经核和神经板。灰质由10个板层组成，并且以解剖学家Rexed命名，分别是后角（椎板Ⅰ~Ⅵ）、中间区（椎板Ⅶ）、前角（椎板Ⅷ~Ⅸ）和中央管周围区域（椎板Ⅹ）[19]。图1.1和表1.1提供了这10个Rexed椎板的解剖组织及其具体功能。灰质的前后角包含

不同种类的功能神经元：后角的二级中间神经元处理来自一级感觉纤维传入的感觉信息；这可能最终导致2个、3个乃至多个突触通路[6, 7]。前角包含各种类型的运动神经元：基本上，α-运动神经元支配骨骼肌纤维，γ-运动神经元支配肌梭中的梭外运动纤维。分段运动神经元的背侧分布符合躯体结构，更多的头侧节段支配更多的近端关节肌肉，反之亦然。脊髓有两个膨大分别支配躯体上部（颈或臂丛膨大；C5~T1）及下肢（腰骶丛膨大；L3~S2）。此外，运动神经元在前角内的空间分布是具有组织结构的，支配轴向或近端肌肉的运动神经元分布在内侧，支配远端肌肉的运动神经元分布在外侧。最后，侧角只出现在胸段和上腰椎节段，包含节前交感神经元，其轴突通过腹根的白色交通支到达椎体邻近的交感神经节。对于内脏神经的支配[21]，节前副交感神经细胞同样位于S2~S4水平。

不同种类的脊髓中间神经元参与感觉-运动整合的过程，通常定位于Ⅶ和Ⅷ板层。有实验研究记录了运动指令和感觉反馈信号的结合是如何在运动过程中控制肌肉活动的。通过整合来自感觉神经元和中央模式发生器（CPG）的传入信号，神经系统会产生无感觉反馈的节律性输出信号从而形成中间神经元的兴奋。在运动过程中，机体通过兴奋或抑制不同的反射通路来调节中间神经元的激活程度。因此，在任何时刻中间神经元不同形式的兴奋决定了哪些传导通路是开放的、阻断的或是被调节的[20]。

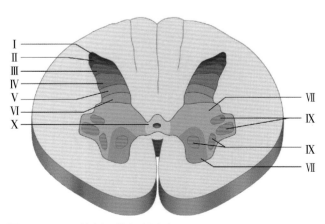

图1.1　Rexed椎板层的解剖分布

表1.1 Rexed椎板层的解剖与功能

椎板层	解剖位置	神经纤维	功能
Ⅰ	后角边缘核	Aδ	温觉和快速疼痛感
Ⅱ	胶质层	C	缓慢疼痛觉
Ⅲ	固有神经核	A−b	触觉和本体感觉
Ⅳ	固有神经核	A−b	触觉和本体感觉
Ⅴ	脊髓背核	Aδ，C	痛觉和运动觉
Ⅵ	脊髓背核	Ia/A−alpha Ib/A−alpha/Golgi	脊反射，整合躯体运动功能
Ⅶ	中间外侧核、中间核、中间内侧核	脊髓小脑束 C8~L3：背核 T1~L2：中间外侧核 S2~S4 节前骶自主神经核	节前副交感神经元
Ⅷ	前索	下行纤维	调节肌肉张力和运动
Ⅸ	前角	体细胞 α−和 γ−运动神经元	支配骨骼肌梭外纤维和神经肌梭梭内纤维
Ⅹ	中央管边缘	前连合束	轴突交叉

脊髓走行

脊髓内的白质分为三索：前索、侧索和后索。这些纤维束最终构成了感觉神经纤维、运动神经纤维、固有神经纤维和自主神经纤维，图1.2提供了这些神经纤维束更深层次的解剖细节。

后索位于灰质后角之间，由中线的后正中隔分隔，其外侧是楔束而内侧是薄束。这些神经束携带本体感觉、振动觉和轻触觉的上行传导信号。薄束传导来自下肢的信号，楔束传导来自上肢的信号。侧索位于背根和腹根进入区之间。由皮质脊髓外侧束和脊髓丘脑外侧束组成。皮质脊髓外侧束携带有关自主运动功能的下行信号。皮质脊髓系统由皮质脊髓外侧束、皮质脊髓前束和皮质脊髓前外侧束组成。除皮质脊髓前束的轴突外，皮质脊髓束的轴突在延髓的锥体上交叉。脊髓丘脑外侧束在进入脊髓时交叉，传导来自对侧躯体疼痛觉和温度觉的上行信号。脊髓后外侧缘可见非交叉的脊髓小脑后束，负责传导关于肢体运动和姿势精细协调的上行信号。

白质前索位于前正中裂与前根进入区之间，该索包括皮质脊髓前束和脊髓丘脑前束。脊髓丘脑前束的上行纤维传递与轻微触觉有关的信号。皮质脊髓前束是一个下行的非交叉束，负责精细的运动觉。

纤维和脊神经

每根脊神经内的纤维可负责支配全身体表（躯体和四肢）或（全身内脏）的功能，可根据其主要的感觉或运动而选择传入或传出信号。

背根由传入纤维组成，通过脊神经将躯体感受器产生的传入信号传递到脊髓。这些背根神经节包含神经元的单极细胞体。带有细胞体和中枢轴突的感觉传入纤维称为一级神经元。中央轴突在后外侧沟水平进入脊髓，而周围轴突在周围组织延伸至相应受体。正如预期的那样，由每根脊神经支配的皮肤区域被称为皮节。皮节趋向于功能性重叠，因此失去一个背根通常导致迟钝（感觉减退）而不是麻痹（完全失去感觉）。负责躯体和全身内脏感觉的传入纤维按其传导速度可分为Ⅰ~Ⅳ组，其中第Ⅰ、Ⅱ、Ⅲ组的纤维有髓鞘，可以加快传导速度，而第Ⅳ组的纤维没有髓鞘。如上所述，腹根主要体现在运动觉的传导，而侧角则是自主神经的中继。值得注意的是，一些感觉纤维在腹根内也被发现了[7]。

每个 α 运动神经元及其支配的肌纤维构成一个运动单元。考虑到本书将重点放在颈椎病理上，图1.3是上肢

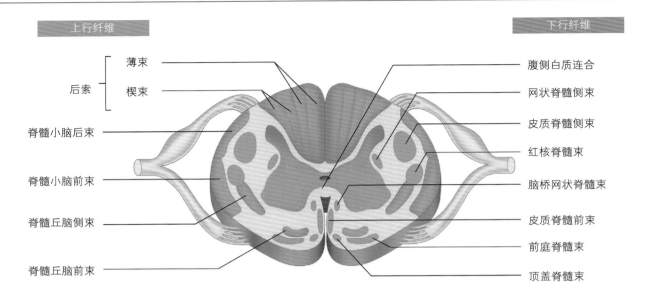

图1.2 脊髓横断面及上下行神经纤维

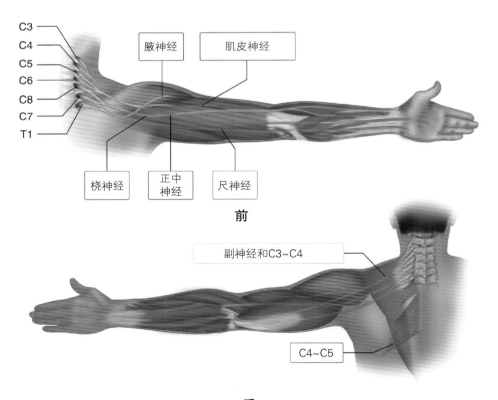

图1.3 上肢脊神经

表1.2　运动神经元、自主神经和感觉纤维的特性和功能

纤维类型与神经支配	功能	传导速度（m/s）	直径（μm）
前角运动神经元 – 腹根			
α（A–α） 自发性肌纤维终板的神经脉冲	肌肉自主收缩	15~120 有髓	12~20
γ（A–γ） 肌梭梭内纤维运动末端的神经脉冲	肌张力的微调	10~45 有髓	2~10
自主神经纤维	胸腰椎中间区（T1~L2）交感神经腹根系统 骶（S3~S4）副交感神经腹根		
节前纤维（B） 交感神经节 / 副交感神经节脉冲	调节心率、胃肠和膀胱活动	3~15 有髓	>3
节后纤维（C） 内脏神经脉冲		2 无髓	1
感觉纤维背根神经节 – 背根			
Ⅰa（α） 肌梭的神经脉冲	肌张力	70~120 有髓	12~20
Ⅰb（α） 肌腱伸张感受器的神经脉冲	轻微触摸及按压	70~120 有髓	12~20
Ⅱ（A–β） 来自被包裹的皮肤和关节（Meissner 和 Pacinian）受体的神经脉冲	触觉、压力和振动感	30~70 有髓	5~14
Ⅲ（A–δ） 无被囊皮肤神经末梢的脉冲	痛觉和温觉	12~30 有髓	2~7
Ⅳ（C）无被囊皮肤神经末梢的脉冲	痛觉和温觉	0.5~2 无髓	0.5~1

脊神经的示意图。每个运动单元中的肌纤维数量从3~8条细小的、精细控制眼外肌的肌纤维到多达2000条控制腿部姿势的肌纤维[10]。无论其运动或感觉性质如何，纤维也根据其传导速度分为A、B和C。A纤维根据其大小分为α、β、γ和δ[13]。表1.2总结了神经纤维分类。

脊髓血管化

脊髓的供血包括来自颅底的一条脊髓前动脉和两条脊髓后动脉以及向腹根和背根供血的多条起源于不同水平的根动脉[2]。图1.4提供了脊髓血供的截面图，对脊髓血管区域的精确描述有助于了解许多病理状况，特别是那些涉及脊髓综合征的病症，以及明确相对安全的手术入路区域[8]。

源自椎动脉融合形成的脊髓前动脉位于正中沟中的软脑膜内。脊髓前动脉在脊髓干的前面下行，在终丝上继续延伸为细小分支，并向供应脊髓干前1/3的中央发出分支。前动脉也接受几个小的血管分支，称为前节段髓动脉，它们通过椎间孔进入椎管。这些供血动脉起源于颈部的颈升动脉（甲状腺下动脉的一个分支）、胸部的肋间动脉、腹部和骨盆的腰动脉、髂腰动脉和骶外侧动脉。值得注意的是，Adamkiewicz动脉通常起源于第8~12椎体水平的肋间动脉（约75%的病例），是最大的前节段髓动脉，也是脊髓下2/3的主要供血动脉[14]。

脊髓后动脉灌注脊髓后1/3；25%的脊髓后动脉源自椎动脉，其余75%源自小脑后下动脉。与脊髓前动脉不同的是，脊髓后动脉在下颈椎和胸椎之间的走行是不连续的，而是表现出产生吻合的趋势，血管造影上显示脊髓尾部的特征性篮子状以及向马尾的过渡。除了薄束和楔束外，脊髓外侧索的动脉供应依赖于脊髓后动脉。

脊髓的静脉走行很大程度上取决于其动脉供应：事实上，它的纵向特征是两条正中静脉，一条位于脊髓的前裂，另一条位于脊髓后沟，4条侧静脉在腹侧和背根后方延伸。脊髓静脉在软脑膜形成一个微小的、弯曲的静脉丛，在硬膜外腔与椎体内静脉丛自由连通。内外椎静脉丛最终汇入椎间静脉，椎间静脉一旦流出椎间孔，就

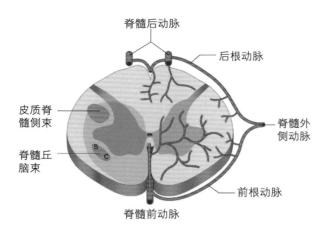

图1.4 脊髓前、后椎动脉的解剖分布

汇入颈部的椎静脉、胸腔的肋间静脉和腰骶部的腰骶静脉及骶外侧静脉。值得注意的是，与椎间静脉不同，脊髓静脉没有瓣膜。

脊髓与呼吸驱动

虽然呼吸中枢位于脑干，但上颈椎脊髓前角细胞提供了进一步的整合。主要呼吸肌存在主动和非主动的调控。主动控制来自运动与运动前皮质，并通过皮质脊髓束下降，而非主动控制是由节律和非节律系统介导，包括在脑桥的呼吸系统及呼吸中枢，以及髓质的腹侧呼吸组和背侧呼吸组。呼吸系统与呼吸中枢通过抑制和刺激脉冲调节吸气及呼气的速度，分别位于喙侧脑桥和低位脑桥/延髓。腹侧和背侧呼吸群调节吸气和呼气的节律。这些群位于延髓的网状结构，包括：疑核和孤束核[16]。

膈神经向膈肌（吸气的主要肌肉）提供运动刺激，因此在呼吸过程中起决定作用。对膈神经的支配来源于C3、C4和C5节段。许多呼吸辅助肌通过调节肋骨的抬高、胸腔的扩张或腹壁的压缩，促进吸气（Ⅰ）和呼气（E）过程。它们包括：

（a）肋间肌（T2～T11），分为3层：外层（Ⅰ）、内层和不完全内层（E）。

（b）胸后肌包括后锯肌（E，T1~T5），也包括短肋提肌和长肋提肌（Ⅰ，支配T2~T12）。

（c）胸大肌和胸小肌（Ⅰ，支配C4~T1）。

（d）斜方肌、斜角肌和胸锁乳突肌（Ⅰ，支配C2~C6）。

（e）前锯肌（Ⅰ，C5~C7）和肩胛提肌（I，支配C1~C4）。

（f）腹肌，包括腹直肌、腹横肌、内外斜肌（E，支配

T7~L1区）。

因为颈髓损伤与呼吸功能障碍相关，所以颈髓损伤的神经检查包括呼吸功能评估。鉴于上述情况，除非立即提供呼吸支持，否则C1~C3水平的脊髓完全横断几乎致命。在C4完全损伤的情况下，可能保留C3节段，为膈肌提供神经支配，并允许其提供足够的功能来支持呼吸。在这种情况下，呼吸频率增加，患者使用呼吸辅助肌肉，如胸锁乳突肌和斜方肌来代偿。由于横膈膜功能有限，患者无法有效咳嗽，需要频繁吸痰。在C1~C4损伤的治疗中，人工通气和气管切开术常常是必要的。在C5完全损伤的初始阶段也可以看到膈肌功能受损；然而，在这种情况下，一旦脊柱休克消退，膈肌功能可能完全恢复。C5也部分地支配肩胛提肌和其他副呼吸肌，因此与C1~C4病变相比，提供了更大的肺活量。另一方面，C6完全损伤的患者膈肌功能完整，呼吸足够强，尽管需要加强监护，但气管切开和通气支持可能不是必要的[23]。

除了颈椎损伤影响呼吸肌而导致呼吸功能障碍外，脑干结构的直接损伤还可能导致颈髓综合征，也被称为交叉麻痹。这种综合征的损伤可能从脑桥延伸到C4甚至更低的脊髓。病变越靠近头侧，临床表现越严重，包括呼吸停止、低血压和四肢瘫痪。

脊髓的功能解剖：脊髓综合征和疼痛

在诊断脊髓病、脊髓综合征和神经根病时，对本章所述神经通路和血液供应的深入了解是临床实践的基础。

Brown-Sequard综合征是指脊髓半切，可能由硬膜内或硬膜外肿瘤、椎间盘突出或硬膜外血肿引起。这种综合征的表现之一是对侧痛温觉的丧失。这种缺失是由于交叉的脊髓丘脑束被破坏的结果。与此相关的运动障碍是由于皮质脊髓束的破坏。在脊髓损伤节段水平，运动损伤表现为运动神经元信号降低；而在损伤远端，运动损伤表现为运动神经元信号增强。在这种综合征中，由于脊髓后索的损伤而出现同侧振动觉和本体感觉的缺陷。

中央脊髓综合征，通常是由颈椎过伸损伤引起的，其特征是脊髓中央交叉的脊髓丘脑束受损。这种综合征会导致双侧上肢痛温觉丧失，而下肢则不受影响。此外，在这种综合征中，振动觉、触觉和本体感觉模式是残留的，造成分离性的感觉丧失。在本综合征中观察到

的运动障碍典型地表现在上肢，表现为运动功能下降[1]。膀胱功能障碍是中央性脊髓综合征的另一常见表现[3]。如果累及腹侧脊髓，该综合征可发生神经源性萎缩和瘫痪。如果由于脊髓外侧受累而导致皮质脊髓束受损，则可能导致痉挛性瘫痪。外侧脊髓受累也可影响其他结构，如背内侧和腹内侧运动核和C8~T2睫脊中枢，并导致侧后凸及同侧霍纳综合征。如果受累范围延伸到后索，则可能发生振动觉和本体感觉丧失[11]。

脊髓前动脉损伤、外伤和硬膜外血肿可导致脊髓前综合征。如向背侧移位的骨化物或颈椎间盘突出造成的脊髓损伤，可导致该综合征，因为，会造成脊髓前动脉或其各种分支阻塞引起的缺血。该综合征的特征是由于双侧脊髓丘脑束的破坏而导致双侧痛温觉丧失。压力感觉和轻触觉在这种综合征中也受到不同程度的影响。损伤远端的迟缓性瘫痪是由于前角细胞和皮质脊髓束受损所致。这种迟缓性瘫痪常发展为痉挛。后索功能通常不受前索综合征的影响，该综合征导致分离性感觉丧失，因为损伤远端的振动觉和本体感觉随着痛温觉的丧失而保持不变。在该综合征的初期，可观察到尿潴留和便秘。通常，前索综合征患者反射消失。

后索综合征的特征是在损伤的远端失去振动、本体感觉和轻触觉。任何损伤后索并影响其功能的病因，如创伤、感染或血管损伤，都可能导致后索综合征。主要临床表现为感觉异常及膀胱、肠功能障碍。后索综合征的感觉异常可包括Lhermitte征阳性和颈部屈曲疼痛，也可能出现感觉性共济失调。后索综合征患者的运动功能、疼痛和体温感觉通常不受影响，因为没有累及脊髓丘脑束或皮质脊髓束[17]。

疼痛综合征可由支配周围皮肤或特定神经根的脊髓节段的任何病理学损伤引起，从而导致外周神经根病。它们通常以神经系统的阳性表现为特征，如受影响的脊神经节段分布区域的无力、反射消失、感觉异常和麻木；肌肉组织在持续的负荷和疼痛中也受影响[12]。骨骼肌中无髓鞘的 A δ 和C型纤维以及一半的神经单位具有伤害感受功能。硬脑膜还含有表达降钙素基因调节肽（CGRP）和P物质的伤害感受神经纤维；然而，硬脊膜在疼痛综合征发病机制中的作用可能仅限于通过释放促炎性细胞因子来调节疼痛[22]。此外，疼痛综合征也可由对血管结构的直接损伤引起（比如：颈部创伤中的椎动

脉损伤导致大脑供血和脊髓周围压力梯度的损害，最终可能导致伤害感受反射）。最后，肌筋膜疼痛综合征是指慢性骨骼肌肉疼痛，与肌肉带内的"触发点"有关，这些肌筋膜触发点可再现一些病症的症状。这种情况通常不表现为神经功能缺陷，但与运动范围的显著下降相关[4]。

参考文献

[1] Anderson KK, Tetreault L, Shamji MF, Singh A, Vukas RR, Harrop JS, Fehlings MG, Vaccaro AR, Hilibrand AS, Arnold PM. Optimal timing of surgical decompression for acute traumatic central cord syndrome: a systematic review of the literature. Neurosurgery. 2015;77(Suppl 4):S15–S32.

[2] Bosmia AN, Hogan E, Loukas M, Tubbs RS, Cohen-Gadol AA. Blood supply to the human spinal cord: part I. Anatomy and hemodynamics. Clin Anat. 2015;28(1):52–64. https://doi.org/10.1002/ca.22281.Epub 2013 Jun 27.

[3] Brooks NP. Central cord syndrome. Neurosurg Clin N Am. 2017;28(1):41–47.

[4] Chiarotto A, Clijsen R, Fernandez-de-Las-Penas C, Barbero M. Prevalence of myofascial trigger points in spinal disorders: a systematic review and meta-analysis. Arch Phys Med Rehabil. 2016;97(2):316–337.

[5] Choi BH, Kim RC, Suzuki M, Choe W. The ventriculus terminalis and filum terminale of the human spinal cord. Hum Pathol. 1992;23(8):916–920.

[6] Christensen BN, Perl ER. Spinal neurons specifically excited by noxious or thermal stimuli: marginal zone of the dorsal horn. J Neurophysiol.1970;33(2):293–307.

[7] Coggeshall RE, Carlton SM. Receptor localization in the mammalian dorsal horn and primary afferent neurons. Brain Res Brain Res Rev. 1997;24(1):28–66.

[8] Colman MW, Hornicek FJ, Schwab JH. Spinal cord blood supply and its surgical implications. J Am Acad Orthop Surg. 2015;23(10):581–591.

[9] Ganau M, Talacchi A, Cecchi PC, Ghimenton C, Gerosa M, Faccioli F. Cystic dilation of the ventriculus terminalis. J Neurosurg Spine. 2012;17(1):86–92.

[10] Ijkema-Paassen J, Gramsbergen A. Development of postural muscles and their innervation. Neural Plast. 2005;12(2–3):141–51. discussion 263-272.

[11] Kanagalingam S, Miller NR. Horner syndrome: clinical perspectives. Eye Brain. 2015;7:35–46.

[12] Kerstman E, Ahn S, Battu S, Tariq S, Grabois M. Neuropathic pain. Handb Clin Neurol. 2013;110:175–187. https://doi.org/10.1016/B978-0-444-52901-5.00015-0.

[13] Lawson SN. Phenotype and function of somatic primary afferent nociceptive neurones with C-Adelta- or Aalpha/beta-fibres. Exp Physiol.2002;87(2):239–244.

[14] Lazorthes G, Gouaze A, Zadeh JO, Santini JJ, Lazorthes Y, Burdin P. Arterial vascularization of the spinal cord. Recent studies of the anastomotic substitution pathways. J Neurosurg. 1971;35(3):253–262.

[15] Mavilio F, Simeone A, Giampaolo A, Faiella A, Zappavigna V, Acampora D, Poiana G, Russo G, Peschle C, Boncinelli E. Differential and stage-related expression in embryonic tissues of a new human homoeobox gene. Nature. 1986;324(6098):664–668.

[16] Mitchell RA, Berger AJ. Neural regulation of respiration. Am Rev Respir Dis. 1975;111(2):206–224.

[17] Novy J. Spinal cord syndromes. Front Neurol Neurosci. 2012;30:195–198.

[18] Panjabi MM, White AA 3rd. Basic biomechanics of the spine. Neurosurgery. 1980;7(1):76–93.

[19] Rexed B. Some aspects of the cytoarchitectonics and synaptology of the spinal cord. Prog Brain Res. 1964;11:58–92.

[20] Rossignol S, Dubuc R, Gossard JP. Dynamic sensorimotor interactions in locomotion. Physiol Rev.2006;86(1):89–154.

[21] Saper CB. The central autonomic nervous system: conscious visceral perception and autonomic pattern generation. Annu Rev Neurosci. 2002;25:433–69.Epub 2002 Mar 25.

[22] Tomlinson DR, Fernyhough P, Diemel LT. Neurotrophins and peripheral neuropathy. Philos Trans R Soc Lond Ser B Biol Sci. 1996;351(1338):455–462.

[23] Zimmer MB, Nantwi K, Goshgarian HG. Effect of spinal cord injury on the respiratory system: basic research and current clinical treatment options. J Spinal Cord Med. 2007;30(4):319–330.

颈椎生物力学

Bryan S. Lee，Edward C. Benzel

温凯程　译

第 2 章

要点

- 上颈椎和下颈椎有多种结构，包括间盘韧带复合体，它们参与维持脊柱稳定性。这些结构的独特作用已通过尸体进行了研究。

- 可以通过临床方式或影像学评估来确定颈椎生物力学的变化。

- 脊髓型颈椎病是脊髓重复性损伤的直接结果并导致运动和感觉异常。这种创伤可以表现为伸展/分离，压缩和成角变化。

- 在所有3个平面，多个节段上进行的椎板切除术后均观察到脊柱活动度明显增加。切除内侧小关节会大大增加这种活动。

- 脊柱稳定手术的主要目标之一是阻止畸形进展（尤其是后凸畸形），并通过脊柱固定和融合适当恢复正常的脊柱前凸。

- 在上颈椎区域，由于存在复杂的解剖结构和多个平面上的运动，故很难形成牢固的关节融合，必须通过内固定来限制活动。

- 通过Magerl或Goel-Harms技术对C1-C2进行刚性固定可增强生物力学稳定性，并促进上颈椎融合。

- 临床中，在骨骼质量差的情况下，可能需要非常坚强的固定或轴向弹性固定。坚强固定的病例中，下颈椎椎弓根钉-钉棒系统可能比侧块螺钉-钉棒系统更有利，尽管其风险较高。弹性固定病例中，腹侧轴向弹性固定相比于刚性更高的系统可以最大限度地减少应力遮挡，增加移植物/终板界面处的应力分担，这会在一定程度上增加融合成功率。

- 正确放置和固定颈椎前路钢板，有助于最大限度地实现颈椎稳定并恢复其前凸，从而尽可能地提高融合率并降低邻近节段退变风险。

- 延长至C7的长固定结构会显著增加颈椎、胸椎交界处的应力。该交界部位对抗创伤和不稳定能力较差，因此延长至C7的结构会增加交界处不稳定的风险。

- 在较长的颈椎前路固定结构中，可以通过增加中间点固定来提高稳定性，因此，提供了一种额外的三点弯曲固定机制。在尝试构建较长的前路固定结构时应考虑补充后路固定，可以增加额外的稳定性。

B. S. Lee · E. C. Benzel (*)
Department of Neurosurgery, Center for Spine
Health, Neurological Institute, Cleveland Clinic
Foundation, Cleveland, OH, USA
e-mail: benzele@ccf.org

© Springer Nature Switzerland AG 2019
M. G. Kaiser et al. (eds.), Degenerative Cervical Myelopathy and Radiculopathy,
https://doi.org/10.1007/978-3-319-97952-6_2

脊柱生物力学概念简介和解剖学基础

脊柱的生物力学的定义和脊柱稳定性的判定是有争议且难以给出明确答案的问题。1990年，White和Panjabi将临床脊柱不稳定义为"脊柱在脊髓或神经根无原发或继发损伤的情况下，在生理负荷条件下，丧失了维持椎体之间关系的能力，并且没有发展成为丧失功能的畸形或严重的疼痛"[34]。这种不稳可由多种病因引起，包括退行性变、创伤、感染或肿瘤。

脊柱由各种复杂的解剖结构组成，因此必须充分了解与脊柱生物力学相关的解剖结构及其力学性能。椎体和椎间盘组成椎体前柱，承担了大部分轴向负荷。椎弓根把椎体和脊柱的后部连接起来。椎板从椎弓根延伸至背侧形成椎弓，并在交界处融合形成棘突。小面关节允许一定程度的旋转、屈曲/伸展、侧方弯曲和平移。当脊柱处于脊柱前凸姿势时，小关节主要承担轴向应力[2]。作用在脊柱节段上的力施加在力臂上，从而形成弯矩。当弯矩形成时，会发生旋转。椎体以瞬时旋转轴（IAR）为轴绕其旋转。下颈椎的小关节面面向IAR。IAR可以看作是支点，它是动态的，随着脊柱节段的移动而移动[18]。由于颈椎小关节面朝向冠状面，其大都可以进行屈曲/伸展、侧弯和旋转。与之相比腰椎的小关节则朝向矢状面，这削弱了其旋转能力，但可以进行屈曲/伸展。

从根本上讲，脊柱不稳可分为急性和慢性。在本章中，我们将关注脊柱退变继发的慢性脊柱不稳的特征。描述稳定/不稳定状态的定义并概述生物力学基本概念及与脊柱基本解剖结构的关系，本章的目的是解释和概括颈椎生物力学的基本原理。这些原理已在许多体内、体外研究及临床中得到了应用，包括在各种脊柱稳定性重建手术中的应用。

上颈椎生物力学与稳定性

上颈椎区域由枕骨、C1（寰椎）和C2（枢椎）组成。这些节段在解剖学结构上是独特的，它们也通过特有的方式维持上颈椎乃至整个颈椎的稳定性。各种韧带结构，如前后寰枕膜、寰枢膜、寰椎横韧带、齿突尖韧带和翼状韧带，参与维持寰枕交界区（OCJ）及上颈椎的稳定性。它们的生物力学特性已经在尸体中进行了广泛研究，并测量了它们的平均失效载荷（表2.1），这是一种用于确定脊柱不同韧带被破坏所需强度的试验。通常，寰枕关节的屈曲/伸展度为25°，侧向弯曲和轴向旋转度为5°。C1-C2关节的屈曲/伸展度为20°，侧弯度为5°，向一侧的轴向旋转度为40°[2]。因其复杂的解剖关系，寰枕交界区活动比其他任何颈椎节段都要多，脊柱大部分的旋转和屈伸也发生在该交界区[26]。枕髁侧向旋转并形成凹陷，并与C1关节突上内面形成关节。这种独特的形成关节的方式使寰枕部位可以有很大的屈伸度。寰椎没有椎体，它与枢椎的齿突形成关节。该关节与水平关节面一起进行旋转运动。横韧带与齿突的后方相连，从而将齿突限制在寰椎前弓3mm之内[25]。横韧带与上下纵束形成十字韧带，穿过齿突附着于枕骨大孔前缘及枢椎椎体上。该韧带可以防止屈曲过程中齿突折叠并压迫脑干，为整个OCJ提供了坚实的稳定性[21]。翼状韧带，起于齿突前外侧附着于枕髁内侧面，其功能是限制颅骨旋转，并有助于维持OCJ的稳定性[21]。其他韧带和膜状结构，并没有增加太多的OCJ生物力学稳定性，例如覆膜及齿突尖韧带。关节与韧带发生慢性退变，会造成OCJ和上颈椎的生理活动度降低。虽然慢性退行性改变引起的OCJ不稳较为罕见，但其可导致该区域活动度增加，需要进行使用螺钉固定和内植物的稳定手术，以恢复脊柱前凸并达到生物力学适当的内固定融合。

表2.1 上颈椎韧带复合体各部位平均失效载荷

				韧带				
	AAOM	PAOM	ALL	AAM	TAL	AL	Alar	TM
平均失效载荷（N）	233	83	281	113	354~692[a]	214	286	76

AAOM，寰枕前膜；PAOM，寰枕后膜；ALL，前纵韧带；AAM，寰枢膜；TAL，横韧带；AL，齿状突韧带；Alar，翼状韧带；TM，覆膜

[a]Heller等[14]；Panjabi

表2.2　上颈椎韧带复合体各部位平均失效载荷（Panjabi）

	韧带			
	ALL	PLL	LF	CL
平均失效载荷（N）	111.5	74.5	138.5	204

ALL，前纵韧带；PLL，后纵韧带；LF，黄韧带；CL，小关节囊韧带

下颈椎生物力学与稳定性

在下颈椎，将有助于整体稳定性的结构（包括椎间盘，小关节和小关节囊）以及韧带结构以独特的方式命名，统称为间盘韧带复合体。下颈椎各个韧带的平均失效载荷（表2.2）已经在多项生物力学研究中确定。在尸体研究中，当损伤导致位移大于3.3mm或旋转角度大于3.8°时，会引起前方结构不稳；而当棘突间距大于27mm或成角大于30°时，会引起后方不稳[26]。棘上韧带、棘间韧带和黄韧带等后方结构增加了颈椎的稳定性，移除这些结构会导致失稳。在尸体研究中证实多节段椎板切除术造成屈伸活动度增加10%时将会破坏颈椎稳定性[10]。当进行椎板切除术同时切除内侧小关节时，所有形式的活动度均显著增加[24]。多项尸体研究表明，颈椎小关节及其关节囊对维持颈椎整体稳定性有重要贡献。切除超过50%的小关节复合体（包括双侧小关节或关节囊）会导致失稳[37]。在提供稳定性方面包括椎间盘在内的前方结构也起着重要作用。在不融合的情况下进

行颈椎前路椎间盘切除术时，在所有3个平面上活动超出一定范围（屈曲/伸展度增加 > 66%，侧向弯曲和轴向旋转增加 > 40%），均会造成失稳[31]。

不同节段颈椎的活动度不同。屈曲和伸展相结合的运动范围（ROM）在OC连接处最大，最大运动角度为25°，然后从C2-C3水平的10°逐渐变化为C5-C6、C6-C7水平的20°。向一侧轴向旋转在C1-C2处的最大ROM>40°，并且在其余所有节段都为5°左右。整个颈椎的向一侧弯曲度变化不大，每个水平的ROM均为5°~10°[34]。在ROM更大的下颈椎，病变往往更频繁地发生，特别是C5-C6、C6-C7。

耦合运动的定义是脊柱沿笛卡尔坐标系中的一个轴的运动迫使脊柱沿另一轴运动的一种现象[2]。因此，耦合运动既可以发生在不同椎体之间，又可以发生在不同平面之间。例如，由于下颈椎存在钩椎关节及颈椎小关节冠状面，侧向弯曲会导致棘突向远离凹侧的方向旋转。颈椎的侧向耦合弯曲与轴向旋转的平均比率为0.51[23]。相反，在腰椎与侧向弯曲相关的耦合运动发生的相反方向，棘突向凹侧旋转，这种耦合现象解释了退变性脊柱侧弯相关的旋转半脱位[2]。

脊髓型颈椎病的生物力学

颈椎病是颈椎退行性病变的常见表现。它是获得性脊髓功能障碍的最常见原因之一[36]，并且这种退变过程可

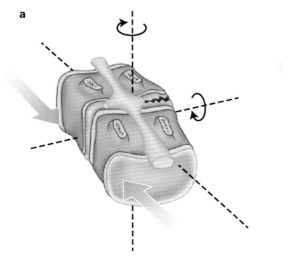
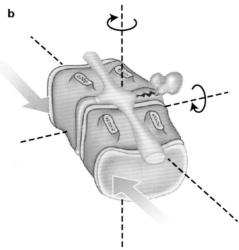

图2.1　演示施加各种运动后（包括轴向载荷、侧向弯曲和屈曲），导致退变性椎间盘突出。（a）进行多次运动后出现纤维环撕裂。（b）如结果所示，髓核移位导致椎间盘突出

能导致脊柱畸形以及脊髓病和（或）神经根病。脊椎病常伴有轻度的节段性不稳，这种不稳被定义为"继发于椎间盘退变性疾病的椎骨骨赘病"，它与小关节的关节

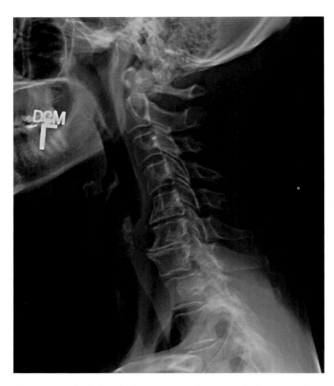

图2.2 颈椎侧位X线片显示C5-C6和C6-C7节段严重退变，伴有椎间盘间隙高度丢失及骨赘形成

炎性改变和骨赘形成相关[33]。由于退行性改变，椎间盘脱水导致椎间盘高度的丢失，连续地各种运动导致潜在的间盘突出，从而改变了跨颈椎和沿颈椎的应力传导（图2.1和图2.2）。脊髓型颈椎病（CSM）是脊髓重复性损伤的直接结果，会导致运动和感觉异常，最终会导致慢性后凸畸形。这种创伤可以表现为伸直/屈曲、压缩和成角异常[15]。

脊柱退变累及椎间盘、椎间隙、小关节以及椎旁和髓内组织。椎间盘的退行性改变通常包括椎间盘和椎间隙高度的丢失、终板的改变、椎间隙的硬化以及骨赘的形成[2]。椎间盘的退变过程由水、蛋白质和黏多糖的损失以及角蛋白/硫酸软骨素含量的增加造成的椎间盘脱水引发，最终造成髓核纤维化。紧接着必定出现弹性降低、髓核体积缩小[7]。由于相比于腹侧和外侧、纤维环的背侧相对脆弱，椎间盘易在背侧方向膨出。当发生椎间盘膨出时，终板上的骨膜被抬起，导致骨膜下骨赘形成，引起椎管和椎间孔狭窄。

颈椎椎间盘腹侧间隙比背侧间隙厚，这种形态有助于形成正常的颈椎前凸。背侧椎间盘膨出/突出伴随内部完整性丢失时，相比于后方，会造成更大的前方高度丢失，从而导致颈椎后凸。而且，由于颈椎前凸变直或曲度丢失，施加在椎体腹侧的应力随之增加。偏心载荷会

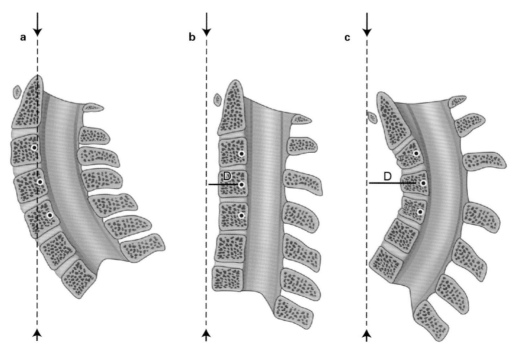

图2.3 （a）箭头所示生理情况的轴向载荷。（b）椎间盘脱水引起的脊柱前凸丢失和多个节段的高度降低，导致施加于脊柱的力臂轻度伸长（D）。（c）随着力臂的进一步伸长，病理性畸形扩大，最终形成脊柱后凸畸形

导致应力集中，力臂长度的增加会进一步增加椎体腹侧应力从而产生更大的压缩趋势，导致椎体腹侧高度比背侧更容易丢失，加重后凸畸形。当施加轴向载荷时，后凸畸形使旋转力臂在转动点处加长，从而导致畸形进一步发展（图2.3）。这种退变形成了一个负反馈环路，导致后凸畸形进一步传播，即"后凸导致后凸。"

CSM通常与颈椎矢状位失衡有关，因此，必须进行手术干预纠正这种畸形。评估颈椎矢状面是否失衡可以预测CSM的临床结局，因为颈椎矢状面失衡与CSM的严重程度相关[6]。外科手术应该以神经减压，阻止后凸畸形的进展，并恢复脊柱前凸为主要目的。颈椎前凸丢失预示颈部发生病变，并与颈部软组织损伤的高风险及较差的临床效果直接相关。当前柱稳定时，颈椎对轴向载荷的抵抗力将大大提高，同时可以将大部分轴向载荷传递到前柱，这可以最大限度地降低畸形进展风险，并增加恢复脊柱生理性前凸的可能[2]。在矫正脊柱后凸畸形时，必须充分进行减压和坚强的固定。因为如果没有牢固的融合，脊柱将会使所承载压力的能力转移到椎体的后半部和小关节。CSM患者进行减压术后临床症状得到显著改善。但是，目前手术采取腹侧还是背侧入路尚无明确指南，并且对于手术减压和内固定融合治疗也仍然没有明确的最佳方法[9]。然而，一项前瞻性多中心研究表明，与背侧入路相比，腹侧入路治疗的患者更年轻，神经系统损伤更少，局灶性病变更多[6]。

颈椎内固定的生物力学和稳定性

手术治疗的选择应该在正常或相对正常的脊柱前凸体位，通过减压、固定和融合消除重复性损伤并矫正畸形[19]。更复杂的畸形则需要采用前后路结合的方式，通过同时提供前、后柱支撑来达到最佳的生物力学稳定性[9]。

对于特定的患者，应考虑到其可能会损害或影响生物力学特性。骨质疏松症是最知名、得到研究最多的退变性骨病。因为骨质疏松患者的骨骼质量和骨愈合过程受损，而通过内植物固定的手术在很大程度上取决于这两个特征，所以这些患者的手术可能是具有挑战性的[13]。Guzman等的回顾性研究表明，与非骨质疏松症患者相比，骨质疏松症患者更倾向于进行颈椎后路融合术，360°融合术和翻修手术，并且所有相关并发症发生

概率都更高，术后病程和恢复过程更长、更复杂[13]。当进行融合术的骨质疏松患者具有较高的置入失败风险和并发症风险时，术者必须相应地制订手术计划。通过围手术期管理、术中坚强的固定以及置入合适的内植物来提高融合率和融合质量。

上颈椎内固定

枕颈固定时，可能很难在C1使用钉棒系统。但是附加C1螺钉固定会减小颈椎所有方向的活动度，并且在各种受力条件下，枕骨螺钉和棒上端承受应力都会降低。因此，在尝试实现O-C2关节融合术时，增加C1螺钉辅助固定可以更均匀地分散应力，提高稳定性，并降低枕骨螺钉拔出和棒断裂的风险[20]。使用双皮质螺钉可能是骨质疏松症患者实现最佳固定效果和临床疗效的一种选择。

如果想要合并下颈椎固定，枕颈固定将会很复杂，因为需要较长的后方固定力臂。而在OC区域进行过度坚强的固定，下颈椎固定结构的下端可能会成为最薄弱的部分，从而导致固定失败和假关节形成[2]。可以考虑使用有弹性的钢丝或线缆-棒进行OC区域固定来避免上述固定失败（图2.4）。枕骨几乎很少进行内固定。因为除了枕中线，枕骨均较薄，螺钉打入深度受限。因此，中线螺钉固定技术是一种常见的选择。但是，由于螺钉排成单一列，中线固定不能很好地抵抗旋转（图2.5）。另一种选择是将枕骨螺钉置于侧方。但是，由于这些螺钉提供的固定不如中线螺钉坚固，因此可以使用横向连接器进行交叉固定，以弥补侧方固定的缺点[2]（图2.6）。

在上颈椎区域由于存在多种运动，而内植物和内固定器械必须限制这些运动，且下颈椎间盘韧带复合体的特性较复杂，故很难形成牢固的融合[2]。最初，这是一个挑战，因为使用线缆技术完成C1-C2背侧固定不能很好地限制旋转和平移，从而影响了融合过程。更加现代的刚性固定技术，包括使用经关节突螺钉的Magerl技术和使用C1侧块/C2峡部螺钉的Goel-Harms技术。他们较以往方法可以获得更好的稳定性、更高的融合率（图2.7）[12, 22]。与背侧线缆技术相比，经关节突C1-C2螺钉的Magerl技术的抗旋转强度提高了10倍，而C1-C2螺钉固定的Goel-Harms技术的产生大大改善了其生物力学的稳

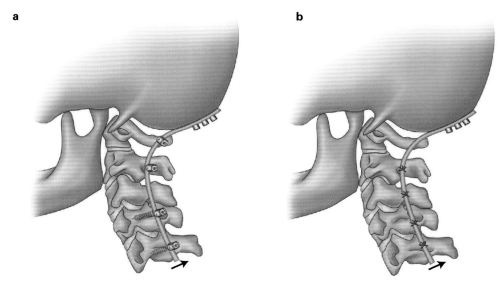

图2.4 （a）如果在枕骨处进行过度刚性的固定，由于下颈椎固定相对较弱，枕颈固定失败可能发生在固定结构的下端。（b）可以考虑使用可以弹性活动的钢丝、线缆-棒的固定方式来将这种内固定失败的风险降至最低

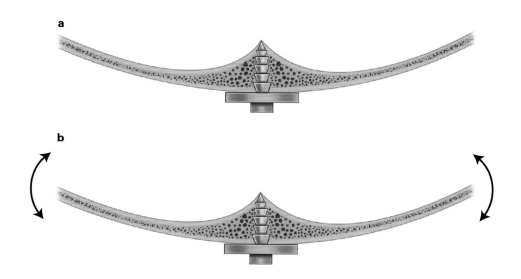

图2.5 （a）穿过枕脊的枕骨中线螺钉可以最大限度地穿过枕骨相对致密的区域。（b）但是，由于螺钉呈单行排列，因此不能很好地抵抗旋转

定性，尤其在抗侧向弯曲和轴向旋转方面[12, 22]。与传统技术相比，近期流行的经椎板螺钉固定方式可实现与C2螺钉等效的生物力学稳定性且无椎动脉损伤的风险[11]。此外，对于C2椎弓根螺钉或峡部钉置入失败的患者，经椎板螺钉可能是一种有效的补救方式或替代选择。

下颈椎内固定

在下颈椎，因为椎弓根螺钉会增加神经血管损伤的风险，侧块螺钉技术已被广泛接受和普遍应用。体外研究表明，椎弓根螺钉具有更强的生物力学性能，其平均抗拔出强度几乎是侧块螺钉的4倍[16]，并且在侧向弯曲方面具有更高的稳定性[17]。此外，与侧块-钉棒系统相比，椎弓根螺钉可以更大限度地降低通过椎间盘的轴向应力

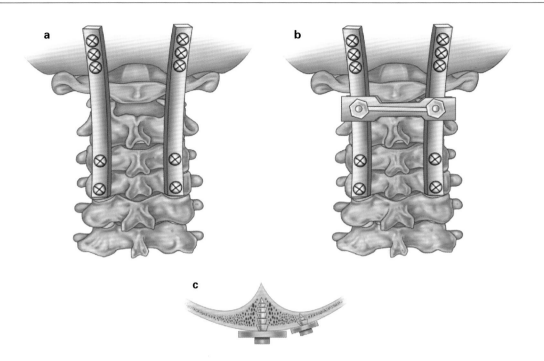

图2.6 （a）用双侧放置的枕骨螺钉进行枕颈固定，可最大限度地减少旋转。（b）可以采用横向连接器来实现更牢固的固定，以补偿侧方螺钉穿透深度的不足。（c）在枕中线处可实现最大的穿透深度

传导。因此，在临床中，在骨骼质量较差可能影响固定效果及需要进行多节段后方固定的情况下。尽管存在相关的更高风险，但在下颈椎中使用椎弓根钉棒系统仍可能具有优势[5]。

在考虑尾端固定范围时，上颈椎固定结构的长度仍存在争议。通常，对于寰枕固定，将枕骨固定到C2就已足够牢固了。必要时尾端也可扩展至C5或C6[2]。但如果有更长节段固定的需求而需要将固定结构扩展至C7时，颈胸椎交界区域（CTJ）的应力就明显增加，从而增加了假关节形成、内植物失败和交界区不稳定的风险（图2.8）[2]。

CTJ包括C7与T1椎体，C7−T1椎间盘以及所有相关的肌肉和韧带结构，这一区域易受伤及失稳。因其位于高度活动的颈椎和由肋骨支撑相对固定的胸椎之间，在其间承受着巨大的应力，尤其是在创伤人群中[32]，而且这些因素也在脊柱退行性病变中起作用。此外，该区域从颈椎前凸过渡到胸椎后凸应力也会随之上升，从而进一步增加了交界区域本就极高的生物力学载荷。因此，了解CTJ相关的主要特征是必要的。内固定手术应尤其考虑这些特征，以避免形成不稳定结构进而造成内固定失败和颈椎病（ASD）。临床上ASD发生概率并不低，进行融合手术消除节段活动度会增加相邻节段椎间盘内压力

并加快其退变进程，尤其在无法维持或恢复脊柱正常前凸的情况下。CTJ处ASD发生的风险更高，这是由于在此过渡区被固定的C7和带有完整肋骨结构的胸椎形成一个由手术产生的杠杆臂。一种可能的解决方案是将内固定结构扩展到整个CTJ，直至上胸椎水平。Cheng等在尸体上的生物力学研究中进行了一系列探索性分析。该研究比较了在不同节段进行长节段颈椎或颈胸椎手术并成功融合时，椎间盘内压力的变化，并得出结论，将内固定结构扩展到T2可能是有利的，因为延长至该水平所有节段弯曲压力均显著降低[4]。

单节段或多节段椎间盘病变和后凸畸形，通常需要进行前路手术，包括前路颈椎间盘切除减压融合术（ACDF）。减压、稳定、恢复前凸、恢复节段稳定是手术的主要目标。放置前凸形椎间融合器可最大限度地恢复脊柱前凸，Caspar针以发散的方式置入，撑开时聚拢从而达到撑开效果，并可在撑开过程中保留后纵韧带。经钢板置入的螺钉与钢板形成悬臂梁结构，这种结构的力矩既可以是固定的也可以是不固定的。固定力矩的悬臂梁结构的螺钉是牢牢锁定在钢板上且不能滑动的。而非固定的力矩悬臂梁的螺钉不完全被锁定在钢板上，是可以拨动的。但非固定力矩的结构也会产生螺钉松动并形成下沉[3]。过度活动会阻碍融合，而固定力矩臂的悬

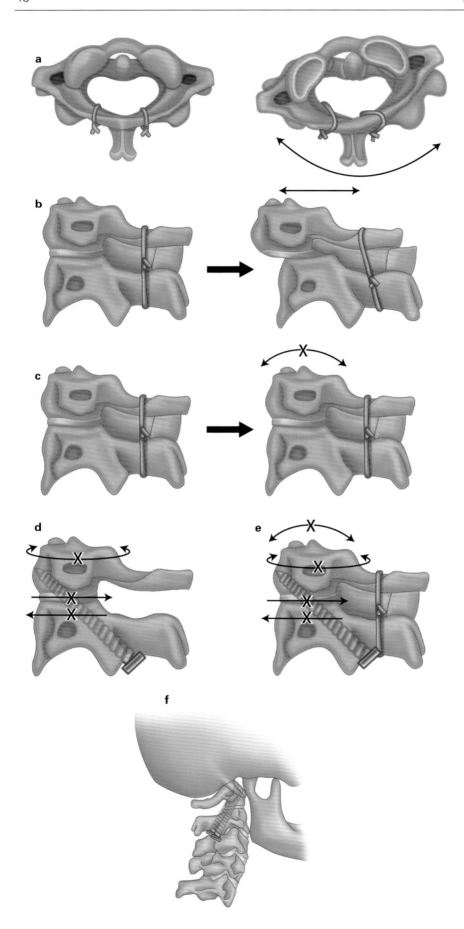

图2.7 比较上颈椎区域的线缆技术和螺钉固定技术，并展示螺钉固定技术可提高抵抗各种运动的能力。（a，b）背侧钢丝固定仅限制屈曲/伸展运动，仍允许轴向旋转和平移运动。（c）在内固定结构中添加背侧植骨块以进一步增强抗伸展能力。（d，e）C1-C2螺钉固定，可抵抗所有3个平面的运动。（f）使用这种方法的术后示意图

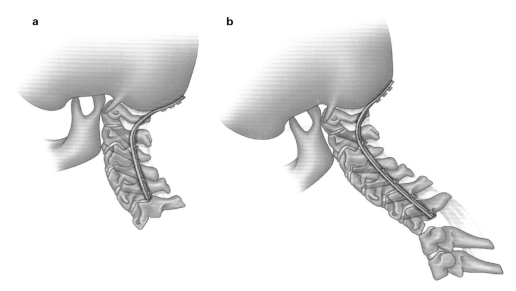

图2.8　短枕颈固定的并发症。（a）尾部延伸至C5的结构。（b）延伸至C7的结构在颈胸交界区应力明显增加

臂梁系统会防止这种活动。然而，根据Wolff定律[1, 35]，完全消除活动度，会减小骨-内植物交界面的应力，并抑制骨骼的生长和愈合。尸体研究表明，坚固的钢板系统会降低植骨块承受应力，C5椎体切除术中放置牢固的钢板会承受23%的应力，而弹性钢板仅承受9%[28]。这种弹性钢板可最大限度地减少坚固的钢板造成的植骨块应力遮挡，抑制压缩力传导，减少钢板对融合的影响。但是，它的应用仍然存在争议，尤其是进行单节段或双节段ACDF时。一篇系统性综述表明，完全限制性（刚性）钢板和半限制性（弹性）钢板之间的融合率和并发症发生率没有显著差异[30]。

正确置入和固定颈椎前路钢板还有助于达到最佳的稳定性，最大限度地恢复脊柱前凸曲度，实现最高的融合率以及降低ASD风险。钢板-间盘间距与邻近节段骨化呈负相关，将钢板放置在远离邻近节段椎间盘的位置可以减少相邻节段骨化和ASD的发生[27]。弹性钢板与普通钢板融合率相当[30]，但可能会导致椎间植骨下沉，导致钢板可能撞击相邻节段的椎间隙，并伴随局部前凸丢失。但是一项回顾性队列研究表明，下陷引起的局部颈椎序列变化与临床结局之间没有显著关联[8]。不同的颈椎前路内植物/内固定器械对不同应力的反应不同（图2.9）。例如，内植物在轴向载荷条件下抵抗弯曲力和压缩力时充当牵张装置，相反，当施加伸展力时，其充当压缩装置[2]。对于更长的结构，还可通过添加额外的中间固定点来提高稳定性，从而通过施加弯曲力于三点来抵抗位移变形（图2.10）。此外，与单皮质螺钉固定相比，双皮质螺钉固定已显示出改善了颈椎前路钢板系统固定强度的作用，在遇到骨质疏松症和其他相关的内固定失败危险因素时应考虑[29]。

下沉的概念是指垂直高度损失，对于重建适当的脊柱结构以避免畸形进展并达到适当的稳定至关重要。沿矢状轴成角与椎体和（或）椎间盘高度的丢失相关，并会导致脊柱后凸畸形的发展。当采用腹侧入路来稳定颈椎并矫正后凸畸形时，必须充分了解下沉的概念，以避免假关节形成，内固定失败，进一步加重后凸畸形并引起医源性失稳。这种下沉过程是内植物刺入椎体，内植物缩短或塌陷以及不佳的外科手术技术复合产生的结果，上述因素均可导致内植物与终板之间形成持续的间隙，从而引起下沉[2]。下陷发生的速率和程度以及失稳的程度受内植物在椎体中的贴合度、与椎体的接触面积以及接触面的质量和数量影响[2]。通过优化内植物与椎体贴合的紧密度，可以实现接触表面积最大化，从而最大限度地减少应力集中，可以尽可能地减少假关节形成并降低下沉速度。此外，当接触表面积较大时（发生在内植物与椎体终板几乎相同的大小时），由于内植物在椎板外围会接触致密的皮质骨，从而获得更大的生物力学优势，有助于承受轴向载荷[2]（图2.11）。

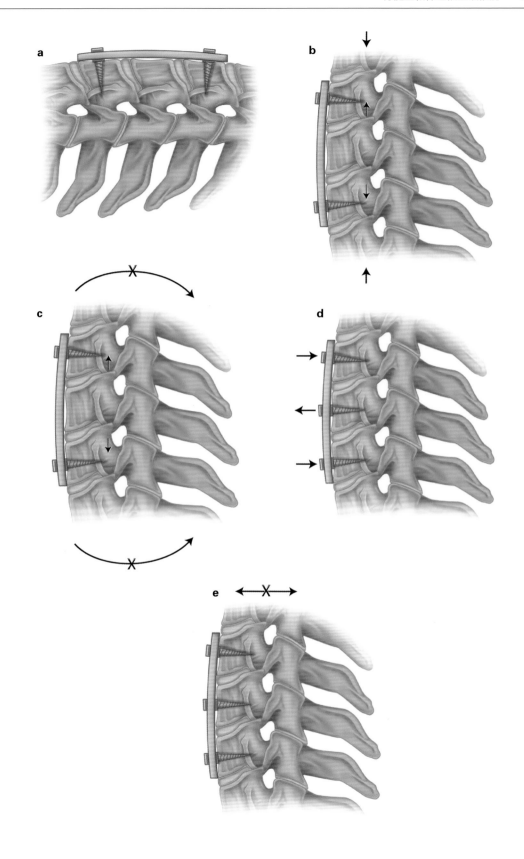

图2.9 颈椎前路内植物对各种负荷条件的反应。（a）固定在颈椎前方的固定力矩悬臂梁结构。（b）在直立位置施加轴向载荷。（c）当施加伸展力时，内植物在压缩应力下起张力带固定装置的作用。（d）多节段内植物抵抗三点弯曲力。（e）多节段内植物抵抗横向移位

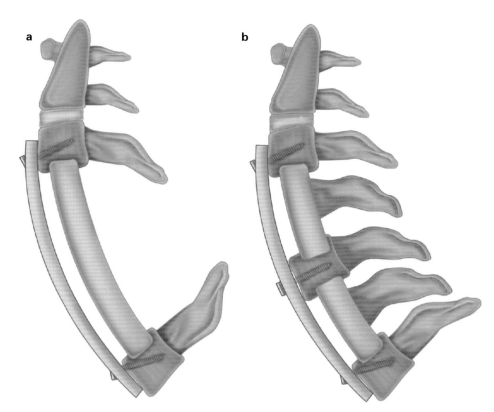

图2.10　通过在颈前的悬臂梁结构中添加中间固定点来增强稳定性。（a）多节段椎体切除后前路长植骨块结构。（b）添加中间固定点可增加轴向载荷，从而增加抗变形和置入失败的能力

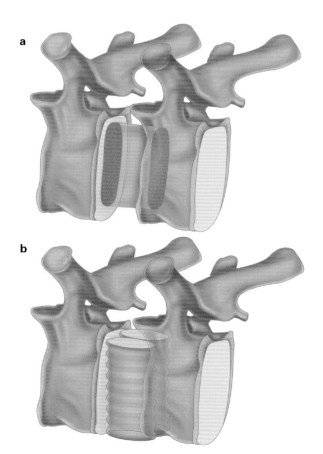

图2.11　植骨和椎体之间的接触表面积与下沉程度成反比。例如，与圆形椎间融合器（b）相比，平面融合器（a）提供更大的接触表面积

结论

由于颈椎的复杂解剖结构（包括枕颈交界区、上颈椎和下颈椎），生物力学原理的临床应用至关重要。为了正确处理退行性颈椎疾病，必须充分了解退变的复杂性，详细了解颈椎解剖结构以及各种治疗方式。生物力学原理是外科手术决策的辅助手段。它们还有助于制定颈椎退变治疗指南，进而在选择最佳的重建脊柱稳定性策略的过程中给予帮助。

参考文献

[1] Anand N. Overview of biologics. Spine (Phila Pa1976). 2016;41(S)7:S10.

[2] Benzel EC. Biomechanics of spine stabilization.Rolling Meadows: American Association of Neurological Surgeons Publications; 2001.

[3] Brodke DS, Gollogly S, Alexander Mohr R, et al.Dynamic cervical plates: biomechanical evaluation of load sharing and stiffness. Spine (Phila Pa 1976).2001;26:1324–1329.

[4] Cheng I, Sundberg EB, Iezza A, Lindsey DP, Riew KD. Biomechanical determination of distal level for fusions across the cervicothoracic junction. Global Spine J. 2015;5(4):282–286.

[5] Dunlap BJ, Karaikovic EE, Park HS, Sokolowski MJ, Zhang LQ. Load sharing properties of cervical pedicle screw-rod constructs versus lateral mass screw-rod constructs. Eur Spine J. 2010;19(5):803–808.

[6] Fehlings MG, Gray R. Importance of sagittal balance in determining the outcome of anterior versus posterior decompressive surgery for cervical spondylotic myelopathy. J Neurosurg Spine. 2009;11:518–519; discussion 9-20.

[7] Ferrara LA. The biomechanics of cervical spondylosis. Adv Orthop. 2012;493605 .

[8] Ghahreman A, Rao PJ, Ferch RD. Dynamic plates in anterior cervical fusion surgery: graft settling and cervical alignment. Spine (Phila Pa 1976).2009;34(15):1567–1571.

[9] Ghogawala Z, Martin B, Benzel EC, et al. Comparative effectiveness of ventral vs dorsal surgery for cervical spondylotic myelopathy. Neurosurgery.2011;68(3):622–630.

[10] Goel VK, Clark CR, Harris KG, et al. Kinematics of the cervical spine: effects of multiple total laminectomy and facet wiring. J Orthop Res. 1988;6:611–619.

[11] Gorek J, Acaroglu E, Berven S, et al. Constructs incorporating intralaminar C2 screws provide rigid stability for atlantoaxial fixation. Spine (Phila Pa1976). 2005;30:1513.

[12] Grob D, Crisco JJ 3rd, Panjabi MM, et al. Biomechanical evaluation of four different posterior atlantoaxial fixation techniques. Spine (Phila Pa1976). 1992;17:480–490.

[13] Guzman JZ, Feldman ZM, McAnany S, Hecht AC, Qureshi SA, Cho SK. Osteoporosis in cervical spine surgery. Spine (Phila Pa 1976). 2016;41(8):662–668.

[14] Heller JG, Amrani J, Hutton WC. Transverse ligament failure: a biomechanical study. J Spinal Disord.1993;6:162–165.

[15] Henderson FC, Geddes JF, Vaccaro AR, Woodard E, Berry KJ, Benzel EC. Stretch-associated injury in cervical spondylotic myelopathy: new concept and review. Neurosurgery. 2005;56(5):1101–1113.

[16] Ito Z, Higashino K, Kato S, Kim SS, Wong E, Yoshioka K, Hutton WC. Pedicle screws can be 4 times stronger than lateral mass screws for insertion in the midcervical spine: a biomechanical study on strength of fixation.J Spinal Disord Tech. 2014;27(2):80–85.

[17] Kothe R, Rüther W, Schneider E, Linke B. Biomechanical analysis of transpedicular screw fixation in the subaxial cervical spine. Spine (Phila Pa1976). 2004;29(17):1869–1875.

[18] Kowalski RJ, Ferrera LA, Benzel EC. Biomechanics of the spine. Neurosurg Q. 2005;15(1).

[19] Lee BS, Ghogawala Z, Benzel EC. Cervical spondylotic myelopathy and sagittal deformity. World Spinal Column J. 2014;5:119–123.

[20] Liu H, Zhang B, Lei J, Cai X, Li Z, Wang Z. Biomechanical role of the C1 lateral mass screws in occipitoatlantoaxial fixation: a finite element analysis.Spine (Phila Pa 1976). 2016;41(22):E1312–E1318.

[21] Lopez AJ, Scheer JK, Leibl KE, Smith ZA, Dlouhy BJ, Dahdaleh NS. Anatomy and biomechanics of the craniovertebral junction. Neurosurg Focus.2015;38(4):E2.

[22] Montesano PX, Juach EC, Anderson PA, et al. Biomechanics of cervical spine internal fixation. Spine (Phila Pa 1976). 1991;16(Suppl):S10–S16.

[23] Moroney SP, Schultz AB, Miller JA, et al. Load-displacement properties of lower cervical spine motion segments. J Biomech. 1988;21:769–779.

[24] Nowinski GP, Visarius H, Nolte LP, et al. A biomechanical comparison of cervical laminaplasty and cervical laminectomy with progressive facetectomy.Spine (Phila Pa 1976). 1993;18:1995–2004.

[25] Oda T, Panjabi MM, Crisco JJ III, Oxland TR, Katz L, Nolte LP. Experimental study of atlas injuries.II. Relevance to clinical diagnosis and treatment.Spine (Phila Pa 1976). 1991;16(10 Suppl):S466–S473.

[26] Panjabi MM, White AA, Keller D, et al. Stability of the cervical spine under tension. J Biomech.1978;11:189–197.

[27] Park JB, Cho YS, Riew KD. Development of adjacent-level ossification in patients with an anterior cervical plate. J Bone Joint Surg Am.2005;87(3):558–563.

[28] Reidy D, Finkelstein J, Nagpurkar A, et al. Cervical spine loading characteristics in a cadaveric C5 corpectomy model using a static and dynamic plate. JSpinal Disord Tech. 2004;17:117–122.

[29] Ryken TC, Clausen JD, Traynelis VC, Goel VK. Biomechanical analysis of bone mineral density, insertion technique, screw torque, and holding strength of anterior cervical plate screws. J Neurosurg.1995;83(2):324–329.

[30] Schroeder GD, Kepler CK, Hollern DA, Rodrigues-Pinto R, Kurd MF, Wilson JR, Maltenfort MG, Paul JT, Fleischman AN, Dwight K, Millhouse PW, Vaccaro AR. The effect of dynamic versus static plating systems on fusion rates and complications in 1-level and/or 2-level anterior cervical discectomy and fusion: a systematic review. Clin Spine Surg.2017;30(1):20–26.

[31] Schulte K, Clark CR, Goel VK. Kinematics of the cervical spine following discectomy and stabilization. Spine (Phila Pa 1976). 1989;14(10):1116–1121.32.

[32] Techy F, Benzel EC. Stabilization of the cervicothoracic junction: part I. Cont Spine Surg. 2011;12(5):1–5.

[33] Weinstein PR, Ehni G, Wilson CB. Lumbar spondylosis: diagnosis, management and surgical treatment. Chicago: Year Book; 1977. p. 13–87.

[34] White AA, Panjabi MM. Clinical biomechanics of the spine. 2nd ed. Philadelphia: Lippincott; 1990.

[35] Wolff J. The law of bone remodeling. Berlin Heidelberg/New York: Springer; 1986. (translation of the German 1892 edition).

[36] Young WF. Cervical spondylotic myelopathy: a common cause of spinal cord dysfunction in older persons. Am Fam Physician. 2000;62:1064–1070 and 1073.

[37] Zdeblick TA, Abitbol JJ, Kunz DN. Cervical stability after sequential capsule resection. Spine (Phila Pa 1976). 1993;18:2005–2008.

颈椎序列与矢状面平衡

Alexander Tuchman，Dominque M. O. Higgins

田一豪 译

第 3 章

经验 / 教训

1. 颈椎矢状面序列的脊柱前凸或后凸标准，可以利用Cobb角、Harrison后切线和Jackson生理应力曲线进行测量。
2. 研究表明颈椎后凸与脊髓病之间存在相关性。
3. 颏眉角可以用于评估水平凝视。
4. 水平凝视的异常已经被证明对日常生活能力和生活质量有负面影响。
5. 颈椎矢状位平衡可以用颈椎C2~C7的脊柱矢状轴来测量。
6. 颈椎矢状失衡与生活质量差和残疾相关。
7. 胸腰椎序列异常可导致颈椎序列继发性改变。
8. 胸腰椎畸形的手术应考虑对颈椎序列潜在影响。

介绍

对颈椎病患者来说，颈椎的序列和平衡是获得手术最佳结局的关键[1]。因此，对这些患者的术前评估必须考虑到畸形的基线和术中的潜在风险。术前评估的真正意义是，通过有效且可靠的方法来确定颈椎的序列和平衡，并让颈椎病患者了解其手术含义。在这里，我们描述了标准参数在颈椎序列、畸形分类中的应用，以及它们的主要临床相关性。

颈椎序列

脊柱对序列指椎体与其他椎体局部关系。脊椎滑脱是指一个椎体相对于下一个最远端椎体发生移位。矢状面上的角度是根据前凸和后凸来确定的，冠状角可以用来描述脊柱侧凸。根据惯例，前凸定义为负值，反之后凸为正值。在正位和侧位片上可以使用多种技术来确定颈椎的角度，包括Cobb角、Harrison后切线和Jackson生理应力曲线。Cobb角是确定矢状面或冠状面序列最常用的技术之一[2]。先画一条平行于C2下终板的线，再画一条平行于C7下终板的线，然后画出这两条线的垂线，两条垂线的交角为C2~C7颈椎矢状线的Cobb角（图3.1a）。Cobb角是垂直线交叉之间的夹角。一些研究提到C1~C7节段的颈椎序列。在这些研究中，使用从C1的前结节延伸到棘突后缘的线，而不是C2下终板线[2]。C1~C7容易使前凸角测量值偏大，C2~C7容易使前凸角测量值偏小。

A. Tuchman (*)   D. M. O. Higgins
Department of Neurological Surgery,
Columbia University Medical Center, New York,
NY, USA
e-mail: Alexander.tuchman@cshs.org

© Springer Nature Switzerland AG 2019
M. G. Kaiser et al. (eds.), Degenerative Cervical Myelopathy and Radiculopathy,
https://doi.org/10.1007/978-3-319-97952-6_3

冠状畸形也可以在前后位X线片上用Cobb法进行分析。运用该方法，最初的两条线平行于两个倾斜角度最大的椎骨、脊柱侧凸的程度由两条垂直于这两条平行线的相交线所对的角度决定。冠状面Cobb角大于10°表示脊椎侧凸。

Harrison后切线通过从C2~C7椎体后缘的平行线夹角之和来估计矢状面上的颈椎总曲度（图3.1b）。同样，Jackson生理应力曲线利用C2和C7椎体后缘的平行线测量他们之间的角度（图3.1c）。

正常C2~C7的平均颈椎序列为前凸-17°，在前凸-45°和后凸11°之间的两个标准差范围内[3]。O（枕骨）与C1的平均夹角为2.1°±5.0°，C1与C2的平均夹角为-32.2°±7.0°，下颈椎水平为-4.5°~-0.6°[4-5]。

尽管颈椎后凸增加被认为是一种颈椎畸形[3, 6]，但颈椎后凸的增加与颈部疼痛或致残之间并没有很强的关系。这很可能是因为颈椎序列的正常生理范围很大，可以代偿近端胸椎的可变矢状位角度，同时保持头部平衡和水平凝视。事实上，颈椎前凸会随着年龄的增长而增加[4-5]。Grob等发现颈部疼痛与整个颈椎角度或节段颈椎角度之间无相关性[7]。Le Huec等同样发现1/3的无症状患者有颈椎后凸现象[8]。

相反，多项研究表明颈椎后凸与脊髓病有关系。从机制上讲，这可能是由于前脊髓变平和动脉供血受压迫导致的供血障碍[9]。脊髓纵向张力引起的栓塞也可能起一定作用，引起髓内压升高，导致脱髓鞘和神经元凋亡[10]。Oshima等发现，颈椎节段性后凸可预测轻度脊髓型颈椎病患者的神经功能恶化[11]。此外，术前颈椎前凸的患者术后脊髓病的改善比颈椎后凸的患者更加明显[12]。颈椎后凸患者通过颈椎前路手术在脊髓病方面比颈椎后路在病情改善方面更加明显[12]。

有证据表明，在改善颈椎疼痛方面，纠正颈椎节段序列优于纠正全颈椎序列[13]。

水平凝视

用颏眉角（CBVA）来评估水平凝视，通过前额到颏与垂直线相交的角度来测量[2, 14-15]。CBVA可以在临床照片或相关解剖照片上测量（图3.2）。平均中位角估计为-1°±3°[3]。水平凝视的丧失对日常生活能力（ADLS）和生活质量有显著影响[16]。CBVA小于-4.8°或大于17.7°时，即为重度残疾[16]。通过手术矫正CBVA（±10°），对水平凝视、行走和日常生活起到改善作用[14-15, 17]。视力斜率是从眶下缘测量到外耳道（EAC）顶部，McGregor斜率同样作为评估凝视的相似指标，是从硬腭后缘测量到颅后点，前者已被证明可以独立预测生活质量[16]。当X射线无法测量CBVA时，可以通过以上方法运用数学方程的等价性转换为CBVA[16]。

进行枕颈融合术的患者，保持颈椎不动、防止颈

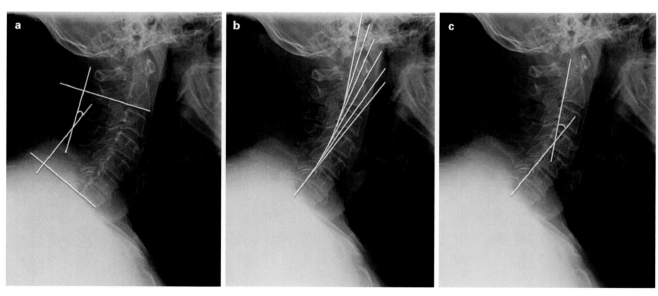

图3.1 （a）Cobb角，（b）Harrison后切线，（c）Jackson生理应力曲线

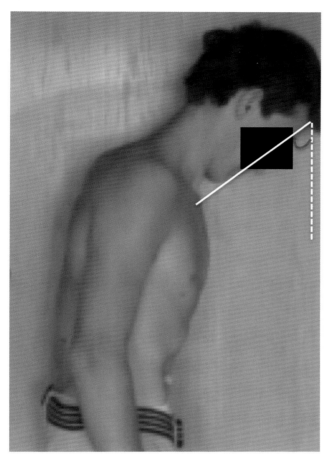

图3.2　颏眉角（蓝色）

椎中部过度伸展以及由于O-C弯曲导致O-C2角减少，这样固定头位不仅能够最大化水平凝视，而且对减少吞咽困难也具有重要意义[18-21]。此外，寰枕（AO）半脱位会使得口咽气道间隙减少[22]。在放射学上，测量咽入口角（PIA）有助于预测吞咽困难的风险，因为，它在计算中尽可能考虑了大部分危险因素[23-24]。PIA是通过测量McGregor's线与从C1前弓中心到颈椎矢状曲度顶点的垂线交角来确定的。PIA小于90°患者术后吞咽困难的风险概率增加[23-24]。因此建议保持O-C2角与术前相同或稍大，因为吞咽困难与O-C弯曲和O-C2角减小有关[18, 20]。一些研究小组认为，在融合术前进行Halo氏架可以帮助预测术后可能出现的吞咽困难的问题，然而这项举措在预防此类并发症方面也不完全可靠[23-26]。

矢状面平衡

　　顾名思义，整体序列测量考虑了影响神经轴的其他因素，这些因素最终将影响颈椎[2]。矢状位垂直轴

（SVA）能够帮助确定骶骨序列是否一致[2]。测量技术为从C7画一条垂直线，测量从它到第一骶椎（S1）后上角的距离。这种测量方法保障了胸腰椎的平衡，但忽略了颈椎。采用较新的方法为以C2或前EAC为起始点确定颅骨重心（CCOG），对整体脊柱平衡进行更加全面的评估。可以用C2~C7 SVA对颈椎矢状轴进行更有针对性的评估，测量从C2的中心（或齿状突）的铅垂线到C7的后上侧面距离（图3.3a）[6, 27-29]。若C2~C7 SVA>4cm则表示颈椎矢状位失平衡[6, 29]（图3.3b）。运用改良日本骨科评分评定表对56例患者术前的回顾性分析发现，C2~C7 SVA增高与脊髓病加重相关[28]。

　　除了上述异常颈椎序列引起的神经系统后遗症外，患者还表现出健康相关生命质量（HRQoL）差和残疾概率增加，这些都可以通过颈椎功能障碍指数（NDI）及健康调查简表（SF-36）来测定[27, 29-31]。

　　事实上，术前只依靠SVA值高低就能够反映出颈部残疾指数评分的高低[27, 31]。根据全颈椎参数（表3.1）能够判定患者的生活质量是否受到影响，特别是对使用内固定的患者。术后SVA值高，即超过4cm，健康相关生命质量（HRQoL）差[29]。Hyun等发现，SVA为5cm是健康相关生命质量的临界值[30]。

胸部参数

　　类似于骨盆控制胸腰椎前凸，上胸椎决定了颈椎的代偿。胸椎后凸畸形可导致颈椎慢性代偿。这些影响颈椎序列的胸部参数已被确定[2]。主要参数为T1倾斜角、颈部倾斜角和胸廓入口角（图3.4）。颈部倾斜角是指两条线之间的角度，这两条线都起源于胸骨上端，一条是垂直线，另一条连接到T1终板的中心。胸廓入口角是指起始于T1终板中心并垂直于T1终板的线与从T1终板中心到胸骨上端的线之间的角度[2]。这种测量认为颈椎序列相关参数与骨盆入射角有关。T1倾斜角是指水平平面与T1终板之间的夹角。T1倾斜角可能有助于预测生理校准和指导畸形矫正，其概念与骶骨斜率相似。T1倾斜角和颈部倾斜角的和等于胸廓入口角。

　　T1倾斜角与SVA共轭，可帮助确定维持颅骨重心（CCOG）平衡并维持水平凝视所需的下颈椎前凸角度。Kim等证明了T1倾斜角也可以作为椎板成形术后脊柱后

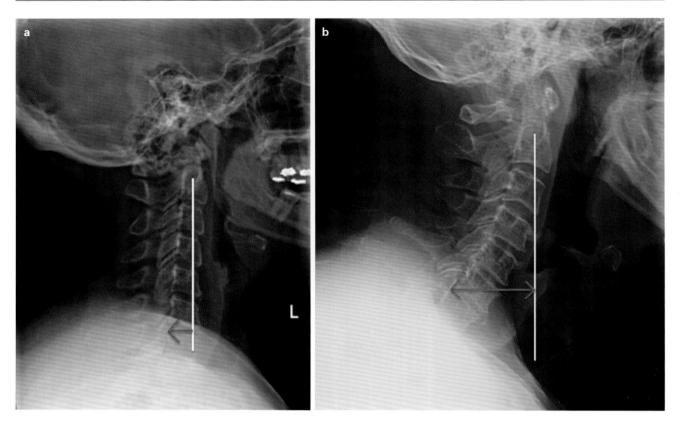

图3.3 （a）C2~C7 SVA（红色箭头）。（b）C2~C7 SVA异常（红色箭头）

表3.1 颈椎矢状位的重要参数

颈椎矢状线	测量方法
Cobb 角	先画一条平行于 C2 下终板的线，再画一条平行于 C7 下终板的线，然后分别从两条线上画垂直线的交角
Harrison 后切线	C2~C7 颈椎椎体后缘表面平行线夹角之和
Jackson 生理应力曲线	C2 和 C7 椎体后缘平行线夹角的角度
颏眉角（CBVA）	垂直线与从前额到下巴所在直线的交角
C2~C7 矢状位垂直轴	从 C2 的中心（或齿状突）的铅垂线到 C7 的后上侧面距离
颈部倾斜角	两条线之间的夹角，两条线都起源于胸骨的上端，其中一条是垂直线，另一条是连接到 T1 终板中心的线
胸廓入口角	起始于 T1 终板中心并垂直于 T1 终板的线与 T1 终板中心到胸骨上端的线之间的夹角
T1 倾斜角	水平平面与 T1 终板之间的角度

凸预测因子[32]。颈椎椎板成形术术后2年随访时发现，T1倾斜角高（大于26.3°）的患者更易形成颈椎后凸（大于5°和10°）[32]。尽管它很实用，但其应用受到了限制，只有11%患者能够通过X线平片对T1参数进行全面评估[33]。

垂直的磁共振成像可以克服这一局限性，然而许多机构并不容易获得这类设备，而传统的磁共振成像和CT扫描图像是在仰卧位获得的，因此不具有生理上的一致性。

为了更好地评估胸腰椎手术后的颈椎畸形，可以采

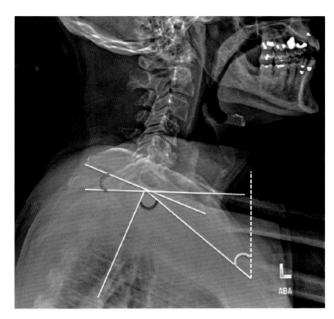

图3.4　红色角：T1倾斜角；蓝色角：胸廓入口角；黄色角：颈部倾斜角；虚线：胸骨柄垂直线

用T1倾斜角减去颈椎前凸（T1S-CL）的方法。这个方法在确定胸腰椎畸形手术后患者是否有颈椎畸形风险的方面已得到证实[34]。该方法也有助于确定防止颈椎融合后SVA增加所需的颈椎前凸量。术后相差20°以上，所对应的颈椎SVA大于4cm[35]。

胸腰椎畸形与颈椎代偿

颈椎畸形的全部和部分参数也是评估成人脊柱畸形手术患者的重要考虑因素。53%的人患有颈椎畸形[2, 36]。患者可能有主要颈椎畸形或伴随的颈椎序列的生理代偿性变化。因此，若术后不考虑这些因素，矫正上胸椎畸形可导致新的或更严重的颈椎畸形[35]。通过腰椎后路截骨术进行矢状面矫形已被证明是导致自发性颈椎畸形的结果[37]。其他研究并没有发现这种联系，颈椎畸形患者同时具有胸腰椎畸形的情况并不多见[38]。为了解决这个问题，Klineberg等发现，在胸片上T1斜率大于32°时与潜在的胸腰椎畸形相关，当T1斜率超出12°可能需要评估整体序列[38-39]。Protopsaltis等发现，T1S-CL之间差异大于17°与原发性颈椎畸形相关[34]。这些患者在胸腰椎畸形矫正术后出现了颈椎畸形，而不是改善。同样，Ghobrial等发现，术前角度差大于15°会导致矫正术后畸形风险增加[40]。

未来研究的领域及局限性

尽管有许多用于评估颈椎畸形的参数，但这单独的参数无法提供患者临床图像的完整描述。此外，因为用于测量整体序列甚至节段序列的参数多种多样，跨研究的比较可能会变得困难。为此，定义了一个包含所述参数的颈椎畸形分类系统[41]。该系统由5个畸形描述组组成，包括3个原发性矢状位畸形组，分别位于颈椎顶点、颈胸交界处和胸椎顶点，原发性颅颈椎交界处畸形和原发性颈椎冠状位畸形。还有另外5个修饰语SVA、水平凝视、T1S-CL、脊髓病和SRS-Schwab分型，来说明术后邻近节段退变（ASD），这对于规范描述是有意义的。同样，已经发展出一套系统来描述外科畸形的矫正，从部分小关节切除到全椎切除共有7个等级[4-5]。

讨论 / 结论

总之，颈椎序列有一个非常大的生理范围，任何手术计划都必须解决患者个体的畸形，在病理部位提供足够的矫正，并将围手术期的风险降到最低。单纯脊椎后凸并不能定义有症状的颈椎畸形，但是颈椎后凸与脊髓病之间存在一定关系，应在治疗计划中加以考虑。颈椎矢状位平衡与生活质量指标相关。大于4cm的C2~C7 SVA与颈椎畸形相对应，是由胸部斜率与下颈椎前凸（T1S-CL）的不匹配引起的。这种不匹配可能是由于过高的T1倾斜角（胸腰椎畸形）或没有足够的颈椎前凸（原发性颈椎畸形），抑或两者兼而有之。全面均衡的评估是确定需要治疗的病变部位的关键。因此，矢状位颈椎畸形手术的目的是恢复水平凝视、防止吞咽困难、减轻神经压迫、维持或恢复整体平衡以及促进融合等。最后，胸腰椎畸形手术也应在手术规划中纳入与颈椎平衡有关的潜在指标，以优化颈椎序列。

参考文献

[1] Hann S, et al. An algorithmic strategy for selecting a surgical approach in cervical deformity correction. Neurosurg Focus. 2014;36(5):E5.

[2] Scheer JK, et al. Cervical spine alignment, sagittal deformity,

and clinical implications: a review. J Neurosurg Spine. 2013;19(2):141–159.

[3] Kuntz CT, et al. Neutral upright sagittal spinal alignment from the occiput to the pelvis in asymptomatic adults: a review and resynthesis of the literature. J Neurosurg Spine. 2007;6(2):104–112.

[4] Ames CP, et al. Cervical radiographical alignment: comprehensive assessment techniques and potential importance in cervical myelopathy. Spine (Phila Pa1976). 2013;38(22 Suppl 1):S149–S160.

[5] Ames CP, et al. A standardized nomenclature for cervical spine soft-tissue release and osteotomy for deformity correction: clinical article. J Neurosurg Spine. 2013;19(3):269–278.

[6] Hardacker JW, et al. Radiographic standing cervical segmental alignment in adult volunteers without neck symptoms. Spine (Phila Pa 1976). 1997;22(13):1472–1480; discussion 1480.

[7] Grob D, et al. The association between cervical spine curvature and neck pain. Eur Spine J. 2007;16(5):669–678.

[8] Le Huec JC, et al. Sagittal parameters of global cervical balance using EOS imaging: normative values from a prospective cohort of asymptomatic volunteers. Eur Spine J. 2015;24(1):63–71.

[9] Shimizu K, et al. Spinal kyphosis causes demyelination and neuronal loss in the spinal cord: a new model of kyphotic deformity using juvenile Japanese small game fowls. Spine (Phila Pa 1976).2005;30(21):2388–2392.

[10] Jarzem PF, et al. Spinal cord tissue pressure during spinal cord distraction in dogs. Spine (Phila Pa 1976). 1992;17(8 Suppl):S227－S234.

[11] Oshima Y, Seichi A, Takeshita K, Chikuda H, Ono T, Baba S, Morii J, Oka H, Kawaguchi H, Nakamura K, Tanaka S. Natural course and prognostic factors in patients with mild cervical spondylotic myelopathy with increased signal intensity on T2-weighted magnetic resonance imaging. Spine (Phila Pa 1976).2012;37(22):1909－1913.

[12] Shamji MF, et al. The Association of Cervical Spine Alignment with neurologic recovery in a prospective cohort of patients with surgical myelopathy: analysis of a series of 124 cases. World Neurosurg.2016;86:112－119.

[13] Guerin P, et al. Sagittal alignment after single cervical disc arthroplasty. J Spinal Disord Tech. 2012;25(1):10－16.

[14] Kim KT, et al. Surgical treatment of "chin-on-pubis" deformity in a patient with ankylosing spondylitis: a case report of consecutive cervical, thoracic, and lumbar corrective osteotomies. Spine (Phila Pa 1976).2012;37(16):E1017－E1021.

[15] Suk KS, et al. Significance of chin-brow vertical angle in correction of kyphotic deformity of ankylosing spondylitis patients. Spine (Phila Pa 1976).2003;28(17):2001－2005.

[16] Lafage R, et al. Natural head posture in the setting of sagittal spinal deformity: validation of chin-brow vertical angle, slope of line of sight, and McGregor's slope with health-related quality of life. Neurosurgery.2016;79(1):108－115.

[17] Deviren V, Scheer JK, Ames CP. Technique of cervicothoracic junction pedicle subtraction osteotomy for cervical sagittal imbalance: report of 11 cases. J Neurosurg Spine. 2011;15(2):174－181.

[18] Miyata M, et al. O-C2 angle as a predictor of dyspnea and/or dysphagia after occipitocervical fusion. Spine (Phila Pa 1976). 2009;34(2):184－188.

[19] Morishima N, et al. The influences of halo-vest fixation and cervical hyperextension on swallowing in healthy volunteers. Spine (Phila Pa 1976).2005;30(7):E179－E182.

[20] Yoshida M, et al. Upper-airway obstruction after short posterior occipitocervical fusion in a flexed position. Spine (Phila Pa 1976). 2007;32(8):E267－E270.

[21] Garfin SR, Botte MJ, Waters RL, Nickel VL. Complications in the use of the halo fixation device. J Bone Joint Surg Am. 1986;68(3):320－325.

[22] Izeki M, et al. Reduction of atlantoaxial subluxation causes airway stenosis. Spine (Phila Pa 1976).2013;38(9):E513–E520.

[23] Kaneyama S, et al. Dysphagia after Occipitothoracic fusion is caused by direct compression of oropharyngeal space due to anterior protrusion of mid-cervical spine. Clin Spine Surg. 2017;30(7):314–320.

[24] Kaneyama S, et al. The prediction and prevention of dysphagia after Occipitospinal fusion by use of the S-line (swallowing line). Spine (Phila Pa 1976).2017;42(10):718–725.

[25] Bagley CA, et al. Assuring optimal physiologic craniocervical alignment and avoidance of swallowing-related complications after occipitocervical fusion by preoperative halo vest placement. J Spinal Disord Tech. 2009;22(3):170–176.

[26] Matsuyama Y, et al. Long-term results of occipitothoracic fusion surgery in RA patients with destruction of the cervical spine. J Spinal Disord Tech.2005;18(Suppl):S101–S106.

[27] Iyer S, et al. Impact of cervical sagittal alignment parameters on neck disability. Spine (Phila Pa 1976).2016;41(5):371–377.

[28] Smith JS, et al. Association of myelopathy scores with cervical sagittal balance and normalized spinal cord volume: analysis of 56 preoperative cases from the AOSpine North America myelopathy study. Spine (Phila Pa 1976). 2013;38(22 Suppl 1):S161–S170.

[29] Tang JA, et al. The impact of standing regional cervical sagittal alignment on outcomes in posterior cervical fusion surgery. Neurosurgery. 2012;71(3):662–669; discussion 669.

[30] Hyun SJ, et al. Relationship between T1 slope and cervical alignment following multilevel posterior cervical fusion surgery: impact of T1 slope minus cervical lordosis. Spine (Phila Pa 1976). 2016;41(7):E396–E402.

[31] Lee JS, et al. Relationship between cervical sagittal alignment and quality of life in ankylosing spondylitis. Eur Spine J. 2015;24(6):1199–1203.

[32] Kim TH, et al. T1 slope as a predictor of kyphotic alignment change after laminoplasty in patients with cervical myelopathy. Spine (Phila Pa 1976).2013;38(16):E992–E997.

[33] Weng C, et al. Influence of T1 slope on the cervical sagittal balance in degenerative cervical spine: an analysis using kinematic MRI. Spine (Phila Pa 1976).2016;41(3):185–190.

[34] Protopsaltis TS. et al. T1 slope minus cervical lordosis (TS-CL), the cervical analog of PI-LL defines cervical sagittal deformity in patients undergoing thoracolumbar osteotomy. Abstract presented at the 2013 Annual meeting of the Cervical Spine Research Society in Los Angeles; 2013.

[35] Smith JS, et al. Prevalence and type of cervical deformity among 470 adults with thoracolumbar deformity. Spine (Phila Pa 1976). 2014;39(17):E1001–E1009.

[36] Oh T, et al. Cervical compensatory alignment changes following correction of adult thoracic deformity: a multicenter experience in 57 patients with a 2-year follow-up. J Neurosurg Spine. 2015;22(6):658–665.

[37] Smith JS, et al. Spontaneous improvement of cervical alignment after correction of global sagittal balance following pedicle subtraction osteotomy. J Neurosurg Spine. 2012;17(4):300–307.

[38] Knott PT, et al. The use of the T1 sagittal angle in predicting overall sagittal balance of the spine. Spine J. 2010;10(11):994–998.

[39] Klineberg EO, et al. Can measurements on cervical radiographs predict concurrent thoracolumbar deformity and provide a threshold for acquiring full-length spine radiographs? Spine J. 2015;15(10):S146.

[40] Ghobrial GM, et al. Changes in cervical alignment after multilevel Schwab grade II thoracolumbar osteotomies for adult spinal deformity. Spine (Phila Pa1976). 2018;43(2):E82–E91.

[41] Ames CP, et al. Reliability assessment of a novel cervical spine deformity classification system. J Neurosurg Spine. 2015;23(6):673–683.

退变性颈脊髓病：退行性脊柱病的一种

Aria Nouri, Jean-Christophe Murray,
Michael G. Fehlings

巩尊磊　译

介绍

退变性颈脊髓病（DCM）是一个总称，它描述椎间盘、韧带和椎体各种与年龄相关的进展变化，通过静态和动态损伤机制引起脊髓损伤。目前，仍有大量ICD-10代码描述了可能属于DCM的情况（表4.1）。退行性颈脊髓病（DCM）一词最近被提及因为人们越来越意识到这些患者存在一系列上述解剖改变，而且文献中对这一组患者先前的诊断描述并不清楚[54]。这些因素最终阻碍了知识传播，导致人们对这一系列疾病在医疗卫生界的重要性认识不足。该术语引入后，在颈椎研究学会和AOSpine的赞助下，制定了DCM。

AANS/CNS于2009年以前发表的文章中，关注点集中于脊髓型颈椎病的外科治疗[42]。然而，这些指南已经有些过时了，因为最近引进了DCM这个术语，并且关于DCM外科治疗的前瞻性和多中心研究已经发表。AANS/CNS脊柱安全指南计划于2019年更新。

属于DCM的诊断实体包括退行性椎间盘疾病、颈椎骨性关节炎（脊椎病）、椎体滑移或半脱位和肥大，脊柱韧带的钙化或骨化（黄韧带、后纵韧带）（图4.1）。这些解剖学变化导致脊髓因椎管狭窄而受到静态压迫，颈椎不稳可导致动态损伤，矢状位改变可导致脊髓张力和血供改变[3, 27, 54]。虽然退行性变和潜在遗传倾向的组合对个体有特别的影响，但DCM病理生理学的统一原理是脊髓损伤，其本质上是典型的进行性的，及其对这些变化的反应。

除了颈部疼痛和颈部运动范围改变外，DCM患者的体格检查的表现也有很大的异质性。症状包括运动和感觉缺失，通常最明显在手部，但也存在于下肢。此外，患者通常存在本体感觉丧失和步态异常，这种表现很常见。这些发现可以通过出现脊髓病的阳性体征来证实，包括反射亢进、Hoffman征、Babinski征阳性、Romberg试验阳性以及踝阵挛[25, 65]。

本章将首先从新的DCM流行病学的视角开始。本章的后续部分将描述脊柱老化的各种病理生理学过程以及这些变化对脊髓的影响。最后，简要描述了使患者易患DCM的遗传和解剖危险因素。

A. Nouri
Department of Neurosurgery, Yale University and
University of Cincinnati, Cincinnati, OH, USA
J.-C. Murray · M. G. Fehlings (*)
Division of Neurosurgery and Spine Program,
Toronto Western Hospital, University of Toronto,
Toronto, ON, Canada
e-mail: Michael.Fehlings@uhn.ca

© Springer Nature Switzerland AG 2019
M. G. Kaiser et al. (eds.), Degenerative Cervical Myelopathy and Radiculopathy,
https://doi.org/10.1007/978-3-319-97952-6_4

表4.1 国际疾病分类，第10次修订（ICD-10）列表，与脊髓病相关的疾病列表

分类组	特定类别
M25：未分类的其他关节疾病	M25.3：其他不稳定性关节
	M25.7：骨赘
	M25.9：非特异性关节紊乱
M43：其他畸形背侧病变	M43.3：复发性寰枢椎体半脱位合并脊髓病变
	M43.4：复发性寰枢椎体半脱位
	M43.5：其他复发性椎体半脱位
M47：脊椎病（包括关节病或骨关节炎、小关节退行性变）	M47.1：其他脊髓型脊椎病
	M47.9：非特异性椎关节病变
M48：其他脊椎病	M43.0：椎管狭窄
	M43.S：其他特异性脊椎病（包括 OPLL）
	M43.9：非特异性脊椎病
M50：颈椎间盘疾病（包括颈椎间盘疾病伴颈痛、颈胸间盘疾病）	M50.0+：颈椎间盘紊乱伴脊髓病
	M50.2：其他颈椎间盘移位
	M50.3：其他颈椎间盘脱位
	M50.8：其他颈椎间盘疾病
	M50.9：未明确的椎间盘疾病

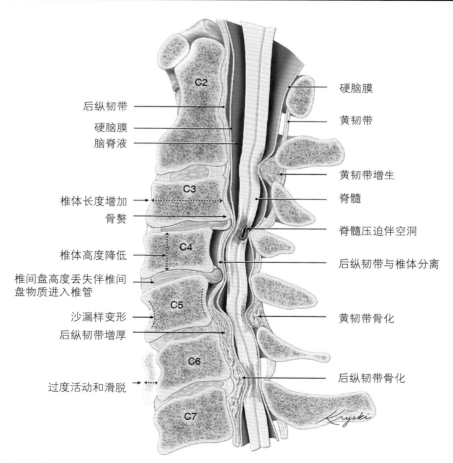

图4.1 DCM患者可能出现的一系列退行性改变的图示

流行病学

DCM是发达国家成人非创伤性脊髓损伤最常见的病因[47, 54]。据估计，就诊时的平均年龄为50~60岁[48, 54]，但很难提供准确的估计，因为许多轻度受损或不寻求治疗的患者没有被记录。然而，这一估计得到了最近两项AOSpine前瞻性和多中心研究的支持，这两项研究展示了接受外科治疗的DCM患者的整个队列，患者的平均年龄为56岁[14-15]。另据广泛报道，男性比女性更常见，估计比例为3：2，甚至更高[48, 54]。最近的研究表明，尽管在临床表现存在类似的神经症状，但男性DCM的MRI证据比女性更严重（例如，脊髓T2信号更高和脊髓压迫节段更多）。

DCM 的发病率和患病率

在北美，脊柱退行性变引起的脊髓病的发病率和患病率估计分别为每10万人中至少4.1人和60.5人[54]，在中国台湾，与DCM相关的住院率估计为每10万人年4.04人[75]。然而一些患者，特别是那些有危险因素的患者，年轻时就可能患病，DCM的发生在很大程度上取决于年龄和劳损的累积。因此，随着人口老龄化和初级保健医生对老年患者中潜在DCM的认识增加，预计将导致疾病的发病率增加。事实上，虽然有研究表明DCM的外科治疗增加[35]，但是目前仅掌握有限的流行病学数据就可以

清楚地说明DCM在未来几年中的增加趋势。

DCM 的疾病谱

很少有研究描述过DCM患者的疾病谱。然而，最近来自两个AOSpine前瞻性和多中心研究的MRIs整个队列研究被分析，以确定DCM患者出现的疾病群。作者描述了具体的病理和报告标准（表4.2）。据报道，绝大多数DCM患者都有脊椎病（约90%）并伴有黄韧带增厚（>50%）。如先前报道的，单侧椎间盘病变、脊椎滑脱和后纵韧带骨化在整个队列约10%的患者中存在，但亚洲人的后纵韧带骨化在统计上有更大的患病率（亚洲为29%相比其他4.8%，$P=0.3 \times 10^{-11}$）[40, 54]。有趣的是，亚洲人的脊椎滑脱率较低（亚洲人为1.9%，相比其他国家为14.8%，$P=0.002$）。南美洲的黄韧带肥厚率增加（南美洲为65.5%，其他国家为55.5%），而欧洲人的先天性椎管狭窄率要低得多（欧洲为2.3%，相比其他国家为9.4%），虽然以上比较没有统计学意义，但是给我们提供了一定参考。

最常见的最大脊髓压缩节段是C5-C6区域（39.5%），这与临床经验相符，而且一项小型的研究报道也证实了这一点[48]。下一个最常见的最大压缩部位的患病率依次是C4-C5、C3-C4和C6-C7。根据MRI上的脊髓信号变化，多个研究中T2高信号的发病率为58%~85%[51]。

表4.2　MRI 诊断标准的定义

诊断	标准
孤立性椎间盘病变	单节段椎间盘突出 / 膨出，无其他间盘导致其他节段脊髓压迫
多节段椎间盘病变伴或不伴椎间孔改变（脊椎病）	多节段颈椎退变伴两个或多个退变椎间盘，伴有或不伴有相关骨性改变引起的多节段脊髓压迫
后纵韧带骨化（OPLL）	OPLL 在 T1 加权和 T2 加权均呈低信号。脊髓前的脑脊液在 T2 加权消失以及脊髓在多个节段上受压，或者没有椎间盘退变的改变，高度提示韧带病变
黄韧带屈曲、肥大、钙化或骨化	任何黄韧带增厚导致的颈椎管狭窄
脊椎滑脱或半脱位	矢状位影像上与相邻节段的椎体前后移位
Klippel-Feil 综合征	脊椎没有完整的椎间盘，出现蜂腰征。由于退行性自体融合导致椎间盘缺失
颅颈交界畸形	导致脊髓或脑干受压的异常结构病理学
先天性狭窄	非病理部位脊髓占位率 ≥ 70% 的患者

DCM 的病理生理学

现普遍认为，脊髓机械压迫是导致脊髓病的主要病理生理学途径。多种解剖结构可能造成脊髓压迫：椎间盘膨出或突出、椎管内突出的后骨赘、后纵韧带肥厚或骨化、黄韧带向内翻折或骨化、钩椎关节骨关节炎和小关节异常（图4.2）。在多数情况下，这些结构产生的静态压迫组合，加上不稳定脊柱段之间不稳定运动继发的动态因素，可导致脊髓病变。最后，脊髓张力改变、血管供应异常和慢性重复性微创伤可能是DCM的自然史。

在后文，关于DCM发病机制的讨论将分为：（1）与颈椎骨关节炎相关的因素；（2）脊柱韧带的骨化、肥厚和钙化（即非骨关节炎原因）；（3）由于前两个因素导致的脊髓压迫的病理生理和机制。

颈椎骨关节炎

颈椎退行性骨关节炎，称为颈椎病，是椎体和椎间盘正常解剖结构多种改变的结果（图4.1）。人们普遍认为椎间盘退变是脊椎病发展的起始步骤[16, 26]。随着颈椎的老化与磨损，椎间盘和钩椎关节退变变平，改变了椎体的负重及载荷传递能力。关节突关节变得过度活动与松弛，导致颈椎生物力学异常、不稳定和脊椎滑脱[51]。这使软骨终板承受更大的应力，并导致骨重建后骨赘的

形成，并试图稳定相邻椎体[6, 16, 54]。此外，椎体高度降低，前后径增大。这种椎体节段重建使椎管变窄，并且可能使之前存在的先天性椎管狭窄进一步加重。在对295名有或无神经症状的颈部痛患者的研究中，Morishita等[45]发现颈椎管前后径小于13mm与椎间盘退变和颈椎管狭窄的风险增加相关。换言之，先天性狭窄的椎管降低了颈椎各种病变最终侵犯脊髓并导致脊髓病的阈值[8]。这些退行性改变的最终结果是在颈椎屈曲与伸展过程中压迫脊髓的重复性微损伤造成的静态和动态损伤[54]。

非骨关节炎病理生理学

除了影响颈椎间盘和节段关节的退行性改变外，与年龄相关的脊柱韧带［后纵韧带（PLL）和黄韧带（LF）］的改变也参与了DCM的病理生理过程[54]。这两条韧带的肥厚和骨化，即后纵韧带骨化（OPLL）及黄韧带骨化（OLF）已被描述。脊柱韧带肥大和骨化的最终共同途径涉及多因素的发病机制，包括进行性年龄相关改变、局部组织特征、相关的医学共发病及遗传因素（详见下文）。PLL的肥厚被认为是骨化的先兆[23]，也可能是髓核突出的结果[43]。LF的硬化和动态内陷与颈椎病和椎间盘高度丢失有关[6, 51]。OPLL是一种被广泛研究的脊柱韧带骨化形式，在亚洲人群中尤其常见，发病率高达3%[4, 52]。放射学上，OPLL根据其分布分为：（1）

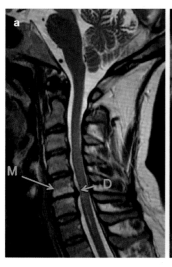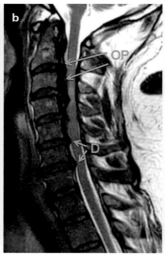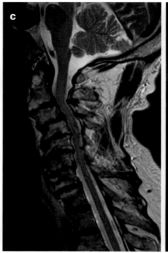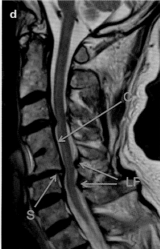

图4.2　矢状T2加权 MRIs DCM患者。（a）单节段椎间盘退变导致脊髓受压（D）这里还显示了与Ⅰ型或Ⅱ型Modic终板强度的变化（M）。（B）后纵韧带骨化伴椎间盘退变1例（D）。（C）严重多节段骨和椎间盘退变（脊椎病）及严重后凸畸形的患者。（D）先天性C4和C5椎体融合（C）的患者，也称为Klippel-Feil综合征。此外，融合椎体下端有明显的滑移，黄韧带（LF）增厚

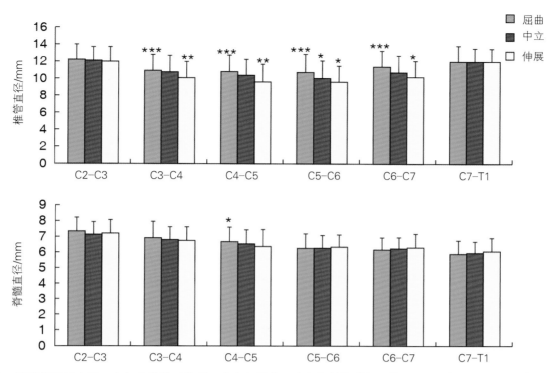

图4.3 脊髓的可用空间。在每个节段对伸展、中立与屈曲、中立与伸展进行比较。ASAC 和 PSAC 在每个级别上进行了比较。*P< 0.05，**P<0.01，***P<0.001。#表示较高的柱线。#P<0.05，##P<0.01，###P<0.001。ASAC指示脊柱的前可用空间；PSAC指示脊柱的后可用空间

局限性病变，即累及一个椎体水平的孤立病变；（2）节段性病变，即多个独立病变；（3）连续性病变，即累及多个椎体水平的长的单一病变；（4）混合性病变，即结合前3种类型的特征[58, 68]。OPLL是一种典型的进展性疾病，可导致日益严重的颈椎管狭窄和脊髓病。在一项平均随访10年的207名患者的队列研究中，70名患者（34%）在随访前或随访期间被诊断为脊髓病。这项研究的作者强调了动力因素在OPLL脊髓病发展中的作用，因为颈椎运动受限的患者往往脊髓病进展较少[41]。OLF是另一种在亚洲人中特别常见的疾病，在45岁以上的受检者中，7%以上的人在某种程度上发现了OLF。OLF的发生通常更常见于胸椎；然而，胸椎病变比颈部更容易无症状[1]。在极少数情况下，OLF可与OPLL同时发生，OPLL被称为"串联骨化"[60]。最终，OPLL和OLF分别导致脊髓前后撞击和重复性静态的脊髓压迫。

脊髓压迫的机制及病理生理学

除了上述导致脊髓前和/或后静态压迫的因素外，已经证明颈椎的异常或过度运动本身可能与进行性脊髓病有关[7, 20]。在每天的运动范围内，脊髓的横截面直径和可用空间因动态压迫而改变[76]（图4.3）。颈椎屈曲时可因椎间盘和软骨骨赘导致脊髓的张力增加。伸展时，LF向内翻折和增厚可能进一步压迫脊髓[36]。这种动态损伤机制在先前存在严重静态压迫的患者中更为严重。例如，在有OPLL脊髓病患者自然史的前瞻性研究中，Matsunaga等[39]发现脊髓可用空间小于6mm的患者都患有骨髓病，而14mm或更大的患者没有脊髓病。有趣的是，当SAC大于6mm但小于14mm时，脊髓病优先见于颈椎活动范围增大的患者。鉴于这些结果，这项研究表明动态损伤机制在脊髓病的发展中起着关键的作用，特别是在椎管直径受损的患者中。除运动范围过大外，颈椎不稳（退变性滑脱）和在早期存在的DCM通过轻微的重复性损伤可能发生动态损伤。

对于脊髓受压的许多病理生理机制都已经进行了研究，包括缺氧缺血性损伤、慢性炎症反应、脱髓鞘、萎缩和神经组织细胞凋亡[36]。这些研究已经探讨了血管因素在发生脊髓压迫中的作用，并且有人认为慢性颈髓压迫导致脊髓实质内血流减少[27]。此外，有人认为脊柱张力和脊柱后凸可导致血管变平和血流减少[3]。由于这些

变化，慢性缺血在脊髓实质产生独特的炎症反应，其特征是小胶质细胞的持续激活和巨噬细胞的募集和积聚[26, 54]。啮齿动物颈脊髓病模型显示，慢性颈脊髓压迫导致微血管受损、血脊髓屏障破坏、炎症和凋亡信号通路激活。它不可避免地增强了免疫细胞聚集和激活引发的炎症反应[29, 54, 78]。这种压迫介导的炎症反应的最后一个共同途径是白质和灰质变性、囊性空泡、胶质增生及与运动神经元丧失相关的前角萎缩。这些病理生物学变化是导致DCM临床症状（精细运动功能障碍、痉挛、步态紊乱等）的原因[25]。DCM的主要病理生理特征如图所示。

对这些病理生理事件的进一步了解为DCM的治疗提供了潜在的药理学靶点。例如，最近的研究表明，凋亡是由Fas介导的，而阻断Fas配体可减少巨噬细胞介导的神经炎症、活化的小胶质细胞、胶质瘢痕形成和Caspase-9激活[78]。

此外，目前有一个关于利鲁唑的围手术期给药的Ⅲ期调查，这种药物是批准用于治疗肌萎缩侧索硬化症的谷氨酸钠通道阻滞剂。人们相信，手术过程中脊髓的减压可通过谷氨酸兴奋毒性导致再灌注损伤，并且相信利鲁唑可以减弱这种情况，改善手术结果[28, 44]。

遗传和先天性因素

越来越多的证据表明遗传和先天因素在DCM的发展中起作用[54, 61, 74]。遗传因素可以通过诱导椎间盘退变和骨重建（脊椎病）来影响自然退变过程，也可以导致椎管内韧带的异常增厚及骨化。影响典型解剖结构的先天因素可通过改变脊柱生物力学导致DCM的进展，这可能进一步加速退行性变，或降低导致脊髓病所需的退行性变阈值（表4.2）。

遗传因素

把可能参与DCM进展的遗传因素分为两大类，一类是影响椎间盘退变和骨重建的因素；另一类是影响脊柱韧带（包括后纵韧带和黄韧带）的增厚和骨化的因素。

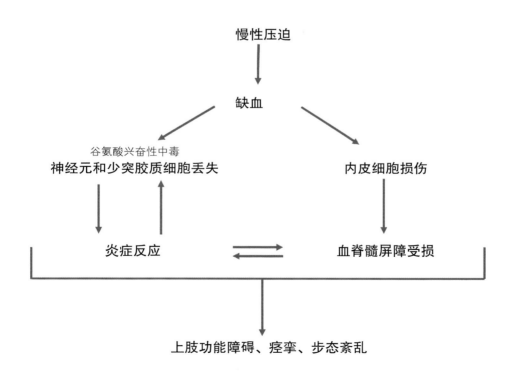

图4.4　目前对退行性颈脊髓病的最新认知。颈脊髓的逐渐压迫导致慢性缺氧/缺血损伤，损害少突胶质细胞（寡聚体）和神经元，引起炎症反应。此外，压缩诱导的缺血状态导致内皮细胞丢失，破坏神经血管单位（NVU），导致血脊髓屏障（BSCB）受损。BSCB的通透性和炎症在DCM的慢性期已被证实。炎症可增强原始细胞丢失和BSCB通透性。据认为，外周免疫系统和脊髓微环境之间的相互作用增强，DCM中通过受损的BSCB增强炎症。此外，炎性Fas配体（FasL）信号转导可导致神经元和少突胶质细胞凋亡。神经元丢失和轴突损伤是DCM患者上肢功能障碍、痉挛和步态紊乱的原因

这种分类很大程度上是基于疾病的自然史以及遗传研究。

椎间盘退变和椎体重塑（脊椎病）

研究颈椎病潜在遗传倾向的第一批报告是对同卵双胞胎的X线片退行性改变模式进行的回顾性研究[11, 59]。最近的研究关注了特定的等位基因多态性[66, 72-73]和家族性的系谱指数[61]。Setzer等研究了载脂蛋白e（APOE），其等位基因 ε4 与阿尔茨海默病相关，并评估了特定APOE等位基因是否与DCM相关。多因素分析表明APOE ε4 与脊髓型颈椎病有显著相关性，提示APOE ε4可能是脊髓型颈椎病发生的独立预测因子[66]。Wang等基于维生素D受体（VDR）在骨代谢中的作用，研究了它的特异性多态性，并报告了某些VDR多态性与腰椎间盘退行性疾病有关[72]。作者发现，ApaI A和TaqI T等位基因与DCM发生的风险显著增高相关，优势比分别为2.88及4.67。另一个有趣的基因关联是胶原Ⅸ Trp2等位基因与脊髓型颈椎病的进展[73]。有趣的是，这些作者表明，这种风险与吸烟状态直接相关，吸烟量增加和胶原Ⅸ Trp2等位基因导致脊髓型颈椎病发展的风险显著增加[73]。最

近，Patel等对200多万犹他州居民的家谱数据库进行了评估，结果显示，一级亲属中脊髓型颈椎病的发病风险为5.21（$P<0.001$）[61]。

虽然许多其他的基因研究专门针对椎间盘退行性变，但这些研究也可能间接与颈椎病相关，因为颈椎病的自然史始于椎间盘退行性变。

这些研究涉及一系列基因，包括胶原蛋白、白细胞介素、维生素D受体、ADAMTS和基质金属蛋白酶（MMP）[13, 24]。表4.3列出了这些基因产物及其功能。

椎管韧带的肥大和骨化

有证据表明，DCM发展的遗传倾向主要与椎管内韧带畸变有关，包括OPLL和OLF，这是由于观察到这些病理学在不同地理区域的患病率差异很大。最值得注意的是，东亚患者OPLL发生的风险更高。事实上，据报道，日本人的人群患病率高达4.3%[23, 25]，一项对347名日本OPLL患者家庭1030名亲属的调查显示，26%的父母和29%的兄弟姐妹有OPLL的影像学证据[70]。经研究，多个基因产物已经被证实与OPLL的发生相关，其中最

表4.3　与退行性椎间盘疾病发展及进展有关的基因

基因	功能	
MMP-2	Ⅳ型胶原降解基底膜的主要结构成分。部分由血栓素调节	被 TIMP-2 抑制
MMP-3	降解胶原蛋白Ⅱ、Ⅲ、Ⅳ、Ⅸ和X；蛋白多糖；纤维连接蛋白；层粘连蛋白和弹性蛋白。MMP-1、MMP-7、MMP-9 的激活剂，促进创面修复和肿瘤发生	生长因子和细胞因子以及肿瘤及癌基因激活 MMP-3 启动子。被 TIMP-1 抑制
MMP-9	ECV 重构的关键效应器。也称为Ⅳ型胶原酶（明胶酶 B）。增加 DDD 活性	
ADAMTS	ADAMTS4 和 ADAMTS5 主要降解软骨，尤其是软骨蛋白。特别是 ADAMTS4 在 DDD 的进展中起主要作用	
IL-1β	IL-1β 是一种重要的细胞因子，参与细胞外基质的调节和细胞外基质的转换	
维生素 D 受体	与 DDD 风险增加相关的多态性	
Col9A2	编码Ⅸ胶原 α 链的一部分；透明软骨的主要胶原成分。通常存在于含有Ⅱ型胶原的组织中，如 MD NP	
IL-1 受体	11-1ri 基因的表达和蛋白质的产生在退变的人 IVD 中比未退变的人 IVD 增加。IL-1β 是导致渐进性 DDD 加速 ECM 击穿的主要因素	

缩写： MMP：基质金属蛋白酶；TIMP：基质金属蛋白酶组织抑制剂；ECM：细胞外基质；DDD：退行性椎间盘病；ADAMTS：含血栓反应来配体的金属蛋白酶；IL：白细胞介素；IVD：椎间盘；NP：髓核

显著和最明显的是胶原6［COL6A1/内含子32（−29）］和11［COL11A2/内含子6（−4）］[33, 69, 74]的单核苷酸多态性。虽然其他研究表明OPLL的发生与其他基因产物有关，包括编码视黄醇X受体β的基因[56]、BMP2[71]和BMP4[64]以及IL-15R[30]，但其他研究并未出现相同的结果。最近，也有人提出，遗传因素可能因OPLL（连续与节段）的形态不同而不同，这是基于成骨相关转录因子（Osterix）的mRNA表达和碱性磷酸酶活性而定[34]。总的来说，虽然这些研究提供了一些证据来支持基因关联，但文献数量有限，以及缺乏验证性研究而需要进行进一步调查，以证明更明确的关系[74]。

与OPLL一样，有报道表明东亚人中OLF患病率较高，可能与遗传因素有关。动物研究支持了一种遗传作用，即NPPS基因纯合突变的小鼠模型（Twy/Twy）在C2-C3特异性地发展成OLF[77]。然而，不幸的是，在人类研究方面几乎没有证据支持遗传倾向。部分原因可能是与OPLL相比，其发生率相对较低。此外，将特定的遗传因素归因于OLF也是一个挑战，因为OLF经常与OPLL一起被研究，因此很难确定是否存在与OPLL相关的不同的遗传因素。有证据表明COL6A1基因的单倍型4与OLF相关，而单倍型1与OPLL相关[33]。然而，同一作者发现COL6A1的内含子33（+20）和启动子（−572）SNPs与OPLL和OLF都相关[33]。这也表明RUNX2可能与OLF和OPLL都相关[32, 38]。

OLF和OPLL可以同时发生的现象表明，遗传因素可能与脊柱韧带骨化的一般倾向有关[32−33, 38]。事实上，这一发现不仅限于椎管内韧带。弥漫性特发性骨增生症（DISH）是一种患者出现前纵韧带实质性骨化的情况，可表现为PLL和LF弥漫性骨化，导致脊髓病发生[49]。总之，这些发现表明，可能有不同的遗传因素导致特定的韧带骨化（如OPLL）以及其他因素与颈椎韧带骨化的增加有关。

先天性因素

先天性因素可能加速颈椎退行性改变，或降低引起DCM所必需的退行性改变的阈值。包括先天性颈椎融合（Klippel-Feil综合征）、21三体综合征（Down综合征）和先天性颈椎管狭窄症。其他疾病，特别是那些影响纤维组织的疾病，如埃勒斯−丹洛斯综合征（Ehlers-Danlos Syndrome）[19]，也可能是DCM患者的易感因素，但很少有研究支持这种关系。

Klippel-Feil 综合征（KFS）

研究表明某些遗传条件在妊娠早期影响椎体分化[17]。然而，这种情况往往相当严重，而孤立的颈椎融合往往是偶然发现的（图4.2d）。事实上，虽然大多数KFS的病例似乎是零星发生的，但已经有报道显示，常染色体显性、常染色体隐性和X连锁等遗传因素影响PAX1、GDF6等[17]。先前曾有假设KFS患者易患DCM，原因是相邻节段的劳损增加和活动度过大[50, 55, 63]。生物力学上增加的劳损是意料之中的，因为这些融合产生了一个自发的力臂，它增加了邻近椎间盘节段的应力。临床上，这一机制得到了以下支持：接受DCM手术融合的患者也容易发生邻近节段的病理学改变[21-22]。

KFS在普通人群中的患病率估计为0.71%[10]，而最近AOSpine关于DCM的全球研究的流行率为2.4%。在这项研究中，KFS患者发展为DCM的相对风险为3.3[50]。有或无KFS的DCM患者的严重程度基线和手术结果似乎没有差异，但退行性改变的模式往往不同。邻近节段更容易受到影响，但更有趣的是，邻近节段的病理学优先发生在颈椎中段。

21 三体综合征（唐氏综合征，DS）

据报道，由于先天性颅颈交界区畸形，包括寰枢椎不稳、齿状突畸形、寰枕畸形和C1后弓发育不良，DS患者有DCM的危险[9, 57]。据统计，10%～20%的DS患者发生寰枢椎不稳，其中1%～2%出现症状性脊髓压迫症[2]。虽然DS患者的平均预期寿命确实低于平均水平，但护理的改善已促使他们的预期寿命显著提高，因此预计该人群中DCM的发病率可能会增加[54, 67]。

先天性颈椎狭窄（CSS）

先天性颈椎管狭窄（CSS）间接导致DCM的发生，其主要原因有两个：（1）它降低了引起脊髓压迫所必需的退行性改变的阈值；（2）由于脊髓周围CSF数量减少，脊柱承受动态力的能力降低[12, 53-54]。研究表明，这些CSS患者在运动员中易发生急性创伤性脊髓损伤和神经失用症。CSS的先前标准包括Torg-Pavlov比值≤0.82[62]或前后直径<12mm[5, 37]（图4.5）。但是，这些参数适用于没有退行性疾病的患者，主要来自尸体研究，并且不考虑椎管内脊髓的大小。最近，一种新的MRI诊断标准，称脊髓占位比（SCOR）>70%，用于测量脊髓管内的脊髓大小，以诊断CSS，以解决这些局限性[53]（图4.6）。该技术测量DCM患者压迫部位上下最近正常相邻节段的中矢状面脊髓直径和椎管直径。由于这些患者通常表现为颈椎中段受压，正常节段通常在C3与C7处测量。然后用平均脊髓直径除以平均椎管直径并乘以100来计算SCOR。已经证明，DCM患者中，先前患有CSS的患者平均年龄低于未患CSS者5.5岁，神经损伤更严重；然而，是否患有CSS的患者的手术结果没有差异[53]。CSS的遗传基础很大程度上是未知的，很可能只是一个正常的群体变异。然而，有报道称一些情况可能表现出CSS，包括软骨发育不全和KFS[31, 46]。

结论

DCM患者会出现多种退行性改变，有危险因素的患者可能比预期的更早出现症状。DCM患者的基本问题仍然是脊髓损伤，这在本质上通常是进展性的。然而，这种损伤可能是由于直接的韧带压迫、直接作用于韧带的外力、栓系引起的韧带张力的改变，以及这些因素的结合引起。因此，疾病过程、自然病史和随后的治疗策略对每个患者来说都是不同的。

显然，DCM在世界范围内越来越流行，但由于公众对这种疾病的影响、流行和重要性缺乏认识，首诊时识别这些患者仍然存在困难。提高对潜在危险因素以及潜在病理过程的认识和了解，有助于在患者出现明显的神经损伤之前对其进行鉴别。然而，不幸的是，目前还不清楚无症状的脊髓压迫患者何时以及哪些会变成脊髓病并需要治疗。虽然制定指南将有助于解决这一问题，但需要进行纵向研究，以评估DCM的自然史，这将对该领域做出重大贡献。

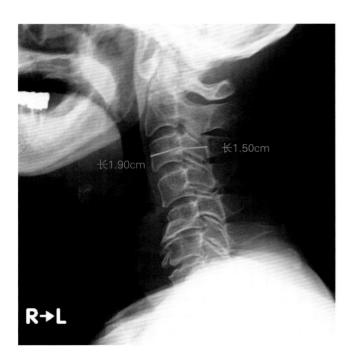

图4.5　本文报道了一例DCM患者的侧位X线片。通过将椎管直径（1.50cm）除以椎体中前后长（1.90cm），计算出C3椎体的Torg-Pavlov比值为0.789

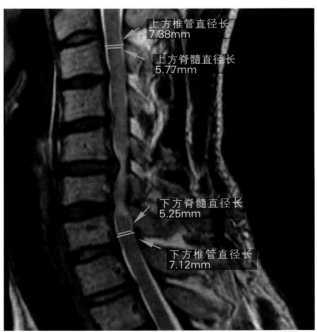

图4.6　中矢状位T2WI磁共振显示一位患有严重先天性颈椎管狭窄症的患者。本例脊髓占位率（SCOR）为76%=〔（5.77+5.25）/（7.38+7.12）〕×100%

参考文献

[1] Al-Jarallah K, Al-Saeed O, Shehab D, Dashti K, Sheikh M. Ossification of ligamentum flavum in Middle East Arabs: a hospital-based study. Med Princ Pract. 2012;21:529–533.

[2] Ali FE, Al-Bustan MA, Al-Busairi WA, Al-Mulla FA, Esbaita EY. Cervical spine abnormalities associated with down syndrome. Int Orthop. 2006;30:284–289.

[3] Ames CP, Blondel B, Scheer JK, Schwab FJ, Le Huec JC, Massicotte EM, Patel AA, Traynelis VC, Kim HJ, Shaffrey CI, Smith JS, Lafage V. Cervical radiographical alignment: comprehensive assessment techniques and potential importance in cervical myelopathy. Spine (Phila Pa 1976). 2013;38:S149–S160.

[4] An HS, Al-Shihabi L, Kurd M. Surgical treatment for ossification of the posterior longitudinal ligament in the cervical spine. J Am Acad Orthop Surg.2014;22:420–429.

[5] Bajwa NS, Toy JO, Young EY, Ahn NU. Establishment of parameters for congenital stenosis of the cervical spine: an anatomic descriptive analysis of 1,066 cadaveric specimens. Eur Spine J. 2012;21:2467–2474.

[6] Baptiste DC, Fehlings MG. Pathophysiology of cervical myelopathy. Spine J. 2006;6:190S–197S.

[7] Barnes MP, Saunders M. The effect of cervical mobility on the natural history of cervical spondylotic myelopathy. J Neurol Neurosurg Psychiatry.1984;47:17–20.

[8] Bernhardt M, Hynes RA, Blume HW, White AA 3rd. Cervical spondylotic myelopathy. J Bone Joint Surg Am. 1993;75:119–128.

[9] Bosma GP, Van Buchem MA, Voormolen JH, Van Biezen FC, Brouwer OF. Cervical spondylarthrotic myelopathy with early onset in Down's syndrome: five cases and a review of the literature. J Intellect Disabil Res. 1999;43(Pt 4):283–288.

[10] Brown MW, Templeton AW, Hodges FJ 3rd. The incidence of acquired and congenital fusions in the cervical spine. Am J Roentgenol Radium Therapy, Nucl Med. 1964;92:1255–1259.

[11] Bull J, El Gammal T, Popham M. A possible genetic factor in cervical spondylosis. Br J Radiol.1969;42:9–16.

[12] Countee RW, Vijayanathan T. Congenital stenosis of the cervical spine: diagnosis and management. J Natl Med Assoc. 1979;71:257–264.

[13] Erwin WM, Fehlings MG. Intervertebral disc degeneration: genes hold the key. World Neurosurg.2013;80:e131–e133.

[14] Fehlings MG, Ibrahim A, Tetreault L, Albanese V, Alvarado M, Arnold P, Barbagallo G, Bartels R, Bolger C, Defino H, Kale S, Massicotte E, Moraes O, Scerrati M, Tan G, Tanaka M, Toyone T, Yukawa Y, Zhou Q, Zileli M, Kopjar B. A global perspective on the outcomes of surgical decompression in patients with cervical spondylotic myelopathy: results from the prospective multicenter AOSpine international study on 479 patients. Spine (Phila Pa 1976).2015;40:1322–1328.

[15] Fehlings MG, Wilson JR, Kopjar B, Yoon ST, Arnold PM, Massicotte EM, Vaccaro AR, Brodke DS, Shaffrey CI, Smith JS, Woodard EJ, Banco RJ, Chapman JR, Janssen ME, Bono CM, Sasso RC, Dekutoski MB, Gokaslan ZL. Efficacy and safety of surgical decompression in patients with cervical spondylotic myelopathy: results of the AOSpine North America prospective multi-center study. J Bone Joint Surg Am. 2013;95:1651–1658.

[16] Galbusera F, Van Rijsbergen M, Ito K, Huyghe JM, Brayda-Bruno M, Wilke HJ. Ageing and degenerative changes of the intervertebral disc and their impact on spinal flexibility. Eur Spine J. 2014;23(Suppl3):S324–S332.

[17] Giampietro PF, Raggio CL, Blank RD, Mccarty C, Broeckel U, Pickart MA. Clinical, genetic and environmental factors associated with congenital vertebral malformations. Mol Syndromol. 2013;4:94–105.

[18] Guo JJ, Luk KD, Karppinen J, Yang H, Cheung KM. Prevalence, distribution, and morphology of ossification of the ligamentum flavum: a population study of one thousand seven hundred thirty-six magnetic resonance imaging scans. Spine (Phila Pa 1976). 2010;35:51–56.

[19] Halko GJ, Cobb R, Abeles M. Patients with type IV Ehlers-Danlos syndrome may be predisposed to atlantoaxial subluxation. J Rheumatol. 1995;22:2152–2155.

[20] Hayashi T, Wang JC, Suzuki A, Takahashi S, Scott TP, Phan K, Lord EL, Ruangchainikom M, Shiba K, Daubs MD. Risk factors for missed dynamic canal stenosis in the cervical spine. Spine (Phila Pa 1976).2014;39:812–819.

[21] Hilibrand AS, Carlson GD, Palumbo MA, Jones PK, Bohlman HH. Radiculopathy and myelopathy at segments adjacent to the site of a previous anterior cervical arthrodesis. J Bone Joint Surg Am.1999;81:519–528.

[22] Hilibrand AS, Robbins M. Adjacent segment degeneration and adjacent segment disease: the consequences of spinal fusion? Spine J. 2004;4:190S–194S.

[23] Inamasu J, Guiot BH, Sachs DC. Ossification of the posterior longitudinal ligament: an update on its biology, epidemiology, and natural history. Neurosurgery.2006;58:1027–39. discussion 1027-1039

[24] Kalb S, Martirosyan NL, Kalani MY, Broc GG, Theodore N. Genetics of the degenerated intervertebral disc. World Neurosurg. 2012;77:491–501.

[25] Kalsi-Ryan S, Karadimas SK, Fehlings MG. Cervical spondylotic myelopathy: the clinical phenomenon and the current pathobiology of an increasingly prevalent and devastating disorder. Neuroscientist.2013;19:409–421.

[26] Karadimas SK, Erwin WM, Ely CG, Dettori JR, Fehlings MG. Pathophysiology and natural history of cervical spondylotic myelopathy. Spine (Phila Pa1976). 2013;38:S21–S36.

[27] Karadimas SK, Gatzounis G, Fehlings MG. Pathobiology of cervical spondylotic myelopathy. Eur Spine J. 2015;24(Suppl 2):132–138.

[28] Karadimas SK, Laliberte AM, Tetreault L, Chung YS, Arnold P, Foltz WD, Fehlings MG. Riluzole blocks perioperative ischemia-reperfusion injury and enhances postdecompression outcomes in cervical spondylotic myelopathy. Sci Transl Med.2015;7:316ra194.

[29] Karadimas SK, Moon ES, Yu WR, Satkunendrarajah K, Kallitsis JK, Gatzounis G, Fehlings MG. A novel experimental model of cervical spondylotic myelopathy (CSM) to facilitate translational research.Neurobiol Dis. 2013;54:43–58.

[30] Kim DH, Jeong YS, Chon J, Yoo SD, Kim HS, Kang SW, Chung JH, Kim KT, Yun DH. Association between interleukin 15 receptor, alpha (IL15RA) polymorphism and Korean patients with ossification of the posterior longitudinal ligament. Cytokine.2011;55:343–346.

[31] King JA, Vachhrajani S, Drake JM, Rutka JT. Neurosurgical implications of achondroplasia. J Neurosurg Pediatr. 2009;4:297–306.

[32] Kishiya M, Sawada T, Kanemaru K, Kudo H, Numasawa T, Yokoyama T, Tanaka S, Motomura S, Ueyama K, Harata S, Toh S, Furukawa K. A functional RNAi screen for Runx2-regulated genes associated with ectopic bone formation in human spinal ligaments. J Pharmacol Sci. 2008;106:404–414.

[33] Kong Q, Ma X, Li F, Guo Z, Qi Q, Li W, Yuan H, Wang Z, Chen Z. COL6A1 polymorphisms associated with ossification of the ligamentum flavum and ossification of the posterior longitudinal ligament. Spine (Phila Pa 1976). 2007;32:2834–2838.

[34] Kudo H, Furukawa K, Yokoyama T, Ono A, Numasawa T, Wada K, Tanaka S, Asari T, Ueyama K, Motomura S, Toh S. Genetic differences in the osteogenic differentiation potency according to the classification of ossification of the posterior longitudinal ligament of the cervical spine. Spine (Phila Pa

1976).2011;36:951–957.

[35] Lad SP, Patil CG, Berta S, Santarelli JG, Ho C, Boakye M. National trends in spinal fusion for cervical spondylotic myelopathy. Surg Neurol. 2009;71:66–9. discussion 69

[36] Lebl DR, Bono CM. Update on the diagnosis and management of cervical spondylotic myelopathy. J Am Acad Orthop Surg. 2015;23:648–660.

[37] Lee MJ, Cassinelli EH, Riew KD. Prevalence of cervical spine stenosis. Anatomic study in cadavers. J Bone Joint Surg Am. 2007;89:376–380.

[38] Liu Y, Zhao Y, Chen Y, Shi G, Yuan W. Runx2 polymorphisms associated with OPLL and OLF in the Han population. Clin Orthop Relat Res.2010;468:3333–3341.

[39] Matsunaga S, Kukita M, Hayashi K, Shinkura R, Koriyama C, Sakou T, Komiya S. Pathogenesis of myelopathy in patients with ossification of the posterior longitudinal ligament. J Neurosurg.2002;96:168–172.

[40] Matsunaga S, Sakou T. Ossification of the posterior longitudinal ligament of the cervical spine: etiology and natural history. Spine (Phila Pa 1976).2012;37:E309–E314.

[41] Matsunaga S, Sakou T, Taketomi E, Yamaguchi M, Okano T. The natural course of myelopathy caused by ossification of the posterior longitudinal ligament in the cervical spine. Clin Orthop Relat Res. 1994:168–177.

[42] Matz PG, Anderson PA, Kaiser MG, Holly LT, Groff MW, Heary RF, Mummaneni PV, Ryken TC, Choudhri TF, Vresilovic EJ, Resnick DK. Introduction and methodology: guidelines for the surgical management of cervical degenerative disease. J Neurosurg Spine.2009;11:101–103.

[43] Mizuno J, Nakagawa H, Hashizume Y. Analysis of hypertrophy of the posterior longitudinal ligament of the cervical spine, on the basis of clinical and experimental studies. Neurosurgery. 2001;49:1091–7; discussion 1097-1098.

[44] Moon ES, Karadimas SK, Yu WR, Austin JW, Fehlings MG. Riluzole attenuates neuropathic pain and enhances functional recovery in a rodent model of cervical spondylotic myelopathy. Neurobiol Dis.2014;62:394–406.

[45] Morishita Y, Naito M, Hymanson H, Miyazaki M, Wu G, Wang JC. The relationship between the cervical spinal canal diameter and the pathological changes in the cervical spine. Eur Spine J. 2009;18:877–883.

[46] Nagib MG, Maxwell RE, Chou SN. Identification and management of high-risk patients with Klippel-Feil syndrome. J Neurosurg. 1984;61:523–530.

[47] New PW, Cripps RA, Bonne Lee B. Global maps of non-traumatic spinal cord injury epidemiology: towards a living data repository. Spinal Cord.2014;52:97–109.

[48] Northover JR, Wild JB, Braybrooke J, Blanco J. The epidemiology of cervical spondylotic myelopathy. Skelet Radiol. 2012;41:1543–1546.

[49] Nouri A, Fehlings MG. Diffuse idiopathic skeletal hyperostosis with cervical myelopathy. CMAJ.2017;189:E410.

[50] Nouri A, Martin AR, Lange SF, Kotter MRN, Mikulis DJ, Fehlings MG. Congenital cervical fusion as a risk factor for development of degenerative cervical myelopathy. World Neurosurg. 2017;100:531–539.

[51] Nouri A, Martin AR, Mikulis D, Fehlings MG. Magnetic resonance imaging assessment of degenerative cervical myelopathy: a review of structural changes and measurement techniques. Neurosurg Focus. 2016;40:E5.

[52] Nouri A, Martin AR, Tetreault L, Nater A, Kato S, Nakashima H, Nagoshi N, Reihani-Kermani H, Fehlings MG. MRI analysis of the combined prospectively collected AOSpine North America and international data: the prevalence and Spectrum of pathologies in a global cohort of patients with degenerative cervical myelopathy. Spine (Phila Pa 1976).2016;42:1058.

[53] Nouri A, Tetreault L, Nori S, Martin AR, Nater A, Fehlings MG. Congenital Cervical Spine Stenosis in a Multicenter Global Cohort of Patients With Degenerative Cervical Myelopathy: An Ambispective Report Based on a Magnetic Resonance Imaging Diagnostic Criterion. Neurosurgery. 2018;83(3):521–528.

[54] Nouri A, Tetreault L, Singh A, Karadimas S, Fehlings M. Degenerative cervical myelopathy: epidemiology, genetics and pathogenesis. Spine (Phila Pa 1976).2015;40:E675–E693.

[55] Nouri A, Tetreault L, Zamorano JJ, Mohanty CB, Fehlings MG. Prevalence of Klippel-Feil syndrome in a surgical series of patients with cervical Spondylotic myelopathy: analysis of the prospective, multicenter AOSpine North America study. Global Spine J.2015;5:294–299.

[56] Numasawa T, Koga H, Ueyama K, Maeda S, Sakou T, Harata S, Leppert M, Inoue I. Human retinoic X receptor beta: complete genomic sequence and mutation search for ossification of posterior longitudinal ligament of the spine. J Bone Miner Res. 1999;14:500–508.

[57] Olive PM, Whitecloud TS 3rd, Bennett JT. Lower cervical spondylosis and myelopathy in adults with Down's syndrome. Spine (Phila Pa 1976).1988;13:781–784.

[58] Ono K, Yonenobu K, Miyamoto S, Okada K. Pathology of ossification of the posterior longitudinal ligament and ligamentum flavum. Clin Orthop Relat Res. 1999;359:18–26.

[59] Palmer PE, Stadalnick R, Arnon S. The genetic factor in cervical spondylosis. Skelet Radiol.1984;11:178–182.

[60] Park JY, Chin DK, Kim KS, Cho YE. Thoracic ligament ossification in patients with cervical ossification of the posterior longitudinal ligaments: tandem ossification in the cervical and thoracic spine. Spine (Phila Pa 1976). 2008;33:E407–E410.

[61] Patel AA, Spiker WR, Daubs M, Brodke DS, Cannon-Albright LA. Evidence of an inherited predisposition for cervical spondylotic myelopathy. Spine (Phila Pa 1976). 2012;37:26–29.

[62] Pavlov H, Torg JS, Robie B, Jahre C. Cervical spinal stenosis: determination with vertebral body ratio method. Radiology. 1987;164:771–775.

[63] Pizzutillo PD, Woods M, Nicholson L, Macewen GD. Risk factors in Klippel-Feil syndrome. Spine (Phila Pa 1976). 1994;19:2110–2116.

[64] Ren Y, Feng J, Liu ZZ, Wan H, Li JH, Lin X. A new haplotype in BMP4 implicated in ossification of the posterior longitudinal ligament (OPLL) in a Chinese population. J Orthop Res. 2012;30:748–756.

[65] Rhee JM, Heflin JA, Hamasaki T, Freedman B. Prevalence of physical signs in cervical myelopathy: a prospective, controlled study. Spine (Phila Pa1976). 2009;34:890–895.

[66] Setzer M, Hermann E, Seifert V, Marquardt G. Apolipoprotein E gene polymorphism and the risk of cervical myelopathy in patients with chronic spinal cord compression. Spine (Phila Pa 1976).2008;33:497–502.

[67] Shin M, Besser LM, Kucik JE, Lu C, Siffel C, Correa A, Congenital Anomaly Multistate P, Survival C. Prevalence of down syndrome among children and adolescents in 10 regions of the United States.Pediatrics. 2009;124:1565–1571.

[68] Stapleton CJ, Pham MH, Attenello FJ, Hsieh PC. Ossification of the posterior longitudinal ligament: genetics and pathophysiology. Neurosurg Focus. 2011;30:E6.

[69] Tanaka T, Ikari K, Furushima K, Okada A, Tanaka H, Furukawa K, Yoshida K, Ikeda T, Ikegawa S, Hunt SC, Takeda J, Toh S, Harata S, Nakajima T, Inoue I. Genomewide linkage and linkage disequilibriumanalyses identify COL6A1, on chromosome 21, as the locus for ossification of the posterior longitudinal ligament of the spine. Am J Hum Genet. 2003;73:812–822.

[70] Terayama K. Genetic studies on ossification of the posterior longitudinal ligament of the spine. Spine (Phila Pa 1976). 1989;14:1184–1191.

[71] Wang H, Liu D, Yang Z, Tian B, Li J, Meng X, Wang Z, Yang H, Lin X. Association of bone morphogenetic protein-2 gene polymorphisms with susceptibility to ossification of the

posterior longitudinal ligament of the spine and its severity in Chinese patients. Eur Spine J. 2008;17:956–964.

[72] Wang ZC, Chen XS, Wang Da W, Shi JG, Jia LS, Xu GH, Huang JH, Fan L. The genetic association of vitamin D receptor polymorphisms and cervical spondylotic myelopathy in Chinese subjects. Clin Chim Acta. 2010;411:794–797.

[73] Wang ZC, Shi JG, Chen XS, Xu GH, Li LJ, Jia LS. The role of smoking status and collagen IX polymorphisms in the susceptibility to cervical spondylotic myelopathy. Genet Mol Res. 2012;11:1238–1244.

[74] Wilson JR, Patel AA, Brodt ED, Dettori JR, Brodke DS, Fehlings MG. Genetics and heritability of cervical spondylotic myelopathy and ossification of the posterior longitudinal ligament: results of a systematic review. Spine (Phila Pa 1976). 2013;38:S123–S146.

[75] Wu JC, Ko CC, Yen YS, Huang WC, Chen YC, Liu L, Tu TH, Lo SS, Cheng H. Epidemiology of cervical spondylotic myelopathy and its risk of causing spinal cord injury: a national cohort study. Neurosurg Focus.2013;35:E10.

[76] Xiong C, Daubs MD, Scott TP, Phan KH, Suzuki A, Ruangchainikom M, Roe AK, Aghdasi B, Tan Y, Wang JC. Dynamic evaluation of the cervical spine and the spinal cord of symptomatic patients using a kinetic magnetic resonance imaging technique. Clin Spine Surg. 2016;30:8.

[77] Yu WR, Baptiste DC, Liu T, Odrobina E, Stanisz GJ, Fehlings MG. Molecular mechanisms of spinal cord dysfunction and cell death in the spinal hyperostotic mouse: implications for the pathophysiology of human cervical spondylotic myelopathy. Neurobiol Dis. 2009;33:149–163.

[78] Yu WR, Liu T, Kiehl TR, Fehlings MG. Human neuropathological and animal model evidence supporting a role for Fas-mediated apoptosis and inflammation in cervical spondylotic myelopathy. Brain.2011;134:1277–1292.

神经根型与脊髓型颈椎病的病理生理学

第5章

Cory J. Hartman，Daniel J. Hoh

邱 水 译

介绍

颈椎疾病的症状通常表现为神经根型与脊髓型颈椎病的症状和体征。因此，了解神经根型与脊髓型颈椎病的病理生理学机制对于其及时诊断和治疗有着至关重要的作用。本章概述了当前对这两个过程的病理生理学和与之相关的临床表现。

神经根型颈椎病

神经根型颈椎病是指在特定的颈神经根的分布中，表现为下运动神经和/或感觉神经功能的障碍。虽然还不清楚神经根型颈椎病的真实发病率，但于1976—1990年在明尼苏达州罗切斯特市进行的一项基于人群的研究显示，平均年龄为47.6岁的男性每年发病率为107.3/10万，平均年龄为48.2岁的女性每年发病率为63.5/10万[36]。年发病率峰值为每10万人中有202.9人，年龄为50~54岁[36]。最近，Schoenfeld等在2000—2009年的军队中发现了1.79/1000人每年的神经根型颈椎病的发病率[39]。神经根型颈椎病患者的危险因素包括轴向负荷、高危职业（肉类运输人员、牙医、职业驾驶员）、吸烟和既往的

腰椎神经根病[38]。其他潜在的相关因素包括颈椎损伤、性别、种族和遗传学[38]。非危险因素包括颈部反复转动、运动和久坐的职业[38]。

神经根型颈椎病的病理生理学

退行性神经根型颈椎病的病理生理学与椎间盘随着年龄的变化而发生改变有关。正常情况下，颈椎间盘的特点是腹侧椎间盘相对于，这是导致该区域整体前凸的原因。腹侧的纤维环包含多层交织改变方向的胶原纤维；背侧是由一层薄薄的胶原组成的[32]。然而，随着年龄的增长，椎间盘的保水能力减弱，导致弹性下降。弹性下降导致椎间盘向后脱垂，可导致邻近神经结构受压、神经根病变和/或脊髓病，并伴有颈椎前凸的丢失。

静态机械压迫性神经根型颈椎病

一项基于罗切斯特人群的研究表明，21.9%的神经根型颈椎病患者存在颈椎间盘突出，68.4%的患者存在颈椎退行性变，这可能导致神经根的静态受压[36]。而压迫性神经根型颈椎病极少伴有脊柱肿瘤和感染[40]。症状性压迫性神经根型颈椎病的发病机制尚不完全清楚，但可能有多种因素。一种可能的病因是包括背根神经节在内的神

C. J. Hartman · D. J. Hoh (*)
Department of Neurosurgery, University of Florida,
Gainesville, FL, USA
e-mail: Daniel.Hoh@neurosurgery.ufl.edu

© Springer Nature Switzerland AG 2019
M. G. Kaiser et al. (eds.), Degenerative Cervical Myelopathy and Radiculopathy,
https://doi.org/10.1007/978-3-319-97952-6_5

经根的直接机械压迫，这种压迫可能是急性或慢性的。急性压迫通常继发于突出的髓核（图5.1），而慢性压迫通常是由于缓慢进展的退行性椎间盘骨赘生物复合物形成（图5.2）加上小关节和/或非椎体肥大（图5.3）所致。背根神经节（DRG）的近端受压会导致神经内压增高及流向背神经节的血流减少[52]，导致神经元缺血性损伤[52]。神经根型颈椎病患者感觉轴突功能发生障碍是由于轴突近端缺血或轴突的髓鞘再生引起的Na^+–K^+ATP酶过度激活所致[46]。动物研究显示慢性机械压迫导致神经根的组织学、电生理和功能改变。压迫神经根造成硬脑膜和蛛网膜增厚，1个月时血神经屏障改变，3个月时大的有髓纤维数量减少，6个月时神经纤维内纤维化伴瓦式变性，又称Wallerian变性[53]。Jancalek和Dubovy发现在机械性神经压迫后1周内显示髓鞘内轴突数量减少[24]。此外，背根神经节的慢性压迫导致功能改变，包括感觉神经元的兴奋性增强、异位神经元放电和痛觉过敏[44, 59]。

动态压迫性神经根型颈椎病

与颈椎屈曲、伸展和侧向弯曲相关的脊柱序列的改变可能进一步导致颈神经根的动态压迫或牵张性损伤。Rhee等发现神经根正常的轨迹是朝向椎孔成45°的前外侧角，这可能是由于受到腹侧运动的病理生理性牵张所

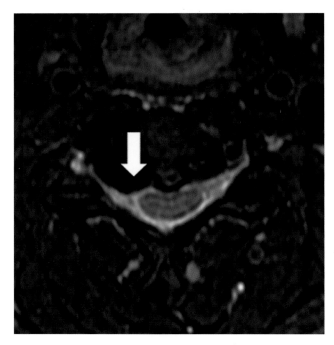

图5.2 MRI显示慢性椎间盘骨赘生物复合物（箭头）引起神经根压迫。椎间盘突出内T2信号的降低提示这是一个可能有骨赘形成的慢性过程

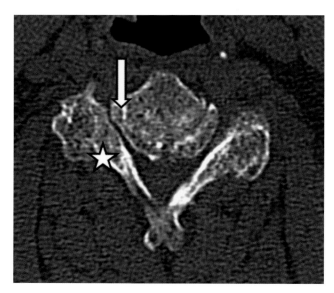

图5.3 CT显示小关节增生（星形）和椎旁关节增生（箭头）导致神经根孔狭窄和神经根病

致的[37]。随着时间的推移，这种重复的动态压迫可能导致神经根损伤和相关的神经根病变。

生化性神经根病

除了神经的静态和动态压迫所导致的损伤外，颈椎间盘释放的生化性质的介质也可能在神经根病中起重要作用。Burke等研究表明在患有神经根型颈椎病的患者

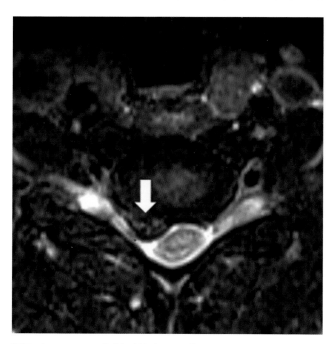

图5.1 MRI显示急性髓核突出（箭头）引起神经根压迫。T2信号增加提示疾病处于急性期

中，突出的髓核会产生促炎性细胞因子IL-6和IL-8[8]。TNF α 的释放引起IL-1 β 和神经生长因子的上调，导致痛觉过敏[50~51]。与正常椎间盘相比，突出的髓核可产生更多的基质金属蛋白酶（MMP）、一氧化氮、前列腺素E2和IL-6[26、60]。在特定的神经根分布中，这种促炎性化学级联反应与疼痛和敏感性的增加有关[50]。更重要的是，人们认为神经根的生化改变不仅可以直接导致相应的症状，而且可能增加对静态或动态力损伤的易感性。

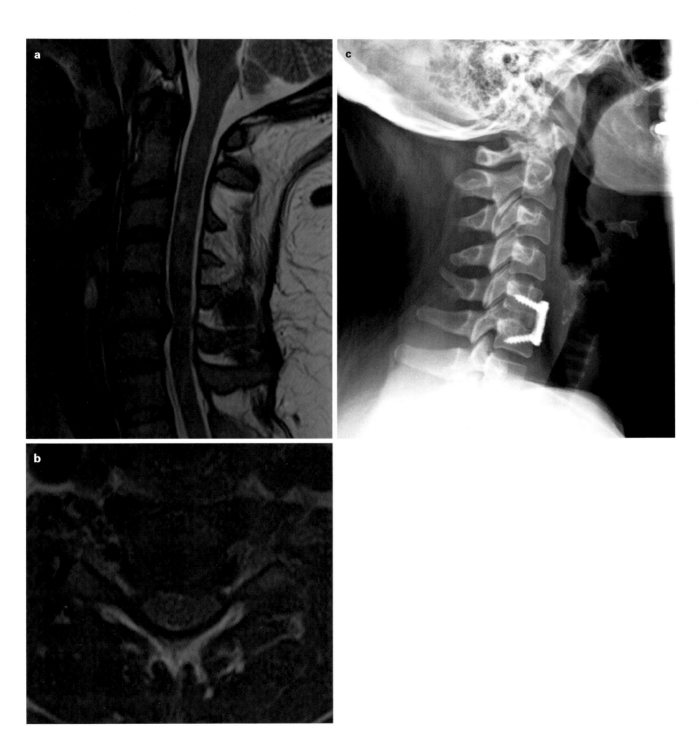

图5.4　（a~c）一位37岁女性出现肩胛中段疼痛和左臂放射痛的症状。在神经系统查体中，患者有轻微的左手腕伸展无力和左拇指麻木。除了左臂肱桡反射轻微减弱，其余反射均正常。矢状位T2加权颈MRI显示C5-C6椎间盘突出。（a）在C5-C6处轴向T2加权颈椎MRI显示，由于宽基底的椎间盘突出，左侧隐窝宽于右侧，并且椎间孔变窄导致左侧C6神经根受压，与患者的神经根病变相一致。（b）患者最终接受C5-C6颈椎前路椎间盘切除融合手术治疗

表5.1 颈部神经根病变

症状	体征
颈部和 / 或神经根疼痛	Spurling 试验
感觉异常	反射减弱
无力	肩部外展缓解试验

颈神经根病的临床表现

患有神经根型颈椎病的患者会出现各种神经后遗症，包括疼痛、麻木、感觉异常（灼痛和/或刺痛）、无力或上肢反射减弱（图5.4a~c，表5.1）。神经根性病变通常伴随着肌无力，而感觉障碍则是皮肤的感觉[37]（表5.2）。一项对800多例神经根型颈椎病患者的回顾分析发现，手臂痛占99.4%，感觉缺失占85.2%，肩胛骨痛占52.5%，前胸痛占17.8%，头痛占9.7%，前胸痛和手臂痛占5.9%，而左侧胸痛和手臂痛占1.3%[20]。另一项研究发现，与外科手术相关的神经系统症状，如反射减弱（82%）、运动无力（77%）和感觉减弱（65%）[54]。

C3 神经根

单纯的C3神经根型颈椎病是不常见的。C3神经根位于C2–C3最大的神经根孔内，是最小的颈神经根[34]。C3神经根没有明显的运动功能，神经根痛的症状可表现为颈痛或枕痛。

C4 神经根

孤立性C4神经根型颈椎病也是一种罕见的表现。C4神经根型颈椎病可表现为放射到后颈部、斜方肌和前胸的疼痛。

C5 神经根

C5神经根型颈椎病表现为肩外侧疼痛、麻木和三角肌无力。肱二头肌、冈上肌和冈下肌可能有轻微的无力。C5神经根型颈椎病可能与肩部病变相似。仔细检查肩部是做出正确诊断的关键。外展肌麻痹是神经根型颈椎病的典型症状，其特征是把手放在头上时疼痛减轻，与肩关节病理学上的外展痛相似。值得注意的是，这个体征并不局限于C5神经根，还可能与其他下颈椎神经根型颈椎病一起出现。

C6 神经根

C6神经根型颈椎病是一种常见病，可导致肱二头肌，特别是桡侧腕伸肌的无力，而桡侧腕伸肌仅由C6神经根支配。C6神经根衰弱的特点是肘关节屈曲和腕关节伸展受限。另外，还可以看到肱二头肌和/或肱桡反射减弱。C6神经根感觉丧失位于拇指和食指外侧。根性疼痛可能从颈部开始，放射至侧臂、前臂以及拇指。

C7 神经根

C7神经根型颈椎病也是一种常见的表现。C7神经根支配肱三头肌，神经根病可导致肘关节伸展或腕屈曲无力以及肱三头肌反射减弱。症状包括疼痛和感觉不适［包括从颈部到手臂和第二至第四手指的麻木和（或）感觉异常］。霍纳综合征很少出现[33]。

C8 神经根

C8神经根支配手部肌肉和屈指肌。鉴于功能相似，C8神经根型颈椎病可以与尺神经炎具有类似的症状。可能会出现手内在肌肉、腕部伸肌和腕部屈肌无力的情况。患者无法伸展第四和第五指（Benediction Sign）。前臂内侧和第四、第五指的感觉可能会减弱，这与单纯的尺神经病变不同，后者会导致环指的感觉丧失。疼痛通常从颈部向手臂、前臂内侧和四、五指放射。Horner征也可能很少出现在C8神经根型颈椎病[33]。

T1 神经根

T1神经根型颈椎病是罕见的神经根病变。患者可能会出现手内在肌的无力，而不会感到手部疼痛。第一骨间背侧肌无力（Froment征）也可能出现。与C7或C8神经根型颈椎病类似，Horner征也可能是罕见的表现[33]。

表5.2　神经根型颈椎病表现

椎间隙	神经根	皮肤感觉神经分布	运动	反射
C1−C2	C2	枕骨	—	—
C2−C3	C3	颈部上 1/3	膈肌	—
C3−C4	C4	颈部下 2/3	膈肌	—
C4−C5	C5	肩外侧	三角肌、肱二头肌	肱二头肌
C5−C6	C6	前臂和拇指外侧	肱二头肌、腕伸肌	肱桡肌
C6−C7	C7	后臂，第 2 和第 3 手指	肱三头肌、腕屈肌	肱三头肌
C7−T1	C8	尺侧手掌，第 4 指和第 5 指	屈指肌	
T1−T2	T1	前臂内侧	背侧骨间肌	

颈椎关节突和椎间盘源性疼痛

需要注意的是，颈神经根不是颈部、肩部和上肢疼痛综合征的唯一病因。来自支配关节突关节（小关节）和椎间隙的神经元的疼痛可能类似于神经根疼痛症状[16, 43]。与神经根症状不同，小关节或椎间隙产生的疼痛不伴有感觉障碍（即麻木、感觉异常）。神经根症状可能是单侧和/或双侧的，而与小关节和/或椎间隙相关的疼痛通常是双侧的。表5.2总结了与关节和椎间隙相关的牵涉痛区域[16, 43]。

脊髓型颈椎病

1928年，首次将脊髓型颈椎病描述为椎管狭窄或灌注不足导致的脊髓功能障碍而引起的神经症状或体征[34, 45]（表5.3）。脊髓型颈椎病的特征是上运动神经元和感觉障碍，常累及上升及下降脊髓束。颈关节强直和先天性椎管狭窄是脊髓型颈椎病最常见的病因[12]，脊髓型颈椎病是老年人脊髓功能障碍最常见的病因，也是非创伤性痉挛性瘫痪最常见的病因。其他病因包括后纵韧带骨化、肿瘤、类风湿关节炎、感染、血管疾病、创伤、脱髓鞘疾病和代谢紊乱[55]。脊髓型颈椎病（CSM）是世界上最常见的脊髓功能障碍的病因[27]。早期的放射学研究表明，30岁有13%的男性和70岁以上有100%的男性，相比之下，40岁有5%的女性和70岁以上有96%的女性，表现出可能导致脊髓型颈椎病的颈椎退行性改变[23]。多项研究评估年龄是退行性颈椎病的危险因素。多项研究表

表5.3　脊髓型颈椎病

症状	体征
感觉异常	痉挛步态
步态障碍	Hoffman 征阳性
无力	Babinski 征阳性
精细控制障碍	反射亢进
尿失禁	反向桡侧反射
尿潴留	无力
Lhermitte 征	肌张力增高

明，年龄与脊髓型颈椎病呈正相关，而其他相互矛盾的研究未能证明相关性[10, 48, 58]。性别并不是脊髓型颈椎病的危险因素[48, 58]。放射学研究和系统综述显示先天性椎管狭窄和类风湿性关节炎是发生颈椎病的高危因素[2, 30, 42]。

脊髓型颈椎病的病理生理学

脊髓型颈椎病的病理生理特点是慢性退行性关节病。如前所述，与年龄相关的椎间盘黏弹性的变化导致其生物力学载荷的改变。随后应力和张力在颈椎运动节段的重新分布导致了一些病理变化。最初，椎间盘突出与椎间盘高度的降低相一致。反应性终板的改变甚至会进展到桥接骨赘的形成，因此会导致活动度的减少。椎间盘骨赘生物复合物引起椎管狭窄，可能导致脊髓压迫和脊髓病（图5.5）。黄韧带肥厚（图5.6）和进行性关节炎进一步加重负荷可发展成椎间盘退变。这些因素（椎间盘突出、骨赘形成、黄韧带肥厚、小关节病）的结合

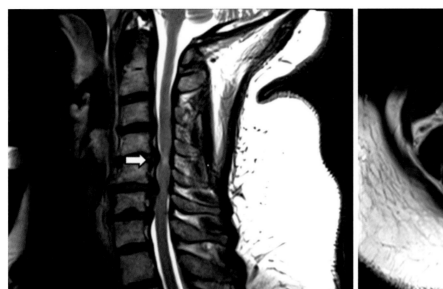
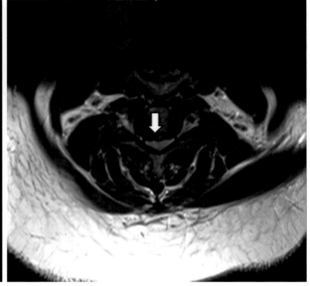

图5.5　MRI显示多节段椎间盘骨赘生物复合物（箭头）引起椎管狭窄和脊髓压迫。脊髓内T2信号改变提示与脊髓病相关的病理改变

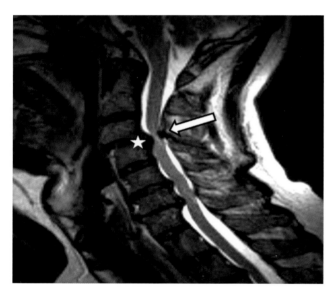

图5.6　MRI显示黄韧带增厚（箭头）导致椎管狭窄和脊髓压迫。椎间盘骨赘生物复合体（星星），同时合并该节段的慢性退变性滑移，导致进一步椎管狭窄和脊髓压迫

最终导致椎管狭窄，脊髓可能受损。先天性椎管狭窄和后纵韧带骨化（图5.7）或黄韧带骨化可能是颈椎病发病的病理学因素。

静态机械压迫性脊髓型颈椎病

　　脊髓的静态机械压迫导致脊髓内一连串的病理生理变化，最终导致脊髓功能障碍和脊髓病。如前所述，机械压迫的常见潜在病因包括退变性椎管狭窄、后纵韧带

或黄韧带骨化、先天性椎管狭窄、风湿性脊柱疾病和其他获得性压迫病变（如肿瘤或感染）[3]。脊髓型颈椎病的脊髓组织学特征是囊性空化、神经胶质增生、下行和上行束Wallerian变性以及前角细胞丢失[7, 47]。值得一提的是，颈椎病引起的机械性压迫性损伤与急性创伤引起的机械性压迫性损伤是截然不同的。与急性外伤性压迫损伤不同，颈椎病患者没有突然的机械损伤，因此，在脊髓内没有明显的出血性坏死[27]。此外，缓慢发展的退变性压迫可产生代偿性神经功能保护机制。这可能为慢性隐匿性症状做出了解释，甚至那些严重的影像学上显示的脊柱脊髓压迫症患者的症状也相对较轻，这与急性创伤性脊髓损伤（SCI）中所见的直接神经功能损害相反[27]。

　　颈椎病的静态机械压迫被认为是通过缺血和凋亡机制直接损伤神经元而引起的脊髓病。Gooding等首先提出了在脊髓压迫的犬模型中缺血性损伤与脊髓病的关系[18]。他们发现机械性脊髓受压后前脊髓动脉壁出现透明化和增生。脊髓的前后压迫从前沟动脉和髓内分支到中央灰质的横向小动脉灌注不足[15]。椎间孔狭窄会影响脊髓神经根动脉的血流，导致脊髓灌注进一步减少[49]。脊髓病变的组织学评估以缺血性坏死区域为特征[14]。皮质脊髓束受灌注不足和脊髓缺血的影响最大[18]，而下颈椎最容易受到灌注减少的影响[4]。脊髓血管系统受压和低氧诱导的内皮细胞损伤可能另外导致血脊髓屏障（BSCB）破

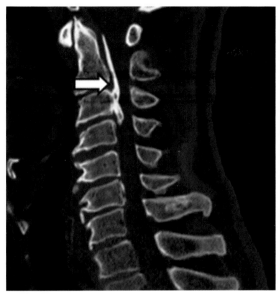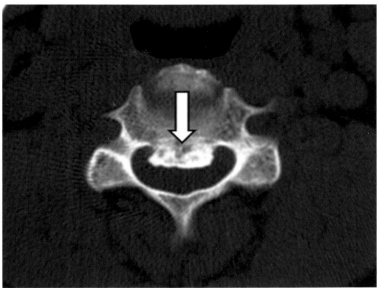

图5.7　CT显示后纵韧带骨化（箭头）导致椎管狭窄和脊髓压迫

裂，导致病理性血管源性水肿[25]。急性外伤性和退变性压迫性损伤的病理变化之间的进一步区别是，在外伤性脊髓损伤中，BSCB有修复；而在脊髓型颈椎病中，存在慢性破坏[29, 31]。尽管许多研究表明脊髓血流动力学的改变可能在脊髓病中起作用，但其他临床研究却与脊髓病无或仅有脊髓缺血的证据相反[1, 17, 21]。

细胞凋亡（程序性细胞死亡）是脊髓原发性和继发性损伤引起的多种生化过程的最终结果。脊髓型颈椎病的体内模型显示，慢性外源性脊髓压迫通过Caspase-8、Caspase-9和Caspase-3的作用导致Fas介导的神经元及少突胶质细胞凋亡[56]。脊髓损伤的动物模型显示损伤部位有少突胶质细胞的凋亡，但更重要的是远离原发性损伤中心的白质束远距离脱髓鞘[13, 28]。人脊髓损伤的组织学分析表明少突胶质细胞凋亡发生在轴突变性之前[6]。脊髓内继发于压迫的脱髓鞘过程可能解释了颈椎病患者的临床表现。

动态压迫性脊髓型颈椎病

除静态压迫外，研究表明脊髓的动态压迫可能在脊髓病的发展中起重要作用。尸体研究表明，随着张力-压力和屈伸的变化，椎管前后直径发生改变。从拉伸到压迫，椎管直径因椎间盘的改变而减小了10.01%，因黄韧带改变减小了6.5%[11]。从屈曲到伸展，椎管直径因

椎间盘的改变减小了10.8%，因黄韧带的改变减小了24.3%[11]。近年来动态磁共振成像的临床研究表明，由于过度伸展造成黄韧带弯曲和屈伸从而引起椎管的狭窄[9]。屈伸过程中椎管变窄的程度小于11mm与脊髓型颈椎病的发生相关[35]。Lhermitte征、电击样感觉或颈部活动范围的向下发散疼痛是颈椎伸展引起的脊髓背侧受压的典型临床表现。

牵张和切力诱发的脊髓型颈椎病

颈椎的动态运动不仅导致椎管变窄，而且可能使牵张和切力导致轴向张力而引起脊髓损伤[19]。Yuan等的研究表明在中立位置完全屈曲后，脊髓在后表面伸长达其长度的10%，在前表面伸长达6%[57]。尸体模型显示，脊髓顺应拉伸，但随着轴突纤维伸直并承受拉伸负荷，这种顺应性会丧失[5]。组织学研究表明拉伸和切力损伤对脊髓灰质及白质有不同的影响，灰质硬度更高，因此更容易受到脊髓拉伸的影响[22]。拉伸和切力损伤导致轴突功能障碍已经通过体外电生理研究证实，拉伸导致复合动作电位中断[41]。

脊髓型颈椎病临床表现

脊髓型颈椎病患者可能会出现各种神经症状或体

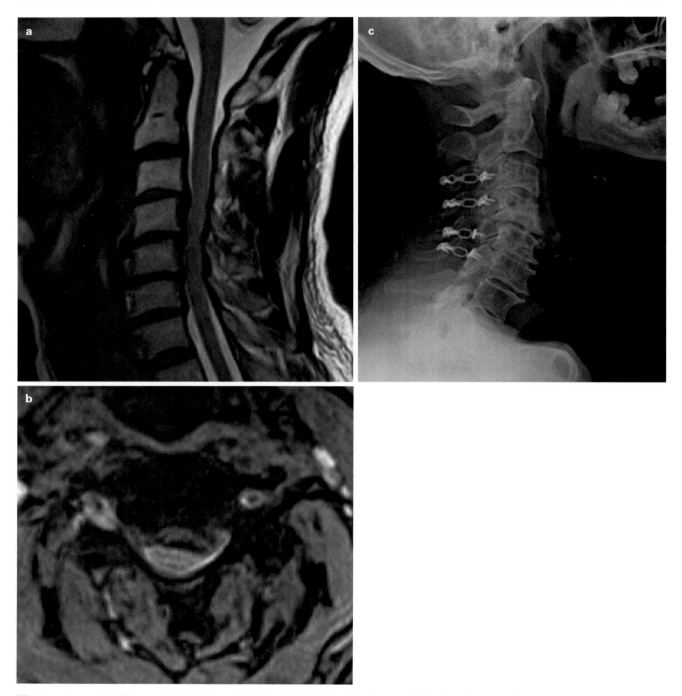

图5.8　（a~c）病例2。一名55岁男性出现手部协调性逐渐丧失和步态不稳的症状。神经系统检查显示双足步态异常，膝腱反射活跃，Hoffman征阳性。矢状位T2加权颈椎MRI显示颈椎病伴椎管狭窄，从C3~C6的脊髓受压（a）。轴向T2加权颈椎MRI显示腹侧椎管狭窄继发于广泛的椎间盘骨化物形成与脊髓内的T2信号异常（b）。此患者通过椎板成形术进行了后路减压手术治疗（c）

征，这些症状或体征通常是进展性的（图5.8a~c）。症状可能包括手部的精细运动协调丧失、上肢或下肢麻木、腿部沉重或无力感、步态不平衡、反射亢进、Lhermitte征，以及晚期肠或膀胱功能障碍[12]。手部失去精细的运动控制可能导致物体掉落、书写困难或衬衫系

扣困难。脊髓型颈椎病可导致体检时出现特征性体征。痉挛步态和/或上肢张力增加是颈椎病继发于正常上运动神经元张力抑制丧失的晚期症状。Hoffman征和Babinski征是两种常见的病理反射，可见于脊髓型颈椎病。Hoffman征的特征是随着第3伸肌腱的刺激，拇指的屈曲

和内收。Babinski征（足底反射）是在刺激足底表面外侧的同时，大脚趾的伸展。脊髓型颈椎病的另一种病理反射是反向桡骨反射；拍打肱桡肌腱引起手腕和手指屈曲。与神经根型颈椎病不同，颈或四肢疼痛在脊髓型颈椎病中常明显消失[12]。

结论

　　神经根型颈椎病与脊髓型颈椎病的病理生理学涉及静态和动态机械压迫，以及最终导致神经或脊髓损伤的生化过程。在神经根型颈椎病中，病理生理机制导致选择性脊神经根分布中的运动和感觉丧失，并伴随着肌节或皮肤的临床症状。脊髓型颈椎病是一个更为重要的病理生理过程，最终导致脊髓升、降通路的长期中断。因此，脊髓病的临床表现是运动和感觉综合功能丧失，涉及多个脊髓水平，其特征是上运动神经元功能障碍。提高对神经根型颈椎病和脊髓型颈椎病的基础病理生理学的理解，可能最终促进治疗策略的改进。

参考文献

[1] al-Mefty O, Harkey HL, Marawi I, Haines DE, Peeler DF, Wilner HI, et al. Experimental chronic compressive cervical myelopathy. J Neurosurg.1993;79(4):550–561. https://doi.org/10.3171/ jns.1993.79.4.0550.

[2] Arnold JG Jr. The clinical manifestations of spondylochondrosis (spondylosis) of the cervical spine. Ann Surg. 1955;141(6):872–889.

[3] Baptiste DC, Fehlings MG. Pathophysiology of cervical myelopathy. Spine J. 2006;6(6 Suppl):190S–197S.

[4] Baron EM, Young WF. Cervical spondylotic myelopathy: a brief review of its pathophysiology, clinical course, and diagnosis. Neurosurgery. 2007;60(1 Suppl 1):S35–41. https://doi.org/10.1227/01.NEU.0000215383.64386.82.

[5] Bilston LE, Thibault LE. The mechanical properties of the human cervical spinal cord in vitro. Ann Biomed Eng. 1996;24(1):67–74.

[6] Blight AR. Delayed demyelination and macrophage invasion: a candidate for secondary cell damage in spinal cord injury. Cent Nerv Syst Trauma.1985;2(4):299–315. https://doi.org/10.1089/cns.1985.2.299.

[7] Bohlman HH, Emery SE. The pathophysiology of cervical spondylosis and myelopathy. Spine.1988;13(7):843–846.

[8] Burke JG, Watson WG, McCormack D, Dowling FE, Walsh MG, Fitspatrick JM. Intervertebral discs which cause low back pain secrete high levels of proinflammatory mediators. J Bone Joint Surg.2002;84-B(2):196–201.

[9] Chen CJ, Hsu HL, Niu CC, Chen TY, Chen MC, Tseng YC, et al. Cervical degenerative disease at flexion-extension MR imaging: prediction criteria. Radiology. 2003;227(1):136–42. https://doi.org/10.1148/radiol.2271020116.

[10] Chen IH, Liao KK, Shen WY. Measurement of cervical canal sagittal diameter in chinese males with cervical spondylotic myelopathy. Zhonghua Yi Xue Za Zhi (Taipei). 1994;54(2):105–110.

[11] Chen IH, Vasavada A, Panjabi MM. Kinematics of the cervical spine canal: changes with sagittal plane loads. J Spinal Disord. 1994;7(2):93–101.

[12] Coughlin TA, Klezl Z. Focus on cervical myelopathy. Br Ed Soc Bone Joint Surg. 2012:1–7.

[13] Crowe MJ, Bresnahan JC, Shuman SL, Masters JN, Beattie MS. Apoptosis and delayed degeneration after spinal cord injury in rats and monkeys. Nat Med.1997;3(1):73–76.

[14] Dolan RT, Butler JS, O'Byrne JM, Poynton AR. Mechanical and cellular processes driving cervical myelopathy. World J Orthop. 2016;7(1):20–9.https://doi.org/10.5312/wjo.v7.i1.20.

[15] Doppman JL. The mechanism of ischemia in anteroposterior compression of the spinal cord 1975. Invest Radiol. 1990;25(4):444–452.

[16] Fukui S, Ohseto K, Shiotani M, Ohno K, Karasawa H, Nganuma Y, Yuda Y. Referred pain distribution of the cervical zygapophyseal joints and cervical dorsal rami. Pain. 1996;68:79–83.

[17] Good DC, Couch JR, Wacaser L. "Numb, clumsy hands" and high cervical spondylosis. Surg Neurol.1984;22(3):285–291.

[18] Gooding MR, Wilson CB, Hoff JT. Experimental cervical myelopathy. Effects of ischemia and compression of the canine cervical spinal cord. J Neurosurg. 1975;43(1):9–17. https://doi.org/10.3171/jns.1975.43.1.0009.

[19] Henderson FC, Geddes JF, Vaccaro AR, Woodard E, Berry KJ, Benzel EC. Stretch-associated injury in cervical spondylotic myelopathy: new concept and review. Neurosurgery. 2005;56(5):1101–13. discussion 1101-1113.

[20] Henderson CM, Hennessy RG, Shuey HM Jr, Shackelfor EG. Posterior-lateral foraminotomy as an exclusive operative technique for cervical radiculopathy: a review of 846 consecutively operated cases. Neurosurgery. 1983;12:504–512.

[21] Hoff JT, Wilson CB. The pathophysiology of cervical spondylotic radiculopathy and myelopathy. Clin Neurosurg. 1977;24:474–487.

[22] Ichihara K, Taguchi T, Sakuramoto I, Kawano S, Kawai S. Mechanism of the spinal cord injury and the cervical spondylotic myelopathy: new approach based on the mechanical features of the spinal cord white and gray matter. J Neurosurg. 2003;99(3 Suppl):278–285.

[23] Irvine DH, Foster JB, Newell DJ, Klukvin BN. Prevalence of cervical spondylosis in a general practice. Lancet. 1965;1(7395):1089–1092.

[24] Jancalek R, Dubovy P. An experimental animal model of spinal root compression syndrome: an analysis of morphological changes of myelinated axons during compression radiculopathy and after decompression. Exp Brain Res. 2007;179(1):111–9. https://doi.org/10.1007/s00221-006-0771-5.

[25] Kalsi-Ryan S, Karadimas SK, Fehlings MG. Cervical spondylotic myelopathy: the clinical phenomenon and the current pathobiology of an increasingly prevalent and devastating disorder.Neuroscientist. 2013;19(4):409–21. https://doi.org/10.1177/1073858412467377.

[26] Kang JD, Georgescu HI, McIntyre-Larkin L, Stefanovic-Racic M, Evans CH. Herniated cervical intervertebral discs spontaneously produce matrix metalloproteinases, nitric oxide, interleukin-6, and prostaglandin E2. Spine. 1995;20(22):2373–2378.

[27] Karadimas SK, Gatzounis G, Fehlings MG. Pathobiology of cervical spondylotic myelopathy. Eur Spine J. 2015;24(Suppl 2):132–138. https://doi.org/10.1007/s00586-014-3264-4.

[28] Karadimas SK, Gialeli CH, Klironomos G, Tzanakakis GN, Panagiotopoulos E, Karamanos NK, et al. The role of oligodendrocytes in the molecular pathobiology and potential molecular treatment of cervical spondylotic myelopathy. Curr

Med Chem.2010;17(11):1048–1058. BSP/CMC/E-Pub/065 [pii].

[29] Karadimas SK, Moon ES, Yu WR, Satkunendrarajah K, Kallitsis JK, Gatzounis G, et al. A novel experimental model of cervical spondylotic myelopathy (CSM) to facilitate translational research. Neurobiol Dis. 2013;54:43–58. https://doi.org/10.1016/j. nbd.2013.02.013.

[30] Kim HJ, Nemani VM, Riew KD, Brasington R. Cervical spine disease in rheumatoid arthritis: incidence, manifestations, and therapy. Curr Rheumatol Rep. 2015;17(2):9-014-0486-8. https:// doi.org/10.1007/s11926-014-0486-8.

[31] Loy DN, Crawford CH, Darnall JB, Burke DA, Onifer SM, Whittemore SR. Temporal progression of angiogenesis and basal lamina deposition after contusive spinal cord injury in the adult rat. J Comp Neurol. 2002;445(4):308–324. https://doi.org/10.1002/cne.10168. [pii]

[32] Mercer S, Bogduk N. The ligaments and annulus fibrosus of human adult cervical intervertebral discs. Spine. 1999;24:619–628.

[33] Murphy F, Simmons JC, Brunson B. Surgical treatment of laterally ruptured cervical discs: review of 648 cases—1939-1972. J Neurosurg. 1973;38:679–83.

[34] Payne EE, Spillane JD. The cervical spine; an anatomico-pathological study of 70 specimens (using a special technique) with particular reference to the problem of cervical spondylosis. Brain.1957;80(4):571–596.

[35] Penning L. Some aspects of plain radiography of thecervical spine in chronic myelopathy. Neurology. 1962;12:513–519.

[36] Radhakrishnan K, Litchy WJ, O'Fallon WM, Kurland LT. Epidemiology of cervical radiculopathy. A population-based study from rochester, minnesota, 1976 through 1990. Brain. 1994;117(Pt 2):325–335.

[37] Rhee JM, Yoon T, Riew KD. Cervical radiculopathy. J Am Acad Orthop Surg. 2007;15(8):486–94. 15/8/486[pii]

[38] Roth D, Mukai A, Thomas P, Hudgins TH, Alleva JT. Cervical radiculopathy. Dis Mon.2009;55(12):737–756. https://doi.org/10.1016/j.disamonth.2009.06.004.

[39] Schoenfeld AJ, George AA, Bader JO, Caram PM Jr. Incidence and epidemiology of cervical radiculopathy in the United States military: 2000 to 2009.J Spinal Disord Tech. 2012;25(1):17–22. https://doi.org/10.1097/BSD.0b013e31820d77ea.

[40] Shelerud RA, Paynter KS. Rarer causes of radiculopathy: spinal tumors, infections, and other unusual causes. Phys Med Rehabil Clin N Am.2002;13(3):645–696.

[41] Shi R, Pryor JD. Pathological changes of isolated spinal cord axons in response to mechanical stretch. Neuroscience. 2002;110(4):765–777.S0306452201005966 [pii].

[42] Singh A, Tetreault L, Fehlings MG, Fischer DJ, Skelly AC. Risk factors for development of cervical spondylotic myelopathy: results of a systematic review. Evid Based Spine Care J. 2012;3(3):35–42. https://doi.org/10.1055/s-0032-1327808.

[43] Slipman CW, Plastaras C, Patel R, Isaac Z, Chow D, Garvan C, Pauza K, Furman M. Provocative cervical discography symptom mapping. Spine J.2005;5:381–388.

[44] Song XJ, Hu SJ, Greenquist KW, Zhang JM, LaMotte RH. Mechanical and thermal hyperalgesia and ectopic neuronal discharge after chronic compression of dorsal root ganglia. J Neurophysiol. 1999;82(6):3347–3358.

[45] Stookey B. Compression of the spinal cord due to ventral extradural cervical chondromas. Arch Neurol Psychiatr. 1928;20:275–291.

[46] Sung JY, Tani J, Hung KS, Lui TN, Lin CS. Sensory axonal dysfunction in cervical radiculopathy. J Neurol Neurosurg Psychiatry. 2015;86(6):640–645. https://doi.org/10.1136/jnnp-2014-308088.

[47] Swagerty DL Jr. Cervical spondylotic myelopathy: a cause of gait disturbance and falls in the elderly. Kans Med. 1994;95(10):226–7. 229

[48] Takamiya Y, Nagata K, Fukuda K, Shibata A, Ishitake T, Suenaga T. Cervical spine disorders in farm workers requiring neck extension actions. J Orthop Sci. 2006;11(3):235–240. https://doi.org/10.1007/s00776-006-1005-1.

[49] Taylor AR. Mechanism and treatment of spinal-cord disorders associated with cervical spondylosis. Lancet. 1953;1(6763):717–720.

[50] Van Boxem K, Huntoon M, Van Zundert J, Patijn J, van Kleef M, Joosten EA. Pulsed radiofrequency: a review of the basic science as applied to the pathophysiology of radicular pain: a call for clinical translation. Reg Anesth Pain Med. 2014;39(2):149–159. https://doi.org/10.1097/AAP.0000000000000063.

[51] Woolf CJ, Allchorne A, Safieh-Garabedian B, Poole S. Cytokines, nerve growth factor and inflammatory hyperalgesia: the contribution of tumour necrosis factor alpha. Br J Pharmacol. 1997;121(3):417–424.https://doi.org/10.1038/sj.bjp.0701148.

[52] Yabuki S, Kikuchi S, Olmarker K, Myers RR. Acute effects of nucleus pulposus on blood flow and endoneurial fluid pressure in rat dorsal root ganglia. Spine.1998;23(23):2517–2523.

[53] Yoshizawa H, Kobayashi S, Morita T. Chronic nerve root compression. Pathophysiologic mechanism of nerve root dysfunction. Spine. 1995;20(4):397–407.

[54] Yoss RE, Kendall BC, MacCarthy CS, Love JG. Significance of symptoms and signs in localization of involved root in cervical disk protusion. Neurology.1957;7:673–681.

[55] Young WB. The clinical diagnosis of myelopathy. Semin Ultrasound CT MR. 1994;15(3):250–254.

[56] Yu WR, Baptiste DC, Liu T, Odrobina E, Stanisz G, Fehlings M. Molecular mechanisms of spinal cord dysfunction and cell death in the spinal hyperostotic mouse: implications for the pathophysiology of human cervical spondylotic myelopathy. Neurobiol Dis. 2009;33:149–163.

[57] Yuan Q, Dougherty L, Margulies SS. In vivo human cervical spinal cord deformation and displacement in flexion. Spine. 1998;23(15):1677–1683.

[58] Yue WM, Tan SB, Tan MH, Koh DC, Tan CT. The torg–pavlov ratio in cervical spondylotic myelopathy: a comparative study between patients with cervical spondylotic myelopathy and a nonspondylotic, nonmyelopathic population. Spine. 2001;26(16):1760–1764.

[59] Zhang JM, Song XJ, LaMotte RH. Enhanced excitability of sensory neurons in rats with cutaneous hyperalgesia produced by chronic compression of the dorsal root ganglion. J Neurophysiol. 1999;82(6):3359–3366.

[60] Zhuang HM, Xu GT, Wen SF, Guo YY, Huang Q. Altered expression of metalloproteinase-2 and tissue inhibitor of metalloproteinase-2 in cervical disc herniation patients. Genet Mol Res. 2016;15(2) https://doi.org/10.4238/gmr.15027594.

颈椎退行性疾病的自然史

第 6 章

John E. O'Toole，Joseph E. Molenda

杨科达　译

介绍

颈椎病是一种自然发生的，与年龄有关的现象，在70岁以上的人群中，有95%的男性和70%的女性在影像学上有表现[13]。病变的特征是椎体、椎间盘、小关节及相关韧带的退行性改变。从生命的第三个10年开始，随着年龄的增长，椎间盘的水分逐渐减少。这是由于髓核中糖胺聚糖蛋白的丢失，糖胺聚糖蛋白具有高分子量并且全部带有负电荷，从而吸引水分子。水分子的流失，导致椎间盘的弹性降低和可压缩性增加，最终突入椎管[7]。同时，椎体向彼此缓慢移动，黄韧带和小关节囊向背侧折叠[1]。这些改变最终造成了神经孔和椎管的缩小。椎体间距离的拉近导致椎间盘边缘、钩椎关节和小关节处产生骨赘。颈椎病的神经根症状是由于小关节、钩椎关节的增生，椎间盘突出，椎体增生，这几种原因间任意的组合导致的压迫[1]。亚急性神经根症状出现在既往患有颈椎病的患者中，并且通常会逐渐演变成多神经根症状。

许多因素可增加颈椎病晚期的病理改变风险，包括吸烟、重复性创伤（轴向负荷）、唐氏综合征和遗传病。最近，有研究证明颈椎病患者的近亲和远亲都有较高的患病风险，这证实了颈椎病的遗传易感性[27]。此外，吸烟与椎间盘的退变有关，因此也是颈椎病的危险因素[14]。对于具有胶原蛋白Ⅸ Trp2等位基因的个体，吸烟会显著增加罹患颈椎病的风险[31]。随着椎间盘退变，增加的机械应力会在相邻椎体的终板处出现，导致骨膜下骨的形成[21]。这种骨形成可能使脊髓腹侧受压，导致脊髓型颈椎病（CSM）。CSM是55岁以上脊髓功能障碍患者发病最常见的原因[11]。然而，人群中CSM准确的患病率尚不清楚[8]。脊髓型颈椎病是3个重要病理生理因素的最终结果：静态机械因素、动态机械因素和脊髓缺血[2]。与典型的CSM不同，后纵韧带骨化（OPLL）具有不同自然史和特殊病因[9]，在亚洲人群中更为常见。

由于患者人群的不同，对脊髓型颈椎病和生活质量结果（QOL）分级的主观问卷难以获得，以及无法验证接受非手术治疗的依从性，都使得CSM的自然史很难研究。尽管在脊柱外科医生中非常流行使用日本骨科协会（JOA）评分，但是中断的JOA评分的有效性尚未经过正式测试。除某些研究外，中断的JOA评分也很少被使用。其他常用的评分包括改良的JOA（mJOA），以及主要评估下肢功能的Nurick评分。对于Nurick评分，得分越高表示功能障碍越大（0~5分）。另外，对于mJOA评

J. E. O'Toole (*) · J. E. Molenda
Department of Neurosurgery, Rush University
Medical Center, Chicago, IL, USA
e-mail: JOHN_OTOOLE@rush.edu

© Springer Nature Switzerland AG 2019
M. G. Kaiser et al. (eds.), Degenerative Cervical Myelopathy and Radiculopathy,
https://doi.org/10.1007/978-3-319-97952-6_6

分，得分越高则反应功能越正常（1~18分）。与仅依靠临床体征/症状相比，QOL处理结果时考虑患者的主观感受，这也使得QOL评估变得越来越重要。

以往的研究很少将重点放在比较CSM患者的结局指标上。最近，Lubelski等对119名接受CSM手术的患者进行了回顾性研究[22]，作者比较了标准的QOL结果：将诊断为CSM的患者的健康效用（EQ-5D），患者健康问卷9（PHQ-9）和疼痛残疾问卷（PDQ）与特定CSM的度量（mJOA、Nurick评分）做比较。这项研究的主要目的是检查QOL结果指标对CSM的聚合效度，评估每种结果指标的反应度，并通过EQ-5D指数评估每种指标预测手术结果阳性或阴性的能力[22]。他们发现，所有量度均通过EQ-5D和PDQ功能及总分证明均具有统计学意义。Nurick评分结果最差，因为它与PHQ-9或PDQ的社会心理成分均未显示具有明显的相关性。此外，在那些具有统计学意义的问卷中，Nurick评分的相关性最低。在脊髓型颈椎病评分中，mJOA效果最佳。mJOA与QOL结果之间的相关性较低，这表明这些问卷评估患者的方向不同。作者随后得出结论，mJOA最好与PDQ问卷一起使用，以准确评估患者进行CSM手术后的经历。

无症状性颈椎椎管狭窄

我们对无症状性颈椎椎管狭窄症患者的自然病史以及发展为有症状脊髓型颈椎病的风险的大部分了解来自于Bednarik等进行的前瞻性队列研究[3-5]。在最新研究中[3]，作者调查了199例因中度至重度颈椎轴向疼痛或神经根型颈椎病的临床症状和体征而接受MRI的患者。这些患者均于1993—2005年在神经内科就诊，并完成了至少2年的随访。入选标准为颈椎退变性或椎间盘源性受压的MRI征兆、轴向疼痛和/或神经根病的临床征象和症状，以及不存在可能归因于颈髓受累的临床症状和体征。根据改良的日本骨科协会（mJOA）评分对患者的功能状态进行评分。141例患者的最高分数为18，而58例患者因患有神经根型颈椎病的运动和/或感觉体征得分为16~17。观察的终点定义为CSM临床症状和体征的出现以及mJOA评分至少降低1分。研究开始即对患者进行检查，前两年每6个月检查一次，之后每年检查一次。

在随访期间，有45名患者（22.6%）表现出症状性

CSM的临床发展迹象，其mJOA平均分至少降低了1分。在这些患者中，有16人（35.5%）是在参与研究后的12个月内有此迹象。脊髓型颈椎病出现临床表征的第25个百分比时间值为48.4个月。

在可能与症状性CSM的发展有关的研究变量中，发现神经根病变（$P<0.001$）、异常EMG（$P<0.001$）、异常MEPs（$P<0.001$）、异常SSEPs（$P<0.001$）、MRI高信号（$P=0.049$）具有统计学意义。男性的风险增加，但没有达到显著水平（$P=0.072$）。其他与发展为脊髓型颈椎病无关的危险因素包括年龄>50岁、压迫类型［骨赘和（或）间盘突出］、狭窄程度参数、Pavlov比率<0.8、压迫比率<0.4，或脊髓横截面积<70mm^2。对于有临床症状的神经根型颈椎病，异常SEP和异常MEPs可以预测早期进展（≤12个月）的风险。男性和EMG异常被排除在独立危险因素及多元回归模型之外，这是由于其与神经根病变高度相关（$P<0.001$）。相反，MRI高信号可预测CSM的晚期发展。

这些发现促使美国神经外科医师联盟/神经外科医师协会（AANS/CNS）临床实践指南工作组提议"在未患脊髓病的颈椎狭窄患者中，无论是EMG异常还是存在神经根病变，都应考虑减压。EMG异常和神经根病变都与症状性CSM的发展有关（依据质量，Ⅰ级；推荐强度，B）"[25]。

在Bednarik等的另一项研究中[6]，分析了与之前追踪相同的199例无症状性颈椎椎管狭窄患者在轻微创伤后出现症状性脊髓型颈椎病的风险。他们得出结论，创伤和之后症状性脊髓型颈椎病在统计学上没有显著关联（OR=0.935；95% CI，0.247~3.535；$P=0.921$）。

许多无症状后纵韧带骨化（OPLL）患者的病情进展数据都来自于Matsunaga等的两项研究[23-24]。这些都是前瞻性队列研究。在第一项研究中，初次就诊时有323名患者没有脊髓型颈椎病并接受了保守治疗。在这些患者中，有55人（17%）发展成脊髓型颈椎病症状需要手术治疗。根据Kaplan-Meier对其余无脊髓型颈椎病患者的估计，在30年的随访中会有71%的患者维持原状。所有由OPLL引起的椎管狭窄的患者超过60%出现脊髓型颈椎病的症状。此外，颈椎活动范围的增加被认为是患有脊髓型颈椎病并且椎管狭窄小于60%患者的一个重要的危险因素。作者分别在屈曲和伸展的影像片上测量

了C1和C7下缘的角度并发现这组脊髓病患者的颈ROM为75.6°±18.3°。没有脊髓型颈椎病的患者的颈ROM为36.5°±15.9°（$P<0.05$）。因此，作者得出结论狭窄小于60%的患者，ROM是脊髓型颈椎病发展的重要变量。

在后来的多中心前瞻性队列研究中[23]，同一作者评估了16家机构，平均随访10.3年的156名患者。他们没有报告脊髓型颈椎病发展的时间轨迹。与他们之前的工作相似，所有OPLL引起的狭窄超过60%的患者都出现脊髓型颈椎病症状。在其余117名狭窄小于60%患者中有57名（49%）是患有脊髓型颈椎病的。再次证明，ROM增大与脊髓型颈椎病的发病密切相关。此外，发展为脊髓型颈椎病多见于侧偏型OPLL和中央型OPLL。

一项关于无症状性OPLL患者轻微创伤后疾病进展的研究发现13/19（68%）的患者出现脊髓型颈椎病症状[19]。这表明与那些不是由OPLL引起的CSM患者相比，OPLL无症状患者在轻微创伤后发生骨髓型颈椎病的风险可能会增加。

轻度 CSM

有效控制轻度CSM患者进展最好是将其分成由弱到中不同的程度。这是由于患者人群的异质性，随访不一致和非手术治疗的差异。此外，大多数研究依赖于JOA（日本骨科协会）、mJOA、运动功能JOA或者是Nurick评分来作为脊髓病的客观指标。

Kadanka等[15-17]的一项前瞻性研究试图将轻度或中度临床脊髓型颈椎病（mJOA评分≥12分）患者分成两组：手术组和保守治疗组。在他们对68名患者的第一项研究中，33例采取手术治疗，35例非手术治疗。非手术治疗包括软颈托间歇性固定、消炎药、疼痛患者间歇性卧床休息以及避免高危活动。入选标准包括脊髓型颈椎病的临床症状和体征，有脊髓型颈椎病（伴随或不伴随先天性椎管狭窄）引起脊髓压迫的MRI表现、年龄<75岁、mJOA≥12分并同意手术。评估的结果包括患者的自我评价、mJOA、10m定时步行和日常活动（由两名对治疗不知情的独立医生评估）。这项研究没有显示手术组和非手术组之间有任何差异。然而，他们承认手术的目的不是为了改善而是防止进展或突然恶化。在10年后，再一次对同一人群进行评估[15]，发现两组之间没有明显的差

异。作者也承认，根据功效分析，由于可用于最终评估的患者人数较少，因此这些结果无法最终判断这类患者是适合手术治疗还是非手术治疗。

Sumi等[30]将Kadanka的结果与轻度CSM未经手术治疗的前瞻性研究相结合。60名轻度CSM患者（42名男性和18名女性，平均57.2岁）最初接受保守治疗。OPLL患者被排除在研究之外。随访记录55例。平均随访时间为（78.9±39.0）个月（5~147个月），那些没有进展的随访时间超过5年。对有脊髓型颈椎病进展，JOA评分降至13分以下，至少降低2分的患者提供手术治疗。在最初就诊后的96个月内，55例中有14例（25.5%）病情进展。平均JOA评分，初次就诊（14.5±1.3）和最终得分［（14.1±2.2）分；$P=0.227$］之间没有明显差异。进展的患者最终JOA评分从（14.3±1.0）分降至（10.9±1.0）分（$P=0.001$）。在初次就诊时，进展组和无变化组的性别，年龄和JOA评分均无统计学差异。74.5%轻度CSM患者在超过5年的时间内保持病情稳定没有进展，耐受率为70%。在这项研究中，预测进展的主要预后因素是成角畸形的存在，在T1加权轴位MRI图像上出现与平滑相反的畸形。在平滑畸形的患者中，只有1/19（5.3%）进展。这与存在成角畸形患者形成鲜明对比，13/14（92.9%）进展和23/41（56.1%）在随访期间保持无变化（$P=0.006$）。

Oshima等[26]对轻度脊髓病患者进行回顾性研究，标准是上肢和下肢运动JOA得分均在3分或以上，在T2加权MRI上的颈脊髓压迫伴有ISI（信号强度增加）除外。他们排除了OPLL和椎间盘突出症患者。平均随访期为78个月（24~208个月），转为手术治疗随访即终止。在研究开始的45名患者中，有16例进展并进行了手术，27例神经性症状无变化。2名患者在轻微受伤后进展，因此接受了手术。Kaplan-Meier生存分析表明，有82%的患者在5年后继续进行随访并没有进行手术治疗，10年后有56%。将16名逐渐进展患者的预后因素与未手术的27例患者进行比较，发现局部滑移以及压迫程度最大节段的脊柱前凸角均具有重要意义。Cox比例风险分析表明C2~C7间的总ROM大于50°，压缩程度最大节段后凸和局部滑移均是手术的危险因素。作者得出结论，即使在MRI上存在ISI，大多数患者也可以很好地耐受轻度CSM。但是应提醒患者存在轻度创伤后出现急性脊髓损

伤的风险。

相似地，Shimomura等[29]对轻度CSM患者病情进展的预后因素进行前瞻性分析。分析的预后因素包括年龄、性别、随访时间、侧位X线平片上颈椎的发育和动态椎管变化因素，是否存在ISI以及最大受压段的受压程度。脊髓压迫进一步分为局部压迫和环形压迫。平均随访时间是（35.6±25.2）个月。研究纳入了70例轻度CSM患者。在研究期间，共观察了70例中的56例，其中有11例恶化（中度或重度脊髓病）。唯一重要的影响因素是在轴向MRI上的环绕脊髓压迫。11例进展中有10例存在这种恶化现象。作为轻度CSM的首选治疗方法，非手术治疗通常具有良好的耐受性；然而，作者得出结论是，对于那些轴位MRI上存在环形压迫的患者可以考虑手术。

Kong等[20]进行的轻度CSM（JOA≥13分）患者的调查是最可信的研究之一。在这项研究中，对78名患者进行了前瞻性随访并且最初的治疗是保守治疗（2周内每天牵引8h）。出院后，每3个月对这些患者随访一次，并提示出现脊髓型颈椎病症状应及早就诊。当JOA小于13分或下降超过2分时应进行手术治疗。所有的手术应在进展后的1个月内进行，并且所有手术的患者需在术后进行超过1年的随访。最终有21名患者接受了手术治疗，治疗时JOA评分平均降低2.9分（2~5分）。其余57名患者的平均JOA评分为（14.2±1.0）分，而手术组的平均JOA评分为（14.0±1.1）分，P值为0.62无意义。手术治疗组的平均JOA评分在手术治疗时降至（11.1±0.8）分，但在及时进行手术干预后提高至（13.4±2.5）分。这项结果和Karadimas等[18]最近的系统性综述都表明轻度CSM患者可通过密切的随访进行安全的保守治疗，并在观察到脊髓型颈椎病进展后及时手术干预，那么这些患者将有希望恢复到与那些JOA评分没有下降的患者近似的神经功能水平。

最后，轻度CSM的治疗决策需要在理解上述依据基础、临床专业知识和患者的选择之间取得平衡。这就是AANS/CNS脊柱剖面临床实践指南建议"为轻度CSM患者（年龄<75岁、mJOA评分>12分）提供手术和非手术治疗选择的依据（依据质量，Ⅰ级；推荐强度，B）[25]的原因。此外，有证据表明，在这类患者人群中，70%的患者接受非手术治疗后维持超过3年（依据质量，Ⅲ级；推荐强度，D）"[25]。

脊髓损伤和 CSM

由于人群中无症状狭窄的患病率未知，因此颈椎管狭窄的患者在轻度损伤后患急性脊髓损伤（SCI）和脊髓中央管综合征的风险是不可估计的。目前，已经尝试了通过数据管理库来估计这种风险。如果是轻度CSM，Wu等[33]发现非手术治疗SCI最坏情况发生率是13.8/1000人，手术治疗的发生率为9.4/1000。但是此项研究存在与数据管理库研究相关的典型问题，包括缺乏临床粒度和错误的编码问题。然而，一些数据表明OPLL患SCI的风险高于典型CSM[10, 32]，因此临床医生对患有OPLL的轻度脊髓型颈椎病患者采取手术治疗的门槛更低。

尽管患有无症状性或症状轻微CSM患者需被告知在未经手术治疗下存在患SCI的风险，他们也应知道这种风险是极小的[9]。同样地，比较对无症状/轻微CSM患者的治疗风险和收益时，临床医生也承认手术治疗存在风险。在一项多中心的前瞻性研究中，CSM手术治疗的并发症发生率（早期和晚期）为20%[12]。尽管在考虑手术来预防SCI时，无法准确计算出真实的"治疗需要的数量"，但也许在分析手术并发症时可以计算真实的"损伤需要的数量"。无论如何，像之前叙述的，对于无症状或轻微CSM患者手术治疗的决定取决于医生和患者之间关于有限的依据，如风险的切实考虑、术者的判断和患者意愿的讨论。

中至重度 CSM

普遍共识是对于中至重度的CSM患者需采取手术减压[28]。这些患者采取非手术措施改善的可能性极小[25]。

结论、关键推荐和指南

· 对于存在颈髓受压（无神经根病）的无症状患者，不应行预防性手术。这些患者应在临床上密切的关注并知晓需要注意的相关症状和体征。对于存在神经根型颈椎病或者EMG、SEP，或MEPs异常的患者，一旦保守治疗失败，就应进行手术讨论。Ⅰ级证据表明肌电图异常（以及神经根型颈椎病存在）

预示患有颈椎狭窄和脊髓压迫的轻微症状患者脊髓型颈椎病的发展[11]。Ⅱ级数据表明体感诱发电位对CSM患者具有预后价值[11]。

· 对于轻度CSM患者，未经手术治疗将有20%~60%病情加重[18]。非手术治疗的监督试验可能适合这组患者。Ⅱ级证据表明，对于轻度至中度CSM（mJOA≥12分）患者，在75岁之前，临床症状会保持稳定3年以上[11]。但是，如果他们不能缓解或者表现出随后的神经功能进展，则需要及时进行手术干预。

· T1加权图像上存在低信号，T2加权图像上存在高信号，术前MRI存在脊髓萎缩，都表明预后较差，并且手术治疗后不能有效改善[11]。

· Ⅲ级证据表明，症状持续的时间和年龄增长对CSM患者的预后产生负面影响[11]。

· 所有重度和重度CSM患者均应进行手术干预。

参考文献

[1] Abbed KM, Coumans JV. Cervical radiculopathy: pathophysiology, presentation, and clinical evaluation. Neurosurgery. 2007;60:S28–S34.

[2] Baron EM, Young WF. Cervical spondylotic myelopathy: a brief review of its pathophysiology, clinical course, and diagnosis. Neurosurgery.2007;60:S35–S41.

[3] Bednarik J, Kadanka Z, Dusek L, et al. Presymptomatic spondylotic cervical myelopathy: an updated predictive model. Eur Spine J. 2008;17:421–431.

[4] Bednarik J, Kadanka Z, Dusek L, et al. Presymptomatic spondylotic cervical cord compression. Spine (Phila Pa 1976). 2004;29:2260–2269.

[5] Bednarík J, Kadanka Z, Vohánka S, et al. The value of somatosensory and motor evoked potentials in pre-clinical spondylotic cervical cord compression. Eur Spine J. 1998;7:493–500.

[6] Bednarik J, Sladkova D, Kadanka Z, et al. Are subjects with spondylotic cervical cord encroachment at increased risk of cervical spinal cord injury after minor trauma? J Neurol Neurosurg Psychiatry.2011;82:779–781.

[7] Blumenkrantz N, Sylvest J, Asboe-Hansen G. Local low-collagen content may allow herniation of intervertebral disc: biochemical studies. Biochem Med.1977;18:283–290.

[8] Boogaarts HD, Bartels RH. Prevalence of cervical spondylotic myelopathy. Eur Spine J. 2015;24(Suppl 2):139–141.

[9] Chang H, Song KJ, Kim HY, et al. Factors related to the development of myelopathy in patients with cervical ossification of the posterior longitudinal ligament. J Bone Joint Surg Br. 2012;94:946–949.

[10] Chikuda H, Seichi A, Takeshita K, et al. Acute cervical spinal cord injury complicated by preexisting ossification of the posterior longitudinal ligament: a multicenter study. Spine (Phila Pa 1976). 2011;36:1453–1458.

[11] Fehlings MG, Arvin B. Surgical management of cervical degenerative disease: the evidence related to indications,

impact, and outcome. J Neurosurg Spine.2009;11:97–100.

[12] Fehlings MG, Smith JS, Kopjar B, et al. Perioperative and delayed complications associated with the surgical treatment of cervical spondylotic myelopathy based on 302 patients from the AOSpine North America cervical Spondylotic myelopathy study. J Neurosurg Spine. 2012;16:425–432.

[13] Gore DR, Sepic SB, Gardner GM. Roentgenographic findings of the cervical spine in asymptomatic people. Spine (Phila Pa 1976). 1986;11:521–524.

[14] Hadley MN, Reddy SV. Smoking and the human vertebral column: a review of the impact of cigarette use on vertebral bone metabolism and spinal fusion. Neurosurgery. 1997;41:116–124.

[15] Kadaňka Z, Bednařík J, Novotný O, et al. Cervical spondylotic myelopathy: conservative versus surgical treatment after 10 years. Eur Spine J.2011;20:1533–1538.

[16] Kadanka Z, Mares M, Bednaník J, et al. Approaches to spondylotic cervical myelopathy: conservative versus surgical results in a 3-year follow-up study. Spine (Phila Pa 1976). 2002;27:2205–2210. discussion 10-1

[17] Kadanka Z, Mares M, Bednarík J, et al. Predictive factors for spondylotic cervical myelopathy treated conservatively or surgically. Eur J Neurol. 2005;12:55–63.

[18] Karadimas SK, Erwin WM, Ely CG, et al. Pathophysiology and natural history of cervical spondylotic myelopathy. Spine (Phila Pa 1976).2013;38:S21–S36.

[19] Katoh S, Ikata T, Hirai N, et al. Influence of minor trauma to the neck on the neurological outcome in patients with ossification of the posterior longitudinal ligament (OPLL) of the cervical spine. Paraplegia.1995;33:330–333.

[20] Kong LD, Meng LC, Wang LF, et al. Evaluation of conservative treatment and timing of surgical intervention for mild forms of cervical spondylotic myelopathy. Exp Ther Med. 2013;6:852–856.

[21] Kumaresan S, Yoganandan N, Pintar FA, et al. Contribution of disc degeneration to osteophyte formation in the cervical spine: a biomechanical investigation. J Orthop Res. 2001;19:977–984.

[22] Lubelski D, Alvin MD, Nesterenko S, et al. Correlation of quality of life and functional outcome measures for cervical spondylotic myelopathy. J Neurosurg Spine.2016;24:483–489.

[23] Matsunaga S, Nakamura K, Seichi A, et al. Radiographic predictors for the development of myelopathy in patients with ossification of the posterior longitudinal ligament: a multicenter cohort study. Spine (Phila Pa 1976). 2008;33:2648–2650.

[24] Matsunaga S, Sakou T, Taketomi E, et al. Clinical course of patients with ossification of the posterior longitudinal ligament: a minimum 10-year cohort study. J Neurosurg. 2004;100:245–248.

[25] Matz PG, Anderson PA, Holly LT, et al. The natural history of cervical spondylotic myelopathy. J Neurosurg Spine. 2009;11:104–111.

[26] Oshima Y, Seichi A, Takeshita K, et al. Natural course and prognostic factors in patients with mild cervical spondylotic myelopathy with increased signal intensity on T2-weighted magnetic resonance imaging. Spine (Phila Pa 1976). 2012;37:1909–1913.

[27] Patel AA, Spiker WR, Daubs M, et al. Evidence of an inherited predisposition for cervical spondylotic myelopathy. Spine (Phila Pa 1976). 2012;37:26–29.

[28] Rhee JM, Shamji MF, Erwin WM, et al. Nonoperative management of cervical myelopathy: a systematic review. Spine (Phila Pa 1976). 2013;38:S55–S67.

[29] Shimomura T, Sumi M, Nishida K, et al. Prognostic factors for deterioration of patients with cervical spondylotic myelopathy after nonsurgical treatment. Spine (Phila Pa 1976). 2007;32:2474–2479.

[30] Sumi M, Miyamoto H, Suzuki T, et al. Prospective cohort study of mild cervical spondylotic myelopathy without surgical

treatment. J Neurosurg Spine. 2012;16:8–14.

[31] Wang ZC, Shi JG, Chen XS, et al. The role of smoking status and collagen IX polymorphisms in the susceptibility to cervical spondylotic myelopathy. Genet Mol Res. 2012;11:1238–1244.

[32] Wu JC, Chen YC, Liu L, et al. Conservatively treated ossification of the posterior longitudinal ligament increases the risk of spinal cord injury: a nationwide cohort study. J Neurotrauma.2012;29:462–468.

[33] Wu JC, Ko CC, Yen YS, et al. Epidemiology of cervical spondylotic myelopathy and its risk of causing spinal cord injury: a national cohort study. Neurosurg Focus. 2013;35:E10.

第二部分
颈椎病的评价与诊断

颈椎神经系统检查基础

Meena Thatikunta，Maxwell Boakye

陶正博　译

第 7 章

经验 / 教训

- 神经系统检查可以为临床决策提供基础；临床医生应善于区分正常检查结果与异常检查结果。
- 进行全面的体格检查并与可疑病变相关联。
- 神经根型颈椎病和脊髓型颈椎病是常见的临床情况；但是，还有许多其他类似的疾病。区分这些非神经外科疾病对于患者的适当处理至关重要。

介绍

病史和体格检查对评估脊髓型和神经根型颈椎病至关重要。体格检查对手术的决策、手术的潜在疗效以及手术方法的选择都有重要的指导意义。当体格检查诊断与诊断和/或影像学结果不一致时，应质疑手术决策。

神经系统应进行彻底检查，并包括相关的颈椎生理曲度检查、皮肤、肌肉、运动范围、肌张力、运动、感觉方式、反射和步态检查[1]。

在本章中，我们回顾了与轴向颈痛、神经根型颈椎病、脊髓型颈椎病或混合型颈椎病相应的体征、症状和体格检查结果。重要的是，必须鉴别好神经根型颈椎病和脊髓型颈椎病与其他退行性颈椎病相似的疾病。在本章的最后，简要概述了必须通过明确的病史和体格检查将神经外科和非神经外科疾病与神经根型颈椎病和/或脊髓型颈椎病区分开来。

神经系统检查的组成部分

检查者应有一个有组织的框架，以解决颈椎序列、皮肤、肌肉、活动范围、肌张力、运动强度、感觉方式、反射和特殊动作等问题[1]。随着检查者在训练中不断进步，检查可能会变得更加专注并与某些疾病相关。患者可能还会出现非神经学诊断，需要对其他器官系统进行体格检查，例如急性心肌梗死患者的左臂感觉异常。检查者还应认识到，当体格检查发现不符合解剖学模式（例如同侧面部和身体麻木）时，提示可能不是器官原因。

颈椎序列

颈椎序列是指颈椎在矢状和冠状平面内的弯曲度。正常的序列矢状位是前凸的。异常的序列可能包括后凸、侧凸和/或斜颈[1]。序列最好通过影像学而不是体格检查进行评估。关于脊柱后凸和脊柱前凸的示例，请见图7.1。

M. Thatikunta · M. Boakye (*)
Department of Neurosurgery, University of Louisville, Louisville, KY, USA
e-mail: max.boakye@louisville.edu

© Springer Nature Switzerland AG 2019
M. G. Kaiser et al. (eds.), Degenerative Cervical Myelopathy and Radiculopathy,
https://doi.org/10.1007/978-3-319-97952-6_7

肌肉与张力

　　肌肉伸缩变化的来源可以位于神经肌肉系统的任何部分，包括中枢神经系统、周围神经系统、神经肌肉接头和初始肌肉。上运动神经元疾病会表现出无力，肌肉伸缩随着时间的推移而减少以及出现肌张力升高。下运动神经元病变将表现出肌肉无力、肌肉萎缩和松弛[7]。检查者应检查肌肉伸缩，以确定是否有肢体失用性萎缩。如果发现失用性萎缩，请注意左右之间、近端和远端之间以及上肢和下肢之间的差异[1]。虽然没有针对肌肉伸缩的正式分级系统，但检查者可以通过视觉检查评估萎缩、肥大或假肥大[19]。通常，肌肉萎缩表明存在长期病变。

　　有多种情况需要评估肌张力：（1）术前与术后比较，（2）解释其他神经病变，（3）了解脊髓或大脑中的上运动神经元损伤。肌肉张力在主观上定义为张力减退或张力亢进。Ashworth量表可客观反映出张力亢进，常用于痉挛患者。请参阅表7.1以了解其说明。在脊髓型颈椎病中，痉挛较常见[1, 12]。

运动范围

　　运动范围可能受多种因素的限制，包括疼痛、肌肉劳损、骨退变性改变和/或颈椎融合。仅通过屈曲、伸展和侧向弯曲即可测试运动范围。通过被动和主动运动以及抵抗阻力来检测限制程度[1]。

表7.1　改良的Ashworth量表

级别	张力
0	无肌张力增加，被动活动患侧肢体无阻力
1	肌张力稍增加，被动活动患侧肢体时，在运动范围终末端有轻微的阻力
1+	肌张力稍增加，被动活动患侧肢体时，在前 1/2 运动范围中出现轻微卡住，后 1/2 运动范围中始终有轻微的阻力
2	肌张力轻度增加，被动活动患侧肢体时，在大部分运动范围内均有阻力，但仍可活动
3	肌张力中度增加，被动活动患侧肢体时，在整个运动范围内均有阻力，活动较困难
4	肌张力高度增加，患侧肢体僵硬，阻力很大，被动活动很困难

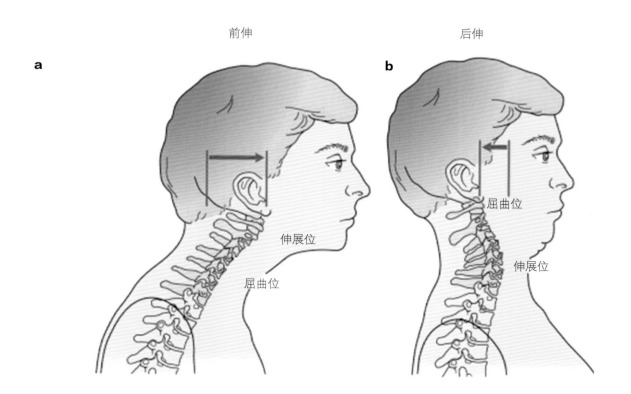

图7.1　（a）显示前凸颈椎序列，（b）显示后凸颈椎序列

运动

应在所有肢体中完成运动测试，并特别注意预期出现障碍的区域。可以根据表7.2中提供的方案对运动测试进行分级。值得注意的是，根据肌肉的长度，肢体可能表现出不同的速度和收缩力。当发生缩短时，肌肉纤维先达到最大收缩，然后以抛物线的模式随着肌肉长度的增加而减小。这被称为"长度-强度"原理（图7.2）。为了更好地进行检查，应将较大的肌肉置于力学劣势的位置（当肌肉没有预期缩短时），而较小的肌肉则处于优势（预期缩短），充分利用"长度-强度"原理。

检查者应注意运动障碍是否遵循着神经根与周围神经分布的对应关节。可以通过单独的肌肉群检测来评估特定的神经根，例如，肱三头肌与C7神经根完全对应。相比之下，C6神经根无单独支配并且可以支配多个肌肉群。参见图7.3专门列出的颈椎节段肌肉和皮肤组织。

表7.2 运动分级

分级	强度
0	没有肌肉收缩
1	出现肌肉收缩但没有运动
2	能够在抵抗重力时运动
3	可以抵抗重力移动但不能抵抗外力
4	可以抵抗部分外力运动
5	可以抵抗全部外力运动

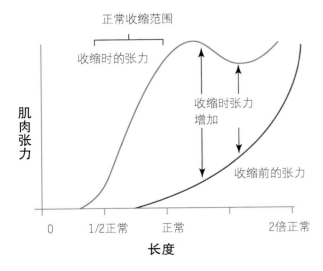

图7.2 肌肉中张力与肌肉长度的关系

感觉

轻触觉、痛温觉、和振动感

尽管可以使用多种方式进行感觉测试，但通常只要用检查者的手指或组织轻触即可确定感觉缺失。如果怀疑是Brown-Sequard综合征（脊髓半切综合征），则还应该进行痛温觉测试。图7.3列举了颈神经支配的皮支[1]。

痛觉应该用针尖测试。通过测试已知正常的区域为患者建立基线来开始检查。然后，对必要的皮节进行测试。检查人员应小心操作，触发疼痛，但不要用针尖压迫。痛觉主要在前外侧束中传递，在一定水平处发生交叉，但也可能在其他上行的脊髓束中传导[1]。

温度觉可以用冷热测试。与痛觉类似，通过测试已知正常的区域来建立基线来开始检查。然后，对相关的皮节进行测试[1]。温度觉仅在前外侧束中传递，比疼痛更具体。

可以使用音叉（最好是256Hz）来测试振动感，音叉可以激活巴齐尼氏小体（Pacinian小体）[1]。

本体位置觉

在进行位置觉检查之前，患者应闭上眼睛。然后，检查者可以抬起或压下手指，然后询问患者其手指朝哪个方向移动[1]。检查者应小心地将自己的手指放在中立位置，例如在患者手指的任一侧，以免干扰患者的感知。将检查者的手指放在患者手指的腹侧和背侧上施加带方向的压力，患者可以感知到该方向压力，这是一种感觉路径的测量方法。

位置感在某些病变中是重要的判别器，比如位置感在脊柱前综合征中得以保留，而位置感在影响后索的背侧疾病或维生素B$_{12}$缺乏症中缺失[12]。神经根型颈椎病不应改变位置感。

反射

通过将拇指放在目标肌腱上，然后用反射锤敲打拇指来测试反射。反射遵循从0~4的标准评分系统，这些在表7.3中进行了概述。反射异常与颈椎节段相关，表7.4中概述了这些内容[1]。当反射弧延伸到下一个关节时，可能

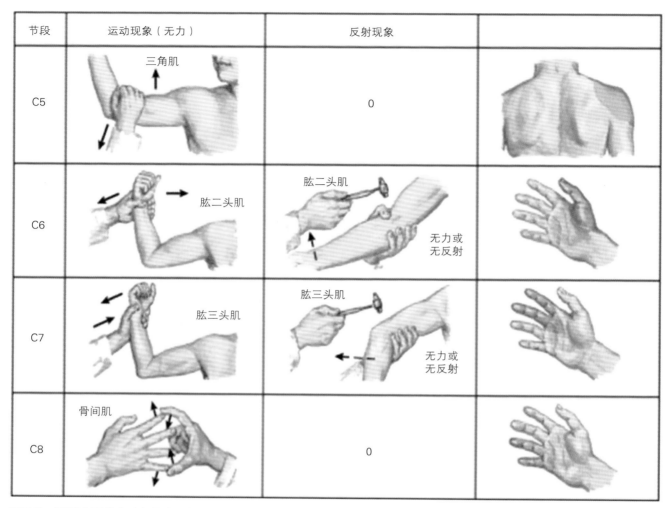

节段	运动现象（无力）	反射现象	
C5	三角肌	0	
C6	肱二头肌	肱二头肌 无力或无反射	
C7	肱三头肌	肱三头肌 无力或无反射	
C8	骨间肌	0	

图7.3　颈髓支配的皮肤与肌肉组织

会发生交叉的辐射状反射。例如，测试肱二头肌反射，患者显示出正常的肱二头肌反射同时手腕发生伸展，这是脊髓受压、脊髓型颈椎病或痉挛的信号。反向桡骨反射是指手指屈曲和腕部伸展的减弱，这是由于敲击了远端肱桡肌肌腱而引起的。反向桡骨反射被认为局限于C5~C6[6]。

Babinski 征

　　Babinski征表明上运动神经元病变。通过以下方式测试Babinski征：用硬物的尖端从脚后跟沿足的外侧边缘向上划动，然后向足底的内侧划动。异常反应是第一足趾外展。正常反应是第1足趾的跖屈[1]。

表7.3　反射分级

分级	反射反应
0	无反射反应
1+	反射减弱
2+	正常反射反应
3+	反射亢进
4+	反射抗进合并阵挛

表7.4　反射节段

反射	节段
肱二头肌	C5
肱桡肌	C6
肱三头肌	C7
膝关节	L2~L4
踝关节	L5~S1

Hoffman 征

Hoffman征表明有上运动神经元病变，通常在颈椎神经检查中进行。患者的手应保持放松。检查者轻轻拨动中指指甲，如果出现Hoffman征，则患者会反射性的弯曲手指[1]。

阵挛

通过强行背屈患者的脚踝来诱发阵挛。阳性反应是可以看到脚"跳动"。阵挛是根据跳动数进行评分。严重的阵挛显示脚持续跳动[1]。对于被认为异常的跳动数尚无共识，但一般而言，4个或更多跳动应引起对上运动神经元病变的怀疑。

手法检查

手法应作为颈椎神经系统检查的辅助手段。这些将在下一节中描述。表7.5列出了每种操作的敏感性和特异性。

压顶（Spurling）试验

Spurling试验用来评估颈椎的椎间孔神经压迫。在直立位置，患者的头部应稍微伸展，旋转并侧向弯曲到一

侧。一旦就位，检查者将向下的轴向力施加到患者头顶部。如果这使患者的神经根病变症状加重，则表明在神经根孔处神经根受压[1, 4]。

L' Hermitte 征

L'Hermitte征表明上运动神经元疾病，通常在多发性硬化症中可见；但是也可以在其他神经系统疾病如退行性脊髓型颈椎病中看到。通过将头部屈曲并向头部施加向下的力来测试L'Hermitte征。患者有电流感通过脊柱[1]。

牵拉试验

牵拉试验通过扩大椎间孔来模拟牵引力对脊柱的影响。通过将一只手放在头部的后面，另一只手放在下巴的下面，将头部稍微伸展或屈曲，然后轻轻地向上拉。如果患者神经根疾病症状得到缓解，则表明椎间孔的病因可通过手术干预（例如，椎间孔切开术或椎板切除术）来缓解[1]。

Adson 试验

Adson试验可以证明锁骨下动脉受压，可能是锁骨下动脉狭窄、颈肋或收紧的斜角肌和中间肌引起的。通过将手臂置于锁骨水平上方的外展位置进行测试。嘱患者吸气并屏住呼吸，然后将头转向抬起的手臂。同时，检查者触诊脉搏。如果锁骨下动脉受压，则脉搏会减少或消失[1]。

缩手反射

握住患者的手使手指在空中悬垂时，用反射锤敲打手的背部。异常反应是手指弯曲。缩手反射常见于脊髓型颈椎病患者[6]。

手指逃离征

指示患者保持手指外展和内收，可以引起脊髓型颈椎病患者的手指逃离征。当最后一个手指由于手的内在无力而自发外展并弯曲时，为手指逃离征阳性[6]。

表7.5　颈椎手法检查的特异性和敏感性

手法检查	特异性	敏感性
Spurling 试验	95%	92%
	93%	30%
L' Hermitte 征	97%	28%
牵拉试验	100%	40%~43%
Hoffman 征	78%	28%~94%
阵挛	96%~100%	7%~13%
Babinski 征	92%~100%	7%~53%
Adson 试验	未报道	未报道
宽阔或痉挛的步态	94%	19%
缩手反射	63%	41%
手指逃离征	100%	50%

握紧放松

要求患者在10s内握紧松开20次。在脊髓型颈椎病患者中，这种重复作用会减慢[6]。

颈椎病：颈椎轴性疼痛、神经根型颈椎病和脊髓型颈椎病

颈椎轴性疼痛

颈椎轴性疼痛是具有挑战性的病变，尤其是对于神经外科医生而言。颈部疼痛的病因广泛，可能不是由颈椎病变引起的。退行性变很常见，可能不是颈部疼痛的根源；最后，对颈椎病变进行手术可能无法减轻患者的颈部疼痛。此外，退行性椎间盘疾病和小关节疾病可表现为轴向颈痛、头痛或肩胛痛。仅因疼痛而提出的诉求会使手术决策变得复杂。原则上，术者应尝试使疾病节段与疼痛分布相关联，如C7~T1退行性疾病可表现为肩

胛区疼痛。关于退变性颈椎疾病的疼痛分布的进一步描述，请参见图7.4。触诊有助于排除肌筋膜疼痛，无力或劳损[1]。

各组神经根型颈椎病

C2~C4 神经根型颈椎病

出现头痛和纯颈部疼痛的患者应考虑上颈椎神经根型颈椎病。由于节段分布的关系，可能没有相关的感觉或运动缺失。然而，颅神经XI缺陷可能是由于起源于颈椎前角细胞的外侧面。C2~C4神经支配后颅骨、颈部、上胸部和肩胛骨区域皮肤[1, 15]。

C5~C6 神经根型颈椎病

C5~C6神经根型颈椎病的表现与肩部病变和臂丛神经病变极为相似，因此体格检查至关重要。三角肌（C5）提供的肩膀外展，肱二头肌（C5~C6）提供的

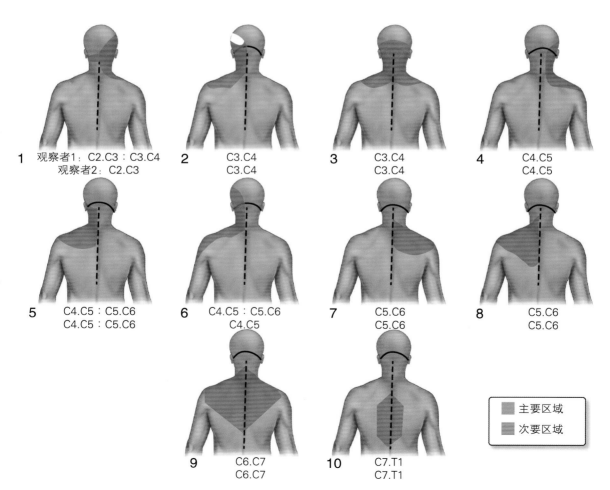

图7.4 与颈椎退行性疾病有关的疼痛分布

肘部屈曲，多个肌肉群（C5）提供的旋后，多个肌肉群（C5~C6）提供的肩膀的内外旋转以及多个肌肉群（C6）提供的手腕伸展力可能都会减弱。感觉缺失出现在手臂外侧的C5（腋神经）和C6（前臂外侧皮神经）。C5支配的肱二头肌反射或C6支配的肱桡肌反射可能异常[1、7、15]。

C7 神经根型颈椎病

在C7神经根型颈椎病中，肱三头肌（C7）提供的肘部伸直和腕部弯曲（C7~C8）减弱。C7神经根为中指提供感觉。肱三头肌反射由C7[1、15]支配。

C8 神经根型颈椎病

C8神经根有助于手指弯曲和拇指内收。C8支配的皮肤覆盖前臂的中间部分，第4指和第5指[1、15]。

T1 神经根型颈椎病

手指的外展和内收受骨间肌（C8~T1）控制。内侧臂丛皮神经（T1）为前臂内侧提供感觉[1、15]。

脊髓型颈椎病

脊髓型颈椎病是脊柱实践中常见的神经外科实体。表现出的症状可能很轻微，包括不协调和步态异常。患者可能抱怨难以完成精细的活动，例如系纽扣或使用拉链。严重的脊髓型颈椎病的特征是颈部疼痛、四肢无力、四肢远端麻木、痉挛和步态异常。

体格检查通常显示上运动神经元损伤的迹象：

· 运动检查可能显示四肢无力，更有可能是上肢远端和下肢近端。

· 感觉检查可能显示麻木，通常在肢体远端。

· 反射试验可能会出现反射亢进，以及反向或交叉的桡骨反射。

· Hoffman征和持续的阵挛是更严重的脊髓病的体征。

· 肌张力可能会增加，表现为痉挛。

· 步态可能会变得缓慢、僵硬、步阶变宽和犹豫。

· 对于慢性脊髓型颈椎病的急性损伤，例如先前存在的椎管狭窄和脊髓型颈椎病的过度伸展损伤，应评估排尿变化，并注意直肠排气。尿潴留，大小便失禁和/或直肠排气不佳的患者应考虑进行紧急手术减压。

脊髓型颈椎病也存在于不同节段的范围中，并可能与神经根型颈椎病重叠，导致脊髓神经根病。大约一半的脊髓型颈椎病患者同时存在神经根型颈椎病。在这些患者中，脊髓型颈椎病和神经根型颈椎病可能难以分离。可能出现常见的脊髓型颈椎病迹象，包括手无力、反射亢进和步态异常。叠加性神经根型颈椎病将表现为放射状分布的疼痛或感觉异常。手的无力和感觉异常通常归因于前角细胞的压迫而不是神经根受压。Spurling征和肩部外展缓解试验限于神经根病。最常见的节段病变是C5~C6，此外59%的病例为多节段病变[5]。代谢异常或辐射可诱发脊髓病，这些情况不需要手术[12、15]。

与颈椎疾病相似的疾病

肩部疾病

颈椎病变可能与肩部病变非常相似，包括肩袖撕裂、肩周炎、撞击综合征、骨关节炎和肩关节脱位。病史可能为肩关节疼痛或肩外展困难，这应与C5/C6神经根型颈椎病相区别。体格检查对确定肩部病变和/或同时存在特别有帮助。锁骨、肩锁关节、肱骨头和盂肱关节的触诊可引起压痛，该压痛可以很好地定位于病变区域。肩胛下肌的力量可以通过向内旋转和提拉来测试。提拉试验是通过将患者的手背放在他/她的背部（肩部向内旋转），然后将该手压向检查者的手以抵抗阻力。抵抗力弱是阳性指标。提拉试验显示肩部病变并造成肩胛下肌无力。冈下肌和小圆肌可以通过外旋进行测试。冈上肌通常受撞击综合征的影响，可以通过多种动作进行测试。Hawkin试验是通过将手臂放在肩膀水平的身体前方，肘部弯曲90°来测试的。然后，检查者在肘部施加向上的压力，在腕部施加向下的压力。Neer试验是通过稳定肩胛骨并在完全向内旋转时抬高患者的手臂来进行的。两种操作都会使肩部病变真正的加重肩部疼痛。重要的是，该体征还可以缓解神经根型颈椎病患者的疼痛，也可以称为肩外展缓解体征[12]。

臂丛神经炎

臂丛神经炎（Parsonage-Turner综合征）是一种主要影响单个肢体的疼痛性病变。传统上，患者会遭受极大地痛苦，然后出现严重的无力。臂丛神经炎是一种自限性疾病，有望在数月内完全恢复。运动无力可能不会遵循单个神经根或躯干分布[7, 12]。没有轴向疼痛和自限性是与颈椎病变相区别的地方。可以通过臂丛神经的MRI在受影响的神经上显示T2和STIR序列信号增强和扩大，以及肌电图（EMG）研究显示神经退行性改变来确定诊断。EMG结果将在3周内出现异常，并在3个月内显示出神经再支配的证据[3]。由于推测可能存在自身免疫病因，激素类药物可以用于治疗[7, 12]。

神经病变

周围神经病变典型地遵循"袜套–手套"分布，并且通常是对称的。患者可能会抱怨感觉丧失和笨拙，可能与脊髓型颈椎病相似。感觉丧失可能是轻微的，可能需要使用两点判别法。与脊髓型颈椎病相反，反射将是减弱的。患者可能表现出有害疾病的特征，例如糖尿病中的夏科关节[12]。周围神经病变的常见原因包括糖尿病性神经病变、肾功能衰竭、酒精性神经病变和免疫介导的神经病变（格林–巴利综合征）[20]。周围神经病变与颈椎病变的区别在于"袜套、手套"和通常对称的表现。

压迫性神经病包括腕管综合征、肘管综合征或肘部尺神经受压。腕管综合征（正中神经受压）通常被患者描述为前3个手指的感觉异常，并因弯曲腕部的活动（包括睡眠）而加重。相关的体格检查结果包括Tinel征，该体征是通过敲击手腕的正中神经来实施的。敲打出现症状时，Tinel征表明腕管病变。Phalen征是通过强行弯曲腕部来实施的。一般情况下，患者将手背向上放在一起。如果屈曲会导致感觉异常，则Phalen征为阳性。在长期存在的疾病中可能会见到大鱼际的肌肉萎缩。腕管与颈椎病的区别在于前3个手指的经典分布以及腕部近端无症状。尽管可能存在双侧腕管受累，但这应引起对颈椎病的怀疑。Pronator综合征指的是前臂正中神经受压，在表现上与腕管相似，但以缺乏夜间症状为特征。由于手掌皮肤分支受累，手掌在Pronator综合征中发麻。

肘管综合征导致尺骨手部麻木和刺痛，是由于内上髁或Struthers开口处的尺神经受压而导致的。Tinel征可能出现在内上髁[4, 8]。

肌萎缩性侧索硬化

肌萎缩性侧索硬化症（ALS）的标志是伴随上、下运动神经元体征，包括肌无力，肌肉萎缩和自发性收缩（下运动神经元）与痉挛或反射亢进（上运动神经元）。发生在单个肢体中并可能遵循放射状分布的ALS亚型与神经根型颈椎病很相似。ALS中不存在感觉缺失；因此，感觉障碍的存在应引起人们对另一种病变的怀疑[7, 12]。下运动神经元的异常通常不应该出现在颈椎退行性病变中。但是，这两种情况有时会重叠：ALS可能没有特征性的延髓症状，颈椎MRI可能出现放射学退行性改变。脊髓型颈椎病可能显示继发于前角细胞变性的运动神经元受损（肌肉失用性萎缩和自发性收缩）的迹象。区分这两种情况的有用辅助方法包括El Escorial ALS诊断标准，该标准根据病史、体格检查、EMG和放射影像学证据将ALS的症状学分为确定的、很可能的、可能的和有ALS可能性的怀疑[18]。

臂丛神经疾病

臂丛神经疾病和表现的全面回顾不在本章范围之内。诊断这些病变需要彻底了解臂丛神经。但是，可以注意一些一般原则。上运动神经元体征的存在通常排除周围病变的存在。该区域的创伤或放射线（通常是乳腺癌）的病史可能表明是臂丛神经病变。创伤性臂丛神经病变通常会影响上肢。长期使用拐杖和Pancoast的肿瘤可导致躯干下部受损[12]。

脊髓空洞症

如果不怀疑或未正确检查，脊髓空洞症很容易被漏诊。患者会有疼痛、麻木以及疼痛和温度感丧失的病史。由于无法感觉到疼痛和温度，患者可能遭受过意外伤害（通常是烧伤）。在体格检查中，患者会逐渐消瘦、手臂和手的内在肌无力。感觉功能应进行仔细检查，重点是疼痛和温度感觉，因为这些是特异性表现。重要的是，脊髓空洞症常伴有Arnold-Chiari畸形和脊柱侧弯[7, 12]。

多发性硬化症

多发性硬化症被认为是容易混淆的疾病。多发性硬化症可引起短暂的神经系统发现，包括无力和感觉异常，类似于神经根型颈椎病，或者出现痉挛，类似于脊髓型颈椎病。在多发性硬化症中L'Hermitte征不特异，但可能出现[12]。多发性硬化症可以通过中枢神经系统任何部位出现的反复发作的神经功能缺损的病史与颈椎疾病区别开来。

胸廓出口综合征

胸廓出口综合征可产生无力和感觉异常，通常呈C8~T1分布，可与神经根型颈椎病混淆。可能出现血管压迫症状，包括苍白或发绀。Adson试验会诱发胸廓出口综合征的血管压缩。同样，在锁骨上窝施加压力可能会导致感觉异常[1, 12]。颈椎疾病不应产生任何血管受累现象。

总结

神经根型颈椎病、脊髓型颈椎病和脊髓神经根病在脊柱神经外科实践中占很大一部分。治疗颈椎退行性病变的患者需要对其进行详细的神经系统检查。此外，检查者应能够通过这些操作等检查将本章概述的鉴别诊断疾病区分开。这需要临床医生进行彻底的病史询问和直接的神经系统检查。

关键建议

· 体格检查应彻底进行，并应对预期不足的相关领域。

· 应该使用特殊的技巧来增加或减少对某些病变怀疑。

· 检查者应通过病史与体格检查来区分神经根型颈椎病和脊髓型颈椎病的相似疾病。

参考文献

[1] Albert T, Vaccaro A. Physical examination of the spine. New York: Thieme; 2005.

[2] Aprill C, Dwyer A, Bogduk N. Cervical zygapophyseal joint pain patterns II: A clinical evaluation. Spine.1990;15:458–461.

[3] Aydin S, Abuzayed B, Bozkus H, Keles Boyaciyan A, Cetin Sarioglu A. Posttraumatic brachial plexitis.J Trauma. 2011;71:E136.

[4] Benzel B, editor. Spine surgery: techniques, complication avoidance and management. Philadelphia:Elsevier/Saunders; 2012.

[5] Choi B, Kim S, Lee DH, Kim J. Cervical radiculopathy combined with cervical myelopathy: prevalence and characteristics. Eur J Orthop Surg Traumatol.2017. (epub).

[6] Cook C, Wilhelm M, Cook A, Petrosino C, Isaacs C. Clinical tests for screening and diagnosis of cervical spine myelopathy: a systematic review. J Manip Physiol Ther. 2011;34:539–546.

[7] Daroff R, Jankovic J, Mazziota J, Pomeroy S, editors. Bradley's neurology in clinical practice. London:Elsevier; 2015.

[8] Goldman L, Schafer A. Goldman-Cecil medicine. 25th ed. Philadelphia: Saunders; 2016.

[9] Hall. Textbook of medical physiology. Philadelphia: Saunders; 2016.

[10] Magee D. Orthopedic physical assessment: St. Louis: Saunders; 2014.

[11] Malanga G, Landes P, Nadler S. Provocative tests in cervical spine examination: historical basis and scientific analysis. Pain Physician. 2003;6:199–205.

[12] Patten J. Neurological differential diagnosis. London: Springer; 1996.

[13] Rhee J, Heflin J, Hamasaki T, et al. Prevalence of physical signs in cervical myelopathy: a prospective, controlled study. Spine. 2009;34:890–895.

[14] Shah K, Rajshekar V. In soft lateral disc prolapse reliability of diagnosis of soft cervical disc prolapse using Spurling's test. Br J Neurosurg. 2004;18:480–483.

[15] Shen F, Samartzis D, Fessler R, editors. Textbook of the cervical spine: Maryland Heights; Saunders; 2015.

[16] Royden J, Srinivasan J, Allam G, Baker R. Netter's Neurology. Philadelphia: Saunders; 2012.

[17] Tong H, Haig A, Yamakawa K. The Spurling test and cervical radiculopathy. Spine. 2002;27:156–159.

[18] Truffert A, Rosler K, Magistris M. Amyotrophic lateral sclerosis versus cervical spondylotic myelopathy.Clin Neurophysiol. 2000;111:1031–1038.

[19] Walker H, Hall W, Hurst J. Clinical methods: the history, physical, and laboratory examinations. 3rd ed. Boston: Butterworth-Heinemann; 1990.

[20] Winn H. Youmans and Winn neurological surgery. 7th ed. Philadelphia: Elsevier; 2017.

临床评估工具

Jian Guan，Zoher Ghogawala

第8章

裴 磊 译

介绍

脊髓型颈椎病（DCM）在人群中的流行[1]对全球健康造成了巨大影响。DCM是世界上最常见的脊髓功能障碍。它与患者报告的生活质量显著下降有关。对DCM患者的评估非常复杂，通常需要结合体格检查、电生理测试和先进的影像技术。治疗结果中越来越重要的组成部分包括临床评估工具，有时也称为"患者报告的结果"。

临床评估工具可从患者的角度量化健康状况，它的应用使多个相关者可以对治疗的收益进行评估。在个体患者的水平上，观察这些结论性工具报告分数的变化，可以客观地观察患者对DCM的任何类型干预措施的反应。这些措施也越来越多地用于追踪个体医疗服务者和医院的绩效，且必然要与赔付和达标挂钩[2]。要成功设计和解析高质量的临床试验，客观、有效且容易被广泛理解的临床评估工具也是必要的[3]。DCM的研究也不例外，许多近期研究报道了许多临床评估工具测量和结果[1, 3]。

从医疗卫生的角度，客观、标准化的评估可以更有效地对研究进行管理，最大化医疗卫生的价值[4]。使用质量调整寿命年（QALY）来比较干预措施的成本效益就是一个例子。在使用QALY的研究中，1分QALY代表"完美"健康地生活了1年，各种疾病状态会降低该值，0分则代表死亡。通过使用QALY，研究人员可以评估疾病的负担或治疗的收益，因为它与生命的质量和数量有关。Whitmore等对DCM患者进行了此类分析，使用QALY措施来计算腹侧手术与背侧手术的增量成本效益比（两种干预成本之差除以QALY收益之差），表明腹侧手术具有优势[5]。这些分析还表明，不仅这种比较逐渐变得重要，而且必须仔细考虑进行这种比较的方法。

存在大量的临床评估工具—— 一篇近期的综述确认了50多种不同的工具[6]。在本章中，我们将讨论这些工具，包括它们的基本总体特征以及一些更为常用的评估工具的细节。

J. Guan
Department of Neurosurgery, University of Utah,
Salt Lake City, UT, USA

Alan L. and Jacqueline Stuart Spine Center,
Department of Neurosurgery, Lahey Hospital and
Medical Center, Burlington, MA, USA

Z. Ghogawala (*)
Department of Neurosurgery, Lahey Hospital and
Medical Center, Burlington, MA, USA

Department of Neurosurgery, Tufts University School
of Medicine, Boston, MA, USA
e-mail: Zoher.Ghogawala@lahey.org

© Springer Nature Switzerland AG 2019
M. G. Kaiser et al. (eds.), Degenerative Cervical Myelopathy and Radiculopathy,
https://doi.org/10.1007/978-3-319-97952-6_8

临床评估工具的一般特征

绝大多数临床评估工具以问卷形式提供，可以由临床医生/研究人员进行管理，也可以由患者填写，而无须医疗卫生提供者的监督。存在两大类临床评估工具。第一类是测量所谓的"健康相关生存质量"（HRQOL）全身健康领域，它与特定病变无关，但可能受到多种疾病状态的影响[7]。HRQOL测试结果可以报告为仪器特定分数或实用分数，也可以转换为更普遍适用的"质量调整寿命年"（QALY）测量分数。第二类结果工具包括所有针对疾病的测量，即测量所述疾病的特定表现。对于DCM病变，这些工具可评估变量例如上肢运动功能、执行日常常见任务的能力以及局部颈部疼痛。

任何临床评估工具的重要组成部分是对最小临床重要差异（MCID）的识别，在该点上分数变化与任何患者的显著临床改善或恶化有关[8]。该值可以通过多种方法来确定，尽管最常用的两种方法是所谓的"锚定"法——它是基于外部值对分数进行分类，该外部值可以将患者分为已经改善或未改善，还有"基于分布"法，基于响应的统计分布对分数进行分类。对于任何分级方案，必须注意MCID并非通用的，并且可能会根据人口统计和其他变量而有所不同[9]。一个例子是颈椎功能障碍指数的MCID（本章稍后会更详细地介绍），发现退变性脊柱疾病手术患者的MCID低至2.41分（满分50分制）[10]，仅接受物理治疗的非手术患者达到9.5分[11]。在不同的病变、治疗策略和研究方法的相同分级范围内，这种差异并不少见，并且对所有这些因素的仔细了解以及对权衡过的结果进行解释是必要的。

临床评估工具并非没有局限性，研究人员必须意识到这些，才能正确评估其结果。评估结果的解释可能会受到多种文化因素的影响，这点必须予以考虑。这些文化因素可以是问卷翻译的措辞、那些对疼痛和社会规范的表达、报告中根深蒂固的文化差异的基础[12-13]。临床评估工具在实践中的实用性也受到受试者完成调查表的时间的限制。较长的调查虽然可以提供更多的数据点并提出更多的深入问题，但可能会降低完成率并降低数据质量[14]。更长的调查也更难以加入繁忙的诊疗时间表内，并且如果招募对患者的护理造成过大的干扰，则可能导致在使用这些工具进行研究时病例数累积方面出现严重问题[15]。

临床评估工具的评估

在评估临床评估工具时，3个主要标准很重要——信度、效度和灵敏度[16]。信度是对评估工具结果可重复性的测量。这包括观察者之间的可重复性（观察者间信度）、同一个观察者的多个测试实例（同一静态受试者的观察者间信度、时间点之间的重测信度），以及与整体测试结果相比，该测试的不同部分的测试信度（内部一致性）[17]。效度是指正确充当被测变量的量度的测试能力。效度测试可以通过测量特定测试值（例如最低最高效应）来完成，该值是具有最大或最小结果的受试者的百分比，值为大于等于15%表示测量效度不佳；或通过将相关测试与现有的，先前已验证的措施进行比较[18]。工具的灵敏度是一种工具是否可以检测到所测量结果变化的量度。各种统计分析可用于评估任何指定工具的信度、效度和灵敏度——克朗巴哈系数（Cronbach' α）用于信度，皮尔逊相关系数（Pearson Correlation Coefficient）——用于效度，以及灵敏度的受试者工作特性曲线（ROC）的下方面积[19]。

特殊临床评估工具

如前所述，目前文献中存在各种各样的临床评估工具，其中大多数仅在其最初发表时使用过[6]。在本节中，我们将重点介绍针对DCM患者的5种最常用，经过验证的工具。其中的2个，即欧洲五维健康量表（EQ-5D）和简明健康调查问卷-36（SF-36），是健康相关生存质量（HRQOL）测量（表8.1）。其余3个，改良日本骨科协会评分（mJOA）、颈椎功能障碍指数（NDI）和Nurick等级，专门用于颈椎病变（表8.2）。

EQ-5D

EQ-5D最初由EuroQol Group[20]在1990年开发，是一种HRQOL测量，其依据是关于活动能力、自我护理，日常活动，疼痛/不适和焦虑/抑郁的5个维度的问卷。有两

表8.1 健康相关生存质量（HRQOL）临床评估工具

名称	简介	优点	缺点
EQ-5D	简短的问卷调查评估了生活质量的5个方面，每个领域中有3个或5个选项。包括患者对整体健康状况的评估，得分为0~100分	简单、简洁、广泛使用	健康状况可能过度简化了MCIDL值报告的变量
SF-36	36项问卷调查，评估包括身体和心理功能在内的8个领域	使用最广泛的HRQOL工具	管理耗时

表8.2 颈椎病变特定的临床评估工具

名称	简介	优点	缺点
mJOA	评估上肢运动功能、上肢感觉功能、下肢运动/感觉功能和膀胱功能的4个问题。评分为0~17分，较低的分数对应于病情加重	简单，简洁广泛用于颈椎文献	一些问题涉及主观因素
NDI	评估与颈椎病变相关的10个功能领域中的致残的10个问题。评分是0~50分，较高的值表示病情严重	简单，简洁包含受颈椎病变影响的各种功能区域，广泛用于颈椎文献	可能会忽略许多与脊髓性颈椎病相关的临床重要体征和症状
Nurick 等级	患者移动困难度分级。得分为0~5分，较高的值表示病情严重	简单，单个变量的度量	可能无法捕获与行走无关的明显的颈椎病征象

种版本的EQ-5D，一种在每个维度（EQ-5D 3L）具有3个选项，一种在每个维度（EQ-5D5L）具有5个选项。两种版本都要求整体健康状态的分数为0~100分。EQ-5D中的选择会转换为效用评分，其中0分代表死亡，1分代表理想健康，尽管在此评分内可能会产生负数的结果，表明健康状况的死亡更差。分数是根据从美国和欧洲到日本及津巴布韦的多个国家/地区基于人群的研究进行校准的。EQ-5D的简单性是该量表的主要优势，使患者易于解释和完成[6]。结果，迄今为止，EQ-5D已用于各种DCM研究中[3, 21]，并已被英国卫生部等国家机构采用[22]。对EQ-5D的评论包括健康状况评估过于简化，以及可能会受到明显的上限影响[4]。EQ-5D的最小临床重要差异值（MCID）也不清楚，在不同的出版物中报道的值范围很广，从低至0.074分到高至0.54分[23-24]。

SF-36

SF-36是一个36项问卷，它本身是RAND公司[25]进行的早期116项问卷调查的简化。结果分为8个"区域"——身体或情感问题导致的社会角色限制、身体问题导致的角色限制、情感问题导致的角色限制、健康问题导致的身体活动限制、身体疼痛、精神健康、活力和一般的健康认知。这些区域可以更广泛地合成为躯体健康状况（PCS）和情感健康状况（MCS）。每个小节评分范围为0~100分，以50分的平均得分和10分的标准差作为标准[26]。效用分数也可以从这些结果中生成。

SF-36的好处在于它的广泛使用。它是最近发表的有关退行性颈椎疾病的文章中最常用的HRQOL指标[6]。与EQ-5D等参数相比，它的问题更为全面。但是，问卷的长度不可避免地增加了完成测试所需的工作量。针对此问题，开发出了SF-36的缩略版，特别是称为SF-12的12个问题的工具。研究还考虑到SF-36在颈椎手术中的有效性，特别是仅使用简化版时[27]。最近的一项研究发现，SF-36躯体健康状况的MCID为5.56分，情感健康状况为5.73分[28]。

mJOA

mJOA是最常用的针对脊髓型颈椎病临床评估工具之一[6]。该表最初是由一组日本研究人员在20世纪80年代制定，后来被Benzel等于1991年修改并提出mJOA[29]。该量表包括上肢运动功能、上肢感觉功能、下肢运动/感觉功能和膀胱功能有关的问题。该量表总分为17分，越低的值表明疾病越严重。

mJOA简单易行，其广泛使用可以与以前发表的研究进行比较。Kopjar等最近进行的心理测验也表明mJOA具有适当的信度、效度和灵敏度[30]。一个缺点是，此评分具有一些主观成分（与运动任务有关的"轻微困难"与"最大困难"，以及"轻度"与"严重"的感觉障碍）。mJOA的MCID视脊髓病的严重程度而异，1代表轻度（分数为15~17分）、2代表中度（分数为12~14分）和3代表重度（得分<12分）[31]。

NDI

NDI是Oswestry障碍指数的颈椎修正版，可用于下颈椎的病变[32]。问卷包括10个问题，分别是疼痛强度、个人护理能力、上举、阅读、头痛、专心、工作、开车、睡觉和娱乐。每个问题有5种选择，得分从0（无残障）~5（完全残障）分。NDI中每个类别的重点主要是与每个问题相关的疼痛，而mJOA则对疼痛和神经功能的其他方面都提出问题。总分可能超出原始值50分，或者以百分比表示。

NDI的优势在于它的简单性，并结合了对可能受到脊髓型颈椎病影响的日常生活至关重要的各个方面。该量表还广泛用于脊髓型颈椎病文献中。NDI的一个显著缺点是，该量表在识别包括手臂无力和肠道/膀胱功能障碍在内的脊髓型颈椎病的几个典型表现上能力有限。NDI的MCID也因研究而异，从原始分数的5分上升到19分[33]。

Nurick 分级

Nurick分级最初是由Nurick于1972年提出的，是对患者下床活动困难程度的简单分类[34]。评分从0（可归因于神经根相关功能障碍的体征/症状，但没有脊髓相关的体征/症状）~5（坐轮椅或卧床不起）分，它更多的不是患者报告的结果，而更多是由医疗卫生专业人士管理的临床评估工具。

Nurick分级的主要优点是其简单易用。但是，与NDI相似，Nurick评分可能会错过DCM的常见症状，例如上肢功能障碍和肠道/膀胱功能障碍。一些Nurick分级需要由熟悉颈椎病的人进行病情评估（将与神经根相关的体征/症状与脊髓相关的体征/症状区分开来），意味着Nurick分级是患者健康状况的不太重要的指标，因此不常用[6]。

结论

临床评估工具是DCM治疗中的重要组成部分。除了作为追踪患者疗效的指标这一明显优势外，它们还使一组公认的指标能够促成临床医生、政策制定者和患者（以及患者权力倡导者）之间的讨论和研究。DCM有多种临床评估工具。2009年，美国神经外科医师学会和神经外科医生代表大会脊柱分会发布了有关颈椎退变疾病临床评估工具的使用指南，建议常规使用这些工具，并重点介绍了上述各种工具，例如mJOA和SF-36以及在颈椎病变中经过验证的工具[35]。然后，像现在一样，仍然需要进一步研究哪种工具最适合哪些特定情况。需要开发更多工具，以在不牺牲易用性的情况下最大化信度、效度和灵敏度。

参考文献

[1] Fehlings MG, Wilson JR, Kopjar B, Yoon ST, Arnold PM, Massicotte EM, Vaccaro AR, Brodke DS, Shaffrey CI, Smith JS, Woodard EJ, Banco RJ, Chapman JR, Janssen ME, Bono CM, Sasso RC, Dekutoski MB, Gokaslan ZL. Efficacy and safety of surgical decompression in patients with cervical spondylotic myelopathy: results of the AOSpine North America prospective multi-center study. J Bone Joint Surg Am. 2013;95(18):1651-1658.

[2] Godil SS, Parker SL, Zuckerman SL, Mendenhall SK, McGirt MJ. Accurately measuring the quality and effectiveness of cervical spine surgery in registry efforts: determining the most valid and responsive instruments. Spine J. 2015;15(6):1203-1209.

[3] Ghogawala Z, Benzel EC, Heary RF, Riew KD, Albert TJ, Butler WE, Barker FG 2nd, HellerJG, McCormick PC, Whitmore RG, Freund KM, Schwartz JS. Cervical spondylotic myelopathy surgical trial: randomized, controlled trial design and rationale. Neurosurgery. 2014;75(4):334-346.

[4] Nayak NR, Coats JM, Abdullah KG, Stein SC,Malhotra NR. Tracking patient-reported outcomes in spinal disorders. Surg Neurol Int. 2015;6(Suppl 19):S490-S499.

[5] Whitmore RG, Schwartz JS, Simmons S, Stein SC, Ghogawala Z. Performing a cost analysis in spine outcomes research: comparing ventral and dorsal approaches for cervical spondylotic myelopathy.Neurosurgery. 2012;70(4):860-867.

[6] Ueda H, Cutler HS, Guzman JZ, Cho SK. Current trends in the use of patient-reported outcome instruments in degenerative cervical spine surgery. Global Spine J. 2016;6(3):242-247.

[7] Whitmore RG, Ghogawala Z, Petrov D, Schwartz JS, Stein SC. Function outcome instruments used for cervical spondylotic myelopathy: interscale correlation and prediction of preference-based quality of life. Spine J. 2013;13(8):902–907.

[8] Copay AG, Subach BR, Glassman SD, Polly DW Jr, Schuler TC. Understanding the minimum clinically important difference: a review of concepts and methods. Spine J. 2007;7:541–546.

[9] Revicki D, Hays RD, Cella D, Sloan J. Recommended methods for determining responsiveness and minimally important differences for patient-reported outcomes. J Clin Epidemiol. 2008;61(2):102–109.

[10] Auffinger B, Lam S, Shen J, Thaci B, Roitberg BZ. Usefulness of minimum clinically important difference for assessing patients with subaxial degenerative cervical spine disease: statistical versus substantial clinical benefit. Acta Neurochir. 2013;155(12):2345–2354.

[11] Cleland JA, Childs JD, Whitman JM. Psychometric properties of the neck disability index and numeric pain rating scale in patients with mechanical neck pain. Arch Phys Med Rehabil. 2008;89(1):69–74.

[12] Hahn EA, Bode RK, Du H, Cella D. Evaluating linguistic equivalence of patient-reported outcomes in a cancer clinical trial. Clin Trials. 2006;3(3):280–290.

[13] Watanabe K, Lenke LG, Bridwell KH, Hasegawa K, Hirano T, Endo N, Cheh G, Kim YJ, Hensley M, Stobbs G, Koester L. Cross-cultural comparison of the Scoliosis Research Society Outcomes Instrument between American and Japanese idiopathic scoliosis patients: are there differences? Spine (Phila Pa 1976). 2007;32(24):2711–2714.

[14] Diehr P, Chen L, Patrick D, Feng Z, Yasui Y. Reliability, effect size, and responsiveness of health status measures in the design of randomized and cluster-randomized trials. Contemp Clin Trials.2005;26(1):45–58.

[15] Mark TL, Johnson G, Fortner B, Ryan K. The benefits and challenges of using computer-assisted symptom assessments in oncology clinics: results of a qualitative assessment. Technol Cancer Res Treat.2008;7(5):401–406.

[16] Ghogawala Z, Resnick DK, Watters WC 3rd, Mummaneni PV, Dailey AT, Choudhri TF, Eck JC, Sharan A, Groff MW, Wang JC, Dhall SS, Kaiser MG. Guideline update for the performance of fusion procedures for degenerative disease of the lumbar spine. Part 2: assessment of functional outcome following lumbar fusion. J Neurosurg Spine.2014;21(1):7–13.

[17] Karanicolas PJ, Bhandari M, Kreder H, Moroni A, Richardson M, Walter SD, Norman GR, Guyatt GH, Collaboration for Outcome Assessment in Surgical Trials (COAST) Musculoskeletal Group. Evaluating agreement: conducting a reliability study. J Bone Joint Surg Am. 2009;91(Suppl 3):99–106.

[18] McHorney CA, Tarlov AR. Individual-patient monitoring in clinical practice: are available health status surveys adequate? Qual Life Res. 1995;4:293–307.

[19] Terwee CB, Bot SD, de Boer MR, van der Windt DA, Knol DL, Dekker J, Bouter LM, de Vet HC. Quality criteria were proposed for measurement properties of health status questionnaires. J Clin Epidemiol.2007;60(1):34–42.

[20] EuroQol Group. EuroQol – a new facility for the measurement of health-related quality of life. Health Policy. 1990;16:199–208.

[21] Ravindra VM, Guan J, Holland CM, Dailey AT, Schmidt MH, Godzik J, Hood RS, Ray WZ, Bisson EF. Vitamin D status in cervical spondylotic myelopathy: comparison of fusion rates and patient outcome measures: a preliminary experience. J Neurosurg Sci.2016.; Epub ahead of print.

[22] Devlin NJ, Parkin D, Browne J. Patient-reported outcome measures in the NHS: new methods for analyzing and reporting EQ-5D data. Health Econ.2010;19(8):886–905.

[23] Parker SL, Godil SS, Shau DN, Mendenhall SK, McGirt MJ. Assessment of the minimum clinically important difference in pain, disability, and quality of life after cervical discectomy and fusion: clinical article. J Neurosurg Spine. 2013;18:154–160.

[24] Xiao R, Miller JA, Lubelski D, Alberts JL, Mroz TE, Benzel EC, Krishaney AA, Machado AG. Quality of life outcomes following cervical decompression for coexisting Parkinson's disease and cervical spondylotic myelopathy. Spine J. 2016;16(11):1358–1366.

[25] Ware JE Jr, Shelbourne CD. The MOS 36-item short-form health survey (SF-36). I. Conceptual framework and item selection. Med Care. 1992;30:473–483.

[26] Ware JE, Kosinski M. Interpreting SF-36 summary health measures: a response. Qual Life Res. 2001;10(5):405–413.

[27] Baron R, Elashaal A, Germon T, Hobart J. Measuring outcomes in cervical spine surgery: think twice before using the SF-36. Spine (Phila Pa 1976). 2006;31(22):2575–2584.

[28] Auffinger BM, Lall RR, Dahdaleh NS, Wong AP, Lam SK, Koski T, Fessler RG, Smith ZA. Measuring surgical outcomes in cervical spondylotic myelopathy patients undergoing anterior cervical discectomy and fusion: assessment of minimum clinically important difference. PLoS One. 2013;8(6):e67408.

[29] Benzel EC, Lancon J, Kesterson L, Hadden T. Cervical laminectomy and dentate ligament section for cervical spondylotic myelopathy. J Spinal Disord. 1991;4(3):286–295.

[30] Kopjar B, Tetreault L, Kalsi-Ryan S, Fehlings M. Psychometric properties of the modified Japanese Orthopaedic Association scale in patients with cervical spondylotic myelopathy. Spine (Phila Pa 1976). 2015;49(1):E23–E28.

[31] Tetreault L, Nouri A, Kopjar B, Côté P, Fehlings MG. The minimum clinically important difference of the modified Japanese Orthopaedic association scale in patients with degenerative cervical myelopathy. Spine (Phila Pa 1976). 2015;40(21):1653–1659.

[32] Vernon H, Mior S. The neck disability index: a study of reliability and validity. J Manip Physiol Ther. 1991;14:409–415.

[33] MacDermid JC, Walton DM, Avery S, Blanchard A, Etruw E, McAlpine C, Goldsmith CH. Measurement properties of the neck disability index: a systematic review. J Orthop Sports Phys Ther. 2009;39(5):400–417.

[34] Nurick S. The pathogenesis of the spinal cord disorder associated with cervical spondylosis. Brain. 1972;95:87–100.

[35] Holly LT, Matz PG, Anderson PA, Groff MW, Heary RF, Kaiser MG, Mummaneni PV, Ryken TC, Choudhri TF, Vresilovic EJ, Resnick DK, Joint Section on Disorders of the Spine and Peripheral Nerves of the American Association of Neurological Surgeons and Congress of Neurological Surgeons. Functional outcomes assessment for cervical degenerative disease. J Neuosurg Spine. 2009;11(2):238–244.

影像学检查

第 9 章

Ha Son Nguyen，Shekar N. Kurpad

裴 磊 译

经验

1. 退行性脊髓型颈椎病（DCM）和神经根型颈椎病是指许多与年龄有关的颈椎病理改变可能造成持续的脊髓和/或神经根的损伤，从而导致严重的功能障碍。因此，准确、及时地评估这些疾病是至关重要的，这可能需要先进的影像学检查来用于诊断和治疗。

2. 常规的磁共振成像（MRI）已经成为DCM与神经根型颈椎病诊断和治疗的首选放射学方法。

3. 常规的MRI检查结果不能显示有关脊髓实质的健康状况的可靠数据。因此，这些发现不能预测神经系统状况或者治疗结果。

4. 先进的MRI技术，即扩散张量成像（DTI）、磁化传递（MT）、髓磷水分数（MWF）、磁共振波谱学（MRS）和功能性MRI（fMRI）、可能有助于阐明有关显微结构的细节及脊髓实质的功能构成。

介绍

退行性脊髓型颈椎病（DCM）和神经根型颈椎病是指许多与年龄有关的颈椎病理改变可能造成持续的脊髓和/或神经根的损伤，从而导致严重的功能障碍[1-2]。该术语包括脊椎关节病、椎间盘突出、小关节病变、滑脱和韧带变性（肥厚、钙化或骨化）[1-3]。在适当的时候，这些与年龄有关的退行性改变会导致椎管和/或椎间孔变窄，压迫脊髓和/或神经根。脊髓和神经根持续受压会导致解剖变形（变平和/或变宽），血管受损和病理生理学后果（即内皮细胞丢失、血管生成中断、血-脊髓屏障受损、神经炎症和细胞凋亡）[4]，从而导致永久脊髓损伤改变（脊髓空洞、神经胶质增生、中央灰白质变性、后索和后外侧华勒氏变性以及前角细胞丢失）。

要诊断DCM和神经根型颈椎病，临床医生必须依靠临床检查以及能证明神经元受损的先进影像学检查[6]。常规MRI已成为确定DCM和神经根型颈椎病诊断的首选影像学检查手段。然而，一些研究已经指出，通过常规MRI观察到的信号强度变化不会显示脊髓实质内的结构变化[7]。此外，影像结果不确定与DCM疾病严重程度或手术结果相关[7-8]。因此，新的先进MRI技术被研究出来以改善对DCM的理解、诊断和治疗[3]。

H. S. Nguyen · S. N. Kurpad (*)
Department of Neurological Surgery, Medical
College of Wisconsin, Milwaukee, WI, USA
e-mail: skurpad@mcw.edu

© Springer Nature Switzerland AG 2019
M. G. Kaiser et al. (eds.), Degenerative Cervical Myelopathy and Radiculopathy,
https://doi.org/10.1007/978-3-319-97952-6_9

成像方法

X 线

普通X线片一直是评估DCM和神经根型颈椎病最早的成像手段。为了获得图像，发生器将一束X线射向物体，该物体根据其密度和构成吸收一定量的X线。穿过物体的X线被检测器捕获后形成图像。尽管与CT和MRI等先进成像技术相比有局限性，但普通的侧位X线片通常是在患者处于站立位获得，为患者的矢状面序列、正常脊柱前凸和病理性后凸和在一定程度上确认椎间盘疾病等提供有价值的信息[1]。越来越多的证据表明矢状位序列可能是判断DCM患者疾病严重程度的因素；事实上，接近12%的DCM患者可以患有椎体滑移、半脱位[3]，这种动态运动可能会导致偶发的脊髓损害。而且，颈椎后凸或前凸的程度可能会影响前路手术或后路手术的选择。另外，若怀疑存在动态不稳，则可采取动态前屈后伸位X线片。

动态侧位X线片（例如屈曲和后伸位片）也可用于检测颈椎不稳。根据颈椎外伤的研究[9-10]，考虑颈椎不稳的情况包括：滑移≥3.5mm和相邻椎体之间的角度≥11°。另一方面，关于退变性颈椎病的不稳定性研究较为有限；White等[11]评估了这种情况，认为滑移≥2mm可考虑不稳；总体而言，作者得出的结论是，只有约1%的人在动力位片上表现出滑脱，而3%的滑脱患者滑移程度出现变化。如果患者的活动受到颈部疼痛的影响，动力位片能提供的信息可能会比较有限。

CT

计算机断层扫描（CT）合并了从各种角度获得的大量X线图像，以产生扫描对象的横截面图。此外，现代扫描仪提供多平面重建，例如正交平面（冠状位和矢状位），可以增强脊柱的可视性。由于可以同时研究多个脊柱节段，因此可以更好地评估难以在轴位上显现的椎间盘以及与椎体的相对关系。

CT成像可以有效地显现骨骼解剖结构。这对于评估钙化病理（例如后纵韧带骨化）特别重要。由于组织密度与钙化/骨化程度之间存在密切关系，因此CT被视为能够评估钙化程度的一种无创方法。但这种关系并不精确，因为组织密度会受到其他成分的影响（即出血中铁血黄素的含量）。诊断后纵韧带骨化的理想"金标准"是组织学检查。然而，尚无研究正式探讨CT对后纵韧带骨化的诊断的准确性，无法将影像学发现与组织学检查相关联。对于其他钙化病理改变，例如出血性脑肿瘤[12]、胆结石[13-14]和动脉粥样硬化斑块[15]，CT在一些情况下可能不敏感。

尽管如此，CT仍然是评估骨化的首选方法（即OPLL）。与CT相比，MRI对颈椎后纵韧带骨化的敏感性低得多。大量研究表明，在矢状T1序列上只能识别到骨化改变的33%~44%，在矢状T2序列上可以识别出44%~57%；轴向T1和T2序列更敏感（高达91%）[16-18]。此外，最近一项涉及41名患者的研究显示，其总MRI敏感性为49%[18]。

CT 脊髓造影

CT脊髓造影（CTM），是指将造影剂注入脑脊液区域后进行CT扫描。造影剂有助于使脊髓和神经根变得可视化。如果存在MRI检查的禁忌（即由于身体习惯、金属异物、刺激器/电池/起搏器或严重幽闭恐惧症）[19]或由于之前置入脊柱内固定，则这种成像方式是一种可以替代的选择。然而，该过程具有更高的风险，包括与硬膜穿刺相关的脊髓源性头痛，以及更大的辐射暴露量。此外，鉴于理论上有癫痫发作的危险，要求患者在脊髓造影前后都要服用某些药物（例如吩噻嗪类、单胺氧化酶（MAO）抑制剂、抗抑郁药和抗精神病药）。

对于大多数疾病（比如对小关节疾病、侧隐窝疾病、椎管狭窄、脊髓体积和椎间孔狭窄的特征描述），与MRI相比，CTM之间结果的一致性表现得更好[20]。CTM往往会在脊椎管狭窄和椎间孔狭窄方面显示更为显著的结果[21]。CTM可以帮助勾勒出骨骼解剖结构和病理改变（即OPLL）。不幸的是，可能缺乏对软组织病理改变的显示能力（包括椎间盘突出和脊髓水肿）；CTM很难显示脊髓内病理变化，并且如果病变完全阻塞了脑脊液的空间，可能会妨碍远端的可视化。

MRI

对于传统的MRI，强磁体会施加外部磁场，使氢原子沿"北"或"南"方向排列。无线电波脉冲可以提供足够的能量，从而使原子以另一种方式"旋转"。一旦去除脉冲，这些原子将返回其原始位置，释放的能量被捕获并转换为图像。通过调节脉冲序列的参数，可以基于氢原子的弛豫特性来识别不同类型的组织。因此，MRI可以描绘出清晰的脊髓、神经根、椎间盘、韧带和脑脊液图像。与CTM相比，MRI是无创的。而且，这种方式可以使内在的脊髓病理改变形象化，并且可以揭示完全脊髓梗阻远端的情况。但是，MRI可能会因较大的切面扫描厚度和CSF动力学产生的伪影而受到影响[21]。

对于常规MRI，扫描是在患者仰卧的情况下进行的，并将其封闭在一个细长的细管中（闭合设施）。禁忌证包括宽大的体型、置入金属（异物，刺激物/电池/起搏器）或严重的幽闭恐惧症。开放式扫描仪可以减少幽闭恐惧症，并可以对肥胖患者进行成像。但是，由于理论上更大的磁场不均一性，成像质量可能会降低[22]。

立式 / 动态 MRI

仰卧成像可能具有误导性。通过MRI发现的椎间盘突出或椎间盘破裂的个体中，20%~30%完全无症状[23]。此外，仰卧位症状可能会缓解，但直立/屈曲/伸展体位时症状可能会加剧。通过尸体研究发现，神经根受压与椎间孔宽度和面积的减少有关[24]；此外，屈曲增加了椎间孔的宽度，而伸展减少了椎间孔的宽度[25]。

文献中很少报道颈椎直立/动态MRI[23, 26-31]。该技术可对具有普通MRI相对禁忌证（肥胖、幽闭恐惧症、严重的脊柱后凸畸形、严重的充血性心力衰竭或严重的慢性阻塞性肺疾病）的患者进行成像[23]。该技术提供了合理的分辨率而没有伪影[32]。但另一方面，扫描时间延长，增加了患者运动引起图像质量下降的风险[23, 33]。

立式/动态MRI可以诊断隐匿性狭窄，椎间盘突出或不稳[23]。可以在引起症状的体位对患者进行扫描[23]。Muhle等在无症状患者中使用MRI[34]，指出前屈位明显增加了椎间孔的高度，宽度和横截面积（CSA），而后伸位显著降低了这些参数。在一组有症状的患者中，Muhle

等[35]得出的结论是，加剧的疼痛与椎间孔的大小减少和神经根运动有关，通常与疼痛侧的伸展和轴向旋转有关。通过对有症状患者的定性评估，Ferreiro等[36]发现，在31个诊断出的椎间盘突出症患者中，只有4个是在直立坐姿下发现的。然而，对于其中21例患者，病灶局部椎间盘突出的程度相对增大，而5例患者减小。

MRI：DCM 患者的影像检查选择

MRI在20世纪80年代中期被引入为临床医生提供了高分辨率的解剖图像，以促进临床决策[8]。传统的T1和T2序列（沿轴向和矢状面）通常用于颈椎解剖结构的详细可视化。正常的脊髓走行于前凸的椎体后方，前方界限为椎体（VBs）、后纵韧带（PLL），后方界限为黄韧带（LF）和椎板，同时侧面是双侧椎弓根（图9.1）。Kato等[37]描述了1211例无症状患者MRI的正常形态、年龄相关的改变和异常结果，以评估颈椎管、硬脊膜和脊髓的平均值。椎管的大小取决于许多因素，包括颈椎节段水平、年龄（随着年龄的增长而体积减小）[6, 37]、性别[38]和潜在的病理改变（先天性狭窄或退行性改变）[37]。

使用常规MRI，可以沿着脊柱、椎间孔和脊髓看到退行性改变。在最近的一项有关DCM的大型前瞻性队列研究中，颈椎病（研究中定义为多节段椎间盘和骨质改变）发病率高达89.7%[3]。在T1和T2序列上，髓核相对于周围的纤维环往往是高信号的[6]。随着年龄的增长，髓核可表现出（1）T2高信号的丧失，从而使髓核和环之间的边界变得模糊；（2）高度下降，与椎间盘间隙的塌陷和相邻椎体的潜在自发融合有关；（3）间盘突出，可能与受压的髓核有关，可见间盘组织挤压入椎管[6, 39]。

在长时间的静态和动态应力作用下，椎体会表现出形态学改变（例如，增长的前后径以及与退变的椎间盘相邻的骨赘的形成）[1]。在颈椎中也可以看到椎间盘突入椎体的现象（许莫氏结节）。如Modic等所述[40]，MRI上椎体及其终板内的信号强度变化提示与退变椎间盘疾病相关的骨髓变化。Modic信号改变（MCs）分为3种类型：（1）T1加权像低信号而T2加权像高信号（反映终板破裂和炎症），（2）T1加权像和T2加权像都呈高信号（反映黄骨髓替换），（3）T1加权像和T2加权像都呈低信号（反映了硬化程度）。具有Modic改变的颈椎节段明

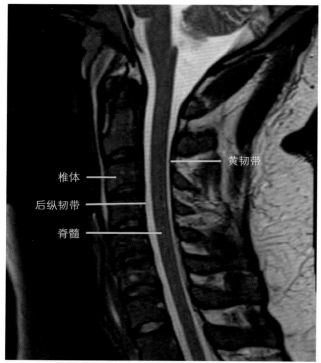

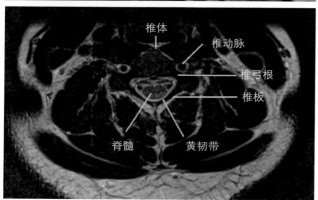

图9.1 矢状位和轴位T2图像的正常颈椎与各种标识

显更易发生椎间盘退变和椎管狭窄[41-42]。C5/C6和C6/C7水平受影响最大[41]。一些研究表明，Modic改变在相同水平上提示颈椎不稳[43]，而另一些研究发现，这些节段表现出较小的活动角度，这意味着活动能力的丧失[42]。

最后，韧带的病理改变可能在MRI上表现得很明显。脊髓的前方受压可能由于后纵韧带的肥厚（HPLL）或骨化（OPLL）引起。然而，常规MRI无法在PLL和椎间盘之间传递清晰的轮廓，因为两者在T1和T2序列上均表现为低信号[6]。一些资料已经观察到，HPLL对比T1上的椎旁肌表现出等信号或轻度高信号，而OPLL和骨赘对比椎旁肌则表现出低信号[6, 44]。如果没有明显的脊椎关节病和/或存在多节段前方压迫，则可认为是OPLL[6]。在高达10.5%的DCM患者中可以观察到这种病理改变[3]。CT

仍然是诊断OPLL的首选方式[18]。OPLL的存在决定了手术方式的选择[1]。同样，脊髓的后方受压可能由于黄韧带的肥厚或骨化引起，这一点在多达56.8%的情况下是很明显的[3]。

DCM的诊断需要脊髓受压的证据以及与脊髓病变相关的临床体征[6]。退行性变最终会使椎管狭窄并压迫脊髓。脊髓受压已通过各种定义量化。脊髓压迫率（CR）[45, 46]，前后直径与横向直径之间的比值以及脊髓最大受压限度（MSCC）[47]的方法使用广泛。两者都有局限性，因为两者都不能显示侧方压迫，而MSCC忽略了脊柱不同位置上脊髓体积的变化[6]。C5/C6水平是MSCC最常见的位置，其次是C4/C5和C3/C4[3]。总体而言，脊髓受压是脊髓病变的敏感指标，但在无症状患者中也有5.3%~13.3%出现脊髓压迫[37, 39, 48]。此外，脊髓再扩张（或缺乏）可能与手术结果有关[49-50]。

随着脊髓损伤程度的增加，水含量也增加。这会影响组织松弛的变化，这等同于T1和T2序列的变化。随着水分的增加，组织在T1上表现出低信号，在T2上表现出高信号。总体而言，由于T2比T1对水分含量的变化更敏感，因此经常会在T1发生变化之前观察到T2发生变化。DCM患者在受压节段上经常表现出T2高信号，而较少见的是T1低信号[6]。这两个特点都有助于诊断结果[6]。尤其是高达25%的DCM患者可能存在T2高信号[6]。此外，T2高信号的程度（包括信号变化的范围、信号变化的相对强度和信号变化的模式）与DCM患者的临床损伤有关[51]。另一方面，T1信号低，可能表明纤维束的空化和破坏，可能是神经功能较差的基线特征及预示较差的手术效果[52-54]。罕见的发现是蛇眼外观，在轴向T2序列上观察到对称的脊髓高信号。通过尸检研究，这种影像学特征与机械性压迫及静脉梗死引起的囊性坏死有关，对应于灰质损伤及前角神经元丢失[55]。并不奇怪，蛇眼外观已被认为是手术结果的不良预后因素[55]。

传统 MRI 的局限性

尽管MRI在DCM患者评估中具有实用性，但结果可能是非特异性的，并且无法在微观水平上揭示与病理生理学有关的数据。无症状患者可以看到MRI上的退行性改变。尤其是，在多达36.7%~89%的患者中可以观察到椎间盘退变的证据（纤维环撕裂和/或椎间盘膨出/突出/脱出）[37, 39, 48]。无症状患者也可观察到颈椎后纵韧带骨化。许多人口统计学因素已被证实与病变相关。国家背景具有重要作用，因为在日本人中，有3.6%的患者表现出OPLL的影像学证据；这仍然明显高于其他亚洲国家和非亚洲国家[18]。证据较少的是，老年人和男性也是疾病发展的危险因素[1]。总体而言，无症状患者可存在于高达5.3%~13.3%的脊髓受压人群中[37, 48]。此外，分别有2.3%和3.1%的人显示出T2信号变化和脊髓畸形[37, 39]。根据Wilson等最近的系统综述[56]，对于没有脊髓型颈椎病临床表现，但由于退行性改变而明显的管腔狭窄和脊髓受压的患者，在12个月的随访中有8%会出现脊髓型颈椎病临床表现，在44个月的随访中有23%会出现脊髓型颈椎病临床表现。令人惊讶的是，缺乏T2高信号与早期进展为脊髓型颈椎病有关，而存在T2高信号与晚期进行性脊髓型颈椎病有关[56]。存在根性症状以及SEP和MEP异常，预示着早期（≤12个月）进展为有症状脊髓型颈椎病的风险[57]。另一方面，在DCM患者中发现的MRI表现可能与临床状况不充分相关。研究发现，尽管有手术干预，T2信号的改变仍可延迟出现，并可预测更坏的预后[58]。使事情变得复杂的是，并非所有的T2信号变化都是等效的。基于信号强度的水平和信号变化的模式，有两个广泛的特征[3, 51]。此外，尽管T1低信号被认为是基础神经功能较差和术后恢复较差的特征，但与T2高信号相比，影像学特征较少见，与T2高信号一样难以观察[52-54, 59]。最近的一项系统综述[8]评估了MRI特征对直接治疗（手术与保守治疗）的作用以及预测术后结果的作用。MRI的3个特征可被认为是术后结果的阴性预测指标（高信号强度节段数量，T1/T2信号组合变化和信号强度比）[8]。

总体而言，当前的文献基于证据不足而提出了较弱的建议：（1）MRI可以帮助诊断DCM，但是医生应根据临床病史与检查来评估DCM的进展和严重程度；（2）T2信号可能是一个有用的预后因素，但应与其他功能（例如T1上的信号强度或压缩比）结合使用[8]。这些结论说明不同患者对脊髓受压的耐受性不同，临床上有明显症状的脊髓型颈椎病的患者，在MRI上可以仅观察到轻微的退变或"轻度"狭窄，反之亦然。

此外，DCM的诊断取决于在退行性改变中对椎管狭窄的评估。评估此功能的权威指南仍然不足。椎管狭窄可由于获得性退行性疾病或先天性狭窄引起。不幸的是，尚未建立明确的定量标准来区分这两种病因[6]。最近，作者已经定义了椎管内脊髓的"占有率"（T2序列上脊髓实质的矢状直径与椎管的矢状直径之间的比率），其中≥70%阈值用于诊断先天性狭窄[3]。通过这种划分，大约8.4%的DCM患者可以表现出先天性狭窄[3]。不幸的是，这个定义需要进一步的研究来验证[3]。

先进的 MRI 技术

在过去的10年中，MRI继续发展。这些新颖的成像技术已大大提高了我们收集与脊髓的微结构和内在功能特性相关的信息的能力。该信息可能对预测手术结果非常有用，可以克服常规MRI观察到的局限性。以下是其中一些新颖形式的简要说明。

弥散张量成像（DTI）

DTI旨在分析水颗粒的存在、强度和方向性，这些属性在DCM中可能会失真[60]。特别是，发现可能暗示白质束的退化[61-65]。已经引入了各种度量，包括分数各向异性（FA）、表观扩散系数、平均扩散率、束缚线照相术和纤维束缚线照相术比率[60]。从各向同性扩散的"0"（在所有方向都相同）到"各向异性"的"1"（在所有1个方向上）不等的FA获得了最大的牵引力[6]。最近的一项系统综述对9项研究进行了描述，其中3级证据表明DTI与DCM患者的术前严重程度和术后预后相关，并且可能是评估能否从手术中受益的有效辅助工具[60]。

磁化传递（MT）

MT提供了髓磷脂量的量度[3, 66]；值可能暗示脱髓鞘程度[67]。该技术采用了预脉冲，可以评估与脂质大分子结合的质子与相邻的水质子之间的相对化学和磁化交换[3]。该特征表示为具有和不具有预脉冲的扫描之间或脊髓与脑脊液之间的比率[3]。该方法主要在多发性硬化症中得到评估[3, 67]。不过，最近的初步数据表明，与健康患者相比，DCM患者的MT率降低了；此外，MT比率可能与mJOA得分相关[65]。

髓磷脂水分数（MWF）

MWF也是一种评估脱髓鞘的方法，旨在通过利用T2放宽不同组织（白质、灰质和CSF）中分隔的水来测量髓鞘[3, 6]。该方法已在多发性硬化症中进行了研究，集中在DCM的研究有限[3, 66, 68]。

磁共振波谱（MRS）

MRS可测量单个体素中的不同分子，即N–乙酰天门冬氨酸、肌醇、胆碱、肌酸和乳酸[66]。两项研究[69-70]发现，与健康受试者相比，DCM患者的N–乙酰天门冬氨酸/肌酸比率显著降低。但是，Holly等[69]发现mJOA评分与N–乙酰天门冬氨酸/肌酸比率没有显著相关性。另一方面，Salamon等[71]研究显示，与健康受试者相比，DCM患者的胆碱/N–乙酰天门冬氨酸比率增加，并且该比率与mJOA得分显著相关。

功能性MRI（fMRI）

功能性MRI试图将神经功能的变化（通过运动或感觉刺激）与神经血管耦合（功能的波动与局部血流的波动平行）或与血管外质子（细胞内外体积的波动可能与神经元相关）的信号增强相关联[3]。该方法已在多发性硬化症和慢性脊髓损伤中进行了研究，但在DCM中尚未被研究[3]。对于多发性硬化症，颈椎显示活动体素数量增加，活动体素中平均信号强度变化增加以及预期同侧以外的激活分布背角增加[66]。对于慢性脊髓损伤，功能磁共振成像显示与健康对照组相比，双侧激活增加[66]。

病例示例

1. T2信号明显狭窄，无脊髓型颈椎病：71岁男性，其双侧手第1指至第3指出现麻木，其检查包括颈椎MRI和肌电图检查。前者在C3/C4处显示严重狭窄；后者与双侧腕管综合征一致。他接受了腕管松解手术，症状得到改善（图9.2）。

2. T2信号严重狭窄和脊髓型颈椎病临床表现：72岁，男性，手/手臂/腿部进行性无力，现在需要轮椅才能活动。颈椎MRI显示出多节段颈椎管狭窄（图9.3）。

3. T2信号轻度狭窄和脊髓型颈椎病临床表现：44岁的女性经常出现跌倒，手灵活度下降和双侧霍夫曼氏征阳

性。颈椎MRI显示C5/C6椎管狭窄。尽管脊髓后部有轻微的CSF信号，但仍存在动态脊髓损伤，椎间盘突出和颈椎前凸丢失的担忧。在C5/C6行ACDF之后，她的平衡和精细运动技能得到了明显改善（图9.4）。

结论

退行性脊髓型颈椎病和神经根型颈椎病包括许多与年龄有关的疾病，这些疾病可能会严重破坏脊髓和/或

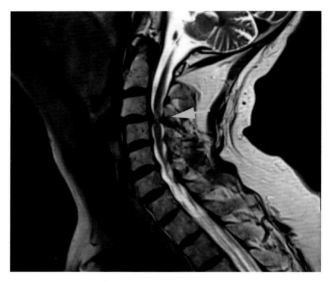

图9.2　71岁男性，双侧手前3指麻木，检查包括颈椎MRI和肌电图。前者显示严重的C3/C4狭窄（箭头所指）；后者与双侧腕管综合征一致。他接受了腕管松解术，症状有所改善

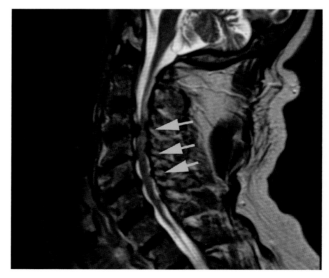

图9.3　72岁男性，双手/双臂/双腿渐进性无力，现在需要借助轮椅才能活动。MRI显示颈椎多节段狭窄（箭头）

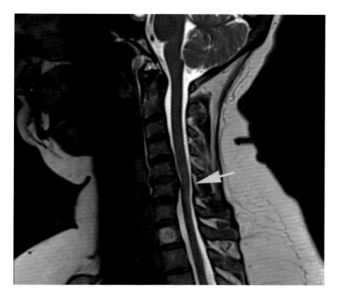

图9.4 虽然在脊髓后方有轻微的脑脊液信号，但椎间盘突出和颈椎前凸消失可能引起动态脊髓损伤。在C5/C6行ACDF之后，她的平衡和精细运动技能得到了明显改善

神经根。在过去的30年中，常规磁共振成像已成为评估DCM的主要影像学方法。不幸的是，影像学检查结果可能是非特异性的，不能传达有关脊髓实质的健康状况的数据。先进的MRI技术可能有助于阐明有关脊髓实质的微观结构和功能成分的细节。

关键建议

1. 常规MRI是诊断DCM的有用成像工具，但它有很大的局限性。

2. X线片和CT成像在DCM的治疗中继续发挥补充作用。

3. 临床判断仍然是评估疾病严重程度和手术预后的关键因素。

4. 新兴的先进MRI技术（尤其是DTI）可能会提供有关DCM的脊髓健康状况的更多详细信息。

5. 将先进的MRI数据与临床检查和结果相关联的广泛前瞻性研究需要在该技术变得与临床相关之前完成。

6. 对于DCM患者，先进的MRI技术将来可能会成为手术决策和预后的有价值的辅助手段。

参考文献

[1] Tetreault L, Goldstein CL, Arnold P, et al. Degenerative cervical myelopathy: a spectrum of related disorders affecting the aging spine. Neurosurgery.2015;77(Suppl 4):S51–S67.

[2] Nouri A, Tetreault L, Singh A, Karadimas SK, Fehlings MG. Degenerative cervical myelopathy: epidemiology, genetics, and pathogenesis. Spine. 2015;40:E675–E693.

[3] Nouri A, Martin A, Tetreault L, et al. MRI analysis of the combined prospectively collected AOSpine North America and International Data: the prevalence and spectrum of pathologies in a global cohort of patients with degenerative cervical myelopathy. Spine.2017;42:1058–1067.

[4] Karadimas SK, Erwin WM, Ely CG, Dettori JR, Fehlings MG. Pathophysiology and natural history of cervical spondylotic myelopathy. Spine.2013;38:S21–S36.

[5] Kalsi-Ryan S, Karadimas SK, Fehlings MG. Cervical spondylotic myelopathy. Neuroscientist.2012;19:409–421.

[6] Nouri A, Martin AR, Mikulis D, Fehlings MG. Magnetic resonance imaging assessment of degenerative cervical myelopathy: a review of structural changes and measurement techniques. Neurosurg Focus. 2016;40:E5.

[7] Wada E, Ohmura M, Yonenobu K. Intramedullary changes of the spinal cord in cervical spondylotic myelopathy. Spine. 1995;20:2226–2232.

[8] Tetreault LA, Dettori JR, Wilson JR, et al. Systematic review of magnetic resonance imaging characteristics that affect treatment decision making and predict clinical outcome in patients with cervical spondylotic myelopathy. Spine. 2013;38:S89–S110.

[9] Nasir S, Mahmud R, Hussain M, Min D, Shuang-ming S. Flexion/extension cervical spine views in blunt cervical trauma. Chin J Traumatol. 2012;15:166–169.

[10] Khan SN, Erickson G, Sena MJ, Gupta MC. Use of flexion and extension radiographs of the cervical spine to rule out acute instability in patients with negative computed tomography scans. J Orthop Trauma.2011;25:51–56.

[11] White AP, Biswas D, Smart LR, Haims A, Grauer JN. Utility of flexion-extension radiographs in evaluating the degenerative cervical spine. Spine.2007;32:975–979.

[12] Berberat J, Grobholz R, Boxheimer L, Rogers S, Remonda L, Roelcke U. Differentiation between calcification and hemorrhage in brain tumors using susceptibility-weighted imaging: a pilot study. AJR Am J Roentgenol. 2014;202:847–850.

[13] Sarva RP, Farivar S, Fromm H, Poller W. Study of the sensitivity and specificity of computerized tomography in the detection of calcified gallstones which appears radiolucent by conventional roentgenography. Gastrointest Radiol. 1981;6:165–167.

[14] Middleton WD, Thorsen MK, Lawson TL, Foley WD. False-positive CT diagnosis of gallstones due to thickening of the gallbladder wall. AJR Am J Roentgenol. 1987;149:941–944.

[15] Pham PH, Rao DS, Vasunilashorn F, Fishbein MC, Goldin JG. Computed tomography calcium quantification as a measure of atherosclerotic plaque morphology and stability. Investig Radiol. 2006;41:674–680.

[16] Otake S, Matsuo M, Nishizawa S, Sano A, Kuroda Y. Ossification of the posterior longitudinal ligament: MR evaluation. AJNR Am J Neuroradiol. 1992;13:1059–1067; discussion 1068–1070.

[17] Yamashita Y, Takahashi M, Matsuno Y, et al. Spinal cord compression due to ossification of ligaments: MR imaging. Radiology. 1990;175:843–848.

[18] Wong J, Leung O, Yuen M. Questionable adequacy of magnetic resonance for the detection of ossification of the posterior longitudinal ligament of the cervical spine. Hong Kong J Radiol. 2011;14:78–83.

[19] Houser OW, Onofrio BM, Miller GM, Folger WN, Smith PL. Cervical spondylotic stenosis and myelopathy: evaluation with computed tomographic myelography. Mayo Clin Proc. 1994;69:557–563.

[20] Shafaie FF, Wippold FJ 2nd, Gado M, Pilgram TK, Riew KD. Comparison of computed tomography myelography and magnetic resonance imaging in the evaluation of cervical spondylotic myelopathy and radiculopathy. Spine. 1999;24:1781–1785.

[21] Song KJ, Choi BW, Kim GH, Kim JR. Clinical usefulness of CT-myelogram comparing with the MRI in degenerative cervical spinal disorders: is CTM still useful for primary diagnostic tool? J Spinal Disord Tech. 2009;22:353–357.

[22] Enders J, Rief M, Zimmermann E, et al. High-field open versus short-bore magnetic resonance imaging of the spine: a randomized controlled comparison of image quality. PLoS One. 2014;8:e83427.

[23] Gilbert JW, Wheeler GR, Lingreen RA, Johnson RR. Open stand-up MRI: a new instrument for positional neuroimaging. J Spinal Disord Tech.2006;19:151–154.

[24] Sohn HM, You JW, Lee JY. The relationship between disc degeneration and morphologic changes in the intervertebral foramen of the cervical spine:a cadaveric MRI and CT study. J Korean Med Sci.2004;19:101–106.

[25] Yoo JU, Zou D, Edwards WT, Bayley J, Yuan HA. Effect of cervical spine motion on the neuroforaminal dimensions of human cervical spine. Spine.1992;17:1131–1136.

[26] Hughes TB Jr, Richman JD, Rothfus WE. Diagnosis of Os odontoideum using kinematic magnetic resonance imaging. A case report. Spine. 1999;24:715–718.

[27] Muhle C, Weinert D, Falliner A, et al. Dynamic changes of the spinal canal in patients with cervical spondylosis at flexion and extension using magnetic resonance imaging. Investig Radiol. 1998;33:444–449.

[28] Muhle C, Wiskirchen J, Weinert D, et al. Biomechanical aspects of the subarachnoid space and cervical cord in healthy individuals examined with kinematic magnetic resonance imaging. Spine.1998;23:556–567.

[29] Vives MJ, Harris C, Reiter MF, Drzala M. Use of stand-up magnetic resonance imaging for evaluation of a cervicothoracic injury in a patient with ankylosing spondylitis. Spine J. 2008;8:678–682.

[30] Suzuki F, Fukami T, Tsuji A, Takagi K, Matsuda M. Discrepancies of MRI findings between recumbent and upright positions in atlantoaxial lesion. Report of two cases. Eur Spine J. 2008;17(Suppl 2):S304–S307.

[31] Gilbert JW, Wheeler GR, Lingreen RA, et al. Imaging in the position that causes pain. Surg Neurol. 2008;69:463–5; discussion 465.

[32] Jinkins JR, Dworkin JS, Damadian RV. Upright, weight-bearing, dynamic-kinetic MRI of the spine: initial results. Eur Radiol. 2005;15:1815–1825.

[33] Janssen M, Nabih A, Moussa W, Kawchuk GN, Carey JP. Evaluation of diagnosis techniques used for spinal injury related back pain. Pain Res Treat.2011;2011:478798.

[34] Muhle C, Resnick D, Ahn JM, Sudmeyer M, Heller M. In vivo changes in the neuroforaminal size at flexion-extension and axial rotation of the cervical spine in healthy persons examined using kinematic magnetic resonance imaging. Spine.2001;26:E287–E293.

[35] Muhle C, Bischoff L, Weinert D, et al. Exacerbated pain in cervical radiculopathy at axial rotation, flexion, extension, and coupled motions of the cervical spine: evaluation by kinematic magnetic resonance imaging. Investig Radiol. 1998;33:279–288.

[36] Ferreiro Perez A, Garcia Isidro M, Ayerbe E, Castedo J, Jinkins JR. Evaluation of intervertebral disc herniation and hypermobile intersegmental instability in symptomatic adult patients undergoing recumbent and upright MRI of the cervical or lumbosacral spines. Eur J Radiol. 2007;62:444–448.

[37] Kato F, Yukawa Y, Suda K, Yamagata M, Ueta T. Normal morphology, age-related changes and abnormal findings of the cervical spine. Part II: magnetic resonance imaging of over 1,200 asymptomatic subjects. Eur Spine J. 2012;21:1499–1507.

[38] Ulbrich EJ, Schraner C, Boesch C, et al. Normative MR cervical spinal canal dimensions. Radiology.2013;271:172–182.

[39] Matsumoto M, Fujimura Y, Suzuki N, et al. MRI of cervical intervertebral discs in asymptomatic subjects. J Bone Joint Surg. 1998;80:19–24.

[40] Modic MT, Steinberg PM, Ross JS, Masaryk TJ, Carter JR. Degenerative disk disease: assessment of changes in vertebral body marrow with MR imaging. Radiology. 1988;166:193–199.

[41] Mann E, Peterson CK, Hodler J. Degenerative marrow (modic) changes on cervical spine magnetic resonance imaging scans: prevalence, inter- and intra-examiner reliability and link to disc herniation. Spine.2011;36:1081–1085.

[42] Hayashi T, Daubs MD, Suzuki A, Phan K, Shiba K, Wang JC. Effect of Modic changes on spinal canal stenosis and segmental motion in cervical spine. Eur Spine J. 2014;23:1737–1742.

[43] Tong T, Gao XD, Li J, et al. Do modic changes affect cervical sagittal alignment and motion in symptomatic patients? Eur Spine J. 2017;26:1945–1952.

[44] Inamasu J, Guiot BH, Sachs DC. Ossification of the posterior longitudinal ligament: an update on its biology, epidemiology, and natural history. Neurosurgery.2006;58:1027–39; discussion 1027–1039.

[45] Fujiwara K, Yonenobu K, Hiroshima K, Ebara S, Yamashita K, Ono K. Morphometry of the cervical spinal cord and its relation to pathology in cases with compression myelopathy. Spine. 1988;13:1212–1216.

[46] Okada Y, Ikata T, Yamada H, Sakamoto R, Katoh S. Magnetic resonance imaging study on the results of surgery for cervical compression myelopathy. Spine.1993;18:2024–2029.

[47] Fehlings MG, Rao SC, Tator CH, et al. The optimal radiologic method for assessing spinal canal compromise and cord compression in patients with cervical spinal cord injury. Part II: results of a multicenter study. Spine. 1999;24:605–613.

[48] Ernst CW, Stadnik TW, Peeters E, Breucq C, Osteaux MJ. Prevalence of annular tears and disc herniations on MR images of the cervical spine in symptom free volunteers. Eur J Radiol. 2005;55:409–414.

[49] Mastronardi L, Elsawaf A, Roperto R, et al. Prognostic relevance of the postoperative evolution of intramedullary spinal cord changes in signal intensity on magnetic resonance imaging after anterior decompression for cervical spondylotic myelopathy. J Neurosurg Spine. 2007;7:615–622.

[50] Arvin B, Kalsi-Ryan S, Karpova A, et al. Postoperative magnetic resonance imaging can predict neurological recovery after surgery for cervical spondylotic myelopathy: a prospective study with blinded assessments. Neurosurgery. 2011;69:362–368.

[51] Vedantam A, Rajshekhar V. Does the type of T2-weighted hyperintensity influence surgical outcome in patients with cervical spondylotic myelopathy? A review. Eur spine J. 2013;22:96–106.

[52] Alafifi T, Kern R, Fehlings M. Clinical and MRI predictors of outcome after surgical intervention for cervical spondylotic myelopathy. J Neuroimaging.2007;17:315–322.

[53] Arvin B, Kalsi-Ryan S, Mercier D, Furlan JC, Massicotte EM, Fehlings MG. Preoperative magnetic resonance imaging is associated with baseline neurological status and can predict postoperative recovery in patients with cervical spondylotic myelopathy.Spine. 2013;38:1170–1176.

[54] Morio Y, Teshima R, Nagashima H, Nawata K, Yamasaki D, Nanjo Y. Correlation between operative outcomes of cervical compression myelopathy and mri of the spinal cord. Spine. 2001;26:1238–1245.

[55] Mizuno J, Nakagawa H, Inoue T, Hashizume Y. Clinicopathological study of "snake-eye appearance" in compressive myelopathy of the cervical spinal cord. J

Neurosurg Spine. 2003;99:162–168.

[56] Wilson JR, Barry S, Fischer DJ, et al. Frequency, timing, and predictors of neurological dysfunction in the nonmyelopathic patient with cervical spinal cord compression, canal stenosis, and/or ossification of the posterior longitudinal ligament. Spine. 2013;38:S37–S54.

[57] Bednarik J, Kadanka Z, Dusek L, et al. Presymptomatic spondylotic cervical myelopathy: an updated predictive model. Eur Spine J. 2008;17:421–431.

[58] Suri A, Chabbra RPS, Mehta VS, Gaikwad S, Pandey RM. Effect of intramedullary signal changes on the surgical outcome of patients with cervical spondylotic myelopathy. Spine J. 2003;3:33–45.

[59] Nouri A, Tetreault L, Zamorano JJ, et al. Role of magnetic resonance imaging in predicting surgical outcome in patients with cervical spondylotic myelopathy. Spine. 2015;40:171–178.

[60] Rindler RS, Chokshi FH, Malcolm JG, et al. Spinal diffusion tensor imaging in evaluation of preoperative and postoperative severity of cervical spondylotic myelopathy: systematic review of literature. World Neurosurg. 2017;99:150–158.

[61] Koskinen E, Brander A, Hakulinen U, et al. Assessing the state of chronic spinal cord injury using diffusion tensor imaging. J Neurotrauma. 2013;30:1587–1595.

[62] Li X, Cui JL, Mak KC, Luk KD, Hu Y. Potential use of diffusion tensor imaging in level diagnosis of multilevel cervical spondylotic myelopathy. Spine.2014;39:E615–E622.

[63] Cui JL, Li X, Chan TY, Mak KC, Luk KD, Hu Y. Quantitative assessment of column-specific degeneration in cervical spondylotic myelopathy based on diffusion tensor tractography. Eur Spine J.2015;24:41–47.

[64] Maki S, Koda M, Ota M, et al. Reduced field-of-view diffusion tensor imaging of the spinal cord shows motor dysfunction of the lower extremities in patients with cervical compression myelopathy. Spine.2018;43(2):89–96.

[65] Martin AR, De Leener B, Cohen-Adad J, et al. 163 microstructural MRI quantifies tract-specific injury and correlates with global disability and focal neurological deficits in degenerative cervical myelopathy. Neurosurgery. 2016;63(Suppl 1):165.

[66] Martin AR, Aleksanderek I, Cohen-Adad J, et al. Translating state-of-the-art spinal cord MRI techniques to clinical use: a systematic review of clinical studies utilizing DTI, MT, MWF, MRS, and fMRI. NeuroImage Clin. 2016;10:192–238.

[67] Lema A, Bishop C, Malik O, et al. A comparison of magnetization transfer methods to assess brain and cervical cord microstructure in multiple sclerosis. J Neuroimaging. 2017;27:221–226.

[68] Liu H, MacMillian EL, Jutzeler CR, et al. Assessing structure and function of myelin in cervical spondylotic myelopathy: evidence of demyelination. Neurology. 2017;89:602–610.

[69] Holly LT, Freitas B, McArthur DL, Salamon N. Proton magnetic resonance spectroscopy to evaluate spinal cord axonal injury in cervical spondylotic myelopathy. J Neurosurg Spine. 2009;10:194–200.

[70] Taha Ali TF, Badawy AE. Feasibility of 1H-MR spectroscopy in evaluation of cervical spondylotic myelopathy. Egypt J Radiol Nucl Med.2013;44:93–99.

[71] Salamon N, Ellingson BM, Nagarajan R, Gebara N, Thomas A, Holly LT. Proton magnetic resonance spectroscopy of human cervical spondylosis at 3T. Spinal Cord. 2013;51:558–563.

选择性诊断工具

Kurt M. Eichholz

李 杰 译

第 10 章

经验 / 教训

· EMG/NCV 不能代替详细的病史和体格检查，而仅是在必要时谨慎使用，因为这些检查会增加成本并给患者带来不适。

· EMG/NCV应由受过良好训练的医生进行。在某些州，这些检查可能由理疗师或按摩师进行。该研究应由能够在场进行分析的神经内科医生或康复医师进行，而不应由技术人员进行分析。

· 电生理研究应在适当的临床背景中进行回顾。例如，对于已经接受过一次或多次脊柱手术的患者，仅以一项根据椎旁肌神经失支配的检查来诊断神经根型颈椎病是值得怀疑的。

· 不能确定是否与影像学检查异常相关的，或者影像学检查出现多节段的压迫的患者，应进行EMG/NCV研究。在这种情况下，EMG可能有助于确定哪处硬膜囊受压是病因。

· EMG/NCV还可用于帮助确定患者是否患有特定的

神经根型颈椎病与周围神经病变（例如正中或尺神经病变）。

· 为了确定特定的神经孔是否是神经受压的位置，可以使用经椎间孔选择性神经根阻滞作为诊断工具，但这种注射可能存在椎动脉损伤的风险，在使用前应考虑到这一点。

介绍

神经根型和脊髓型颈椎病是就诊于脊柱外科的常见患者。神经根型颈椎病通常表现为颈部疼痛、感觉异常、麻木和/或无力。特定的颈神经根分布在一侧或两侧，有可能各种反射表现正常。脊髓型颈椎病可能伴有颈部疼痛以及上运动神经元体征，其中包括反射亢进，包括Hoffman征阳性，以及与痉挛性增加有关的症状，例如精细的运动、平衡变差、手臂和肢体感觉异常。下肢肌张力增高。

经调查发现神经根型颈椎病的年发病率为83.2/10万人/年[1]。按年龄区间调查发病率，发现50~54岁年龄组的发病率最高，该发病率达到202.9/10万人/年。在北美洲，颈椎病的发病率和患病率分别为41/10万人/年和

K. M. Eichholz
St. Louis Minimally Invasive Spine Center,
St. Louis, MO, USA
e-mail: kurt@stlmisc.com

© Springer Nature Switzerland AG 2019
M. G. Kaiser et al. (eds.), Degenerative Cervical Myelopathy and Radiculopathy,
https://doi.org/10.1007/978-3-319-97952-6_10

605/10万人/年，而因颈椎病住院治疗的发病率为4.04/10万人/年[2]。

神经根型和脊髓型颈椎病的患者手术决策的基础是详细的病史和体格检查，并结合影像学表现。对于症状明显，并且有相应的阳性体格检查结果和相应的影像学检查结果的患者，在大多数情况下无须进一步检查即可确认病因。

然而，在鉴别诊断中，可能需要其他的诊断工具来确定。在大多数情况下，这些辅助检查的敏感性和/或特异性低于影像学检查。但是在根据病史、专科检查和影像学不能明确诊断的情况下，可能需要补充这些额外的检查，以确定诊断及治疗方法。

本章将重点关注诊断，而不是诸如磁共振成像之类的影像学研究，这些影像学用于评估神经根型或脊髓型颈椎病的患者。最常用的诊断检查是肌电图检查和神经传导检查。有些相对经常使用，而另一些则很少使用。这些研究与影像学，详细病史和专科检查结合使用时，可能是有用的。

肌电图和神经传导研究

肌电图和神经传导研究是一些潜在的颈神经根病变患者最常用的辅助诊断工具。关于哪种类型的执业医生有资格操作EMG/NCV的法律因州而异，并且可能包括神经内科医生、康复科医生或脊柱外科医生。美国神经肌肉和电生理诊断协会发表了立场声明，建议仅由专门从事神经内科或康复的医生进行此项检查，以确保高质量[3]。由于该测试针对特定神经根的电生理测试，因此在颈椎病患者中价值有限。实际上，患者可能患有明显的颈椎病，并且肌电图和神经传导研究正常。肌电图（EMG）是与神经传导研究（NCS）分开的测试，但通常两者一起进行。

EMG是利用肌电图仪确定受刺激时肌肉组织产生的电势或电压差。EMG使用表面电极或肌内电极来测量这种差异。然而，肌内肌电图检查通常更为准确[3]。最常见的是，将单极EMG导针插入肌肉中，并使用表面电极作为参考。

肌电图检查插入的肌内导针将测量肌肉中的插入电位和静息电位。插入电位是指在将针插入肌肉后发生的短时激活。这种短暂的激活通常少于100ms。插入导针及后续活动将引起肌肉纤维的短时间去极化，一旦运动停止，该去极化应停止。对于患有肌病的患者或患有早期神经病变的患者，在出现更进一步的神经病变之前，可能存在病理性颤动的可能，因此延长的插入电位可能是病理性的。插入电位可能会在部分神经支配的肌肉中发生，随着神经支配的进行，它们的变化越来越频繁。插入电位的增加不是一个特定的发现，而是早期神经支配的迹象。晚期肌肉萎缩或坏死的患者可见插入电位减少。一旦插入肌肉，就可以测量静息电位，如果静息肌肉表现出纤颤，则可以观察到病理性改变。

进一步的EMG检查可测量活动性肌肉收缩期间的电势。肌肉收缩期间产生的电活动的大小、频率和形状用于确定所分析肌肉的功能。正常EMG波形示例参见图10.1。由EMG测量的其他参数包括最大的自主收缩。它的测量由被测肌肉产生的峰值构成。另外，可以在测试过程中通过监视整个测试过程中信号幅度和持续时间的下降来测量肌肉的疲劳度。肌电图还可以通过测量肌电信号的下降来描述神经肌肉接头的病理改变。

肌电图通常与神经传导检查同时进行。当EMG测量电位或电压差时，必须进行传导检查才能测量电刺激从刺激部位到记录部位所花费的时间。完整的神经传导检查包括4个部分，运动NCS、感觉NCS、F波和H反射。正常的NCS波形见图10.2。尽管这项检查通常被称为神经传导速度或NCV，但这是用词不当的，因为速度只是整个检测的一个组成部分。

运动NCS测量电刺激到达受刺激神经支配的肌肉的时间间隔（称为潜伏期），以毫秒（ms）为单位。刺激到达肌肉后，以毫伏（mv）为单位测量反应的幅度。沿着同一条神经的两个或多个位置进行测量可以通过确定相对于刺激电极距离之间的差异来测量神经传导速度。

感觉神经传导检测从受刺激的神经的感觉区域开始记录。在大多数情况下，这是一个肢体远端部位，例如手指。再次，测量等待时间和幅度，但是感觉幅度小于运动幅度，并且以微伏而不是毫伏为单位。感觉神经传导速度使用等待时间和电极之间的距离来计算。

神经传导检测的关键要素之一是感觉神经的细胞体位于背神经节中。因此，在神经根型颈椎病中，病变位于细胞体附近，感觉NCS正常，而肌电图呈阳性。在NCS

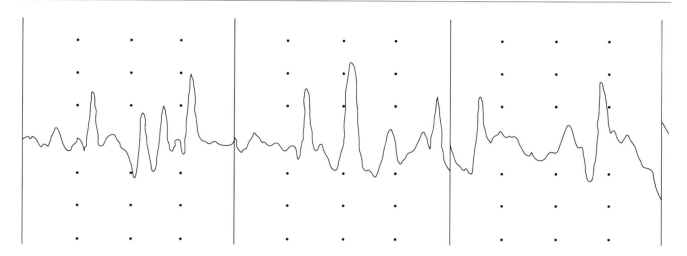

图10.1　正常 EMG 波形

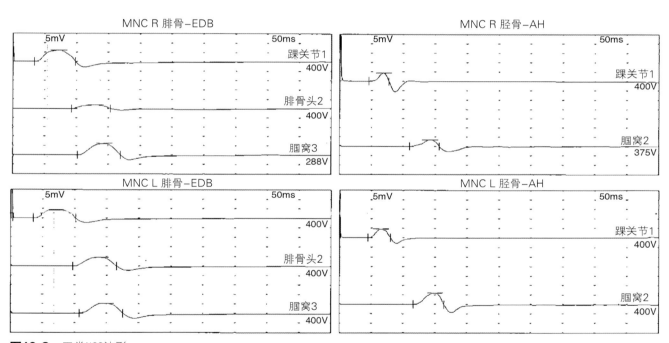

图10.2　正常NCS波形

阳性的情况下，必须考虑到神经节远端的病变，例如臂丛神经炎或正中或尺神经炎[4]。

　　F波是超最大刺激过程中来自肌肉的动作电位的量度。刺激发生在四肢中，并到达脊髓的腹角，然后返回同一神经支配的四肢。刺激既产生反向的（从远侧到近端，即朝向脊髓），也产生正向的（近端到远侧）冲动。一旦反向反应到达运动神经元细胞体，称为F波的反射性复合肌肉动作电位（CMAP），反应就会向远侧神经下方传播。正向反应到达远端记录电极时与F波到达记录电极时之间的时间差就是等待时间。然后将潜伏期用于确定脊柱与远端神经之间的传导速度。

　　H反射是对周围神经的传入和传出反射方面的测量。在这种情况下，刺激感觉神经，并测量反射运动反应。

实际应用 EMG/NCS

　　虽然神经根型颈椎病通常是由于椎间盘突出或其他

滑移压迫引起的颈椎神经根受压，但也有其他一些疾病可能表现出类似的临床症状。当试图区分神经根型颈椎病和正中或尺神经受压疾病，应由有经验的临床医生进行详细的体格检查确保临床诊断达到较高的确定性。但是，选择的第一诊断检测可能更多地取决于诊治患者的医生专长。神经内科医生诊治的那些患者可能首先被送去进行电生理测试，而基层保健医生或脊柱外科医生诊治的那些可能以MRI或影像检测为优先选择。

鉴别诊断中应包括的其他上肢压迫性神经病变，例如腕正中神经病变或肘尺神经病变、臂丛神经炎。放射性臂丛神经病、脊髓髓内病变或肿瘤、多灶性运动神经病变、糖尿病、胸廓出口综合征、脑膜癌或其他炎症性多发性神经病。尽管这些疾病比较不常见，但临床医生必须在鉴别诊断中注意引起临床症状的其他潜在原因，直到有理由将其除外为止。

EMG/NCS在临床中最常见的适应证之一是鉴别神经根型颈椎病和周围神经卡压病（例如腕管综合征和肘管综合征），或者作为诊断周围神经病的检测。

如果是腕管综合征，其临床表现可能类似于特发的C6神经根型颈椎病。虽然两种疾病都有类似的感觉异常，主要涉及拇指、食指和中指，但两个疾病引起的运动异常存在差异。在临床检查中，腕部的Tinel征和Phalen征会加重疾病的症状，但神经根型颈椎病的患者则不会。另外，对于神经根型颈椎病的患者，Spurling征可能是阳性的，但对于腕正中神经病变的患者则不是。

区分肘部尺神经病变和C8神经根型颈椎病是EMG/NCS检测的另一种常见指征。通常，两个疾病之间的感觉差异是尺神经病变会在第5和第4指的内侧引起感觉丧失，而C8神经根型颈椎病会影响第4指的全部。这是一个相对较小的感觉差异，单独的尺神经病不应包括神经根型颈椎病患者有的轴向颈痛。

结果分析

通常，文献支持使用肌电图评估神经根型颈椎病。美国电生理诊断医学协会于1999年进行了文献综述并制定了电生理检测的应用指南[5]。指南指出，对于合格的肌电图，应检查至少有症状的肢体的C5、C6、C7、C8和T1脊神经支配的肌肉，以及根据临床症状包括至少一个

或多个节段的颈椎椎旁肌。如果怀疑存在特定的神经根病，建议检查可疑神经根支配的另外两块肌肉之一，或者检查受累神经根上方和下方的正常肌肉。指南还建议应至少进行一次运动和一种感觉的NCS，以确定是否存在伴随的多发性神经病变。

EMG/NCS的有效性高度依赖于受过专门训练的医生进行测试，至关重要的是，临床医生必须阅读整个报告，以确保结果基于受特定神经根影响的远端肌肉的传导差异，而不仅仅是基于椎旁肌的神经支配。如果EMG报告指出存在特定的颈神经根病变，而该结果仅是基于椎旁肌神经支配，则应怀疑该结果是否准确。脊柱旁肌肉组织在整个脊柱上都有重叠的神经支配，所以单纯基于椎旁神经支配的诊断异常神经根病变是高度可疑的，因为，肌电图检查不与任何影像学检查一起进行，这将证实哪条神经会支配椎旁肌的特定部位。一项研究[6]显示，年龄在40岁以上的患者中有92%出现异常的波形，而在这些患者中有8%出现纤颤。在40岁以下的患者中没有这些发现[7]。在无症状患者的12%的椎旁肌中显示出异常波形。这些发现证明了椎旁肌组织中肌电图的变化可能是错误的，不应成为肌电图测试阳性的唯一标准。然而，结合四肢的发现，椎旁肌的阳性发现增加了对神经根型颈椎病诊断的敏感性[8]。另外，在已经通过颈椎后路进行了手术的患者，颈椎椎旁肌肉组织将会因为先前的外科手术部分地失神经支配。因此，在接受了颈椎后路手术的患者中，在确定特定的神经根型颈椎病中，利用椎旁肌组织的肌电改变价值有限。

具体的EMG和NCV变化将在各种病理情况中看到。如上所述，腕部或肘部的神经卡压症会导致运动潜伏期延长，以及传导速度降低。与远端部位相比，运动神经病变会导致近端部位CMAP降低，并伴有传导阻滞，速度降低，远端潜伏期延长以及F波延迟或缺失。感觉NCS在同一节段上是正常的。糖尿病会导致异常的自发电位，CMPA振幅降低，同时还会由于脱髓鞘而导致神经传导速度减慢。

敏感性和特异性

在文献综述中，有22篇文章提供了有关EMG有确定诊断价值的数据[5]。这些研究表明，在30%~72%的病

例中，肌电图检查可证实神经根型颈椎病患者的病理改变。在对有明显临床症状的患者的研究中，敏感性估计为50%~71%。结果表明，肌电图异常与运动障碍高度相关。在运动障碍的患者中，EMG的发现与影像学阳性表现的一致性达到65%~85%。这表明肌电图检查以中等灵敏度和高度特异性证实了神经根型颈椎病的诊断。对于有经验的临床医生而言，存在的神经根病变越严重，需要进行诊断性电生理检查的可能性就越小。

但是，在Askhan等的研究中[9]比较MRI与神经生理学研究诊断神经根型颈椎病的敏感性，MRI和EMG的阳性预测值相似（91%相比85%）；但是，MRI的阴性预测值较高（25%相比7%）。Alwari等[10]进行了一项小规模的前瞻性研究，试图确定EMG是否可以准确预测接受颈椎前路融合术的患者的预后。在20例术前脊髓造影上具有阳性发现的患者中，确诊为神经根型颈椎病术前行EMG检查的患者术后Prolo评分要高于未接受该检查的患者（$P=0.001$）。但是，由于Prolo评分是一项未经验证的结果指标，因此应对此研究表示怀疑，并且该研究没有对结果和患者选择进行论述。因此，基于此信息，应将EMG/NCS用作补充诊断检测，而不是代替详细的体格检查或影像学检查。

在临床，外科医生必须确定EMG/NCS检查是否会改变他或她的临床决策。如果影像学检查发现神经受压与患者出现的体征和症状相关，则必须确定引起症状的原因是否存在不确定性需进行额外的电生理检查。在预约检查之前应考虑的因素包括由于获取检查结果所花费的时间而导致的额外的护理时间，检查所需的额外费用以及检查中对患者造成的不适。

诱发电位研究

体感诱发电位和运动诱发电位记录可能进一步描述了颈椎病患者的病理改变。在上肢或下肢神经电刺激后记录SEP。在下肢，使用胫后神经、腓肠神经或腓总神经，而在上肢，则使用正中、桡神经和尺神经。在患有颈椎病的患者中，胫后的SEP减少可用于诊断。对于患有神经根型颈椎病的患者，必须使用由不同节段提供的几条神经来确定病变的水平[11]。

运动诱发电位最初由Baker于1985年描述[12]，涉及大脑皮层的磁脉冲经颅脑刺激周围神经，然后记录上下肢肌肉的动作电位。在MEPs期间通常要检测的肌肉是外展肌、内收肌、股四头肌、胫前肌、腓肠肌、伸肌和展肌。同样，肌肉的节律支配决定了受影响的水平。一般而言，MEPs测量传出信号，而SEP测量传入信号。

SEP和MEPs最常在术中用于监测电生理变化。尽管可以在术前检查获得这些结果，但与EMG的可用性相比，术前检查中的MEPs和SEP的可用性很有限。如前所述，外科医生必须考虑此类检查是否会改变诊断和手术的治疗方式。

一些研究已经使用经颅MEPs作为筛查工具或验证性检测来评估脊髓型颈椎病患者。Lo等[13]评估了MEPs与MRI严重程度相关的敏感性和特异性。目的是表明在通过MRI获得成像之前，可以将MEPs用作快速、廉价且无创的筛查工具。这项研究根据MRI脊髓受压的严重程度将231例患者分为4组。第1组有或没有硬膜受压的颈椎病，但无发育畸形。第2组显示出轻度的硬膜受压，硬膜直径不小于原始尺寸的2/3。第3组显示明显的硬膜受压，直径小于原始尺寸的2/3，没有高强度的T2异常信号。第4组的硬膜受压明显，直径小于原始直径的2/3，并存在高强度的T2异常信号。在这些患者中获得了经颅MEPs，并将其与45例对照患者的结果进行了比较。正如预期的那样，病变更严重的患者（第3组和第4组）在体格检查中有明显发现，并且有90%以上的延迟传导时间与患者的严重程度相关。但是，对于不太严重的病变组（第2组），相关性为70%。与预期不同的是，当EMG用于神经根型颈椎病时，EMG相关性与体格检查大致相同。当使用的所有4个参数中的MEPs均为阳性时，第2组以及第3和第4组的患者均具有较高的敏感性。

这些发现的基础可能是因为脊髓型颈椎病，尤其是前方压迫综合征，与后柱受压相比，可以在MEPs上观察到产生的皮质脊髓束的异常信号。

SSEPs和MEPs也被研究用于脊髓型颈椎病进展的预测，或用于保守与手术结局的预测。Bedarnik等[14]研究表明SSEPs或MEPs检测到的脊髓功能异常与脊髓型颈椎病的早期发展（少于12个月）有关，而T2高强度脊髓信号异常存在预示着症状性脊髓型颈椎病的晚期发展（超过12个月）。这表明MEPs和SSEPs变化（即电生理变化）发生在脊髓型颈椎病的发病早期，而T2信号异常可能是硬膜长时间受压的表现。在预测结果方面，Kadanka等[15]进行了为期3年的前瞻性随机研究，评估了在保守与手术治疗下的脊髓型颈椎病患者的结果，电生理和影像学参数之间的关系。保守治疗效果较好的是年龄较大、MEPs正常的患者以及脊髓横断面积较大（超过$70mm^2$）的患者。那些JOA评分差，行走速度缓慢，脊髓型颈椎病严重的患者，通过手术治疗可取得良好的效果。这表明，硬膜受压越严重，就越有必要将手术作为治疗手段。

Mazur等[16]将MEPs作为脊髓型颈椎病患者术后改善的客观指标，这可能比作为诊断或预测工具更为适合。虽然本研究仅评估了17名患者，但患者在术前以及术后1、3、6和12个月接受了MEPs评估。还进行了其他客观测试，包括10m的步行测试、9孔测试以及抓握和释放测试。发现MEPs与手术前后的这些客观检查相关，并建议MEPs用于监测手术前后的疾病严重程度和神经功能恢复的指标。还显示出延长的基线MEPs与术后效果差有关，最可能的原因是手术前严重的脊髓病变。

但是，MEPs无法为手术提供计划的解剖图像。因此，如果怀疑患者存在硬膜受压，医生将需要考虑整个临床情况以确定MEPs是否会改变临床决策。

选择性颈神经根阻滞

硬膜外类固醇激素类药物注射是神经根型颈椎病患者的一种常见治疗方式。它最常用于轻度至中度神经根受压并伴有神经根病变的体征和症状的患者，而不是那些椎间盘突出所致严重神经根受压的患者，在这种情况下，手术将是更合适的治疗选择。

硬膜外类固醇激素类药物注射的两种方法是经椎板和经椎间孔。在颈椎中，经椎板入路可以安全地进行，并且在大多数情况下可在办公室中进行。这种方法是有效的，此外，当注射的药物通过硬膜外腔扩散时，它可以覆盖颈椎的多个节段。

经椎间孔入路允许医生将针尖放在椎间孔内，从而仅向一个神经根出口施加类固醇激素类药物，而不是多个。这样，该注射既可以是治疗性的又可以是诊断性的。如果对哪个特定的神经根引起患者的症状存在疑问，可以进行经椎间孔选择性神经根阻滞。如果患者使用经椎间孔选择性神经根阻滞（甚至是暂时性的）缓解，则该阻滞可证实经椎间孔注射部位存在致病性病变。但是，如果患者没有从这种注射中症状缓解，则应考虑其他引起症状的原因。但是，经椎间孔入路选择性神经根阻滞的风险比经椎板入路高。

由于椎动脉的位置非常靠近椎间孔，因此存在意外损伤椎动脉的风险。因此，一些医生利用CT引导，以减少椎动脉损伤的风险。Fitzgerald等[17]回顾了68例经椎间孔注射的患者的注射点距离椎动脉的位置。发现患者的椎间孔退行性变窄越严重，椎动脉损伤的风险就越高。在46%的注射中，针头轨迹与椎动脉相交。使用透视技术，轨迹与椎动脉相交的比例为39%。在椎间孔严重狭窄的患者中，有65%的患者完全或几乎完全覆盖了椎间孔。

由于发生并发症的风险较低，因此诊断性经椎间孔选择性神经根阻滞在腰椎中的应用频率要高得多，因此一些疼痛科医生不会在颈椎中进行经椎间孔注射。在考虑应用颈椎经椎间孔选择性神经根阻滞时，外科医生必须考虑到这种注射的风险以及获得的益处，以及是否愿意并有能力进行这样的注射。

其他诊断性检查

尽管还有其他检查可用于诊断神经根型颈椎病或脊髓型颈椎病，但目前这些方法的价值有限。最近，已经开始了对周围神经系统的高级成像研究，包括高场强MRI和超声。现在已经显示出MRI和超声检查的最新进展具有诊断神经压迫和炎症情况的作用。在MRI的检查中，周围神经病变的T2加权序列信号可以显示脱髓鞘节段或炎症改变，这是以前低强度核磁所看不到的[18]。对于局部神经发炎的患者，较新的高强度超声也可以在较大的周围神经中看到局部水肿。但是，临床医生必须在检查之前确定该检查是否会改变临床决策。

最后，颈椎间盘造影术是一项有争议的诊断性检查，用于确定椎间盘退变本身是否是引起轴向颈痛的病因。当进行该检查时，是针对患有轴向颈痛而没有放射体征或症状的患者，以证明手术是合理的。尽管有一些研究表明，椎间盘造影可以为接受颈椎融合术的患者带来良好的结果[19]，但是在颈椎和腰椎中，有许多混杂因素可以导致较高的假阳性率[20]。颈椎间盘退变可能引起椎体改变，例如椎间盘骨赘复合物导致神经根或脊髓受压，但这些引起神经根型颈椎病或脊髓型颈椎病的压迫物应作为外科手术的指征，而不是诸如椎间盘造影的检查。

结论

对患者进行手术的适应证应基于患者的症状和体征，由详细的病史和体格检查以及适当的影像学检查（如MRI和CT脊髓造影）来确定。如果存在诊断疑难，无论是哪个颈神经根引起临床症状，或者是否存在无法通过体格检查或影像学从鉴别诊断中明确消除的另一种病因（即周围神经系统疾病等），那么电生理检查（例如肌电图检查和神经传导检查）可能是有用的辅助检查，可确保进行手术的合理性。在进行诊断性颈选择性神经根阻滞时，外科医生必须考虑使用经椎间孔入路的椎动脉损伤的风险，以及同意并能够进行这种注射的疼痛科医生情况。这些检查应作为病史、检查和临床诊断的补充，而不是替代详细的体格检查。

病例回顾：GM3-28-68

患者是一名49岁的男性建筑工人，主要临床表现为颈部及双上肢疼痛。都有双手麻木的病史，但症状越来越重。半夜可麻醒。约2个月以前，他的脖子开始疼痛。没有外伤病史。在过去的6周中，他一直服用曲马多和西乐葆，没有做其他治疗，例如注射或按摩。既往健康，吸烟病史35年，每天一包。在就诊前，患者已经检查了EMG和MRI。

检查发现，患者没有局灶性运动障碍。除了第5手指外，他的所有手指均存在感觉减退。Hoffman征阴性，双侧Tinel征阳性，Phalen征阳性。

该患者肌电图检查提示双侧腕管综合征，无急性神经根型颈椎病，在测试的肌肉中均没有自发的插入电位，在右侧穿过腕部的神经传导速度为35.1m/s，而靠近腕部的神经传导速度为62.1m/s。在左侧，穿过腕部的神经传导速度为34.7m/s，而靠近腕部的神经传导速度为64.2m/s。

MRI显示在图10.3中，有一个C5-C6的椎间盘骨赘复

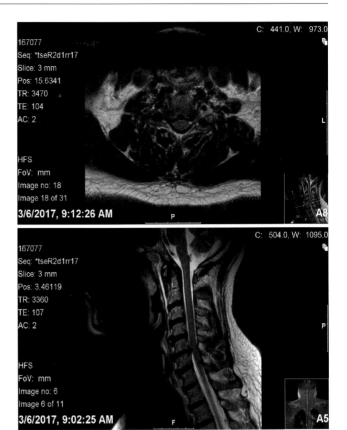

图10.3　（a）在病例回顾中患者的横断T2MRI图像显示了C5-C6水平的椎间盘骨赘复合体。（b）病例回顾中的患者的矢状T2 MRI图像，显示了C5/C6水平的椎间盘骨赘复合体

合物，可导致严重的硬膜受压和双侧椎间孔狭窄。

由于明显C5-C6椎间盘骨赘复合体和腕部的双侧正中神经病变而出现症状，因此他最终接受了颈椎前路椎间盘切除，C5-C6融合术以及双侧腕管松解术。由于患者的吸烟史和关节炎增加了手术风险，患者在戒烟时首先接受了右侧腕管松解。3周后，他接受了C5-C6间盘切除和颈前路融合术，然后，在2周后，行左腕管松解。距他的第一次手术已经过去3个月了，患者的颈部疼痛减轻，长期的上肢放射痛及麻木完全消失，并恢复了工作。

参考文献

[1] Radhakrishnan K, Litchy W, O'Fallon W, et al. Epidemiology of cervical radiculopathy. A population-based study from Rochester, Minnesota, 1976 through 1990. Brain J Neurol. 1994;117(Pt 2):325–335.

[2] Nouri A, Teteault L, Sing A, Karadimas S, Fehlings M. Degenerative cervical myelopathy: epidemiology, genetics, and pathogenesis. Spine.2015;40(12):E675–E693.

[3] American Association of Neuromuscular & Electrodiagnostic

Medicine. Position statement: who is qualified to practice electrodiagnostic medicine? Muscle Nerve.1999;(Suppl. 8):S263–S265.

[4] Hakimi K, Spanier D. Electrodiagnosis of cervical radiculopathy. Phys Med Rehabil Clin N Am.2013;24:1–12.

[5] American Association of Electrodiagnostic Medicine, American Academy of Physical Medicine and Rehabilitation. The electrodiagnostic evaluation of patients with suspected cervical radiculopathy: literature review on the usefulness of needle electromyography.Muscle Nerve. 1999;22(Supplement 8):S213–S221.

[6] Gilad R, Dabby M, Boaz M, et al. Cervical paraspinal electromyography: normal values in 100 control subjects. J Clin Neurophysiol. 2006;23:573–576.

[7] Date ES, Kim B, Yoon JS, et al. Cervical paraspinal spontaneous activity in asymptomatic subjects. Muscle Nerve. 2006;34:361–364.

[8] Dillingham TR, Lauder TD, Andary M, et al. Identification of cervical radiculopathies: optimizing the electromyographer screen. Am J Phys Med Rehabil. 2001;80:84–91.

[9] Ashkan K, Johnston P, Moore AJ. A comparison of magnetic resonance imaging and neurophysiological studies in the assessment of cervical radiculopathy. Br J Neurosurg. 2002;16(2):146–148.

[10] Alrawi MF, Khalil NM, Mitchell P, Hughes SP. The value of neurophysiological and imaging studies in predicting outcome in the surgical treatment of cervical radiculopathy. Eur Spine J. 2007;16(49):5–500.

[11] Dvorak J, Sutter M, Herdmann J. Cervical myelopathy: clinic and neurophysiological evaluation. Eur Spine J. 2003;12(Suppl 2):S181–S187.

[12] Barker AT, Jalinous R, Freeston IL. Non-invasive magnetic stimulation of human motor cortex. Lancet. 1985;1(8437):1106–1107.

[13] Lo YL, Chan LL, Lim W, Tan SB, Tan CT, Chen JLT, Fook-Chong S, Patnagopal P. Transcranial magnetic stimulation screening for cord compression in cervical spondylosis. J Neurol Sci. 2006;224:17–21.

[14] Bedarnik J, Kadanka Z, Dusek L, Kerkovsky M, Vohanka S, Novotny O, Urbanek I, Kratochvilova D. Presymtomatic spondylotic cervical myelopathy: an updated predictive model. Eur Spine J.2008;17:421–431.

[15] Kadanka Z, Mares M, Bedarnik J, Smrcka V, Krbec M, Chaloupka R, Dusek L. Predictive factors for mild forms of spondylotic cervical myelopathy treated conservatively or surgically. Eur J Neurol.2005;12:16–24.

[16] Mazur MD, White A, McEvoy S, Bisson EF. Transcranial magnetic stimulation of the motor cortex correlated with objective clinical measures in patients with cervical spondylotic myelopathy. Spine.2014;39(14):1113–1120.

[17] Fitzgerald RT, Bartynski WS, Collins HR. Vertebral artery position in the setting of cervical degenerative disease: implications for selective cervical transforaminal epidural injections. Interv Neuroradiol.2013;19(4):425–431.

[18] Stoll G, Wilder-Smith E, Bendszus M. Imaging of the peripheral nervous system. Handb Clin Neurol.2013;115:137–153.

[19] Motimaya A, Arici M, George D, Ramsby G. Diagnostic value of cervical discography in the management of cervical discogenic pain. Conn Med.2000;64(7):395–398.

[20] Carragee EJ, Tammer CM, Khurana S, Hayward C, Welsh J, Date E, Truong T, Rossi M, Hagle C. The rates of false-positive lumbar discography in select patients without low back symptoms. Spine (Phila Pa 1976). 2000;25(11):1373–1380; discussion 1381.

第三部分
手术决策制订

对保守治疗失败的处理

第11章

Hamadi Murphy, Scott C. Wagner, Alex Vaccaro,
Stephen Silva

李 杰 译

脊髓型和神经根型颈椎病可能会导致严重的功能障碍。是患者寻求脊柱专家诊治的常见原因之一，这些颈椎退行性疾病给患者带来了巨大的身体、心理和经济负担。主治医生的目标应该是对此类疾病进行快速地诊断和治疗，以帮助患者恢复健康状态。大多数初始治疗策略均采用保守治疗方式，并且主要侧重于康复。除非有明显的运动障碍或脊髓型颈椎病迹象，否则应对所有新发神经根型颈椎病的患者采取保守的治疗方法[1]。这些治疗策略的目标是缓解疼痛、改善功能和预防复发。

本章将主要侧重于治疗脊髓型和神经根型颈椎病的保守方式。此外，还将描述在进一步手术干预前，那些保守治疗失败的情况。在2010年，北美脊柱学会（NASS）发布了指南"退行性疾病引起的神经根型颈椎病的诊断和治疗"，这是该疾病的首个多学科协作声明，对脊髓型和神经根型颈椎病的非手术治疗策略没有进行过大规模的随机对照试验[2]。尽管有症状的脊髓型和神经根型颈椎病的发生率很高，并且广泛采用保守治疗，但文献中的病例很少，而且质量较差。目前，任何建议都是基于最近的证据、相对较小的病例系列和传闻

经验。

对于神经根型颈椎病，保守治疗通常最合适在初始治疗，对于轻度、中度或重度脊髓型颈椎病或持续或持续进行性症状加重导致保守治疗失败的情况下，可采用手术治疗[3]。此外，文献的系统综述表明，仅通过保守治疗，多达90%的神经根型颈椎病患者可缓解症状，通常恢复时间为24~36个月[1、4-5]。各种保守的治疗方式包括口服药物、类固醇激素类药物注射、物理治疗和其他辅助治疗。尽管缺乏将这些治疗与手术治疗进行比较的高质量证据，但以下是针对这些治疗的实用性的最新循证指南和同行评审资源的汇编。

几种药物疗法已用于治疗脊髓型和神经根型颈椎病。常见的一线药物包括口服止痛药，例如非甾体类抗炎药、阿片类药物或口服类固醇激素类药物[2、4、6-7]。非甾体类抗炎药（NSAIDs）其针对炎症反应途径的镇痛和抗炎特性，是急性缓解症状的主要治疗选择之一[8]。NSAIDs药物可有效缓解症状或使患者耐受并参与其他治疗方式[6]。尽管非甾体类抗炎药广泛使用，但尚缺乏高质量的证据来支持其在退行性颈椎疾病治疗中的作用。口服皮质类固醇激素还可通过抑制炎症反应来治疗疼痛症状。与NSAIDs相似，皮质类固醇药物也缺乏足够的证据来支持其在颈椎疾病中的应用，并且可能导致不良反

H. Murphy · S. C. Wagner · A. Vaccaro (*) · S. Silva
Department of Orthopaedics, Rothman Institute at
Thomas Jefferson University Hospital,
Philadelphia, PA, USA
e-mail: Alex.Vaccaro@Rothmaninstitute.com

© Springer Nature Switzerland AG 2019
M. G. Kaiser et al. (eds.), Degenerative Cervical Myelopathy and Radiculopathy,
https://doi.org/10.1007/978-3-319-97952-6_11

应的风险更高，例如感染、骨坏死和糖尿病的风险增加[1, 6]。

阿片类药物是控制疼痛的另一种药物选择。临床医生应尽可能避免使用阿片类药物，因为这类药物具有成瘾性，并可能引起术后疼痛的治疗更加困难[8]。但是，如果患者疼痛控制不佳，则短期口服阿片类药物且密切观察可能是有益的。通常用于解决退行性颈椎疾病症状的其他药物选择包括抗抑郁药、抗癫痫药、营养神经药物和肌肉松弛药[9]。尽管有病例报告表明可缓解患者的症状，但2010 NASS系统综述显示，没有文献报道充分支持这些药物的治疗作用，因此无法提供有关其在治疗神经根型颈椎病有效的证据支持[2]。当建议患者进行药物治疗时，重要的是根据个体化情况，整合恰当的因素，例如患者的年龄、潜在的药物相互作用和其他副作用。

在脊髓型和神经根型颈椎病的保守治疗中也可以考虑激素注射。硬膜外类固醇激素注射是在透视或CT引导下通过减轻受刺激神经根部位的炎症而达到治疗目的，缓解患者的症状。通常将这些注射药物用作缓解疼痛的方法，使患者能够耐受其他保守治疗方法。注射可能包括经椎间孔或椎板间选择性神经阻滞。某些研究表明，如果患者先前已通过CT或MRI等先进的影像学证实了病理改变，并且在口服皮质类固醇激素时已有改善，则这些患者对类固醇激素注射的反应良好[6]。此外，文献的系统综述显示，硬膜外注射类固醇激素对治疗神经根型颈椎病有一定的作用，长期使用经椎间孔硬膜外类固醇激素注射的患者中有60%出现症状缓解[2, 4]。此外，尽管有明确的手术指征，但仍显示约25%的患者可短期缓解疼痛，从而暂时无须手术。由于高质量的证据支持有限，目前尚不清楚颈硬膜外注射的益处是否是注射的真正治疗反应，还是疾病发展的自然进程。同样，所有的研究均使用经椎间孔硬膜外注射，因此无法得出有关椎间隙注射作为神经根型颈椎病治疗方式的安全性或有效性的结论或建议。

尽管硬膜外注射被认为是安全且耐受性良好的，但医生和患者必须意识到这些治疗并非没有风险和潜在的并发症。特别是颈椎经椎间孔类固醇激素注射可导致神经功能障碍、硬膜外血肿、血管梗死或死亡[4]。截至2014年，美国联邦药物管理局认为这些风险非常大，以至于添加了硬膜外皮质类固醇注射的风险预告[1, 10]。

尽管有证据支持皮质类固醇注射可能导致短期症状的改善，但目前缺少哪些患者会因注射而改善的预测方法[4, 6]。在为颈椎退行性疾病患者制订治疗计划时，在影像学引导下经椎间孔硬膜外注射类固醇被认为是保守治疗的有效方式。但是，在建议行颈椎硬膜外注射时，医生应谨慎，并应考虑潜在的并发症。影像学检查提示硬膜压迫明显，中度或重度的脊髓型颈椎病的情况下，许多临床医生不建议行硬膜外注射，以避免进一步加重硬膜外压迫。

物理疗法是另一种保守治疗方式，通常单独或联合其他方式治疗颈椎退行性疾病。物理疗法的目的是恢复运动范围并增强颈部和胸部肌肉组织力量，以减轻症状和防止复发。随着患者疼痛的改善，制订的物理治疗方案应分阶段进行[8]。在治疗的早期，患者应从轻柔的运动训练和伸展开始。随着疼痛的消退，拉伸、活动的范围可逐渐增加并且增加抗阻力锻炼[5]。此外，大多数治疗计划还将包括姿势的指导培训，以防止再次出现神经根型症状。物理疗法作为一种治疗方式的整体有效性的难度在于运动频率、持续时间和强度差异很大[8]。平均而言，这些治疗方案包括15~20个疗程，持续3个月，每次持续时间30~45min[3]。几项研究和系统综述评估了物理疗法在治疗神经根型和脊髓型颈椎病的实用性。这些研究表明，在缓解颈部疼痛和改善肌肉力量方面有中等程度的优势。但是，这些改善是短期的，并且在6个月至1年后消失。文献综述总体上强调了缺乏充分评估物理疗法作为治疗神经根型和脊髓型颈椎病的实用性。

与物理疗法类似，还有许多颈椎的手法治疗操作，以减轻疼痛并防止症状复发。包括局部固定制动，加强肌肉力量，牵引或按摩等[11]。一些研究支持局部固定和颈椎牵引在减轻神经根型颈椎病症状的优势[4]。这些操作的作用是短期的并可减少炎症，而颈椎牵引可增加椎间孔的大小。两种方法都可促使神经根减压，以改善症状[7]。颈椎牵引可对神经根型颈椎病的康复起重要作用，特别是与其他保守疗法联合应用时，尽管仍缺乏有关该治疗方式有效的高质量文献支持。最近发表的病例报告描述了通过牵引成功治疗神经根型颈椎病的患者：一名52岁女性，有2个月的颈部及上肢疼痛病史，诊断为神经根型颈椎病，同时进行了颈椎牵引和局部固定[12]。这些方式可以使颈神经根的结构和功能正常化，从而缓解症状。尽管在治疗中已经独立使用和研究了这两种操作技术，但是关于联合应用两种治疗的有效性尚缺乏足够的证据支持。接受联合治疗后，患者在4周的时间里症状均有改善。她的疼痛几乎完全消失，并且能够不受任何限制地进行日常生活。一些研究支持将颈椎牵引与其他治疗方式相结合[13]，以在神经根型颈椎病的治疗中提供重大改进。

这些操作技术存在方法、频率、强度或持续时间的差异，所以难以标准化，无法确定其最佳治疗效果的方式[11]。尽管这些操作技术和症状的改善之间尚无确定的因果关系，但短期的疗效总体上是好的。然而，在文献中缺乏高质量的证据来支持应用颈椎牵引长期治疗神经根型颈椎病[5]。最近的一项研究指出，与其他保守治疗方法相比，当前的研究不能充分支持或反驳颈椎牵引在治疗神经根型颈椎病的功效[14]。

此外，手法治疗并非没有风险，并伴有诸如脊髓损伤加重等风险[5]，综述包含了几例病例报告，描述了与手法操作相关的严重血管和非血管并发症，包括椎动脉受压和椎间盘突出，其中最严重的并发症需要急诊手术治疗[14]。由于尚未完全了解手法治疗神经根型颈椎病的功效，因此在将这些操作纳入治疗计划之前应仔细考虑。因为，有证据表明手法治疗可能导致症状加重或严重的并发症[11]。需要进行良好的随机对照试验来阐明牵引的安全性和有效性，并为颈椎退行性疾病患者确定清晰有效的治疗方式。最后，经常使用的其他辅助治疗的方式包括经皮电刺激、针灸或臭氧治疗[2, 15-16]。这些治疗方式可缓解部分病例的难治性疼痛，因此最近开始引起人们的注意。但是，研究没有确定症状的改善是否确实来自治疗还是疾病的自然进程。为了能够确定将这些保守治疗方式纳入治疗计划中，将需要进行进一步的研究。

保守治疗方式具有多种选择，需要医生仔细选择适合每个患者需求的治疗方式，并定期观察其进展。尽管症状性颈椎退行性疾病的发病率很高，并且保守治疗得到广泛应用，但目前尚无高质量的证据可比较保守治疗和手术治疗的差别。但是，典型的保守方法是让患者主要通过物理疗法、手法治疗和药物疗法相结合来控制症状。还有有创性的保守治疗选择，例如颈椎硬膜外注射，可能会使那些对简单的保守治疗方法没有疗效的患者受益。如果保守治疗无法改善症状或症状逐渐加重，则应考虑手术治疗。

参考文献

[1] Woods BI, Hilibrand AS. Cervical radiculopathy: epidemiology, etiology, diagnosis, and treatment. J Spinal Diord Tech. 2015;28:251–259.
[2] Bono CM, Ghiselli G, Gilbert TJ, North American Spine Society, et al. An evidence-based clinical guideline for the diagnosis and treatment of cervical radiculopathy from degenerative disorders. Spine J.2011;11(1):64–72.
[3] Hirpara KM, Butler JS, Dolan RT, O'Byrne JM, Poynton AR. Nonoperative modalities to treat symptomatic cervical spondylosis. Adv Orthop.2012;2012:294857.
[4] Wong JJ, Cote P, Quesnele JJ, et al. The course and prognostic factors of symptomatic cervical disc herniation with radiculopathy: a systematic review of the literature. Spine J. 2014;14:1781–1789.
[5] Caridi JM, Pumberger M, Hughes AP. Cervical radiculopathy: a review. HSS J. 2011;7:265–272.
[6] Corey DL, Comeau D. Cervical radiculopathy. Med Clin N Am. 2014;4:791–799.
[7] Eubanks J. Cervical radiculopathy: nonoperative management of neck pain and radicular symptoms.Am Fam Physician. 2010;81(1):33–40.
[8] Iyer S, Kim HJ. Cervical radiculopathy. Curr Rev Musculoskelet Med. 2016;9:272–280.
[9] Onks CA, Billy G. Evaluation and treatment of cervical radiculopathy. Prim Care Clin Office Pract.2013;40:837–848.
[10] Food Drug Administration Center for Drugs Evaluation Research. FDA drug safety communication: FDA requires label changes to warn of rare but serious neurologic problems after epidural corticosteroid injections for pain (FDA Maryland). 2014.
[11] Boyles R, Toy P, Mellon J Jr, Hayes M, Bradley H. Effectiveness of manual physical therapy in the treatment of cervical radiculopathy: a systematic review. J Man Manip Ther. 2011;19(3):135–42.
[12] Savva C, Giakas G. The effect of cervical traction combined with neural mobilization on pain and disability in cervical radiculopathy. A case report. Man Ther. 2013;18:443–446.
[13] Jellad A, Salah ZB, Boudokhane S, Migaou H, Bahri I, Rejeb N. The value of intermittent cervical traction in recent cervical radiculopathy. Ann Phys Rehabil Med. 2009;52:638–652.
[14] Graham N, Gross A, Goldsmith CH, et al. Mechanical traction for neck pain with or without radiculopathy. Cochrane Database Syst Rev. 2008;(3):CD006408.
[15] Bocci V, Borrelli E, Zanardi I, Travagli V. The usefulness of ozone treatment in spinal pain. Drug Des Devel Ther. 2015;9:2677–2685.
[16] Walsh D, Howe T, Johnson M, et al. Transcutaneous electrical nerve stimulation for acute pain. Cochrane Database Syst Rev. 2009;(2):CD006142.

手术干预的时机选择

第 12 章

Alexander M. Tucker, Tianyi Niu,
Daniel T. Nagasawa, Langston T. Holly

梁 栋 译

经验 / 教训

- 无症状和轻度的脊髓型颈椎病患者可以接受非手术治疗。
- 对于进行性中、重度脊髓型脊髓病或非手术治疗失败的患者，应进行手术减压。
- 对于老年患者，长期慢性或症状较轻患者，手术决策需要仔细斟酌。

介绍

脊髓型颈椎病（CSM）是由椎管进行性退行性变窄导致脊髓受压引起的。它病理生理学涉及脊髓的原发性机械损伤和继发性生物学损伤。椎间盘退变、小关节增生、黄韧带肥厚导致原发性机械脊髓损伤。这些因素会在脊髓上产生压缩力，分散力或剪切力。继发性生物学损伤是多因素的，涉及谷氨酸相关的毒性，自由基对细胞的损伤，细胞凋亡或脊髓缺血[5]。虽然手术能够减轻脊髓的主要机械压迫，但它无法直接治疗继发性生物学损伤。由于脊髓本身的恢复能力无法预测，因此绝对不能在手术前对患者许诺神经功能预期恢复程度——尽管这种情况很普遍。

在北美洲，每100万人中有604人患有CSM，其中有16人需要手术[3, 17]。尽管超过一半的中年人有颈椎病的影像学证据，但只有10%的人患有脊髓性或根性症状[13]。此外，脊髓型颈椎病患者有20%~60%的人如果不进行手术，其神经系统功能将加剧恶化[12]。为了防止这种恶化和不可逆的神经损伤，一些外科医生对所有颈椎脊髓压迫影像学证据的患者提供减压手术，而不考虑症状严重程度。但是，任何外科手术干预都存在神经损伤或其他并发症的严重风险。根据在1993—2002年接受CSM手术的国家住院患者样本的数据[2]，术后并发症发生率为13.4%。一次术后并发症导致平均住院天数增加4天，死亡率增加2倍，医疗费用增加超过10000美元的费用。与年龄小于64岁的患者相比，年龄65~84岁的患者的并发症和死亡率分别增加了8倍和14倍。

尽管这种疾病的患病率很高，并且有不同的手术方式选择，但仍缺乏关于脊髓型颈椎病患者手术干预时机的公认指南。本章旨在提供基于证据的建议，以确定脊髓型颈椎病患者手术减压的必要性和时机（表12.1）。

A. M. Tucker · T. Niu · D. T. Nagasawa ·
L. T. Holly (*)
Department of Neurosurgery, University of
California-Los Angeles, Los Angeles, CA, USA
e-mail: lholly@mednet.ucla.edu

© Springer Nature Switzerland AG 2019
M. G. Kaiser et al. (eds.), Degenerative Cervical Myelopathy and Radiculopathy,
https://doi.org/10.1007/978-3-319-97952-6_12

表12.1　CSM临床表现、影像学表现及治疗方案

	体征表现	影像学检查	临床分级	初始治疗	随访或治疗
无症状脊髓型颈椎病	无脊髓压迫症状，可有神经根型疼痛，常伴有颈部疼痛	椎管狭窄，脊髓受压或萎缩	Nurick 0 分 mJOA 18 分	随访 物理治疗	3~6 个月
轻度脊髓型颈椎病	症状轻微，常以上肢为主	脊髓轻微受压；脊髓内一般无 MRI 信号异常	Nurick 0~1 分 mJOA 5~17 分	物理治疗 避免高危行为 颈部外部支撑固定	3 个月
中度脊髓型颈椎病	中度症状，常伴有精细运动功能减退，可出现轻度至中度的步态异常	脊髓受压，常出现 T2 高信号，但常无 T1 信号改变	Nurick 2~3 分 mJOA 12~14 分	手术减压	1~2 个月
重度脊髓型颈椎病	症状严重，频繁进展，明显的步态功能障碍及缺乏灵活性	脊髓内 T2 高信号、T1 低信号改变	Nurick 4~5 分 mJOA 0~11 分	手术减压	2 周

诊断和治疗建议简要总结：描述了无症状脊髓型颈椎病、轻度脊髓型颈椎病、中度脊髓型颈椎病和重度脊髓型颈椎病者所具有的典型临床表现、影像学表现和临床分级，并列出了每一组患者的建议初始治疗方案和随访时间

评价和治疗

评价

病史和体格检查

对每位怀疑患有脊髓型颈椎病患者均应进行详细的病史和体格检查。脊髓型颈椎病的体征和症状可能很多样，包括轴向平衡的改变、膀胱控制功能障碍、灵活度降低，本体感受受损及步态异常。评价者应注意可能会加速颈椎退变过程的危险因素，包括职业或危险的生活方式（头部携带物体或进行头部接触运动），以及相关并发症，例如唐氏综合征、类风湿关节炎或Klippel-Feil综合征。此外，生活方式可能会影响患者是否会选择在相对轻微的症状时接受相对激进的外科手术干预，比如从事娱乐性或职业性高强度活动（例如冲浪），或有经常摔倒病史的人。

全面的查体至关重要，应该重点进行力量测试，评估反射和感觉状况。脊髓型颈椎病的客观临床表现包括深部肌腱反射亢进、病理反射阳性和感觉障碍。最后也应考虑脊髓型颈椎病的其他病因，例如脊髓空洞症、外伤、肌萎缩性侧索硬化、多发性硬化、进行性多关节炎、先天性病变或维生素B$_{12}$缺乏症。

脊髓型颈椎病的存在和严重程度可通过多种定量量表进行评估，包括Nurick评分、日本骨科协会评分、改良的日本骨科协会（mJOA）评分、36型简表、步行试验及握持和释放试验。我们通常使用mJOA评分，这是一种针对CSM患者的功能评估量表[14]。然而，尽管定量评分可以用来评估患者和改进记录数据，但它们应该被视为辅助的，而不是用于手术决策的主要工具。

影像学检查

所有怀疑患有颈椎管狭窄的患者均应接受前屈后伸的X线片检查，以及颈椎MRI。X射线成像对于显影骨骼解剖结构，评估颈椎稳定性、颈椎序列及准确定位脊柱节段非常重要。CT扫描有助于诊断MRI成像不佳的病变，例如后纵韧带骨化或椎间盘钙化。但是，MRI是整体上最有用的成像方式，因为它提供了软组织解剖结构的详细图像以及脊髓结构的高分辨率成像。可以认为，前后压缩比（前后脊髓直径除以横向脊髓直径）小于40%，脊髓尺寸缩小30%或横截面积小于60mm^2，就可能导致脊髓型颈椎病症状[8, 18]。许多外科医生还使用7mm的前后直径值来评估潜在的颈髓压迫。2009年，美国神经外科医师协会脊柱和周围神经疾病联合发布了《颈椎退行性疾病的外科手术治疗指南》，该指南表明，多节段的T2高信号，T1局灶性低信号与T2局灶性高信号以及脊髓萎缩均与术后预后不良有关[16]。一些人认为，T2加权信号变化增加的区域代表水肿、神经胶质增生，局部缺血和潜在的可逆变化，而相应的T1低信号区域在组织病理学上与晚期的脊髓软化或囊性坏死相关，提示不可逆的脊髓损伤[19]。

电生理检查

某些外科医生认为手术前后的电生理检查可以帮助进行术前诊断、协助疾病监测并提供准确的预后信息[9]。但是，我们不提倡常规的电生理测试。然而，在难以区分脊髓型和神经根型颈椎病情况下（脊髓型和神经根型颈椎病并存时），应考虑进行电生理学检查。值得注意的是，这种检测不同于术中电生理监测，电生理监测提醒术者术中神经生理变化，尽管其术中总体效用仍存在争议。

目前，临床上没有常规使用放射学、血清学或电生理学指标来预测由于CSM引起的功能障碍。最近的研究指出，先进的成像技术，例如扩散张量成像，可能会得出理想的结果，并可能在将来应用于临床[6]。在找到可靠且可重复的生物标记物之前，确定何时对脊髓型颈椎病患者进行手术，需要整合查体结果、影像学检查结果以及对患者病史的仔细分析，并将患者分类为无症状、轻度、中度和重度类别，这将在后文进行综述。

无症状型脊髓型颈椎病

无症状型脊髓型颈椎病是指没有脊髓病症状但有影像检查显示脊髓受压的患者（图12.1）。通常是由于其他原因，例如颈部疼痛或外伤，做影像检查后偶然发现。

颈椎病与颈椎退变老化密切相关，在25岁时其发病率为10%，在65岁时发病率为95%[22]。老年人群是美国增长最快的年龄组，到21世纪中叶，预计老年人将占总人口的23%[23]。因此，在未来几年中，无症状型脊髓型颈椎病可能会越来越频繁地出现。

无症状型脊髓型颈椎病患者可分为伴有和不伴有神经根型颈椎病两种类型。这种区别的基本原理是，有症状的神经根型颈椎病（无论是临床症状还是电生理学诊断）的存在已被报告为脊髓型颈椎病发展的重要预测指标。在近期的系统性综述中，Wilson等利用多变量分析确定了临床症状性神经根型颈椎病（$P=0.007$；中等水平证据）和延长的体感诱发电位（SEP）（$P=0.007$；中等水平证据）及运动诱发电位（MEPs）（$P=0.033$；中等水平证据）与早期（≤1年）脊髓型颈椎病有关[25]。此外，在1年内发生脊髓型颈椎病的患者中，63%被诊断为神经根型颈椎病，而未发生脊髓型颈椎病的患者仅23%被诊断为神经根型颈椎病。可以预期的是，发生脊髓型颈椎病的患者中出现异常SEP和MEPs的比例要高于

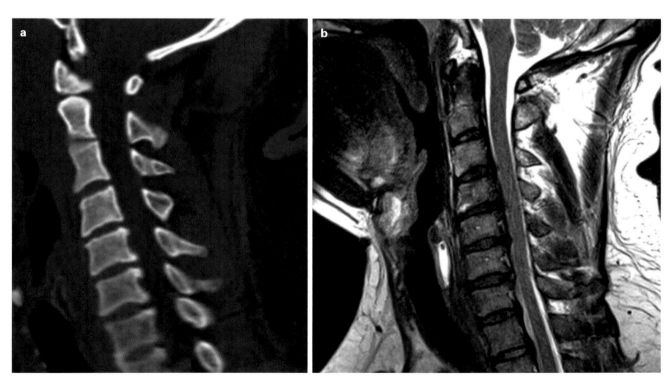

图12.1　38岁男性，颈痛，发现有反射亢进，但没有肌力、感觉改变或步态异常（mJOA 18分）。他受了物理治疗，不需要手术干预（mJOA 18分）。（a）CT显示颈椎局部骨赘形成。（b）MRI轻度脊髓型脊椎病，脊髓腹侧受压，无脊髓信号改变

那些未发病的人。Bednarik等进行了该患者群体中被引用次数最多的临床研究之一，他们纵向评估了66名伴有脊髓压迫的无症状型脊髓型颈椎病患者的EMG和SEP的检查结果[1]，认为神经系统检查异常和mJOA评分下降大于等于1分会导致脊髓型颈椎病的发展。研究队列中大约有20%患有CSM，而患有CSM的人群中有92%患了神经根型颈椎病，而没有CSM的人群中有24%患了神经根型颈椎病（$P<0.0001$）。发生CSM的患者中有61%出现了EMG异常，而没有CSM的患者中有11%出现了EMG异常（$P<0.01$）。

　　尽管目前尚无基于证据的共识来支持无症状脊髓压迫患者的预防性手术减压。但应告知这些患者脊髓型颈椎病的体征和症状、进展的风险，并进行临床随访。相比之下，伴有脊髓压迫和神经根型颈椎病的无症状型脊髓型颈椎病患者的治疗更具争议性。尽管尚无针对该患者人群中手术治疗与非手术治疗的比较研究，但越来越多的证据表明神经根型颈椎病的发生与脊髓型颈椎病的发生有关[1]。此外，其中的部分患者因非手术治疗无效的严重神经根型颈椎病而接受手术。因此，可以考虑在该患者人群中进行手术，并且应该考虑同时治疗神经根型颈椎病和脊髓压迫。这些病变可能位于不同的节段，即使神经根型颈椎病起源于单个节段，也可能需要多节段的手术。也可以提供非手术干预，包括密切的随访或有指导的结构化康复训练。实际上，对于大多数这类患者，这可能是最合适的初始选择。但是，如果脊髓型颈椎病在非手术治疗过程中进展，应考虑手术治疗。

轻度脊髓型颈椎病

　　轻度脊髓型颈椎病是指伴有轻微或相对轻微的脊髓型颈椎病症状，可能不会导致任何一种类型的功能障碍，但有客观的影像学或体格检查发现椎管狭窄的患者。这些患者的mJOA分数通常为15~17分。与患有脊髓压迫和神经根型颈椎病的无症状型脊髓型颈椎病患者一样，对于轻度CSM患者的最佳治疗仍然存在争议，因为相对缺乏针对该患者人群直接进行手术治疗与非手术治疗对比的高水平公开数据。Kadanka等[10]进行了一项前瞻性研究，其中包括轻度和中度CSM患者（$n=68$），这些患者被随机分配至手术（$n=33$）或非手术治疗

（$n=35$）。在3年时间内，使用mJOA量表、10m限时步行、日常活动表现的视频评估，以及在标准时间点的自我报告来对患者进行评估。在3年的随访期内，两组的mJOA评分均无明显下降。然而，非手术组在行走时间上有显著差异。尽管如此，mJOA的分数在组间并无差异。作者得出的结论是，轻中度CSM患者的手术和非手术治疗之间没有显著差异。随后，该队列研究总共进行了10年，结果在另一份出版物中报道[11]。作者在随后的时间点仍然没有发现非手术干预和手术干预之间的显著差异。然而，必须指出的是，在这两项研究中，手术干预后缺乏改善，这与许多其他研究的结果相反[20]。

　　虽然非手术治疗已被证明可以稳定一些轻度脊髓型颈椎病患者的病情进展，但这种方式难以改善神经功能。根据现有的文献，在一组非手术治疗的椎间盘突出和/或动态脊髓型颈椎病[15]患者中，达到最小临床重要差异（MCID）的神经功能改善似乎是可行的。直观上看，这是有道理的，因为椎间盘突出可能随着制动而再吸收，颈部制动是一种众所周知的治疗动态脊髓型颈椎病的方法。然而，非手术治疗不太可能诱发神经功能的恢复，从而使因椎管狭窄或脊柱骨化而受到严重静态压迫的患者达到MCID。相比之下，与单独制动相比，手术可能会使具有多样化的病理生理学和影像学检查异常的患者的神经功能得到改善。来自北美AOSpine前瞻性多中心研究的结果表明，尽管这些功能评估工具[7]存在天花板效应，轻度CSM患者的mJOA和Nurick评分均有统计学意义上的改善。

　　根据上述数据，为轻度CSM患者提供手术干预或有指导的结构化康复训练是合理的。对于非手术治疗的患者，如果在随访期间出现神经功能恶化，应推荐手术治疗。虽然没有关于随访时间的公开指南，但如果症状在非手术治疗3个月或更长时间后仍然存在，许多外科医生会提供手术治疗。目前，尚无令人信服的数据支持轻度或无症状的患者应进行预防性减压手术，以防止在发生创伤事件（如跌倒或机动车事故）后出现瘫痪。Chang等最近的一项研究对55例无症状或轻度颈椎管狭窄患者进行了前瞻性随访，这些患者均接受了非手术治疗。31名患者（56%）曾被之前的医生推荐手术治疗。26名患者（47%）被告知，如果不进行手术，他们将在车祸或摔倒后瘫痪。这些患者平均随访2.3年。10名患者（18%）

在随访期间经历了创伤事件，没有人发生脊髓损伤。作者的结论是，在这一患者群体中，在轻微创伤后发生脊髓损伤的可能性比许多医生推测的要小，但有必要对一大批患者进行前瞻性研究，以充分阐明其真正的风险分级。

中度脊髓型颈椎病

中度脊髓型颈椎病是指症状和体征明显，mJOA评分通常为12~14分的患者（图12.2）。他们可能出现轻度到中度的手部不协调和步态困难，或者在这些功能中相对严重的孤立损伤。虽然对于轻度至中度脊髓病的患者可以尝试非手术治疗，但目前的文献提示中度CSM患者应进行手术干预。事实上，患者术前mJOA[24]每增加1分，术后mJOA评分大于16的可能性就增加1.22倍。相反，在一项对mJOA评分为11~14分的非手术治疗患者的研究中，mJOA评分的变化很小（0~2.3），高达54%的患者最终需要手术[25]。因此，非手术治疗通常被认为是术前的权宜之计。这一建议的部分理由是，脊髓受压严

重到足以导致中度脊髓功能障碍的程度可能与进行性永久性的显微结构改变有关，而这种改变无法通过减压手术逆转。因此，在这一患者群体中寻求非手术治疗会带来神经功能下降的风险。作为一项大型多中心研究的一部分，Fehlings等前瞻性地随访了110例接受手术减压的中度CSM患者。mJOA评分的平均提高为2.58分，Nurick评分为1.51分，NDI分数为9.79分。所有这些评分与术前基线相比有着显著改善，并超过了中度CSM的MCID测量值。

Sampath等的一项研究也发现了这一观点，他们前瞻性地比较了中重度CSM[21]的手术和非手术治疗结果。手术患者的运动功能和总体疼痛等神经学症状有所改善。相比之下，非手术患者的功能状态明显恶化，而基线神经症状无明显恶化。手术队列的功能改善，而对应的非手术组功能下降，提示手术干预在这个患者群体是有益处的。

在某些特定情况下，非手术治疗可能适合这种患者人群，包括合并显著增加手术风险的合并症，对手术或症状改善的抵触。但是，如果采取非手术策略，则必须

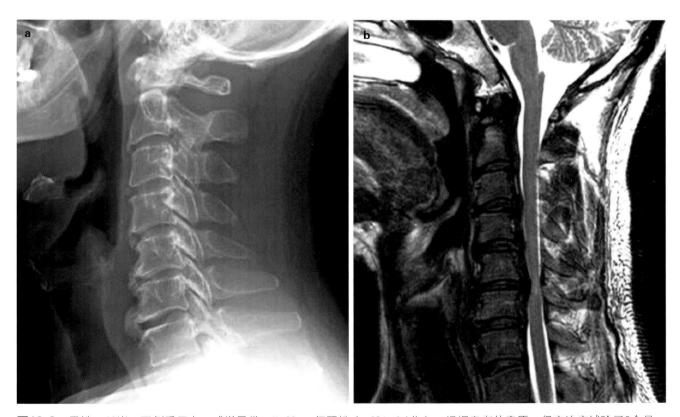

图12.2　男性，40岁，双侧手无力，感觉异常，Hoffman征阳性（mJOA=14分）。根据患者的意愿，保守治疗试验了3个月，症状持续，后进行C3~C6椎板成形术。术后患者的手部力量和感觉明显改善（mJOA 16分）。（a）X线片显示颈椎变直，有中度骨赘形成。（b）MRIC5~C6弥漫性颈椎关节僵硬及局灶性狭窄，脊髓T2加权信号高强度

严密监控此类中度患者的进展性症状或危险信号，例如大小便症状、性功能障碍或新发麻木症状。

重度脊髓型颈椎病

重度脊髓型颈椎病是指症状和体征明显或病情进展迅速的患者（图12.3）。这些患者的mJOA评分通常为0~11分，他们可能只能坐轮椅，或者完全依赖助行器行走。MRI特征通常包括前后脊髓直径为7mm或更小，提示伴有脊髓压迫的严重椎管狭窄，并可能显示有脊髓损伤的影像证据。这包括T2加权髓内信号高信号、相应的T1加权髓内信号强度低信号或脊髓萎缩。

最近一项对严重脊髓型颈椎病患者的研究发现，通过手术，平均mJOA评分提高了4.91，Nurick评分提高了1.74[7]。虽然mJOA增加了近5个百分点，但这些严重CSM患者术后的mJOA评分仍然相对较低，这表明他们的实际神经功能改善很小。因此，手术干预应在症状恶化之前进行。然而，Yoshimatsu等[26]进行了一项脊髓型颈椎病患者进行手术干预或非手术治疗回顾性研究。与非手术

组相比，接受手术的患者神经学程度更严重，平均mJOA为9.1。在近期手术组中，78%的患者在最后一次随访中改善了mJOA评分，而非手术组只有23%的患者较基线评分有所改善。因此，本研究的结果主张在这类患者中进行限期手术减压，一般在几周内。非手术治疗效果有限，可能延误手术干预，而导致进一步的神经损伤。

精确的手术时机

目前还没有发表的研究支持精确的手术时机，而且如本章所述，以前的大多数调查和指南都是根据疾病的严重程度确定手术时机。但是，根据经验和对表12.1中现有医学文献的解释，我们提供了一些更精确的手术时机建议。在对脊髓型颈椎病患者进行[24]手术干预的大型前瞻性多中心研究中，更早而不是更晚进行手术干预的总体理念似乎得到了支持。他们发现，当症状持续时间从≤3个月增加到3~6个月时，成功恢复的概率降低了22%。

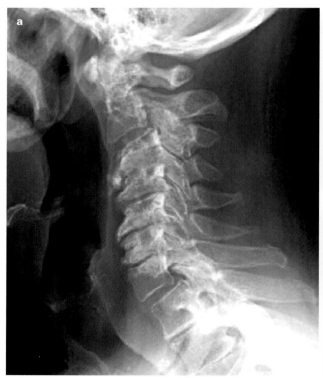
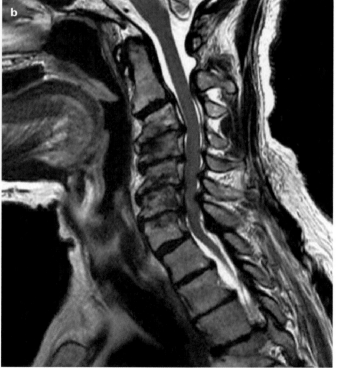

图12.3   重度脊髓型脊椎病。患者为82岁男性，手部无力、进行性步态异常和反射亢进（mJOA 7分）。患者在就诊一周后接受了C3~C7椎板切除融合术。尽管术后仍然存在轻度步态障碍，但患者的肢体灵活性和行走能力得到改善（mJOA 11分）。（a）颈椎X线片显示严重退变、后凸、骨赘形成和自然融合。（b）MRI示颈椎多节段狭窄，C6节段处脊髓T2信号改变

结论

脊髓型颈椎病的手术决策需要仔细整合患者的主观症状、客观查体结果、影像学证据、患者生活方式和整体健康状况。根据这一分析，患者可分为无症状、轻度、中度和重度疾病。无症状型脊髓型颈椎病患者通常不需要治疗，但应密切关注，特别是那些同时伴有神经根型颈椎病变的患者。轻度患者可以通过非手术治疗来改善或稳定病情，但手术治疗也被证明是有益的。中度患者通常需要手术，手术应被视为一线治疗。对于拒绝手术或手术风险高的患者，可以采取保守措施。然而，这些患者需要严密监测疾病进展的迹象，包括步态障碍或缺乏灵活性。最后，重度脊髓型颈椎病患者应进行手术减压治疗，因为使用非手术治疗可能会导致进一步不可逆转的神经功能下降。

参考文献

[1] Bednarik J, Kadanka Z, Dusek L, Novotny O, Surelova D, Urbanek I, et al. Presymptomatic spondylotic cervical cord compression. Spine. 2004;29:2260–2269.

[2] Boakye M, et al. Cervical spondylotic myelopathy: complications and outcomes after spinal fusion. Neurosurgery. 2008;62:455–61; discussion 461–452.

[3] Boogaarts HD, Ronald HM. Prevalence of cervical Spondylotic myelopathy. Eur Spine J.2013;24(S2):139–141.

[4] Chang V, Ellingson BM, Salamon N, Holly LT. The risk of acute spinal cord injury after minor trauma in patients with preexisting cervical stenosis.Neurosurgery. 2015;77(4):561–5; discussion 565.

[5] Dolan RT, Butler JS, O'Byrne JM, Poynton AR. Mechanical and cellular processes driving cervical myelopathy. World J Orthop. 2016;7(1):20–29.

[6] Ellingson BM, Salamon N, Grinstead JW, Holly LT. Diffusion tensor imaging predicts functional impairment in mild-to-moderate cervical spondylotic myelopathy. Spine J. 2014;14(11):2589–2597.

[7] Fehlings MG, Wilson JR, Kopjar B, Yoon ST, Arnold PM, Massicotte EM, Vaccaro AR, et al. Efficacy and safety of surgical decompression in patients with cervical spondylotic myelopathy: results of the AOSpine North America Prospective Multi-Center Study. J Bone Joint Surg Am. 2013;95(18):1651–1658.

[8] Fujiwara K, Yonenobu K, Ebara S, Yamashita K, Ono K. The prognosis of surgery for cervical compression myelopathy. An analysis of the factors involved. J Bone Joint Surg. 1989;71(3):393–398.

[9] Hu Y, Ding Y, Ruan D, Wong YW, Cheung KMC, Luk KDK. Prognostic value of somatosensory-evoked potentials in the surgical management of cervical spondylotic myelopathy. Spine. 2008;33(10):E305–E310.

[10] Kadanka Z, Mares M, Bednanik J, Smrcka V, Krbec M, Stejskal L, et al. Approaches to spondylotic cervical myelopathy: conservative versus surgical results in a 3-year follow-up study. Spine. 2002;27:2205–10; discussion 2210–2201.

[11] Kadanka Z, Bednanik J, Novotny O, et al. Cervical spondylotic myelopathy: conservative versus surgical treatment after 10 years. Eur Spine J. 2011;20:1533–1538.

[12] Karadimas SK, Mark Erwin W, Ely CG, Dettori JR, Fehlings MG. Pathophysiology and natural history of cervical spondylotic myelopathy. Spine. 2013;38(22 Suppl 1):S21–S36.

[13] Klineberg E. Cervical spondylotic myelopathy: a review of the evidence. Orthop Clin North Am. 2010;41(2):193–202.

[14] Kopjar B, Tetreault L, Kalsi-Ryan S, Fehlings M. Psychometric properties of the modified Japanese Orthopaedic Association scale in patients with cervical spondylotic myelopathy. Spine. 2015;40(1):E23–E28.

[15] Matsumoto M, Chiba K, Ishikawa M, Maruiwa H, Fujimura Y, Toyama Y. Relationships between outcomes of conservative treatment and magnetic resonance imaging findings in patients with mild cervical myelopathy caused by soft disc herniations. Spine. 2001;26(14):1592–1598.

[16] Matz PG, Anderson PA, Kaiser MG, Holly LT, Groff MW, Heary RF, Mummaneni PV, et al. Introduction and methodology: guidelines for the surgical management of cervical degenerative disease. J Neurosurg Spine. 2009;11(2):101–103.

[17] Nouri A, Tetreault L, Singh A, Karadimas SK, Fehlings MG. Degenerative cervical myelopathy: epidemiology, genetics, and pathogenesis. Spine. 2015;40(12):E675–E693.

[18] Ono K, Ota H, Tada K, Yamamoto T. Cervical myelopathy secondary to multiple Spondylotic protrusions. Spine. 1977;2(2):109–125.

[19] Ramanauskas WL, Wilner HI, Metes JJ, Lazo A, Kelly JK. MR imaging of compressive myelomalacia. J Comput Assist Tomogr. 1989;13(3):399–404.

[20] Rhee JM, Shamji MF, Erwin WM, et al. Nonoperative management of cervical myelopathy: a systematic review. Spine (Phila Pa 1976). 2013;38:S55–S67.

[21] Sampath P, Bendebba M, Davis JD, et al. Outcome of patients treated for cervical myelopathy. A prospective, multicenter study with independent clinical review. Spine (Phila Pa 1976). 2000;25:670–676.

[22] Steinmetz MP, Benzel EC. Benzel's spine surgery: techniques, complication avoidance, and management.2017.

[23] Stevens JA, Olson S. Reducing falls and resulting hip fractures among older women. MMWR Recomm Rep. 2000;49:3–12.

[24] Tetreault LA, Kopjar B, Vaccaro A, Yoon ST, Arnold PM, Massicotte EM, Fehlings MG. A clinical prediction model to determine outcomes in patients with cervical spondylotic myelopathy undergoing surgical treatment: data from the prospective, Multi-Center AOSpine North America Study. J Bone Joint Surg Am. 2013;95(18):1659–1666.

[25] Wilson JR, Barry S, Fischer DJ, Skelly AC, Arnold PM, Daniel Riew K, Shaffrey CI, Traynelis VC, Fehlings MG. Frequency, timing, and predictors of neurological dysfunction in the nonmyelopathic patient with cervical spinal cord compression, canal stenosis, and/or ossification of the posterior longitudinal ligament. Spine. 2013;38:S37–S54.

[26] Yoshimatsu H, Nagata K, Goto H, et al. Conservative treatment for cervical spondylotic myelopathy. Prediction of treatment effects by multivariate analysis.Spine J. 2001;1:269–273.

手术入路的选择

第13章

Mena G. Kerolus，Vincent C. Traynelis

周晓枢　译

经验 / 教训

- 颈椎的中立位、前屈后伸位像是退行性脊髓型和神经根型颈椎病的常规影像学检查。这些影像为判定颈椎序列、稳定性以及术前规划提供了重要信息。
- 神经根型颈椎病和/或脊髓型颈椎病若想获得成功的手术效果，必须考虑是否需要减压、如何维持或改善颈椎曲度并保证颈椎长期稳定性。
- 对于脊髓压迫来自多节段间盘水平，而非椎体后方的大多数脊髓型颈椎病患者，采用前路多个节段间盘切除减压融合是最佳选择。
- 颈椎后路手术适于不能通过前路安全或充分地解决的病例，包括侧方软性椎间盘突出、多节段先天性椎管狭窄及后纵韧带骨化。
- 对于需要在后路颈椎固定后扩大椎间孔的病例，小关节融合器可以在维持颈椎前凸的同时增加椎间孔面积、提高融合率。

介绍

脊髓型颈椎病是造成老年人脊髓功能障碍的最常见疾病[1]。手术目的是改善神经症状、有效的神经减压、维持或改善颈椎曲度及稳定性。理想的手术入路应具有高成本效益、低并发症发生率[2-3]。手术方式的选择必须考虑患者的临床症状、神经压迫位置、受累的节段数量以及颈椎序列。需要注意的其他因素包括身体行为习惯、颈椎手术病史，尤其需要了解吸烟史和类固醇类激素应用情况，这可能会影响融合效果。通过对这些因素的综合分析来选择最佳的颈椎手术方案。

颈椎生物力学和序列结构参数的研究使我们对颈椎病有更深的理解，内固定器械也在逐渐进步，使手术效果得到很大提升。但是手术方式的选择仍然需具体病例具体分析[4]。系统综述对比了不同颈椎入路的优势和有效性，但考虑到患者的异质性和手术技术的多样性，很难得出一个粗略的结论。多数病例手术方式的选择有明确的手术指征。但在某些情况下，选择前路还是后路手术没有明确证据支持。本章将系统的阐述治疗退行性神经根型颈椎病和脊髓型颈椎病的手术方式选择问题。

M. G. Kerolus · V. C. Traynelis (*)
Department of Neurosurgery, Rush University
Medical Center, Chicago, IL, USA
e-mail: vincent_traynelis@rush.edu

© Springer Nature Switzerland AG 2019
M. G. Kaiser et al. (eds.), Degenerative Cervical Myelopathy and Radiculopathy,
https://doi.org/10.1007/978-3-319-97952-6_13

基本评价指标

影像学评价

确定合适的手术方式需要对所有影像学资料进行综合评价。影像学上有退行性变，无症状的患者并不需要手术治疗[5-6]。有症状患者的影像学评价应包括中立位X线平片及屈伸位像。评估脊髓和神经根压迫情况在影像学评估中是非常重要的，需要进一步检查，如磁共振成像（MRI）、脊髓造影。怀疑存在后纵韧带骨化（OPLL），关节突关节病变或骨性椎间孔狭窄的患者应通过MRI和CT检查进一步评估。如果磁共振已经获得清晰影像，则无须行脊髓造影检查。核素骨扫描有助于验证小关节是否为潜在的疼痛源，但并非所有患者都需要。

颈椎中立位、屈伸位X线片可评价颈椎曲度、是否存在不稳、椎体退变程度、椎间隙高度、关节突关节病变、终板硬化和骨赘。术前中立位X线片也有助于对比评估术后的影像学参数，这是重要的临床结果与影像学随访指标[7]。术前屈伸位像是评估颈椎不稳最准确有效的手段，这是手术计划成功的关键。中立位颈椎侧位片在颈椎后凸是前路手术的重要指征。

MRI是评估颈椎退行性疾病中神经病变及压迫程度的主要方式，可以清楚地显示蛛网膜下腔、椎管和椎间孔，也可显示脊髓中T1和T2加权信号下的病变，这对评估手术预后有重要意义。MRI可以将椎间盘突出和囊肿与其他实体性神经压迫相鉴别[8]。

CT是评估骨性结构、骨赘形成、终板硬化、小关节退变和骨性椎间孔狭窄的重要手段。对于MRI上怀疑有后纵韧带骨化的患者，CT检查至关重要[6]。CT可以在很多方面指导手术方式选择。例如，CT影像有显著终板退变或关节面病变的患者，不适合进行人工颈椎间盘置换术[9]。

如果MRI或CT不能清楚显示所需的结构，可行CT脊髓造影。这种情况多见于有颈椎固定融合病史或病变在颈胸交界处的患者。对于不能进行MRI检查的患者，CT脊髓造影是首选评估神经情况的影像学检查方法。

颈椎畸形

近10年，我们对矢状位颈椎序列的重要性有了更深的认识。颈椎前凸和总体矢状位平衡与脊髓病变的严重程度和总体健康评分密切相关。颈椎序列平衡也与胸腰段、骨盆有关[10]。胸腰椎畸形可影响颈椎序列平衡，反之亦然。怀疑胸腰段畸形的患者应拍脊柱全长正侧位X线片进行评估。没有脊髓病变或神经根病变的症状性颈椎畸形可通过矫正畸形得以改善。症状性颈椎畸形的矫正需要复杂的计划，往往需要联合应用多种矫形技术，这些将在其他章节进行详细阐述[11]。

手术方式的选择

合理手术方案的制订对颈椎病的术后疗效至关重要。多数神经根型颈椎病可采用保守治疗得到改善。但所有的文献均认为脊髓型颈椎病是一种逐渐进展的颈椎病，只有手术干预是有效的[12-4]。

神经根型、脊髓型颈椎病的手术治疗有3个重要方面：神经减压、颈椎序列平衡、曲度纠正及稳定性的建立。保证前两个重要方面的前提下，应尽量保留颈椎的活动度。影响颈椎手术方式选择的因素有压迫与脊髓或神经根的位置关系、受累节段数量、是否存在不稳、滑脱或颈椎曲度异常。对于伴有颈椎畸形的脊髓型颈椎病患者，治疗方式取决于是否处理颈椎畸形，固定还是简单处理直接影响手术方案。

颈椎前路

颈椎前路手术包括前路椎间孔减压术、前路颈椎间盘切除融合术或颈椎人工椎间盘置换术、前路椎体次全切减压术。颈椎前路手术可以直接处理病变的间盘及椎体，也是纠正颈椎畸形、维持颈椎正常曲度的重要手段。吞咽功能障碍和广泛的神经放射痛患者不适合颈椎前路手术。

前路颈椎椎间孔减压术

前路颈椎椎间孔减压手术适用于单纯的神经根型颈椎病。对于神经根型、脊髓型并存的患者，不宜采取此术式。前路颈椎椎间孔减压手术最早报道于1968年，近年来Choi等也进行了该手术方式的报道[15]。此手术入路的Horner综合征发生率较高，且症状复发率高。仅有少数特殊病例适合此入路[16]。

前路颈椎间盘切除融合术

前路颈椎间盘切除融合术（ACDF）适用于伴有颈椎不稳、后凸畸形、中央型或偏中央间盘突出的颈椎病。颈椎前方入路可以对椎管、椎间孔进行直接减压，稳定椎间隙，通过撑开椎间隙可改善或维持现有颈椎曲度。该术式在治疗来自脊髓后方压迫如黄韧带肥厚或多节段椎管狭窄时并不理想。硬脊膜受压严重的后纵韧带骨化症病例是前路椎间盘切除融合术的相对禁忌证。对于多个节段颈椎间盘突出而椎体后方压迫不重的病例，前路椎间盘切除融合要优于椎体次全切融合。因为前路间盘切除融合术在提高颈椎稳定性和颈椎曲度方面优于椎体次全切[17]。对于大多数来自椎间隙的颈髓压迫，椎体后方压迫不明显患者，适合采用该术式。很多患者的手术需要进行椎间孔的探查和减压，前路颈椎间盘切除融合术优势在于可以对每个病变治疗节段都可以进行双侧椎间孔的探查和减压。对于单纯神经根型颈椎病患者，前路间盘切除融合术与后路椎间孔切开减压术有相似的疗效[18]。是否选择后路椎间孔切开减压术取决于神经根的受压部位。外侧椎间盘突出或单纯椎间孔狭窄可采用后路椎间孔切开减压术[19]。前路颈椎间盘切除融合术单节段和双节段的1年随访融合率分别为97%和94%。但鉴于脊髓型颈椎病更容易出现对融合产生不利影响的并发症，实际的融合率可能更低[20]。尽管有报道称脊髓型颈椎病的前后入路在疗效和安全性相似，但越来越多的报道倾向于前路术式具有更好的神经恢复、更好的颈椎曲度、更高的耗材使用效益、更好的患者满意度[2, 17, 21-25]。

颈椎前路椎体次全切融合术

颈椎前路椎体次全切融合术适用于前方脊髓压迫无法通过椎间盘切除融合术解决的病例。当前方脊髓压迫范围超出椎间盘间隙水平时，单纯椎间盘切除减压无法解决来自椎体后方造成的压迫，不能达到充分减压。这种情况并不多见，但确实存在。有学者认为，进行椎体次全切多节段减压手术时间更短，但这不是我们的经验。虽然单纯间盘切除融合术需要对两个节段进行细致减压，多出一些时间，但另一方面两个椎间融合器的置入明显比椎体次全切除后应用钛网、植骨、固定重建切除的部分椎体要来得高效。次全切多个节段椎体后需要补充后方固定，更加降低了该术式的适用范围[26-27]。广泛颈椎椎体后方压迫颈髓的病例不适于单纯做多节段椎体次全切融合术，目前多主张将间盘切除与椎体次全切混合应用[28]。

人工颈椎间盘置换术

人工颈椎间盘置换术治疗颈椎间盘退行性疾病的同时，可保留治疗节段活动度。美国FDA证实人工颈椎间盘置换术与前路间盘切除融合术治疗单节段和双节段颈椎病有相似的临床改善率[30]。但对于术前颈椎节段活动受限或融合的患者，人工颈椎间盘置换术不能体现其保留治疗节段活动度的优势。另外，人工颈椎间盘置换术不适用于骨质疏松或终板缺损的病例。一项7年随访的随机对照研究表明，在选择恰当的病例中，人工颈椎间盘置换术优于前路间盘切除融合术[31]。

颈椎后路手术

颈椎后路手术包括后路椎间孔减压术、椎板切除术、椎管扩大成形术、椎板切除固定术。这些手术通常适用于侧方的软性间盘突出症、椎间孔狭窄和多节段先天性椎管狭窄，也适用于后纵韧带骨化症引起的脊髓受压不能安全或充分地通过前路进行减压。颈椎后路手术风险低，解剖结构较前路简单，因此有些医生仍提倡此种入路。然而，在对8548名患者的多中心回顾性研究中，接受后路融合术的患者死亡率和住院并发症的发生率高于前路手术[32]。而一项针对脊髓型颈椎病患者的单一机构研究显示，总体并发症发生率相似[22]。

颈椎后路椎间孔切开术

单纯神经根型颈椎病不伴有脊髓受累的病例采用颈椎后路椎间孔切开可取得良好效果。当临床症状与影像学上神经根压迫相符时，是颈椎后路椎间孔切开术的指征。神经根压迫可能是由于骨赘形成、椎间孔狭窄（通常是由于关节突关节病变所致）或椎间盘突出。少数病例是滑膜囊肿所导致的椎间孔压迫。对于椎间孔内侧压迫并伴有脊髓病、不稳定或后凸的患者，椎间孔切开术不是最好的治疗策略。

颈椎椎板切除术

颈椎椎板切除术可多节段减压，但会增加发生颈椎畸形的风险。虽然该术式对脊柱非常僵硬的老年人有效，但超过20%的脊髓型颈椎病患者行椎板切除术后会出现脊柱后凸[33]。由于脊柱后凸的风险，作者不建议椎板切除术。那些有颈椎僵硬感的颈椎病患者，行椎板切除术增加融合不会造成额外不适。这是一种比单纯椎板切除术更安全、更彻底的治疗方法。

颈椎椎管扩大成形术

颈椎椎管扩大成形术用于相对年轻的先天性狭窄和有良好颈椎活动度的脊髓型颈椎病患者[34]。该术式非常重要的一个指征是患者必须存在颈椎前凸，不能有后凸畸形[35]。颈椎前方脊髓压迫是椎管扩大成形术后神经功能恢复的一个负性预后因素[36]。我们在术前常规通过CT评估C4–C5椎间孔，认为在这一节段的明显椎间孔狭窄是椎管扩大成形术的禁忌证，因为它可能增加术后C5神经麻痹的风险。

颈椎后路椎板切除融合术

多节段颈椎管狭窄所致脊髓型颈椎病患者，没有

不可复性后凸畸形，应用椎板切除融合术可取得良好的效果。与其他后路手术一样，来自颈髓后方压迫是其最佳指征。如果主要是颈髓前方的压迫，并且有良好的颈椎前凸曲度，那么后路减压通常也可以达到间接减压的目的。颈椎后路侧块固定并发症发生率低，是后路优先考虑的固定方法。与椎管扩大成形术相比，颈椎后路固定融合术可明显改善颈部疼痛，但手术翻修率和治疗费用更高[37-38]。在颈椎后路椎间孔减压固定融合术的患者中，应用关节突关节融合器可以增加椎间孔面积，并在保持前凸的同时提高融合率[39-40]。椎板切除融合术不是改善矢状面颈椎序列的有效手段，而且在大多数病例中，椎板切除融合术与前凸减少相关[37, 41-43]。我们的做法是在减压后尝试在术中重新调整患者颈椎曲度再固定融合，以优化颈椎前凸。

颈椎前后联合入路

颈椎前后联合入路主要用于脊髓前后均受压的病例。此外，多节段前方压迫，需要切除3个或更多节段椎体的患者需要补充后路固定融合；颈椎后凸采用后路减压的患者也需要前路减压融合以解决颈椎后凸及前方压迫问题。最后，对于骨质量较差患者，如存在骨代谢疾病、严重肾病或吸烟者可能需要更坚强的固定[44]。这些问题在复杂病例的手术方案制订时均需考虑到。

病例示例

通过几个病例来说明如何选择手术入路。

前路颈椎间盘切除融合术

65岁男性，右上肢不适来诊。查体：右侧C6–C7皮肤感觉减退，右侧肱三头肌肌力下降。病理反射未引出。颈椎正侧位DR显示C2~C7矢状位垂直轴（SVA）为35.1mm，C2~C7前凸为20.5°，前屈后伸侧位像显示没有颈椎不稳（图13.1a）。MRI显示C5–C6和C6–C7椎间盘退行性变，椎间隙变窄，椎间盘膨出，骨赘形成，双侧椎间孔变窄，右侧较重（图13.1b，c）。由于该患者行保守治疗无效，以及严重神经压迫的影像学表现，

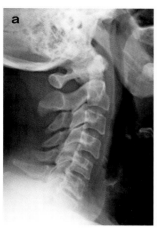 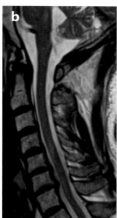 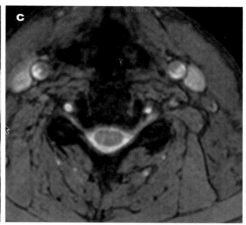 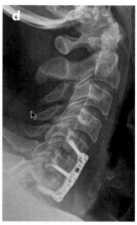

图13.1　（a）颈椎X线平片提示DR显示C2~C7矢状位垂直轴（SVA）为35.1mm，C2~C7前凸为20.5°。（b，c）MRI矢状位轴位T2加权像显示C5-C6和C6-C7椎间盘退行性变，椎间隙变窄，椎间盘膨出，骨赘形成，双侧椎间孔变窄，右侧较重。（d）术后颈椎X线平片显示C5-C6和C6-C7两个节段间盘切除融合手术

适合行C5-C6和C6-C7两个节段间盘切除融合术（图13.1d）。

讨论：这个病例存在椎间隙变窄、双侧椎间孔狭窄，非常适合采用间盘切除融合术。

颈椎后路椎间孔切开术

35岁男性，颈、肩及左上肢疼痛1年，保守治疗无效来诊。颈部后伸或向左倾斜时，疼痛加重。左手3~5指麻木疼痛及左手无力感。神经检查：Spurling阳性，颈部压痛（+），握力下降，左侧C7和C8感觉支配区感觉减退。颈椎中立位、前屈、后伸侧位X线片显示，C3~C7的退行性改变和多个节段椎间盘高度丢失（图13.2a）。MRI显示颈椎管狭窄，C6/C7和C7/T1有两个巨大的中心偏左间盘突出，神经根受压严重（图13.2b~d）。手术采用C6/C7和C7/T1后路椎间孔切开手术，取得了很好的效果。

讨论：患者想保留颈椎活动度，不希望采用间盘切除融合手术。考虑到间盘突出位于外侧，因此采用后路椎间孔切开术。

颈椎后路椎板切除融合术

72岁男性，颈部右侧持续疼痛，四肢无力，走路反复跌倒来诊。查体：双手轮替试验阳性，腱反射亢进，Hoffmann征和Babinski征双侧均阳性。颈椎正侧位显示颈椎前凸曲度良好（图13.3a）。颈椎MRI显示C3~C6节段

明显狭窄，C3水平脊髓信号改变（图13.3b、c）。手术采用后路椎板切除C3~C6融合术。

讨论：患者椎管狭窄造成颈髓压迫进行性加重。考虑到患者年龄及神经根症状可能责任病灶在C4神经根，椎管扩大成形术和椎板切除融合术两种术式比较，后者更佳。

人工颈椎间盘置换术

49岁女性，颈部及右肩疼痛伴右上肢麻木来诊。步态正常。查体：无颈部压痛。右肱三头肌肌力4~5级，右C7神经分布区皮肤感觉减退。病理反射阴性。影像学：颈椎正侧位提示C5-C6、C6-C7椎间隙变窄，C5-C6较重。C2~C7SVA为30.2mm；C2~C7前凸角为3.4°（图13.4a）。颈椎前屈后伸位提示C5-C6存在微小活动度。MRI显示C5-C6和C6-C7间盘退行性改变。C6-C7椎间盘突出，中央偏右，压迫神经根（图13.4b，c）。手术采取C6-C7人工颈椎间盘置换术，没有并发症发生（图13.4d）。

讨论：尽管该患者有椎管狭窄，但椎管后方无韧带结构的增生肥厚。考虑到患者神经根性症状，年龄及颈椎活动度，选择颈椎人工间盘置换术。

后路椎管扩大成形术

46岁男性，双手麻痛、不灵活数月来诊。查体：双

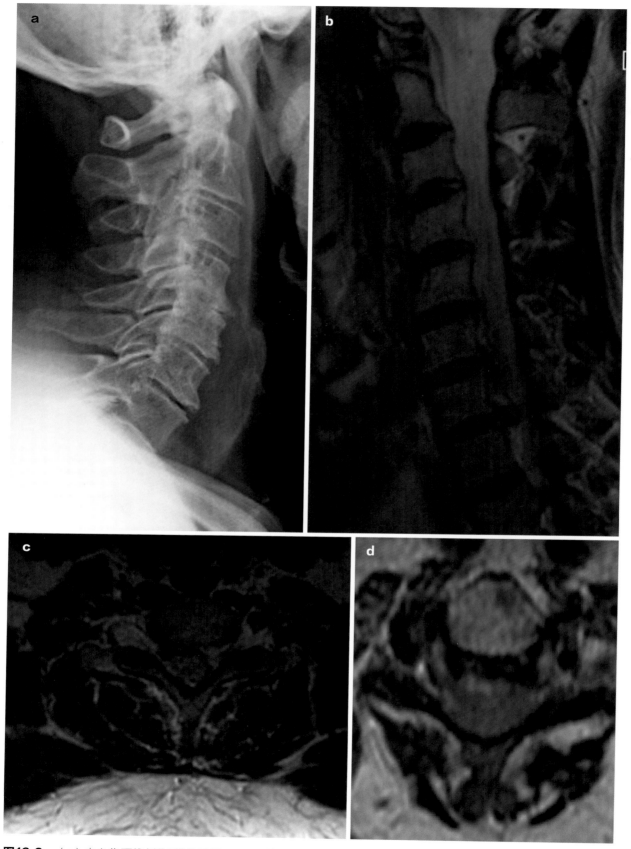

图13.2 （a）中立位颈椎侧位X线片显示，C3~C7的退行性改变和多个节段椎间盘高度丢失。（b）MRI矢状位T2加权像显示椎管狭窄，两个节段巨大间盘突出。轴位T2加权像显示C6-C7（c）和C7~T1（d）椎间孔狭窄，神经根明显受压

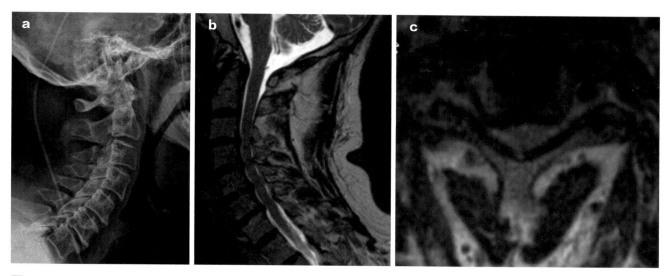

图13.3 （a）颈椎正侧位显示颈椎前凸曲度良好。（b，c）MRI矢状位和轴位T2加权像提示C3~C6椎管明显狭窄，C3水平颈髓信号改变

手轮替试验阳性。MRI显示颈髓明显受压（图13.5a）。X线影像提示颈椎生理前凸曲度良好，前屈后伸位颈椎无活动度（图13.5b，c）。手术采取C3椎板切除、C4~C7椎板成形术，术后症状明显改善（图13.5d）。

讨论：虽然该病例通过前路两个节段间盘切除减压融合可以解决前方压迫，但患者仍有先天性椎管狭窄所导致的后方压迫。下位节段的退行性改变后期一旦出现症状，仍需要融合。

颈椎 360° 融合

70岁男性，因脊髓型颈椎病行C3~C6椎板切除术。术后症状无明显改善，且术后出现明显颈部疼痛。疼痛原因可能是椎板切除术后颈椎后凸畸形（图13.6a）。采取多节段前路减压融合、后路内固定术（图13.6b）。术后颈椎疼痛明显改善，神经功能也有恢复。

讨论：需要纠正后凸畸形，恢复颈椎前凸曲度。多节段的间盘切除减压融合可以很好地恢复颈椎曲度，后路的多节段固定则可增加稳定性。

结论

每例脊髓型颈椎病的病情不同，没有哪个术式是"金标准"，需要根据具体病情选择合适的手术方式。但有一点是明确的，正确的手术方案可以明确改善脊髓型颈椎病的症状。

参考文献

[1] Klineberg E. Cervical spondylotic myelopathy: a review of the evidence. Orthop Clin North Am. 2010;41:193–202. https://doi.org/10.1016/j.ocl.2009.12.010.

[2] Fehlings MG, Jha NK, Hewson SM, Massicotte EM, Kopjar B, Kalsi-Ryan S. Is surgery for cervical spondylotic myelopathy cost-effective? A cost-utility analysis based on data from the AOSpine North America prospective CSM study. J Neurosurg Spine.2012;17:89–93. https://doi.org/10.3171/2012.6.AOS PINE111069.

[3] Witiw CD, Tetreault LA, SmielIauskas F, Kopjar B, Massicotte EM, Fehlings MG. Surgery for degenerative cervical myelopathy: a patient-centered quality of life and health economic evaluation. Spine J. 2017;17:15–25. https://doi.org/10.1016/j. spinee.2016.10.015.

[4] Hukuda S, Mochizuki T, Ogata M, Shichikawa K, Shimomura Y. Operations for cervical spondylotic myelopathy. A comparison of the results of anterior and posterior procedures. J Bone Joint Surg Br.1985;67:609–615.

[5] Boden SD, McCowin PR, Davis DO, Dina TS, Mark AS, Wiesel S. Abnormal magnetic-resonance scans of the cervical spine in asymptomatic subjects. A prospective investigation. J Bone Joint Surg Am.1990;72:1178–1184.

[6] Kalsi-Ryan S, Karadimas SK, Fehlings MG. Cervical spondylotic myelopathy the clinical phenomenon and the current pathobiology of an increasingly prevalent and devastating disorder. Neuroscientist. 2013;19:409–421. https://doi.org/10.1177/1073858412467377.

[7] Gillis CC, Kaszuba MC, Traynelis VC. Cervical radiographic parameters in 1- and 2-level anterior cervical discectomy and fusion. J Neurosurg Spine. 2016;25:421–429. https://doi.org/10.3171/2016.2.SP INE151056.

[8] Carette S, Fehlings MG. Clinical practice. Cervical radiculopathy. N Engl J Med. 2005;353:392–399. https://doi.org/10.1056/NEJMcp043887.

[9] Puttlitz CM, DiAngelo DJ. Cervical spine arthroplasty biomechanics. Neurosurg Clin N Am. 2005;16:589–594, v. https://doi.org/10.1016/j.nec.2005.07.002.

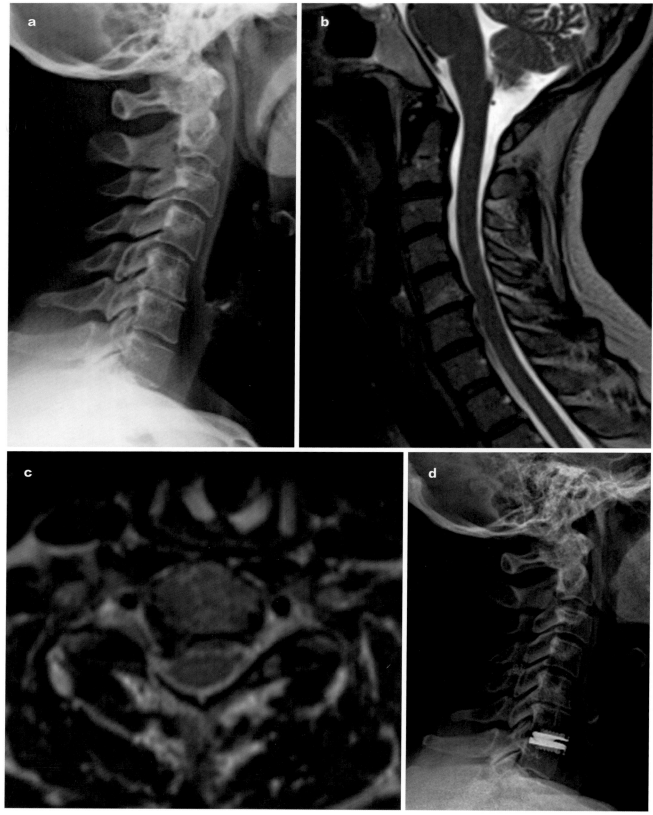

图13.4 （a）颈椎正侧位X线片提示C5-C6、C6-C7椎间隙变窄，C5-C6较重。C2~C7 SVA为30.2mm；C2~C7前凸角为3.4°。颈椎前屈后伸位提示C5-C6存在微小活动度（未展示）。（b）MRI矢状位T2加权像显示C5-C6和C6-C7间盘退行性改变。（c）轴位T2加权像显示C6-C7椎间盘突出，中央偏右，压迫神经根。（d）颈椎侧位X线片显示人工颈椎间盘置换术后

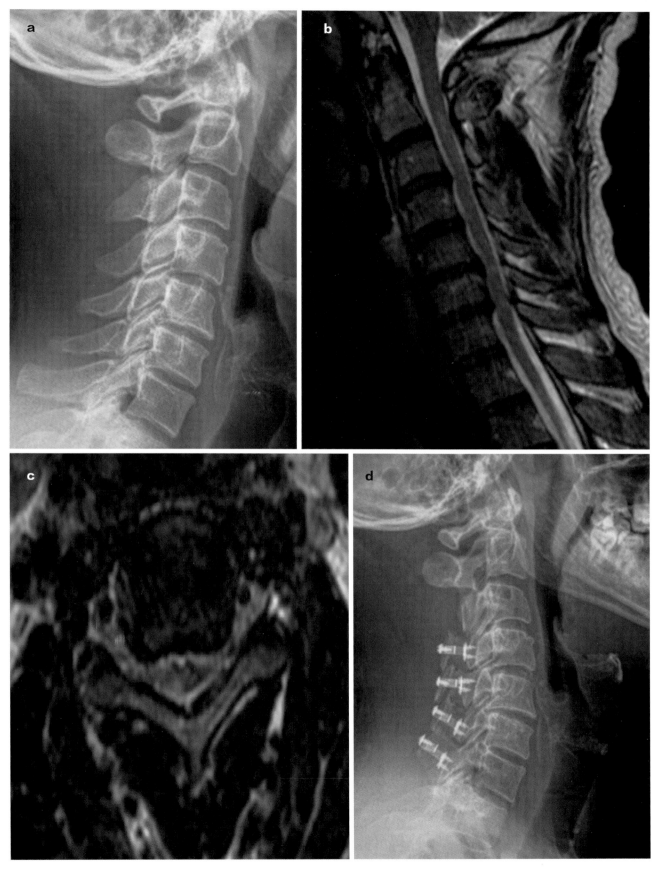

图13.5 （a）颈椎正侧位X线片提示颈椎生理前凸存在，前屈后伸侧位像提示颈椎无活动度。（b，c）MRI矢状位及周围T2加权像显示颈髓明显受压。（d）术后颈椎侧位X线片显示C3椎板切除，C4~C7椎板成形

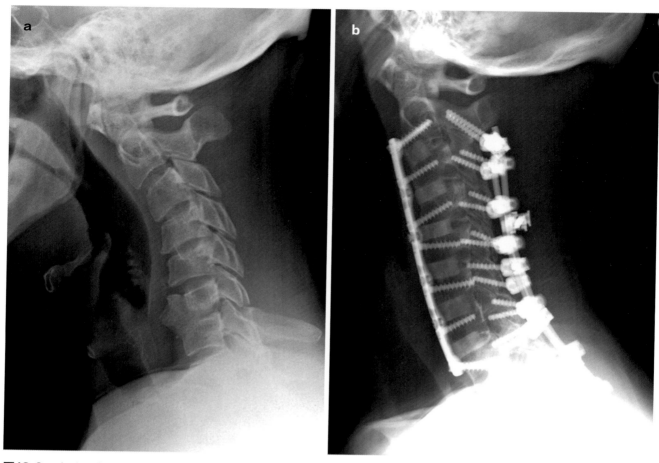

图13.6 （a）颈椎侧位像提示椎板切除术后颈椎后凸畸形。（b）二次手术术后颈椎侧位像可见多节段间盘切除融合辅以后路C2~T3的钉棒系统固定，恢复了颈椎曲度

[10] Ames CP, Blondel B, Scheer JK, Schwab FJ, Le Huec J-C, Massicotte EM, et al. Cervical radiographical alignment: comprehensive assessment techniques and potential importance in cervical myelopathy. Spine. 2013;38:S149–S160. https://doi. org/10.1097/BRS.0b013e3182a7f449.

[11] Smith JS, Klineberg E, Shaffrey CI, Lafage V, Schwab FJ, Protopsaltis T, et al. Assessment of surgical treatment strategies for moderate to severe cervical spinal deformity reveals marked variation in approaches, osteotomies, and fusion levels. World Neurosurg. 2016;91:228–237. https://doi.org/10.1016/j. wneu.2016.04.020.

[12] Karadimas SK, Erwin WM, Ely CG, Dettori JR, Fehlings MG. Pathophysiology and natural history of cervical spondylotic myelopathy. Spine. 2013;38:S21–S36. https://doi.org/10.1097/ BRS.0b013e3182a7f2c3.

[13] Rhee JM, Shamji MF, Erwin WM, Bransford RJ, Yoon ST, Smith JS, et al. Nonoperative management of cervical myelopathy: a systematic review. Spine. 2013;38:S55–S67. https://doi.org/10.1097/BRS.0b013e3182a7f41d.

[14] Fehlings MG, Wilson JR, Kopjar B, Yoon ST, Arnold PM, Massicotte EM, et al. Efficacy and safety of surgical decompression in patients with cervical spondylotic myelopathy: results of the AOSpine North America prospective multi-center study. J Bone Joint Surg Am. 2013;95:1651–1658. https://doi.org/10.2106/JBJS.L.00589.

[15] Choi G, Arbatti NJ, Modi HN, Prada N, Kim JS, Kim HJ, et al. Transcorporeal tunnel approach for unilateral cervical radiculopathy: a 2-year follow-up review and results. Minim Invasive Neurosurg MIN. 2010;53:127–31. https://doi.

org/10.105 5/s-0030-1249681.

[16] Hacker RJ, Miller CG. Failed anterior cervical foraminotomy. J Neurosurg. 2003;98:126–130.

[17] Lawrence BD, Jacobs WB, Norvell DC, Hermsmeyer JT, Chapman JR, Brodke DS. Anterior versus posterior approach for treatment of cervical spondylotic myelopathy: a systematic review.Spine. 2013;38:S173–S182. https://doi.org/10.1097/ BRS.0b013e3182a7eaaf.

[18] Liu W-J, Hu L, Chou P-H, Wang J-W, Kan W-S. Comparison of anterior cervical discectomy and fusion versus posterior cervical foraminotomy in the treatment of cervical radiculopathy: a systematic review. Orthop Surg. 2016;8:425–431. https://doi. org/10.1111/os.12285.

[19] Bono CM, Ghiselli G, Gilbert TJ, Kreiner DS, Reitman C, Summers JT, et al. An evidence-based clinical guideline for the diagnosis and treatment of cervical radiculopathy from degenerative disorders. Spine J. 2011;11:64–72. https://doi. org/10.1016/j.spinee.2010.10.023.

[20] Fraser JF, Härtl R. Anterior approaches to fusion of the cervical spine: a metaanalysis of fusion rates. J Neurosurg Spine. 2007;6:298–303. https://doi.org/10.3171/spi.2007.6.4.2.

[21] Jiang L, Tan M, Dong L, Yang F, Yi P, Tang X, et al. Comparison of anterior decompression and fusion with posterior laminoplasty for multilevel cervical compressive myelopathy: a systematic review and meta-analysis. J Spinal Disord Tech. 2015;28:282–290.https://doi.org/10.1097/ BSD.0000000000000317.

[22] Fehlings MG, Smith JS, Kopjar B, Arnold PM, Yoon ST, Vaccaro AR, et al. Perioperative and delayed complications

associated with the surgical treatment of cervical spondylotic myelopathy based on 302 patients from the AOSpine North America Cervical Spondylotic Myelopathy Study. J Neurosurg Spine.2012;16:425–432. https://doi.org/10.3171/2012.1.SP INE11467.

[23] Liu B, Ma W, Zhu F, Guo C, Yang W. Comparison between anterior and posterior decompression for cervical spondylotic myelopathy: subjective evaluation and cost analysis. Orthop Surg. 2012;4:47–54. https://doi.org/10.1111/j.1757-7861.2011.00169.x.

[24] Ghogawala Z, Martin B, Benzel EC, Dziura J, Magge SN, Abbed KM, et al. Comparative effectiveness of ventral vs dorsal surgery for cervical spondylotic myelopathy. Neurosurgery. 2011;68:622–630–631. https://doi.org/10.1227/NEU.0b013e31820777cf.

[25] Whitmore RG, Schwartz JS, Simmons S, Stein SC, Ghogawala Z. Performing a cost analysis in spine outcomes research: comparing ventral and dorsal approaches for cervical spondylotic myelopathy. Neurosurgery. 2012;70:860–867; discussion 867. https://doi.org/10.1227/NEU.0b013e3182367272.

[26] Sasso RC, Ruggiero RA, Reilly TM, Hall PV. Early reconstruction failures after multilevel cervical corpectomy. Spine. 2003;28:140–142. https://doi. org/10.1097/01. BRS.0000041590.90290.56.

[27] Vaccaro AR, Falatyn SP, Scuderi GJ, Eismont FJ, McGuire RA, Singh K, et al. Early failure of long segment anterior cervical plate fixation. J Spinal Disord.1998;11:410–415.

[28] Shamji MF, Massicotte EM, Traynelis VC, Norvell DC, Hermsmeyer JT, Fehlings MG. Comparison of anterior surgical options for the treatment of multilevel cervical spondylotic myelopathy: a systematic review. Spine. 2013;38:S195–S209. https://doi.org/10.1097/BRS.0b013e3182a7eb27.

[29] Kasliwal MK, Traynelis VC. Motion preservation in cervical spine: review. J Neurosurg Sci. 2012;56:13–25.

[30] Turel MK, Kerolus MG, Adogwa O, Traynelis VC. Cervical arthroplasty: what does the labeling say? Neurosurg Focus. 2017;42:E2. https://doi. org/10.3171/2016.11.FOCUS16414.

[31] Sasso WR, Smucker JD, Sasso MP, Sasso RC. Long-term clinical outcomes of cervical disc arthroplasty: a prospective, randomized, controlled trial. Spine. 2016. https://doi.org/10.1097/BRS.0000000000001746.

[32] Shamji MF, Cook C, Pietrobon R, Tackett S, Brown C, Isaacs RE. Impact of surgical approach on complications and resource utilization of cervical spine fusion: a nationwide perspective to the surgical treatment of diffuse cervical spondylosis. Spine J. 2009;9:31–8.https://doi.org/10.1016/j.spinee.2008.07.005.

[33] Kaptain GJ, Simmons NE, Replogle RE, Pobereskin L. Incidence and outcome of kyphotic deformity following laminectomy for cervical spondylotic myelopathy. J Neurosurg. 2000;93:199–204.

[34] Edwards CC, Riew KD, Anderson PA, Hilibrand AS, Vaccaro AF. Cervical myelopathy. Current diagnostic and treatment strategies. Spine J. 2003;3:68–81.

[35] Suda K, Abumi K, Ito M, Shono Y, Kaneda K, Fujiya M. Local kyphosis reduces surgical outcomes of expansive open-door laminoplasty for cervical spondylotic myelopathy. Spine. 2003;28:1258–1262. https:// doi.org/10.1097/01. BRS.0000065487.82469.D9.

[36] Iwasaki M, Okuda SY, Miyauchi A, Sakaura H, Mukai Y, Yonenobu K, et al. Surgical strategy for cervical myelopathy due to ossification of the posterior longitudinal ligament: Part 2: advantages of anterior decompression and fusion over laminoplasty. Spine. 2007;32:654–660. https://doi.org/10.1097/01.brs.0000257566.91177.cb.

[37] Highsmith JM, Dhall SS, Haid RW, Rodts GE, Mummaneni PV. Treatment of cervical stenotic myelopathy: a cost and outcome comparison of laminoplasty versus laminectomy and lateral mass fusion.J Neurosurg Spine. 2011;14:619–625. https://doi.org/10.3171/2011.1.SPINE10206.

[38] Leckie S, Yoon ST, Isaacs R, Radcliff K, Fessler R, Haid R, et al. Perioperative complications of cervical spine surgery: analysis of a prospectively gathered database through the association for collaborative spinal research. Global Spine J. 2016;6:640–649. https:// doi.org/10.1055/s-0035-1570089.

[39] Goel A, Shah A. Facetal distraction as treatment for single- and multilevel cervical spondylotic radiculopathy and myelopathy: a preliminary report. J Neurosurg Spine. 2011;14:689–696. https://doi.org/10.3171/2011.2.SPINE10601.

[40] Tan LA, Straus DC, Traynelis VC. Cervical interfacet spacers and maintenance of cervical lordosis. J Neurosurg Spine. 2015;22:466–9. https://doi.org/10.3171/2014.10.SPINE14192.

[41] Heller JG, Edwards CC, Murakami H, Rodts GE. Laminoplasty versus laminectomy and fusion for multilevel cervical myelopathy: an independentmatched cohort analysis. Spine. 2001;26:1330–1336.

[42] Manzano GR, Casella G, Wang MY, Vanni S, Levi AD. A prospective, randomized trial comparing expansile cervical laminoplasty and cervical laminectomy and fusion for multilevel cervical myelopathy. Neurosurgery. 2012;70:264–277. https://doi.org/10.1227/NEU.0b013e3182305669.

[43] Woods BI, Hohl J, Lee J, Donaldson W, Kang J. Laminoplasty versus laminectomy and fusion for multilevel cervical spondylotic myelopathy. Clin Orthop. 2011;469:688–695. https://doi.org/10.1007/s11999-010-1653-5.

[44] Mummaneni PV, Haid RW, Rodts GE. Combined ventral and dorsal surgery for myelopathy and myeloradiculopathy. Neurosurgery. 2007;60:S82–S89. https:// doi.org/10.1227/01. NEU.0000215355.64127.76.

术中神经监护的应用

第14章

Randy S. D'Amico，Peter D. Angevine

周仁义　译

缩写

ACDF	颈椎前路椎间盘切除融合术
CSM	脊髓型颈椎病
IONM	术中神经生理监测
MAP	平均动脉压
MEPs	运动诱发电位
MR	磁共振
SCI	脊髓损伤
S–EMG	自发肌电图
SSEPs	体感诱发电位
tcMEPs	经颅运动诱发电位
TIVA	全身静脉麻醉

经验

1. 主要用于以下两种情况：（1）狭窄非常严重，俯卧位翻身（在翻身前和翻身后监测）以确保头部位

置恰当；（2）畸形矫正。

2. 考虑使用动脉基线监测，因为这些患者可能对MAP和脊髓灌注非常敏感。

教训

术者、神经电生理医生和麻醉团队之间缺乏沟通，尤其是在麻醉过程中。所有成员之间的良好沟通至关重要。

要点

- 术中神经生理学监测（术中神经生理学监测，IONM）的目的是试图检测高危脊柱手术期间的神经刺激或损伤。
- 目前有几种神经监测方法，包括体感诱发电位（SSEPs）、经颅运动诱发电位（tcMEP）和自发性肌电图（S–EMG）。
- 术者应该有一个计划或检查表，以便在出现令人信服的神经监测警报时进行审查，以便做出及时和恰当的反应。
- 多模态监测在颈椎手术中常规使用，与单模态监测相比，它能够更全面地评估脊髓，来最大限度地提高诊断效率。
- 术中常规应用神经监护"低危"颈前路椎间盘切除

R. S. D'Amico · P. D. Angevine (*)
Department of Neurological Surgery, Columbia
University Medical Center, New York, NY, USA
e-mail: pda9@cumc.columbia.edu

© Springer Nature Switzerland AG 2019
M. G. Kaiser et al. (eds.), Degenerative Cervical Myelopathy and Radiculopathy,
https://doi.org/10.1007/978-3-319-97952-6_14

融合术（ACDF）治疗不伴有相关畸形的退行性疾病是存在争议的。

· 术中神经监测（IONM）应用于严重的脊髓型颈椎病或神经传导通路可能已经功能失调的神经根型颈椎病手术是有争议的。

· 神经监测在发现迟发性C5麻痹中的作用值得怀疑。

介绍

预防神经损伤是脊柱手术的核心原则。不幸的是，脊柱疾病的外科治疗可能会使脊髓或脊神经根有受伤的危险。因此，术中损伤导致的术后神经功能障碍可能发生在4%的颈椎前路椎间盘切除融合术（ACDF）和30%的后路手术（平均4.7%）中[19, 22, 46, 53]。脊髓或神经根术中刺激或损伤的病因包括全身性原因，如低血压或贫血引起的脊髓低灌注、减压后再灌注损伤、摆放体位期间的颈部操作、手术减压操作、融合病例术中的内固定、畸形矫正时的牵拉[2, 9, 19, 46]。在颈椎，脊髓损伤（SCI）可能有显著的负面后果。

术中神经生理监测（术中神经监测，IONM）可评估手术过程中脊髓和神经根的功能完整性，并可在高危脊柱手术中早期发现和可能逆转神经损伤。自应用以来，在胸腰椎畸形手术中，IONM已经证明了其检测脊髓牵拉、压迫或缺血引起的神经功能障碍的能力[9, 47, 69]。正是有了这些成功的结果，IONM已成为其他疾病的外科治疗的辅助手段，包括退行性脊髓型颈椎病和神经根型颈椎病。由于IONM对前路或后路颈椎手术术后神经功能

不全的预测非常有限，所以对于IONM在颈椎退行性疾病治疗中的应用仍存在争议（表14.1）[2, 13, 18, 43]。

术中神经监测模式

监测计划是在手术神经外科医生、神经电生理医生和麻醉师协商之后确定的。在制订监测计划时，必须考虑术前神经缺损、相关解剖、计划过程、相关并发症、计划麻醉剂和先前的电生理测试，当可用时，由于所有这些因素可能影响IONM的方法学和可靠性。下面描述的每种技术有其自身的优点和缺点，并且一个或多个组合的选择应在每个案例的基础上仔细考虑。

体感诱发电位

1977年以前，检测术中神经损伤的"金标准"是术中唤醒患者以评估主动性下肢功能[68]。被称为StestaLa唤醒试验，这种方法对于患者来说是不舒服的，在复杂的手术中不能重复地执行，并且常常不能确认任何与可见的损伤相关的手术步骤，因此对于预防可逆性损伤的发生几乎不起作用。

在1977年，体感诱发电位（SSEPs）监测的发展显著地提高了IONM的能力。测量SSEPs沿着躯体感觉通路的顺序激活神经结构。SSEPs波幅或潜伏期的降低意味着脊髓头端后索至神经根水平的损伤，在这个水平躯体感觉活动进入脊髓。因此，SSEPs监测使外科医生能够评估从周围神经通过脊髓的背根与背索到达感觉皮层的上行

表14.1 要点

术中神经电生理监测（术中神经监测，IONM）的目的是在高危脊柱手术中监测并有可能逆转神经损伤
目前有几种IONM模式可用于脊柱手术，包括体感诱发电位（SSEPs）、经颅运动诱发电位（tcMEPs）和自发性肌电图（S-EMG）
术者应该有一个检查清单，以便在出现可信的IONM警报时，根据提示做出有针对性的检测，从而逆转可能出现的神经损伤
多模态监测在颈椎手术中常规使用，与单模式应用相比，它能够全面地评估脊髓并最大限度地提高诊断效率
术中常规监测低危颈前路椎间盘切除融合术（ACDF）在不伴有畸形的退行性疾病中的应用价值存在争议
对于严重的脊髓型颈椎病和/或神经根型颈椎病患者，如果神经传导通路可能已经不正常，则在减压手术中使用IONM的作用尚不确定
IONM检测迟发性C5麻痹的实用性值得怀疑

感觉通路功能的完整性[35, 47]。通常，刺激针电极被放置在标准位置，包括上肢的正中神经和尺神经以及下肢胫后神经。记录电极按照设定的标准放置，如国际10-20系统，并在可接近的解剖位置进行测量[37]。异常发现通常由SSEPs波幅下降30%~60%或SSEPs潜伏期延迟10%引起（图14.1a，b），虽然阈值根据机构的指南而变化，但不存在限定的标准[2]。

许多研究已经证实了SSEPs监测在颈椎手术中的有效性。对于颈椎后路手术，SSEPs监测的敏感性与特异性分别为21%~25%和94%~100%，这表明SSEPs监测的阴性预测值可能更有用[27, 51]。相比之下，SSEPs监测在颈椎前路手术中的应用尚不清楚，因为非脊髓型颈椎病患者的颈椎前路椎间盘切除和融合（ACDF）手术使用术中SSEPs监测的结果并未证明优于未监测的病例[59, 64]。

虽然SSEPs监测提供了简单的设置，但监测仅限于上行背索内侧丘系通路的传入束，并且不提供关于皮质脊髓束或脊髓灰质的下行传出运动纤维信息。此外，记录的SSEPs是累加的响应，这样可以消除其他干扰，并且需要对多个刺激脉冲序列进行平均，以提高信噪比。因此，异常的征象或信号的改变可能明显滞后于临床上重要的变化。

经颅运动诱发电位

由于对神经电生理监测在检测术后运动障碍时灵敏度低的关注，最初开发了一种监测神经源性运动电位的技术，以测量脊髓刺激引起的周围神经信号，使其达到兴奋的程度[50]。然而，随后的神经生理学研究表明，这种技术很可能测量通过背侧索传递的逆行信号，其下降的皮质脊髓运动轨迹表现不准确[66]。因此，开发了一种测量经颅运动诱发电位（tcMEPs）的方法，以可靠地监测皮质脊髓下行运动束[10]。

tcMEPs监测技术使用电头皮刺激在大脑的运动皮层内产生电流，然后通过下行的皮质脊髓运动通路进行传导。这些运动通路主要包括外侧皮质脊髓束，位于脊髓外侧和腹侧索。记录针电极放置在整个四肢的肌肉中，包括拇短展肌、骨间背侧肌、桡侧腕伸肌、肱三头肌、肱二头肌、三角肌、拇展肌和胫前肌[2]。然后记录肌肉运动诱发电位（MEPs）。在手术前测量基线，然后在

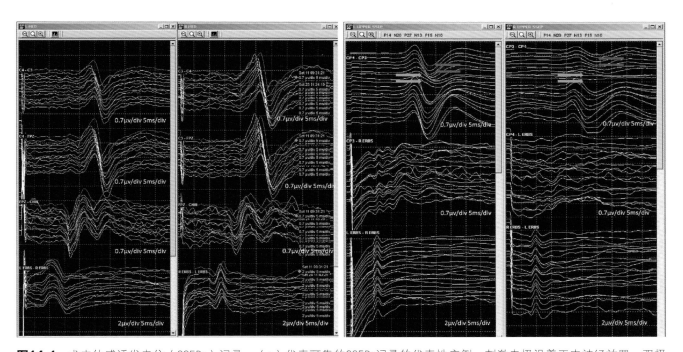

图14.1 术中体感诱发电位（SSEPs）记录。（a）代表可靠的SSEPs记录的代表性病例。刺激电极沿着正中神经放置，双极刺激被用来传播沿着周围神经通过脊髓的背索通路最终到达对侧感觉皮层的重复动作电位。根据国际10-20系统[37]，在解剖上可进入的部位，包括EB B点（EBS）、FPZ额区、C4 FPZ区和C4-C3区，可靠地记录双侧SSEPs。（b）代表双侧SSEPs的缺失和随后返回的典型病例。双侧SSEPs在ERBs、CP3-R ERBs区域和C4-C3区域被可靠地记录。SSEPs信号振幅的损失（绿色箭头）和随后的自发返回（红色箭头）在手术期间变得明显，表明背索传导的丢失和返回（左大于右）。术后未发现新的损伤

手术期间间断测量，从手术入路到关键步骤一直到闭合切口。在手术过程中，监测信号幅度、持续时间和潜伏期的显著变化（图14.2a）。一般来说，tcMEPs被描述为一个"全或无"的现象，但接受的阈值根据机构协议而不同，并且不存在严格的限制准则。通常，50%~80%的快速和可复制的tcMEPs振幅被认为是一个重要的监测变化。（图14.2b，c）[2, 13, 40-41]。然而，即使局部衰减实际上也可以代表颈椎内的损伤，因为相关的肌肉在灰质和神经根水平上都有多个神经支配，这可以掩盖临床相关的变化[4]。

tcMEPs存在的局限性，并且成功记录的tcMEPs基线可能受患者年龄、病变部位和术前部分患者神经传导通路障碍引起的神经缺损的影响[12, 41]。因此，确认发生了变化需要仔细评估判断潜在损伤的表现。TMEPs的激发可以引起显著的患者运动，因而要限制其在某些关键手术步骤中的使用。最后，tcMEPs监测的间歇性只与上次记录的事件相关，可能使术中损伤的特殊病因的鉴别困难。

尽管有这些局限性，研究已经证明tcMEPs可以监测早期的神经损伤，并且是比SSEPs单独监测更为敏感的神经损伤指标，其相关的敏感性和特异性分别为75%~100%和92%~100%[13, 27, 38, 56]。然而，tcMEPs监测还产生假阳性警报率接近5.8%，假阴性警报率接近5%，特别是关于C5麻痹的监测，排除了其真正临床价值的一致性[42, 52, 63]。

自发肌电图

自发肌电图（S-EMG）是一种附加的IONM通道模式，常规用于监测和警告手术组特定肌肉切除时的神经根刺激[5, 48-49]。由于S-EMG不需要刺激，它提供连续、实时地监测由各种操作引起的神经动作电位，包括牵拉、钝伤、压迫和缺血。通常，在手术中，记录电极被放置在与危险神经根相对应的肌肉内或附近。最可靠的

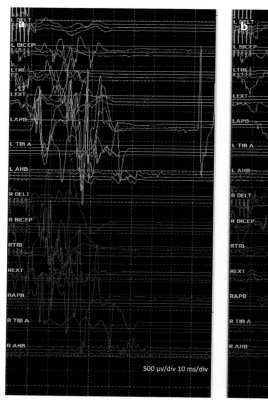
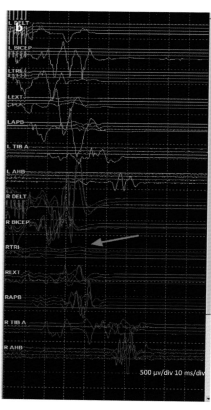
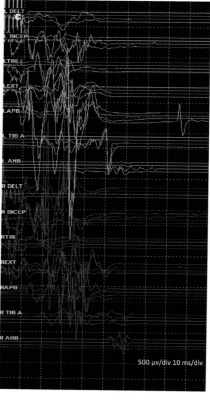

图14.2 术中经颅运动诱发电位（tcMEPs）记录。（a）在三角肌（Delt）、肱二头肌、肱三头肌（Tri）、桡侧腕伸肌（Ext）、拇短展肌（Apb）、胫前肌（Tib a）和拇外展肌（Apb）记录双侧上下肢tcMEPs。良好的振幅和重复性为术中监测提供了基线。（b）右肱三头肌tcMEPs（绿色箭头）的减少导致手术暂停，并迅速和积极地处理其原因。（c）切口闭合前，测量右肱三头肌tcMEPs信号的适度恢复。与其他侧肌肉的tcMEPs相比，该信号不太稳定，波形也不复杂。值得注意的是，患者醒来时没有发现术后神经功能障碍的迹象。

取样肌包括三角肌、肱二头肌、肱三头肌、大小鱼际肌、胫前肌、腓肠肌、拇展肌、第一骨间背侧肌以及C4神经根支配的部分斜方肌[55]。与其他IONM模式相比，没有显著的肌源性活动被看作是神经根功能完整的证据，而自发的波峰活动和/或持续的S-EMG波爆发或一列信号活动的发生可能代表真正的神经生理变化（图14.3a，b）[40]。S-EMG在有神经根损伤风险的手术中特别有用。

人工S-EMG活动可由于冲洗、手术过程中的金属-金属接触或外科医生的体重或设备对肢体的运动产生。此外，确保在监测的肌肉内进行足够的采样是至关重要的，因为每一块肌肉的活动可能会对支配它的许多神经根造成损伤。虽然S-EMG对麻醉剂相对不敏感，但它深受神经肌肉阻滞的影响。从历史上看，S-EMG对预测术后神经功能障碍具有高灵敏度和低特异性，最好与其他监测模式结合使用[24]。

信号变化评估

任何IONM通道形态的持续变化可提示神经刺激或即将发生的或已出现的损伤。术者应制订一个计划或检查表，以便在出现重大警报时进行审查，以便对其来源进行迅速和积极的应对（图14.4）[20]。常规的考虑包括调整刺激参数和检查电极放置以排除技术错误；分析给药麻醉剂以排除吸入剂、大剂量注射或长效肌肉松弛剂的使用；确保平均动脉压（MAP）＞90mmHg，温度（Temp）＞36.5℃，血红蛋白（Hgb）＞10g/dL以及评

估可能的体位变化，例如从肩部移除胶带、重新定位颈部、放松畸形矫正或移除植入物。排除干扰后，多IONM模式可以确认发生了损伤[23, 28, 58, 69]。应始终考虑到这样一个事实，即假阳性警报可能会发生，随后的一些干预措施实际上可能造成损伤。

在确定持续的损伤证据和依赖于术后神经系统检查的情况下，应考虑将患者送入重症监护室，以便评估脊髓灌注优化的需要。此外，对于新的术后症状，应考虑静脉注射类固醇激素治疗。当临床怀疑度较高时，磁共振（MR）成像可被认为是评估神经结构受压的方法（表14.2）。需要注意的是，具有挑战性的临床条件，如严重脊髓病、脊髓肿瘤、肥胖或周围神经病变，可能会使神经监测的解释变得困难，有时甚至不可能[13]。

神经监测的实用性

常规使用IONM降低了畸形手术中神经损伤的风险[56, 65]。对这些数据的分析使IONM在退行性脊髓型颈椎病和神经根型颈椎病的外科治疗中得到常规应用[1, 27]。然而，虽然IONM在脊柱畸形手术中的应用被认为是确定的[15, 56, 69]，但IONM在颈椎手术中的作用仍有争议[14, 27, 34, 43, 63, 67]。保留意见主要基于高假阳性率、低效率的证据以及缺乏为当前IONM管理模式建立可靠的预警标准。此外，神经监测在无严重畸形或术前神经功能障碍已不可逆转的患者中的作用尚不清楚，造成很大的经济负担[14, 67]。因此，在颈椎常规畸形、非外伤性畸

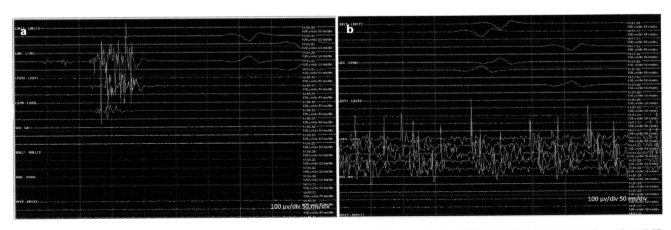

图14.3 双侧上肢自发肌电图（S-EMG）记录显示多个神经根由于刺激而活动。取样肌肉包括三角肌（Delt）、肱二头肌（Bic）、肱三头肌（Tri）、桡侧腕伸肌（Ext）和拇短展肌（Apb）。（a）术中S-EMG显示左侧BIC-TI、EXT和APB区域的刺激。（b）S-EMG显示在左侧APB区域存在持续刺激。与其他IONM相比，没有显著的肌源性活动被看作是神经根功能完整的证据

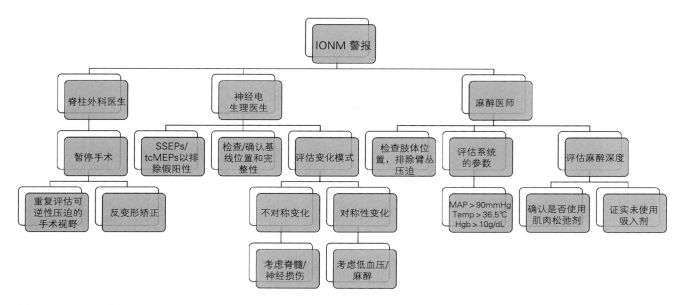

图14.4 对IONM警报反应的算法。术中神经监测、体感诱发电位、经颅运动诱发电位、平均动脉压、血红蛋白

表14.2 持续性IONM变化与相应的神经功能损伤对照表

考虑中止手术
考虑收入 ICU 病房
评估脊髓灌注的益处（确保平均动脉压 >90mmHg，血红蛋白 >10g/dL）
考虑静脉注射类固醇激素治疗
考虑磁共振成像检查

形或非严重畸形的病例中，使用IONM的价值可能是有限的。重要的是，IONM需要神经电生理医生、麻醉师和神经外科医生之间的多学科合作，以正确和有效地使用这些技术。

多模式神经监测

一般而言，多模态监测系统（tcEMPs、SSEPs和S-EMG）的组合用于提高整体灵敏度和最大化诊断个体的诊断效率，因为它被认为能够对脊髓提供比单模式更全面的评估[17, 19, 29, 34-35, 43-44, 54]。多模态IONM的敏感性为50%～83.3%，颈椎手术的特异性为99%～100%[18, 40]。然而，敏感性的增加伴随着假阳性增加的风险，这可能不一定表现为新的术后神经缺损，但可能导致手术终止或在标准手术操作过程中的潜在危险变化[42]。因此，一些

人继续争辩说，单模式术中监测比多模态监测具有更高的特异性，并且可以最小化亚临床术中警报[2]，这可以显著地影响术中决策[42]。

术前异常

在术前明显减弱的情况下，神经传导通路可能已经功能失调，对于严重的脊髓型颈椎病[15, 36, 67]或神经根型颈椎病患者，IONM在减压手术中的作用不能确定建立[15, 36, 41, 67]。尤其是，术前脊髓病的存在可能是脊髓型颈椎病患者IONM变化的一个很强的危险因素[45]。然而，严重的术前脊髓功能障碍与基线tcMEPs振幅、持续时间和延迟的加重相关，使术中分析变得复杂。此外，IONM的敏感性也可能因患者合并症和年龄的不同而不同[13]。不管怎样，术中tcMEPs的降低已被证明与脊髓型颈椎病患者术后神经功能障碍相关[13]。虽然需要更多的研究来更好地理解和进一步建立脊髓型颈椎病患者的重要报警阈值，但对于tcMEPs监测到的恶化数值的分析，应始终要对每个病例的术前基线进行评估[70]。

最近的证据表明，tcMEPs的使用可能受限于术前运动缺陷与神经根型颈椎病相一致的患者，导致医学研究委员会（MRC）等级低于3，因为成功记录的频率大大降低[41]。然而，如果基线tcMEPs或SSEPs能够被成功地记录，术中神经监测的实用性实际上可以增加[13]。在这

种情况下，尝试增加刺激强度、持续时间或间隔可以提高tcMEPs监测的成功率，但是因为tcMEPs的高电压刺激可能会造成癫痫发作、咬舌、心律失常和头皮灼烧的风险增加[3、32~33、57]。对于严重神经肌肉无力、脊髓功能受损、Duchenne肌萎缩或Rett综合征患者的附加技术成功实施已经被证实可以提高IONM的可靠性[33]。这些技术包括在多个经颅电刺激之前的预处理刺激，以引发更大的MEPs并且对较微弱的反应更明显。在给定肌肉的术前无力的设定中，S-EMG监测可显示该肌肉的基线活动，然后随着减压而消失[6、48]。相比之下，慢性压迫的运动神经根可能不会自发地或在刺激下有反应，并且安静的SEMG并不一定意味着神经根没有受到损伤[15]。

前路与后路手术

有症状的颈椎疾病可以通过前、后或联合（360°）入路进行治疗，其手术复杂程度随入路、手术目标、解剖变异和患者临床状态而变化。多模态IONM已常规应用于有症状的颈椎疾病手术中。然而，前路和后路手术治疗退行性颈椎椎病后神经损伤的记录率较低，在监测病例[18、42、67]中为0~18%，在涉及椎体次全切除的病例中风险稍高。因此，关于这些"低风险"程序的常规IONM管理的效用和成本效益一直存在争议[2]。不幸的是，研究IONM在颈椎手术中的应用仍然受到手术方法的异质性和感知风险的限制。因此，各种监测技术的灵敏度和特异性因患者的诊断和执行的程序而异[15、52]。

总体来说，有限的可用证据表明，多模态IONM在颈椎后路手术中检测神经损伤是有用的，特别是在上颈椎[40]。然而，在常规的、非创伤性的或非严重的畸形病例中，IONM可能具有有限的价值，因为这些病例被认为具有医源性神经损伤的概率较低。

类似的争议存在于常规使用IONM用于颈椎前路手术治疗不伴有畸形的退行性疾病的情况。早期的IONM支持者认为在颈椎前路手术中由于早期发现了即将发生的神经损伤而改善了预后[19]。然而，在颈椎前路手术中使用或不使用多模态监测的IONM已经被证明对于限制神经损伤的频率具有有限的价值[8、59、64]。这在一定程度上是由于颈椎前路手术治疗症状性颈椎病的神经损伤风险较低，特别是非脊髓型颈椎病患者的神经损伤风险较低[59]。

鉴于以上数据，由于缺乏特异性，缺乏论证临床症状改善和 I 类监测参数的证据，2009年，全国实践指南没有提供支持治疗退化性颈椎病的颈椎前路手术中常规使用IONM的任何建议[52]。最近的一项系统性回顾进一步表明，IONM并不会对颈椎前路椎间盘切除融合术（ACDF）后神经损伤的风险产生影响[2]。重要的是，虽然作者确实注意到，椎体次全切术可能会有较高的神经损伤风险，但没有足够的数据来进行单独的ACDF与椎体次全切术之间的比较统计分析。因此，没有指南建议在涉及椎体切除的手术中使用IONM。对于后颈椎手术中使用IONM同样没有类似的指导原则。因此，对神经损伤的感知风险给予高度关注的情况下，使用IONM的决定仍以术者的选择和经验为指导。

C5 麻痹

C5神经根麻痹是颈椎前路和后路减压手术后罕见的、无力的、常为短暂的并发症[7、11、21、25、39、53]。医源性C5麻痹的病因包括慢性脊髓缺血继发于压迫解除之后的再灌注损伤、脊髓后移导致神经根栓系、邻近磨钻操作引起的热损伤、血管损伤或螺钉置入时的直接损伤。有趣的是，C5麻痹常在手术后延迟出现，混淆了病因。

使用SSEPs、tcMEPs和S-EMG记录的三角肌和肱二头肌的神经监测已被用于检测术中C5神经根损伤[7、21、31、34、45]，至少有一项研究指出C5麻痹的发生率显著降低[31]。然而，尽管有些报道成功地用IONM监测术中C5神经损伤[40]，但其他研究表明，没有IONM警报的延迟C5麻痹是可能的[18、60、63]。不幸的是，由于C5麻痹常常以延迟的形式出现，多模IONM的作用可能在检测和预防手术损伤方面受到限制[40、60]。另一种类似情况是，识别和报告迟发性C5麻痹也可能导致多模态IONM记录的报告敏感性低于预期[40]。

颈部畸形

通过钉棒系统对颈椎序列进行重建是一种被广泛接受的、安全且有效的手术技术，用于治疗颅颈、颈中段或颈胸畸形。然而，由于大多数数据来自小的回顾性分析和病例报告，IONM在颈椎畸形中的应用还没有得到充分的肯定。与退行性脊髓型颈椎病和神经根型颈椎病中的IONM相似，颈椎畸形的手术收益已经能从胸腰椎畸形的手术中推算出[9, 47, 69]。

颈椎侧块和椎弓根螺钉内固定已经发展成为颈椎后路序列矫形的主要技术。刺激诱发椎弓根螺钉EMG是一种用于检测螺钉突破骨质的方法，寄希望于防止或逆转神经或血管结构的损伤[16, 30, 71]。对于每枚螺钉，观察和记录初次刺激诱发EMG响应的最低电流。低EMG阈值已被证明与螺钉置入偏内相关，因此可能是阻止侧块螺钉置入偏内的有效手段[71]。螺钉置入位置不当时需要根据潜在危险的预测概率来再次探查、重新定位或去除螺钉[16]。

经济学

在退行性颈椎手术中应用神经监测具有重要的经济作用。但到目前为止，成本效益分析还没有显示出显著的收益[19, 38, 64, 67]。因此，一些作者认为，从医学、成本效益或法医学观点来看，IONM用于退变性颈椎前路手术几乎没有实用价值[1, 26, 67]。

Traynelis等[67]在他们的报告中对720例患者的经济分析中指出，所有症状性颈椎病患者术后都没有出现持续的神经损伤，按照2011年医疗保险报销费率计算，他们因没有使用IONM估计每小时节省了633.32美元（1美元≈6.45元人民币）并总共节省了1024754美元。作者的结论是，对症状型颈椎病进行无IONM减压术和重建/融合术可以降低治疗成本，而不会对患者的安全造成不利影响。这种观点源于术后神经功能障碍发生率低，以及考虑了上述报告中额外支出的100万美元治疗费用。

结论

术中神经生理监测（IONM）允许评估脊髓与神经根的功能完整性，并提供在高危脊柱外科手术中监测和可能逆转神经损伤的机会。因此，在退变性脊髓型颈椎病和神经根型颈椎病的病例中，IONM已成为常用的外科辅助手段。一般而言，多模态监测做出可能诊断的希望最大，目前的证据表明，这种技术可以提高术中对神经损伤的监测能力从而可能改善神经损伤的结果。然而，

IONM的有效性可能受限于低风险的前路颈椎手术、术前严重的脊髓型和神经根型颈椎病的病例，以及对迟发性C5麻痹的监测和预防。到目前为止，关于使用IONM的数据主要来自于回顾性的方法学质量较低的研究，这些研究还受到各种外科手术及其相关风险之间存在的异质性、IONM模式和技术的异质性的进一步限制，以及重大警报标准的可用性限制。此外，迄今为止的所有研究都存在强烈的选择偏倚，因为在严重的脊髓型颈椎病和复杂病变的患者中使用IONM的选择被更强烈地推荐，是因为其神经损伤的内在风险更高。因此，在文献中没有确凿的证据来提供关于IONM在颈椎手术中应用的确定答案。

参考文献

[1] Ajiboye RM, D'Oro A, Ashana AO, Buerba RA, Lord EL, Buser Z, et al. Routine use of intraoperative neuromonitoring during ACDFs for the treatment of Spondylotic myelopathy and radiculopathy is questionable:a review of 15,395 cases. Spine (Phila Pa1976). 2017;42:14–19.

[2] Ajiboye RM, Zoller SD, Sharma A, Mosich GM, Drysch A, Li J, et al. Intraoperative neuromonitoring for anterior cervical spine surgery: what is the evidence? Spine (Phila Pa 1976). 2017;42(6):385–393.

[3] Andersson G, Ohlin A. Spatial facilitation of motor evoked responses in monitoring during spinal surgery. Clin Neurophysiol. 1999;110:720–724.

[4] Appel S, Korn A, Biron T, Goldstein K, Rand N, Millgram M, et al. Efficacy of head repositioning in restoration of electrophysiological signals during cervical spine procedures. J Clin Neurophysiol.2017;34(2):174–178.

[5] Balzer JR, Rose RD, Welch WC, Sclabassi RJ. Simultaneous somatosensory evoked potential and electromyographic recordings during lumbosacral decompression and instrumentation. Neurosurgery.1998;42:1318–1324; discussion 1324–1315.

[6] Beatty RM, McGuire P, Moroney JM, Holladay FP. Continuous intraoperative electromyographic recording during spinal surgery. J Neurosurg.1995;82:401–405.

[7] Bose B, Sestokas AK, Schwartz DM. Neurophysiological detection of iatrogenic C-5 nerve deficit during anterior cervical spinal surgery. J Neurosurg Spine. 2007;6:381–385.

[8] Bose B, Sestokas AK, Schwartz DM. Neurophysiological monitoring of spinal cord function during instrumented anterior cervical fusion.Spine J. 2004;4:202–207.

[9] Bridwell KH, Lenke LG, Baldus C, Blanke K. Major intraoperative neurologic deficits in pediatric and adult spinal deformity patients. Incidence and etiology at one institution. Spine (Phila Pa 1976).1998;23:324–331.

[10] Burke D, Hicks R, Stephen J, Woodforth I, Crawford M. Assessment of corticospinal and somatosensory conduction simultaneously during scoliosis surgery. Electroencephalogr Clin Neurophysiol.1992;85:388–396.

[11] Bydon M, Macki M, Kaloostian P, Sciubba DM, Wolinsky JP, Gokaslan ZL, et al. Incidence and prognostic factors of c5 palsy: a clinical study of 1001 cases and review of the literature. Neurosurgery.2014;74:595–604; discussion 604–595.

[12] Chen X, Sterio D, Ming X, Para DD, Butusova M, Tong T, et al. Success rate of motor evoked potentials for intraoperative neurophysiologic monitoring: effects of age, lesion location, and preoperative neurologic deficits. J Clin Neurophysiol. 2007;24:281–285.

[13] Clark AJ, Ziewacz JE, Safaee M, Lau D, Lyon R, Chou D, et al. Intraoperative neuromonitoring with MEPs and prediction of postoperative neurological deficits in patients undergoing surgery for cervical and cervicothoracic myelopathy. Neurosurg Focus.2013;35:E7.

[14] Cole T, Veeravagu A, Zhang M, Li A, Ratliff JK. Intraoperative neuromonitoring in single-level spinal procedures: a retrospective propensity score-matched analysis in a national longitudinal database.Spine (Phila Pa 1976). 2014;39:1950–1959.

[15] Devlin VJ, Schwartz DM. Intraoperative neurophysiologic monitoring during spinal surgery. J Am Acad Orthop Surg. 2007;15:549–560.

[16] Djurasovic M, Dimar JR 2nd, Glassman SD, Edmonds HL, Carreon LY. A prospective analysis of intraoperative electromyographic monitoring of posterior cervical screw fixation. J Spinal Disord Tech.2005;18:515–518.

[17] Eager M, Shimer A, Jahangiri FR, Shen F, Arlet V. Intraoperative neurophysiological monitoring (IONM): lessons learned from 32 case events in 2069 spine cases. Am J Electroneurodiagnostic Technol.2011;51:247–263.

[18] Eggspuehler A, Sutter MA, Grob D, Jeszenszky D, Porchet F, Dvorak J. Multimodal intraoperative monitoring (MIOM) during cervical spine surgical procedures in 246 patients. Eur Spine J. 2007;16(Suppl 2):S209–S215.

[19] Epstein NE, Danto J, Nardi D. Evaluation of intraoperative somatosensory-evoked potential monitoring during 100 cervical operations. Spine (Phila Pa 1976).1993;18:737–747.

[20] Epstein NE, Stecker MM. Intraoperative neuro-monitoring corner editorial: the need for preoperative sep and mep baselines in spinal surgery: why can't we and our monitoring colleagues get this right? Surg Neurol Int. 2014;5:S548–S551.

[21] Fan D, Schwartz DM, Vaccaro AR, Hilibrand AS, Albert TJ. Intraoperative neurophysiologic detection of iatrogenic C5 nerve root injury during laminectomy for cervical compression myelopathy. Spine (Phila Pa 1976). 2002;27:2499–2502.

[22] Flynn TB. Neurologic complications of anterior cervical discectomy in Louisiana. J La State Med Soc. 1984;136:6–8.

[23] Garcia RM, Qureshi SA, Cassinelli EH, Biro CL, Furey CG, Bohlman HH. Detection of postoperative neurologic deficits using somatosensory-evoked potentials alone during posterior cervical laminoplasty. Spine J. 2010;10:890–895.

[24] Gunnarsson T, Krassioukov AV, Sarjeant R, Fehlings MG. Real-time continuous intraoperative electromyographic and somatosensory evoked potential recordings in spinal surgery: correlation of clinical and electrophysiologic findings in a prospective, consecutive series of 213 cases. Spine (Phila Pa 1976).2004;29:677–684.

[25] Guzman JZ, Baird EO, Fields AC, McAnany SJ, Qureshi SA, Hecht AC, et al. C5 nerve root palsy following decompression of the cervical spine: a systematic evaluation of the literature. Bone Joint J.2014;96-B:950–955.

[26] Harel R, Knoller N, Regev G, Anekstein Y, Zaaroor M, Leitner J, et al. The value of neuromonitoring in cervical spine surgery. Surg Neurol Int.2014;5:120.

[27] Hilibrand AS, Schwartz DM, Sethuraman V, Vaccaro AR, Albert TJ. Comparison of transcranial electric motor and somatosensory evoked potential monitoring during cervical spine surgery. J Bone Joint Surg Am. 2004;86-A:1248–1253.

[28] Houlden D. Immediate detection of somatosensory evoked potential loss is necessary to prevent neurological deficits. Clin Neurophysiol. 2013;124:836.

[29] Hyun SJ, Rhim SC, Kang JK, Hong SH, Park BR. Combined motor- and somatosensory-evoked potential monitoring for spine and spinal cord surgery: correlation of clinical and neurophysiological data in 85 consecutive procedures. Spinal Cord.2009;47:616–622.

[30] Isley MR, Zhang XF, Balzer JR, Leppanen RE. Current trends in pedicle screw stimulation techniques: lumbosacral, thoracic, and cervical levels. Neurodiagn J. 2012;52:100–175.

[31] Jimenez JC, Sani S, Braverman B, Deutsch H, Ratliff JK. Palsies of the fifth cervical nerve root after cervical decompression: prevention using continuous intraoperative electromyography monitoring. J Neurosurg Spine. 2005;3:92–97.

[32] Journee HL, Polak HE, De Kleuver M. Conditioning stimulation techniques for enhancement of transcranially elicited evoked motor responses. Neurophysiol Clin. 2007;37:423–430.

[33] Journee HL, Polak HE, de Kleuver M, Langeloo DD, Postma AA. Improved neuromonitoring during spinal surgery using double-train transcranial electrical stimulation. Med Biol Eng Comput. 2004;42:110–113.

[34] Kelleher MO, Tan G, Sarjeant R, Fehlings MG. Predictive value of intraoperative neurophysiological monitoring during cervical spine surgery: a prospective analysis of 1055 consecutive patients. J Neurosurg Spine. 2008;8:215–221.

[35] Khan MH, Smith PN, Balzer JR, Crammond D, Welch WC, Gerszten P, et al. Intraoperative somatosensory evoked potential monitoring during cervical spine corpectomy surgery: experience with 508 cases.Spine (Phila Pa 1976). 2006;31:E105–E113.

[36] Kim DH, Zaremski J, Kwon B, Jenis L, Woodard E, Bode R, et al. Risk factors for false positive transcranial motor evoked potential monitoring alerts during surgical treatment of cervical myelopathy. Spine (Phila Pa 1976). 2007;32:3041–3046.

[37] Klem GH, Luders HO, Jasper HH, Elger C. The ten-twenty electrode system of the International Federation. The International Federation of Clinical Neurophysiology. Electroencephalogr Clin Neurophysiol Suppl. 1999;52:3–6.

[38] Lall RR, Lall RR, Hauptman JS, Munoz C, Cybulski GR, Koski T, et al. Intraoperative neurophysiological monitoring in spine surgery: indications, efficacy, and role of the preoperative checklist. Neurosurg Focus. 2012;33:E10.

[39] Lawrence BD, Jacobs WB, Norvell DC, Hermsmeyer JT, Chapman JR, Brodke DS. Anterior versus posterior approach for treatment of cervical spondylotic myelopathy: a systematic review. Spine (Phila Pa 1976). 2013;38:S173–S182.

[40] Lee HJ, Kim IS, Sung JH, Lee SW, Hong JT. Significance of multimodal intraoperative monitoring for the posterior cervical spine surgery. Clin Neurol Neurosurg. 2016;143:9–14.

[41] Lee JM, Kim DH, Kim HS, Choi BK, Han IH. The applicability of intraoperative neuromonitoring in patients with preoperative motor weakness during spine surgery. Korean J Spine. 2016;13:9–12.

[42] Lee JY, Hilibrand AS, Lim MR, Zavatsky J, Zeiller S, Schwartz DM, et al. Characterization of neurophysiologic alerts during anterior cervical spine surgery. Spine (Phila Pa 1976). 2006;31:1916–1922.

[43] Li F, Gorji R, Allott G, Modes K, Lunn R, Yang ZJ. The usefulness of intraoperative neurophysiological monitoring in cervical spine surgery: a retrospective analysis of 200 consecutive patients. J Neurosurg Anesthesiol. 2012;24:185–190.

[44] MacDonald DB, Al Zayed Z, Khoudeir I, Stigsby B. Monitoring scoliosis surgery with combined multiple pulse transcranial electric motor and cortical somatosensory-evoked potentials from the lower and upper extremities. Spine (Phila Pa 1976). 2003;28:194–203.

[45] May DM, Jones SJ, Crockard HA. Somatosensory evoked potential monitoring in cervical surgery: identification of pre-

and intraoperative risk factors associated with neurological deterioration. J Neurosurg.1996;85:566–573.

[46] Nanda A, Sharma M, Sonig A, Ambekar S, Bollam P. Surgical complications of anterior cervical diskectomy and fusion for cervical degenerative disk disease: a single surgeon's experience of 1,576 patients.World Neurosurg. 2014;82:1380–1387.

[47] Nash CL Jr, Lorig RA, Schatzinger LA, Brown RH. Spinal cord monitoring during operative treatment of the spine. Clin Orthop Relat Res.1977;(126);100–105.

[48] Nichols GS, Manafov E. Utility of electromyography for nerve root monitoring during spinal surgery. J Clin Neurophysiol. 2012;29:140–148.

[49] Owen JH, Kostuik JP, Gornet M, Petr M, Skelly J, Smoes C, et al. The use of mechanically elicited electromyograms to protect nerve roots during surgery for spinal degeneration. Spine (Phila Pa 1976).1994;19:1704–1710.

[50] Owen JH, Laschinger J, Bridwell K, Shimon S, Nielsen C, Dunlap J, et al. Sensitivity and specificity of somatosensory and neurogenic-motor evoked potentials in animals and humans. Spine (Phila Pa 1976). 1988;13:1111–1118.

[51] Pease M, Gandhoke GS, Kaur J, Thirumala P, Balzer J, Crammond D, et al. 319 predictive value of intraoperative neurophysiological monitoring during spine surgery: a prospective analysis of 4489 consecutive patients. Neurosurgery. 2016;63(Suppl 1):192–193.

[52] Resnick DK, Anderson PA, Kaiser MG, Groff MW, Heary RF, Holly LT, et al. Electrophysiological monitoring during surgery for cervical degenerative myelopathy and radiculopathy. J Neurosurg Spine.2009;11:245–252.

[53] Sakaura H, Hosono N, Mukai Y, Ishii T, Yoshikawa H. C5 palsy after decompression surgery for cervical myelopathy: review of the literature. Spine (Phila Pa 1976). 2003;28:2447–2451.

[54] Sala F, Palandri G, Basso E, Lanteri P, Deletis V, Faccioli F, et al. Motor evoked potential monitoring improves outcome after surgery for intramedullary spinal cord tumors: a historical control study. Neurosurgery. 2006;58:1129–1143; discussion 1129–1143.

[55] Schirmer CM, Shils JL, Arle JE, Cosgrove GR, Dempsey PK, Tarlov E, et al. Heuristic map of myotomal innervation in humans using direct intraoperative nerve root stimulation. J Neurosurg Spine.2011;15:64–70.

[56] Schwartz DM, Auerbach JD, Dormans JP, Flynn J, Drummond DS, Bowe JA, et al. Neurophysiological detection of impending spinal cord injury during scoliosis surgery. J Bone Joint Surg Am. 2007;89:2440–2449.

[57] Schwartz DM, Sestokas AK, Dormans JP, Vaccaro AR, Hilibrand AS, Flynn JM, et al. Transcranial electric motor evoked potential monitoring during spine surgery: is it safe? Spine (Phila Pa 1976).2011;36:1046–1049.

[58] Schwartz DM, Sestokas AK, Hilibrand AS, Vaccaro AR, Bose B, Li M, et al. Neurophysiological identification of position-induced neurologic injury during anterior cervical spine surgery. J Clin Monit Comput.2006;20:437–444.

[59] Smith PN, Balzer JR, Khan MH, Davis RA, Crammond D, Welch WC, et al. Intraoperative somatosensory evoked potential monitoring during anterior cervical discectomy and fusion in nonmyelopathic patients--a review of 1,039 cases. Spine J. 2007;7:83–87.

[60] Spitz S, Felbaum D, Aghdam N, Sandhu F. Delayed postoperative C5 root palsy and the use of neurophysiologic monitoring. Eur Spine J. 2015;24:2866–2871.

[61] Sutter M, Eggspuehler A, Grob D, Jeszenszky D, Benini A, Porchet F, et al. The diagnostic value of multimodal intraoperative monitoring (MIOM) during spine surgery: a prospective study of 1,017 patients. Eur Spine J. 2007;16(Suppl 2):S162–S170.

[62] Sutter M, Eggspuehler A, Grob D, Jeszenszky D, Benini A, Porchet F, et al. The validity of multimodal intraoperative monitoring (MIOM) in surgery of 109 spine and spinal cord tumors. Eur Spine J. 2007;16(Suppl 2):S197–S208.

[63] Tanaka N, Nakanishi K, Fujiwara Y, Kamei N, Ochi M. Postoperative segmental C5 palsy after cervical laminoplasty may occur without intraoperative nerve injury: a prospective study with transcranial electric motor-evoked potentials. Spine (Phila Pa 1976).2006;31:3013–3017.

[64] Taunt CJ Jr, Sidhu KS, Andrew SA. Somatosensory evoked potential monitoring during anterior cervical discectomy and fusion. Spine (Phila Pa 1976).2005;30:1970–1972.

[65] Thirumala PD, Huang J, Thiagarajan K, Cheng H, Balzer J, Crammond DJ. Diagnostic accuracy of combined multimodality somatosensory evoked potential and transcranial motor evoked potential intraoperative monitoring in patients with idiopathic scoliosis. Spine (Phila Pa 1976). 2016;41:E1177–E1184.

[66] Toleikis JR, Skelly JP, Carlvin AO, Burkus JK. Spinally elicited peripheral nerve responses are sensory rather than motor. Clin Neurophysiol.2000;111:736–742.

[67] Traynelis VC, Abode-Iyamah KO, Leick KM, Bender SM, Greenlee JD. Cervical decompression and reconstruction without intraoperative neurophysiological monitoring. J Neurosurg Spine. 2012;16:107–113.

[68] Vauzelle C, Stagnara P, Jouvinroux P. Functional monitoring of spinal cord activity during spinal surgery. Clin Orthop Relat Res. 1973;93:173–178.

[69] Vitale MG, Skaggs DL, Pace GI, Wright ML, Matsumoto H, Anderson RC, et al. Best practices in intraoperative neuromonitoring in spine deformity surgery: development of an intraoperative checklist to optimize response. Spine Deform. 2014;2:333–339.

[70] Wang S, Tian Y. Exploration of the intraoperative motor evoked potential. Spine (Phila Pa 1976). 2016;41:470–475.

[71] Wilson B, Curtis E, Hirshman B, Oygar A, Chen K, Gabel BC, et al. Lateral mass screw stimulation thresholds in posterior cervical instrumentation surgery: a predictor of medial deviation.J Neurosurg Spine. 2016:26(3):346–352. doi 10.3171.2016.8.SPINE16580. Epub 2016 Dec 9.

[72] Ziewacz JE, Berven SH, Mummaneni VP, Tu TH, Akinbo OC, Lyon R, et al. The design, development, and implementation of a checklist for intraoperative neuromonitoring changes. Neurosurg Focus. 2012;33:E11.14 Utility of Intraoperative Neuromonitoring

手术效果的预测因素

Jerry Ku，Jefferson R. Wilson

夏茂盛　译

第 15 章

经验 / 教训

- 通常，退变性脊髓型颈椎病（DCM）患者可能会随着时间的推移而出现临床症状的恶化。

- 对于不同患者而言，临床治疗过程中可能存在差异。因此，有必要确定那些可以预测DCM患者术后长期疗效的特征。

- 临床方面，文献中一致认为，年龄增长、术前神经功能恶化、术前症状持续时间长、吸烟、并发精神症状与术后神经功能恢复不佳有关。

- MRI和电生理检查的预测意义在文献中存在争议，对其具体因素和测试方法应进行详细讨论。

- 临床预测规则由一些重要的临床因素组合而成，使临床医生和研究人员能够评估DCM患者的术后疗效。

介绍

退变性脊髓型颈椎病（DCM）的自然病史通常是一个缓慢的、逐步恶化的过程，随着时间的推移，有少数患者经历了一段时间的症状稳定甚至出现轻微症状改善[1]。平均而言，无论术前功能状态的严重程度如何，手术干预已确切地证明可以改善DCM患者的神经功能、一般状态和生活质量[2]。因此，手术仍是这一患病群体的首选治疗方法。也意味着，对于个别患者，术后疗效仍然是可变的。所以，外科医生应了解预测手术结果的因素，这些知识对于协助术前沟通并调整患者对短期和长期康复的期望至关重要。

根据目前的研究，可预测术后疗效的术前因素包括年龄、症状持续时间和严重程度、步态和性功能情况、吸烟史、精神病史、感觉诱发电位（SEPs）和一些磁共振成像（MRI）结果。本章将详细描述每一种方法的证据和原理。未被证实可预测术后疗效或者重要性还未明确的因素包括性别、种族、其他特有体征和症状、其他疾病共存的情况和运动诱发电位（MEPs）。

年龄

年龄是接受外科手术治疗的DCM患者的一个常见预测因素。然而，研究设计的不一致性使研究间的比较和

J. Ku · J. R. Wilson (*)
Division of Neurosurgery, St. Michael's Hospital,
University of Toronto, Toronto, ON, Canada
e-mail: wilsonjeff@smh.ca

© Springer Nature Switzerland AG 2019
M. G. Kaiser et al. (eds.), Degenerative Cervical Myelopathy and Radiculopathy,
https://doi.org/10.1007/978-3-319-97952-6_15

归纳变得困难，包括年龄两分法的不同阈值（例如，40岁与60岁或70岁相对比）以及疗效的评价方法和随访时间的差异。最近，Tetreault等[3]根据mJOA评分大于或等于16的患者评分变化（OR=0.96；95%CI，0.94~0.99），发现随着年龄的增长，术后1年恢复理想神经功能预后的概率降低。此外，通过对比患者术后2年mJOA评分的变化（3分为重度脊髓病，2分为中度脊髓病，1分为轻度脊髓病），发现患者随着年龄增长，产生临床差异的可能性越低（RR=0.924；95%CI，0.889~0.960）[4]。同样，Morio等[5]根据平均随访3.4年的术后JOA评分变化，发现年龄的增长与恢复率呈负相关。总的来说，由这些研究的相关性（R值为−0.65~−0.28），Nurick评分、JOA评分，或mJOA术前和术后的分数改变来分析，系统综述表明大多数研究显示年龄和术后神经功能恢复之间呈负相关[6-7]。

因此，外科医生应该认为年龄的增长可能会不利于患者术后神经功能恢复。老年患者可能无法像年轻人那样将脊髓神经恢复到神经功能改善的程度。而C-运动神经元、前角细胞、皮质脊髓束和后柱中有髓纤维的数量减少，这些与年龄相关的脊髓改变可能是影响患者康复的解剖学和病理生理学因素[6]。此外，与年龄无关的合并症可能会影响患者的预后结果或使患者功能活动受限[6]。最后一点，年龄的增长不仅对功能结果会有影响，还与围术期并发症的高风险相关[8]。

症状的持续时间和严重程度

其他普遍研究的预测因素包括症状的持续时间和严重程度。Tetreault等[3]发现，根据mJOA评分大于或等于16的患者评分变化（OR=0.76；95%CI，0.59~0.99），症状持续时间越长，术后1年取得最佳手术结果的概率越低。同样，通过对比患者术后2年的mJOA评分（RR=0.943），发现患者症状持续时间越长，产生临床差异的可能性越低[4]。Kusin等[9]发现症状持续时间大于2年与术后2年Nurick评分改变呈负相关。系统综述也证实了这种关系，多个研究指出了其相关性（R值为−0.82~−0.225），Nurick评分、JOA评分，或mJOA评分来分析，长期的症状会导致更差的手术结果[6-7]。这些多种研究设计将术前症状持续时间作为一个连续要素，将持续时间分为离散时间组（<3个月，3~6个月，6~12个月，12~24个月，>24个月），或将患者分为症状持续时间大于或小于1或2年进行分类[7]。

DCM症状的严重程度也被认为是术后功能结果的负向预测因素。Tetreault等[3]也发现，根据mJOA评分≥16的患者评分变化（OR=1.21；95%CI，1.07~1.37），发现mJOA评分越高，术后1年更容易取得最佳的预后。同样，Alafifi等[10]在平均随访2.5年中，发现术前Nurick评分较高与术后Nurick评分的改善程度较小相关。系统综述也发现mJOA评分、JOA评分或Nurick评分（R值为0.22~0.93）显示术前症状严重程度与功能结果之间存在某种程度的关系[6-7]。

病理学研究表明严重和/或慢性、长期的DCM会导致白质脱髓鞘和灰质、白质的坏死[1]。虽然手术解除了压迫，但这些可能不完全可逆的病变会限制患者术后恢复的能力。鉴于患病程度的严重性和症状持续的长时间性与术后不良的功能结果相关，外科医生在决定对DCM患者采取手术治疗还是观察治疗时，应将其纳入考虑范畴。

特异体征和症状

也有一些研究旨在确定是否有特异的症状或体征可以预测手术结果。其中一个因素是步态障碍。

一项多中心的队列研究分析发现，术前步态障碍更不容易使患者术后1年在mJOA评分中取得大于或等于16分（OR=2.48；95%CI，1.10~5.57）[3]。同样，Alafifi等[10]发现，在平均随访2.5年中，腿部痉挛预示术后Nurick评分的改善可能性较低。此外，步态不稳的患者术后2年的mJOA评分（RR=0.869）的临床差异也较小[4]。一项系统综述还发现在4项研究中有3项，表明步态或腿部痉挛将预示较差的功能，而另一项研究没有发现步态或腿部痉挛与预后有显著关系[6]。这篇综述还发现了四项队列研究，根据Nurick、mJOA或神经外科脊柱量表测量，表明性功能障碍的存在负向预测术后功能[6]。主要的潜在预测因素是步态和性功能障碍，也是更严重或更长期的DCM的标志。

相反，其他特异体征或症状与手术结果之间的关系并没有强有力的证据来支持。大多数意义不明，或者在不同的研究中结果相互矛盾。这些体征或症状包括下肢功能障碍、上肢功能障碍、肠/膀胱功能障碍、Hoffman征、Babinski征、阵挛、萎缩、神经根痛、颈椎活动度，以及长束征。特定的体征和症状是否可以预测手术结果，以及其之间是否有任何关联作为独立要素又或仅仅反映了疾病的严重程度或持续时间，还需要进行更多的研究加以论证。

合并症情况

某些合并症也可用来预测手术结果。一项多中心队列研究发现，术后2年mJOA评分为16分或16分以上患者（OR=0.50；95%CI，0.22~1.14），相对于不吸烟的患者来说，术后功能恢复的可能性较低[3]。此外，根据吸烟者术后2年的mJOA评分，发现其临床差异也并不大（RR=0.837）[4]。Kusin等[9]还发现，吸烟者术后2年的Nurick评分平均提高0.6分，而不吸烟者平均提高1.53分。此研究还表明，每天吸烟量与Nurick评分，以及吸烟指数和Nurick评分之间为负相关[9]。吸烟与较低的骨融合率和较高的伤口感染率相关，还可能对脊髓的内在愈合能力产生直接的毒性作用[9]。

Arnold等[11]发现，尽管糖尿病患者在SF36v2生理功能量表中表现出较少的改善，但是相较于非糖尿病患者，糖尿病患者术后1年和2年的手术并发症发生率、mJOA和Nurick评分的改善程度与之没有什么差异。另一方面，Kim等[12]发现，糖尿病患者术后2年mJOA评分并没有改善，所以糖尿病是导致术后疗效降低的一个重要危险因素（OR=2.92；95%CI，1.32~6.12），随着年龄的增加，糖尿病和吸烟间的相互作用将会进一步使风险增加。Kusin等[9]根据术后2年Nurick评分的变化，也发现糖尿病对术后功能结果有负面作用。

Tetreault等[3]根据mJOA评分大于或等于16分的患者评分变化（OR=0.33；95%CI，0.15~0.69），发现精神合并症的存在与术后1年最佳疗效降低有关。一项系统综述显示，任何合并症情况都与术后较差的功能结果无关，而且合并症的数量是否会预示术后较差的功能结果也尚存争议[6]。

目前，有证据表明吸烟是术后功能结果的负性预测因素，而糖尿病还尚存争议。系统综述尚未发现吸烟、

糖尿病或其他合并症与围术期并发症风险增长有关[8]。同样，这也是一个需要更多研究的领域，但外科医生需要知道某些合并症可能会影响手术结果。

神经生理测试

感觉诱发电位（SEPs）、运动诱发电位（MEPs）和肌电图（EMG）等神经生理学技术可用于DCM的检查，来评估疾病的层次和严重程度，用于支持临床检查和神经影像学结果[13]。也有研究旨在研究这些神经生理学测试是否也可以预测术后疗效。

Lyu等[14]根据术后6个月mJOA的改变，发现术前正常正中神经SEPs与恢复率增长有关。此外，系统综述发现，有3项研究表明，对于术前正中神经异常的患者，早期术后1周或2周内SEPs恢复正常也可预示术后功能改善[7]。有意思的是，这种关系只适用于正中神经SEPs，因为尚未发现胫骨神经SEPs与手术结果相关[7]。另一方面，MEPs和EMGs与临床和神经影像学结果密切相关，可用于症状轻微患者脊髓病的发展预测或是量化临床改善程度，但其尚未具有对手术结果的预测价值[7, 13]。

相较于SEPs，MEPs对脊髓病的检测更为敏感[13-14]，这可能是由于其具有腹外侧相对于背侧的解剖学位置。在DCM中，最常见的病理包括颈椎间盘突入椎管而导致脊髓前后径的缩小以及压迫脊髓前动脉而导致血供减少[14]。因此，与单纯的MEPs异常相比，异常的SEPs可能意味着脊髓受到更严重的压迫，从而导致术后产生较差的功能结果。

磁共振成像

磁共振成像（MRI）是一种广泛应用于DCM评估的成像方式。其不仅有诊断价值，而且某些MRI参数也可能在预测术后疗效中发挥作用。比如测量椎管/脊髓尺寸或评估T1和/或T2信号改变已被广泛研究其潜在的预测效用。

脊髓受压的程度可以通过各种方法来评估，包括定性测量，例如椎管病变或狭窄，脊髓在横断面或正中矢状面上的形状，但这些方法尚未发现具有预测价值的[15]。最近，相关方面的主要焦点在于通过测量脊髓的

前后径、横截面积（TA）或压缩比的定量技术[15]。由Fukushima等率先报道，根据平均随访1年5个月的mJOA评分的改变，尽管在减压术后对椎管进行了形态恢复，发现术前MRI脊髓横截面积最大受压处小于45mm²的患者恢复较差[16]。相反，Morio等[5]根据术后平均随访3.4年mJOA评分的改变，并没有发现横截面积与恢复之间存在显著关系。系统综述发现，尽管其他研究未发现两者有显著相关性，但大多数后续研究支持横截面积可以预测术后的功能结果[15, 17-18]。

这种差异可能是由于横截面积的局限性造成的，因为它是对单点最大压缩的测量，而DCM是一种在不同节段上有不同程度的压迫的多级疾病。另一种是对椎管最大狭窄程度（MCC）的测量，其测量的是正中矢状面上的最大狭窄的椎管直径与未狭窄的椎管直径的差值。Nouri等[19]发现根据术后6个月mJOA评分未改善至16分或以上，椎管最大狭窄程度差值越大可预测较差的术后功能结果。其他定量技术尚未被证明是预测因素[15, 17-18]。

脊髓内T1和/或T2加权成像信号强度改变的评估也可能是一种预后指标。这些改变显示了压迫的严重程度、疾病的长期性和不可逆性。关于T2高信号本身是否是术后功能恢复的预测因素尚存争议[15, 17]。T2信号的改变是非特异性的，可以在水肿或缺血这些可逆的改变中看到，但也可以反映不可逆的改变。T2信号产生弥漫性边界改变提示较轻的改变，例如水肿、脱髓鞘或沃勒变性，而较尖锐的边界则与更严重的组织病变如坏死、微空腔化或海绵状改变相关[15]。令人遗憾的是，目前还没有对T2信号改变的程度进行分级或分类的标准[18]。通过比较mJOA评分恢复率，尤其是发现MRI影像中不可逆灰质坏死，或是"蛇眼样"外观，与较差的术后功能预后相关[20]。Fernandez de Rota等[21]发现，在平均随访39个月中，局灶性T2信号改变与mJOA恢复率无显著相关，而多节段性T2高信号改变可能预测较差的术后功能结果。

系统综述发现大多数研究支持T1低信号改变与术后较差的功能结果相关[15, 17]。特别的是，Nouri等[19]还发现，根据术后6个月mJOA评分未增加至大于或等于16分（OR=0.242；95%CI，0.068~0.866），T1低信号可预测较差的术后功能结果。同样，Alafifi等[10]发现，在平均随访2.5年中，髓内T1低信号预示术后Nurick评分改善的可能性较低。Morio等[5]也发现，根据术后平均随访3.4年

mJOA评分的改变，术前MRI T1低信号的改变预示了较差的恢复率。T1信号改变反映了更严重和不可逆的神经组织损伤、梗死和空腔化，会导致较差的临床结果[22]。

总的来说，考虑到MRI在诊断DCM中的常规应用，仔细回顾和评估一些具体参数，如横截面积、椎管最大狭窄程度和信号改变，可以对手术结果提供一些预测。尤其是反映脊髓内存在更严重或不可逆损伤的信号改变，将预测术后功能恢复较差。

临床预测规则

人们对制定临床预测规则来确定手术结果产生了些兴趣。最近一项国际上的研究利用临床因素（表15.1）开发了一种临床预测工具（图15.1）。这个工具内外部有效性很强，仅使用临床因素可以很好地区分哪些患者将会有最佳的结果，或是哪些患者没有[3]。MRI相关参数的加入并没有显著改善预测模型[23]。

表15.1 预测手术结果的临床因素的比值比，定义为术后1年mJOA得分16分或更高

预测项	OR（比值比）	95%CI
年龄	0.96	0.94~0.99
mJOA 评分基线	1.21	1.07~1.37
症状持续时间	0.76	0.59~0.99
步态障碍	2.48	1.10~5.57
吸烟情况	0.50	0.22~1.14
精神障碍	0.44	0.22~0.88

$$P = \frac{e^{1.59+(-0.81)P+(0.19)\mathrm{mJOA}+(-0.036)A+(0.91)\mathrm{IG}+(-0.69)S+(-0.27)\mathrm{DS}}}{1+e^{1.59+(-0.81)P+(0.19)\mathrm{mJOA}+(-0.036)A+(0.91)\mathrm{IG}+(-0.69)S+(-0.27)\mathrm{DS}}},$$

图15.1 Tetreault等采用的临床预测规则。术后mJOA评分大于或等于16的概率[3]。缩写：A年龄（以年计），DS症状持续时间（1.≤3个月；2.>3个月，≤6个月；3.>6个月，≤12个月；4.>12个月，≤24个月；5.>24个月），IG步态障碍（1.存在；2.不存在），mJOA0日本骨科协会评分修改后的基线（0~18分），Ps抑郁或双相情感障碍（1.不存在；2.存在），S吸烟状况（1.不吸烟；2.吸烟）

病例示例

以下摘录已经过Tetreault等许可[24]。

以下两个病例说明了如何通过在术前预测结果来帮助管理患者预期期望。

- 病例1：一名49岁的不吸烟男性患者，其临床表现为继发于退变、椎间盘突出和先天性狭窄的中度脊髓病（mJOA=14分）。患者双手麻木、笨拙，肌肉无力，皮质脊髓运动障碍，反射亢进，跖反射阳性。症状持续2个月。患者同时存在中度高血压、轻度呼吸系统疾病和轻度糖尿病。
- 病例2：一名69岁不吸烟男性患者，其临床表现为继发于退变、椎间盘突出、黄韧带肥厚的中度脊髓病（mJOA=13分）（图15.2）。患者双手麻木、笨拙，步态受损，肌肉无力，皮质脊髓分布运动障碍，反射亢进，Hoffman征阳性，跖反射阳性，步态不稳。症状持续120个月，患者有轻微的中风症状。

根据Eq.1，病例1有92.7%的可能性使mJOA评分增长到≥16分，而病例2只有41.0%的可能性出现这个结果（表15.2）。这些患者应在手术知情同意阶段中以不同的方式处理。主治医生能告诉患者在手术后他们可能会改善症状，但对于病例2应告知，他仍将出现大量神经功能缺损，日常生活活动中可能会需要协助。这些信息将有助于病例2结果的期望管理，进而提高患者的满意度。观察结果显示，病例1术后神经功能恢复正常（mJOA=18分），病例2术后评分达到13~15分但未达到≥16分。

病例3提供了一个案例，说明临床预测规则是如何促进共同决策，并向患者提供咨询意见。

- 病例3：一名53岁的不吸烟男子，其临床表现为继发于退变、椎间盘突出的轻度脊髓病（mJOA =17分）（图15.3）。患者双手麻木、笨拙，双侧手臂感觉异常，肌无力，手内肌萎缩。症状持续4个月。患者存在不明确的内分泌疾病。

这个病例是一个患有轻度脊髓病的患者，术前有短期症状。该患者有良好的手术预后；然而，他可能不愿意接受神经外科手术来治疗这种轻微的上肢症状。这种临床预测规则可以帮助医生指导该患者，并告知他如果

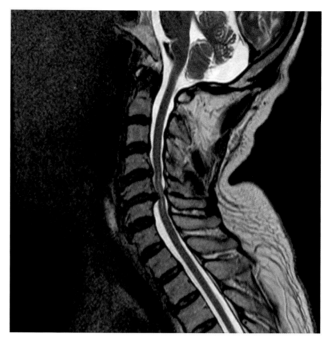

图15.2　病例2的MRI矢状面T2加权像[24]

表15.2　临床预测规则的病例及应用[24]

病例编号	Eq.1 中的患者信息	取得 mJOA 评分 ≥ 16 分的概率（%）
1	mJOA0=14，DS=1，S=1，Ps=1，IG=2，A=49	92.7
2	mJOA0=13，DS = 5，S = 1，Ps=1，IG=1，A=69	41.0
3	mJOA0=17，DS=2，S=1，Ps=1，IG=2，A=53 比 **mJOA0=15，DS=4，** S=1，Ps=1，IG=2，**A=54** 比 mJOA0=15，DS=4，S=1，Ps=1，**IG=1**，A=54	93.6 85.0 69.6
4	mJOA0=15，DS=5，S=1，Ps=1，IG=2，A=62	76.4

注： 增粗的值表示患者信息与初始状态对比的改变　缩写：A年龄（以年计），DS症状持续时间（1.≤3个月；2.＞3个月，≤6个月；3.＞6个月，≤12个月；4.＞12个月，≤24个月；5.＞24个月），IG步态障碍（1.存在；2.不存在），mJOA0日本骨科协会评分修改后的基线（0~18分），Ps抑郁或双相情感障碍（1.不存在；2.存在），S吸烟状况（1.不吸烟；2.吸烟）

在他目前的疾病状态下尽早手术，他会比单纯地等待要更好（表15.2）。我们假设如果患者在术前等待了1年，则术前mJOA评分将下降2分，年龄将增长1岁，症状持续时间将明显延长。因此，他在mJOA评分≥16分的可能性从93.6%下降到85.0%。此外，如果他出现步态障碍的体征和症状，则这种可能性将进一步下降到69.6%。这些数据对于帮助临床医生为患者提供咨询和共同决策具有重要价值。

- 病例4：一名62岁的不吸烟男性患者，其临床表现为继发于退变、椎间盘突出、先天性狭窄的轻度脊髓病（mJOA=15分）（图15.4）。本例患者双手麻木，Lhermitte征阳性，无力，手内肌萎缩，并有Hoffman征阳性。症状持续时间为36个月。患者同时存在轻度胃肠紊乱。

对于研究的每个参与者，外科医生需要预测受试者在手术干预后的结果：相较于基线状态会改善，保持不变，或恶化。对于病例4，外科医生认为受试者将会与基线相同。然而，运用临床预测规则预测，患者会有76.4%的概率取得评分≥16，在mJOA上至少能够提高1分（表15.2）。而患者确实在术后症状有所改善，并且在1年的随访中神经系统恢复正常（mJOA=18分）。这个例子说明了临床预测规则如何帮助外科医生以更客观的方式来完善主观判断。

讨论 / 结论

表15.3总结了有关预测手术结果因素的知识，有助于外科医生预测谁的手术结果会最为理想。DCM相关因素中，包括年龄、病程和症状的严重程度、步态和性功能障碍的特异体征/症状、吸烟史和精神病史。而其他的临床因素尚未被证明是否与预后相关。神经生理学检测也可用于DCM评估，如正中神经SEPs也可用来预测手术结果，而MEPs和EMG则不能。一些重要的MRI影像学表现也可用来预测手术结果，如脊髓横截面积、椎管最大狭窄程度，脊髓信号改变等；然而，对于图像相关要素的预测重要性尚且需要进一步的证据来对其进行阐述。可能在未来几年内，随着预测的技术进步，对患者的预测结果也会更为准确。外科医生在为DCM患者进行评估和提供手术时，应牢记于心。临床预测规则可能会对预测DCM患者长期手术结果的相关问题有帮助。

关键建议

- 外科医生必须掌握影响术后DCM患者预后的主要因素，有助于更好的术前交代以及对术后的患者进行预后管理。

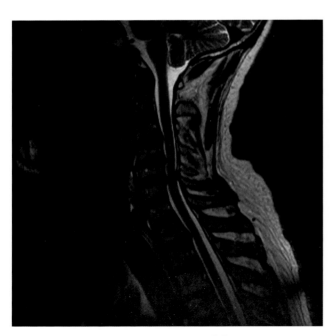

图15.3　病例3的 MRI矢状面T2加权像[24]

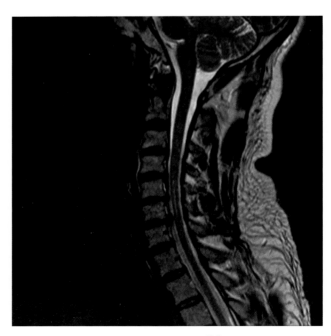

图15.4　病例4的MRI矢状面T2加权像[24]

表15.3　手术结果预测因素汇总

预测因素	手术结果
年龄	年龄的增长与较差的功能和神经结果相关； 年龄的增长与围手术期并发症风险的增长相关
症状的持续时间和严重程度	症状的持续时间和严重程度与较差的功能和神经预后相关
特异症状 / 体征	步态和性功能障碍与较差的功能和神经结果相关； 其他特异体征和症状尚未发现具有预测性
合并症情况	吸烟状况和精神病史与较差的功能和神经结果相关； 关于糖尿病的预测价值尚存争议； 合并症与围术期并发症的风险增加无关
神经生理测试	正中神经 SEPs 正常或术后早期正中神经 SEPs 恢复正常与更好的功能和神经结果相关； 肌电图和 MEPs 不能预测手术结果
磁共振成像的受压测量	椎管最大狭窄程度的增长与较差的功能和神经结果相关； 关于横截面积与功能预后之间的关系尚存争议； 其他的测量方法并未发现具有预测性
磁共振成像的改变	T1 低信号与较差的功能和神经预后相关； T2 "蛇眼样"外观和多节段性高信号与较差的功能和神经结果相关； T2 高信号改变与手术结果之间的关系尚存争议

参考文献

[1] Matz PG, Anderson PA, Holly LT, et al. The natural history of cervical spondylotic myelopathy. J Neurosurg Spine. 2009;11(2):104–111.

[2] Fehlings MG, Wilson JR, Kopjar B, et al. Efficacy and safety of surgical decompression in patients with cervical spondylotic myelopathy: results of the AOSpine North America prospective multi-center study. J Bone Joint Surg Am. 2013;95(18):1651–1658.

[3] Tetreault LA, Côté P, Kopjar B, Arnold P, Fehlings MG, Network ANAaICTR. A clinical prediction model to assess surgical outcome in patients with cervical spondylotic myelopathy: internal and external validations using the prospective multicenter AOSpine North American and international datasets of 743 patients. Spine J. 2015;15(3):388–397.

[4] Tetreault L, Wilson JR, Kotter MR, et al. Predicting the minimum clinically important difference in patients undergoing surgery for the treatment of degenerative cervical myelopathy. Neurosurg Focus. 2016;40(6):E14.

[5] Morio Y, Teshima R, Nagashima H, Nawata K, Yamasaki D, Nanjo Y. Correlation between operative outcomes of cervical compression myelopathy and MRI of the spinal cord. Spine (Phila Pa 1976).2001;26(11):1238–1245.

[6] Tetreault LA, Karpova A, Fehlings MG. Predictors of outcome in patients with degenerative cervicalspondylotic myelopathy undergoing surgical treatment: results of a systematic review. Eur Spine J.2015;24(Suppl 2):236–251.

[7] Holly LT, Matz PG, Anderson PA, et al. Clinical prognostic indicators of surgical outcome in cervical spondylotic myelopathy. J Neurosurg Spine.2009;11(2):112–118.

[8] Tetreault L, Ibrahim A, Côté P, Singh A, Fehlings MG. A systematic review of clinical and surgical predictors of complications following surgery for degenerative cervical myelopathy. J Neurosurg Spine.2016;24(1):77–99.

[9] Kusin DJ, Ahn UM, Ahn NU. The effect of smoking on spinal cord healing following surgical treatment of cervical myelopathy. Spine (Phila Pa 1976).2015;40(18):1391–1396.

[10] Alafifi T, Kern R, Fehlings M. Clinical and MRI predictors of outcome after surgical intervention for cervical spondylotic myelopathy. J Neuroimaging.2007;17(4):315–322.

[11] Arnold PM, Fehlings MG, Kopjar B, et al. Mild diabetes is not a contraindication for surgical decompression in cervical spondylotic myelopathy: results of the AOSpine North America multicenter prospective study (CSM). Spine J. 2014;14(1):65–72.

[12] Kim HJ, Moon SH, Kim HS, et al. Diabetes and smoking as prognostic factors after cervical laminoplasty. J Bone Joint Surg Br. 2008;90(11):1468–1472.

[13] Nardone R, Höller Y, Brigo F, et al. The contribution of neurophysiology in the diagnosis and management of cervical spondylotic myelopathy: a review. Spinal Cord. 2016;54(10):756–766.

[14] Lyu RK, Tang LM, Chen CJ, Chen CM, Chang HS, Wu YR. The use of evoked potentials for clinical correlation and surgical outcome in cervical spondylotic myelopathy with intramedullary high signal intensity on MRI. J Neurol Neurosurg Psychiatry. 2004;75(2):256–261.

[15] Karpova A, Arun R, Cadotte DW, et al. Assessment of spinal cord compression by magnetic resonance imaging-- can it predict surgical outcomes in degenerative compressive myelopathy? A systematic review.Spine (Phila Pa 1976). 2013;38(16):1409–1421.

[16] Fukushima T, Ikata T, Taoka Y, Takata S. Magnetic resonance imaging study on spinal cord plasticity in patients with cervical compression myelopathy. Spine (Phila Pa 1976). 1991;16(10 Suppl):S534–S538.

[17] Mummaneni PV, Kaiser MG, Matz PG, et al. Preoperative patient selection with magnetic resonance imaging, computed tomography, and electroencephalography: does the test predict outcome after cervical surgery? J Neurosurg Spine. 2009;11(2):119–129.

[18] Tetreault LA, Dettori JR, Wilson JR, et al. Systematic review of magnetic resonance imaging characteristics that affect treatment decision making and predict clinical outcome in patients with cervical spondylotic myelopathy. Spine (Phila Pa 1976). 2013;38(22 Suppl 1):S89–S110.

[19] Nouri A, Tetreault L, Zamorano JJ, et al. Role of magnetic resonance imaging in predicting surgical outcome in patients with cervical spondylotic myelopathy. Spine (Phila Pa 1976). 2015;40(3):171–178.

[20] Mizuno J, Nakagawa H, Inoue T, Hashizume Y. Clinicopathological study of "snake-eye appearance" in compressive myelopathy of the cervical spinal cord. J Neurosurg. 2003;99(2 Suppl):162–168.

[21] Fernández de Rota JJ, Meschian S, Fernández de Rota A, Urbano V, Baron M. Cervical spondylotic myelopathy due to chronic compression: the role of signal intensity changes in magnetic resonance images. J Neurosurg Spine. 2007;6(1):17–22.

[22] Karpova A, Arun R, Kalsi-Ryan S, Massicotte EM, Kopjar B, Fehlings MG. Do quantitative magnetic resonance imaging parameters correlate with the clinical presentation and functional outcomes after surgery in cervical spondylotic myelopathy? A prospective multicenter study. Spine (Phila Pa 1976). 2014;39(18):1488–1497.

[23] Nouri A, Tetreault L, Côté P, Zamorano JJ, Dalzell K, Fehlings MG. Does magnetic resonance imaging improve the predictive performance of a validated clinical prediction rule developed to evaluate surgical outcome in patients with degenerative cervical myelopathy? Spine (Phila Pa 1976).2015;40(14):1092–1100.

[24] Tetreault L, Le D, Côté P, Fehlings M. The practical application of clinical prediction rules: a commentary using case examples in surgical patients with degenerative cervical myelopathy. Global Spine J.2015;5(6):457–465.

多种颈椎手术操作的成本效益

第 16 章

Blake N. Staub，Todd J. Albert

陈 宇 译

介绍

随着全美医疗费用的持续增长，医疗卫生的实际价值受到广泛关注。为了确定各种治疗方法的实际价值，学界开展了多项成本效益研究（CEA），以使临床工作更能安全、经济、有效地进行。

美国脊柱手术的费用近年来显著增长。近期报道显示，美国每年退变性脊柱疾病的医疗费用将超过850亿美元（1美元≈6.45元人民币）[1]。而目前每年实际花销无疑已超过这一数字。

在过去的数十年，退变性颈椎疾病的治疗水平显著提高。颈椎疾病的治疗方法多样，效果相当。脊柱外科医生不仅应考虑医疗质量，更应明确各种治疗方法对患者和社会的价值。

价值

价值指商品或服务的总体质量与成本的比值。在医疗中，价值等于单位美元花费所产生的疗效[2]。

$$价值 = \frac{质量}{成本}$$

值得注意的是，医疗实际价值随着质量提升和成本降低而增加。在外科领域，手术本身的成本并不是价值公式唯一的决定因素。多种成本均应纳入计算公式，包括门诊、病房、术前、围术期和术后的成本。如采用价格低廉或疗效欠佳的手术方法，而忽视围术期直接、间接成本的升高，并不能节省医疗投入。

质量调整生命年（QALY）是量化手术质量的标准测量单位，现有研究均应用QALY测量某种手术对健康的影响。1个QALY指的是获得1年的完全健康状态，而死亡等于0个QALY。常用的HRQOL量表可用于推算QALY值，如脊柱科室普遍应用的SF-36、EQ-5D、PROMIS量表。

医疗价值分析的主要手段包括成本效益分析和成本效用分析。前者依赖固定结果，且不能对临床疗效相似患者的主观差异进行量化分析。而成本效用分析依靠QALY将患者的主观评价与疗效相结合。

在脊柱手术中，临床疗效并非评价一种手术方式的唯一因素。术者还需明确手术的整体价值。每种退变性颈椎疾病常可选择至少2种手术方式，即前路和后路手

B. N. Staub
Texas Back Institute, Plano, TX, USA
T. J. Albert (*)
Hospital for Special Surgery, New York, NY, USA

© Springer Nature Switzerland AG 2019
M. G. Kaiser et al. (eds.), Degenerative Cervical Myelopathy and Radiculopathy,
https://doi.org/10.1007/978-3-319-97952-6_16

术。研究者可应用成本效益比（ICER）对同一疾病选择不同的干预措施。ICER即某种手术的成本与生活质量的比值。本质上是比较两种干预措施的价值。

$$ICER = \frac{手术A成本 - 手术B成本}{手术A的QALY - 手术B的QALY}$$

这一公式比较的是两种手术每一QALY产生的实际成本。例如，共有3种手术方式治疗神经根型颈椎病，包括椎间孔切开术、ACDF和颈椎间盘置换。

手术	QALY（推测值）	成本（推测值）（美元）
椎间孔切开术	2	1000
ACDF	2.5	1500
颈椎间盘置换	2.5	2000

为了计算ICER，需比较ACDF和椎间孔切开术的增量成本。

$$ICER = \frac{手术A成本（1500美元） - 手术B成本（500美元）}{手术A的QALY（2.2） - 手术B的QALY（2）}$$

$$ICER = \frac{500美元}{0.2}$$

ICER = 2500美元

在这一案例中，ACDF相较于椎间孔切开术的增量成本是2500美元/QALY。依此方法，椎间盘置换相对于ACDF的增量成本是1666美元/QALY。此类分析结果有助于将医疗资金投入到疗效和价值最优的手术中。

在确定手术的价值后，需明确成本/QALY是否在预算范围内。在美国，每QALY的价值约为50000美元[3]。

日间手术中心和门诊手术

随着医学的发展，医疗费用已成为推动医疗改革最重要的驱动力。大型三级医院的医疗并不总是最高效的，且费用高昂。术者和政府一直在寻求更经济有效的治疗手段。

近10年间，专科日间手术中心（ASC）为传统住院手术提供了补充方案。ASC的目标是将住院手术改为门诊手术，以节省时间和成本。这些中心能够在保证医疗质量的同时提高效率。

随着脊柱微创手术的发展，ASC的使用机会逐渐增加。研究证实腰椎间盘髓核摘除减压术可在门诊手术室安全开展，同时节省近30%的成本[4]。日间颈椎手术并发症的发生率亦较低[4-6]。一项大规模病例研究表明，门诊1~2节段ACDF的并发症发生率不足1%。在1000例患者中，仅2例出现椎前血肿，均安全处置[4]。整体来讲，门诊颈前路椎间盘切除的再入院率和并发症率均较低[6]。基于以上研究结果，如在门诊手术室挑选适合的患者行ACDF治疗，每年将节省超过1亿美元的医疗资金[5]。鉴于成本位于价值公式的分母部分，任何成本的缩减都会反向升高医疗价值。

手术成本与开展医疗的地区密切相关。随着整体区域范围扩大，地区差异会影响成本-价值关系。在全美国，不同地区的医疗成本具有显著差异。各州之间的医疗成本最大相差129%[7]。因此，开展研究的地理位置不容忽视，因为100%的医疗价格差距将极大影响医疗价值的计算结果。

神经根型颈椎病

神经根型颈椎病的手术方法包括前路和后路手术。后路颈椎间孔切开术早期一直是治疗退变性神经根型颈椎病的金标准。而近年来，前路颈椎间盘切除融合术的应用更为广泛。由于文献报道ACDF可致邻近节段退变，因此人工椎间盘应运而生。上述手术方法在临床上都占有一席之地，各种术式的总体成本对于确定其价值格外重要。

ACDF和CDR均具有良好的成本效益[8-12]。两种手术方法的成本/QALY比值均小于50000美元。大量研究对这两种术式的成本效益和总体价值进行了比较分析。如前所述，研究结果表明两种术式具有相似的成本效益和疗效；然而，其患者收益和社会价值仍存在争议。

Qureshi等回顾分析了ACDF和CDR治疗单节段神经根型颈椎病的成本效益。作者推测ACDF术后不融合及内固定失败率为5%，邻近节段退变率为3%，而CDR内固定失败率为1.5%。有趣的是，即使5%的不融合率和3%邻近节段退变率是准确的，大部分患者并无临床表现，因此不需要手术治疗，这将影响研究结果。根据现有结论，作者分别对CDR和ACDF赋值（1代表完全健康，0代表死亡）。ACDF的值为0.8，而CDR为0.9。在这项研究中，CDR的总成本为4836美元，少于ACDF。CDR产生了3.94QALY，而ACDF仅为2.02。根据以上结果，在特定临床情况下，CDR的成本效益比值是3042美元/QALY，而ACDF需要8760美元/QALY。研究显示ICER为−2394美元，提示CDR更为经济、有效。

Warren等对随机行单节段ACDF和CDR的患者进行了分析，发现尽管两种术式均具有良好成本效益，但成本/QALY分析仍提示ACDF为更优的手术方法，尽管其成本较高。有趣的是，这一研究队列ACDF术后未出现翻修手术，与既往文献结果不同（5%翻修率）[13]。

McAnany等回顾分析了ACDF和CDR的5年成本效益。结果表明CDR的成本/QALY较ACDF减少近7000美元。根据此项研究结果，只要并发症率保持在4.4%的阈值以下，CDR将成为治疗单节段神经根型颈椎病的主要术式。有趣的是，两种术式QALY值并无统计学差异。但是，ACDF亚组的5年总成本较CDR高出近20000美元。

Ament等对330例双节段退变性颈椎间盘疾病患者进行了5年随访研究，患者随机接受CDR和ACDF治疗。作者计算了两组患者的QALY值。在直接成本方面，CDR的5年成本较ACDF高1687美元。但是，CDR组患者回归工作的情况较好，手术造成的生产力损失较ACDF少34377美元。研究表明，从社会角度讲，CDR的ICER为−165103美元/QALY，而医疗方面为8518美元。

鉴于CDR的前期成本和翻修手术成本，研究显示如需使CDR具有良好的成本效益，手术假体至少需存留7年[9]。另外，再手术率需控制在10.5%以下。多数文献显示CDR的再手术率远低于此[15]。然而，在高于65岁的患者群体，CDR再手术率升至13%[15]。对于这类患者，ACDF和椎间孔切开术的成本效益更佳。

除了前路减压，后路手术也是治疗根性疼痛的有效方法。但是，许多术者在术前计划时都不倾向于选择后路颈椎间孔切开术（PCF）。尽管ACDF的价格远高于椎间孔切开术，但两者的疗效相当[16]。ACDF的高价格主要缘于内固定成本和住院时间较长[16]。

Tumialan等对军队患者进行分析，并比较了单节段PCF和ACDF的成本效益。结果表明PCF的直接、间接成本均远低于ACDF。ACDF的直接手术成本较PCF高6508美元，其间接成本亦较高，差距为13585~24045。与CDR类似，ACDF组患者回归工作的时间平均较PCF长14.8周。在长期成本方面，两种术式的再手术率相似[18]。另一研究显示，ACDF手术本身的成本较PCF高11757美元，而术后30天其成本再次高出11420美元。

脊髓型颈椎病

退变性脊髓型颈椎病（DCM）的手术治疗具有较好的成本效益[19-20]。无论疾病的程度如何，脊髓减压都能提升患者功能和生活质量。研究显示在未手术的情况下，20%~60%的患者在第3~6年会出现病情进展。手术可长期、有效的缓解症状，且成本是可接受的[19]。脊髓型颈椎病（CSM）的所有成熟手术方式均有相似的临床疗效，包括前路颈椎椎体次全切钛网钢板植骨融合术、椎板成形术、椎板切除融合术[21]。

与神经根型颈椎病相比，尚缺乏足够数据比较CSM前、后路手术的价值。Ghogawala等进行了一项初步研究，以分析50例CSM患者行前路或后路减压融合手术的结果。与预期相符，两组患者术后神经功能改善相似。然而，后路手术组的住院成本为29465美元，远高于前路的19245美元。由于未计算术后治疗的直接和间接成本，此项研究结果的有效性受到影响[22]。

Whitmore等开展了一项类似的研究，并使用两套模式对比分析两种手术方式的价值。一种方法显示，后路融合术和ACDF的总直接住院成本分别为27美元，（942±14），220和21美元（563±8721）。采用另一种方法分析，结果亦未见显著差异[23]。但是，尽管成本相当，由于ACDF的疗效略好，其整体ICER优于后路手术。

研究表明，椎板成形术治疗CSM的疗效与ACDF相似[24]。但是，由于数据不足，尚没有研究分析颈椎板成形术的实际价值。

讨论

随着美国医疗从免费服务过渡到价值导向型体系，

因此有必要对其成本效益进行研究。虽然有大量研究分析各种术式的疗效，但反应颈椎手术价值的数据仍很有限。

颈椎手术文献中，大部分有关成本效益的争论集中在ACDF和CDR的成本和价值孰优孰劣，但目前仍无定论。

多数支持CDR优于ACDF的早期随机研究由产品公司赞助，相关医生均参与了产品的设计，并可能是公司的投资人，这可能导致数据存在偏倚。另外，研究纳入的患者都经过严格的筛选。随着产品逐步推广和患者情况日渐复杂，可能无法保持初期研究中优异的疗效。这可能是CDR面临的问题。近期IDE以外的研究提示CDR可能较ACDF出现更明显的多发性骨化，而两者的邻近节段疾病发生率相当[25-29]。在一项研究中，CDR组的手术翻修率更高[30]。这将极大的干扰目前的价值分析结果，即CDR的价值优于ACDF。由于多数CDR的临床数据来自适应证严苛的IDE研究，因此这些研究本身更易于得到满意的结果。

除此之外，CDR研究中的其他干扰变量还可能影响成本价值分析的结果。一些数据提示CDR具有更高价值，其预设的条件为CDR手术费远低于ACDF[15]。

另外，患者回归工作的速度似乎是影响手术总体价值的重要变量之一。CDR患者回归工作率明显高于ACDF[14]。一项研究甚至显示CDR患者回归工作较ACDF早38天[31]。更快的回归工作使间接成本降低。有趣的是，这一现象似乎完全由术者主观产生，因为仍不清楚两种手术后患者何时应回归工作。术者要求ACDF患者佩戴颈托并延长休息时间，这可能是造成ACDF长期成本增加的医源性因素。颈托的使用是ACDF术后回归工作的一大阻碍，目前文献不推荐在单节段融合后使用颈托[32]。

对于体力型工作的人群来说，椎间孔切开术具有更高的成本效益。椎间孔切开术除了较内固定手术具有更低的成本，其成本还随着快速回归工作进一步降低。在单节段神经根型颈椎病中，椎间孔切开术的临床效果与ACDF（也包括CDR）相似，但鉴于其不增加翻修率，且回归工作更快，椎间孔切开术具有更低的短期成本（因为不需内固定）和长期成本。

结论

鉴于现代医疗的实际情况，亟须在评价所有手术方法成功率的同时计算其总体价值。ACDF、CDR和PCF均是治疗单节段神经根型颈椎病的有效手术方式。目前，对于合适的患者，CDR和PCF都具有较高的价值。然而，近期研究开始质疑CDR的早期研究结论。总之，尚缺乏颈椎手术价值的研究结果。目前有限的研究可能存在显著偏倚，且没有统一测量方法。正如所有学术研究一样，该领域尚需进一步深入研究。

参考文献

[1] Martin BI, Deyo RA, Mirza SK, et al. Expenditures and health status among adults with back and neck problems. JAMA. 2008;299(6):656–664.

[2] Nwachukwu BU, Hamid KS, Bozic KJ. Measuring value in orthopaedic surgery. JBJS Rev. 2013;1(1) https://doi.org/10.2106/JBJS.RVW.M.00067.

[3] Grosse SD. Assessing cost-effectiveness in healthcare: history of the $50,000 per QALY threshold. Expert Rev Pharmacoecon Outcomes Res. 2008;8(2):165–178.

[4] Adamson T, Godil SS, Mehrlich M, Mendenhall S, Asher AL, McGirt MJ. Anterior cervical discectomy and fusion in the outpatient ambulatory surgery setting compared with the inpatient hospital setting: analysis of 1000 consecutive cases. J Neurosurg Spine. 2016;24(6):878–884.

[5] Silvers HR, Lewis PJ, Suddaby LS, Asch HL, Clabeaux DE, Blumenson LE. Day surgery for cervical microdiscectomy: is it safe and effective? J Spinal Disord. 1996;9(4):287–293.

[6] McClelland S 3rd, Oren JH, Protopsaltis TS, Passias PG. Outpatient anterior cervical discectomy and fusion: a meta-analysis. J Clin Neurosci. 2016;34:166–168.

[7] Goz V, Rane A, Abtahi AM, Lawrence BD, Brodke DS, Spiker WR. Geographic variations in the cost of spine surgery. Spine (Phila Pa 1976). 2015;40(17):1380–1389.

[8] Carreon LY, Anderson PA, Traynelis VC, Mummaneni PV, Glassman SD. Cost-effectiveness of single-level anterior cervical discectomy and fusion five years after surgery. Spine (Phila Pa 1976). 2013;38(6):471–475.

[9] Qureshi SA, McAnany S, Goz V, Koehler SM, Hecht AC. Cost-effectiveness analysis: comparing single-level cervical disc replacement and single-level anterior cervical discectomy and fusion: clinical article. J Neurosurg Spine. 2013;19(5):546–554.

[10] McAnany SJ, Overley S, Baird EO, et al. The 5-year cost-effectiveness of anterior cervical discectomy and fusion and cervical disc replacement: a markov analysis. Spine (Phila Pa 1976). 2014;39(23):1924–1933.

[11] Radcliff K, Zigler J, Zigler J. Costs of cervical disc replacement versus anterior cervical discectomy and fusion for treatment of single-level cervical disc disease: an analysis of the blue health intelligence database for acute and long-term costs and complications. Spine (Phila Pa 1976). 2015;40(8):521–529.

[12] Ament JD, Yang Z, Nunley P, Stone MB, Kim KD. Cost-effectiveness of cervical total disc replacement vs fusion for the treatment of 2-level symptomatic degenerative disc disease.

JAMA Surg.2014;149(12):1231–1239.

[13] Warren D, Andres T, Hoelscher C, Ricart-Hoffiz P, Bendo J, Goldstein J. Cost-utility analysis modeling at 2-year follow-up for cervical disc arthroplasty versus anterior cervical discectomy and fusion: a single-center contribution to the randomized controlled trial. Int J Spine Surg. 2013;7:e58–e66.

[14] Ament JD, Yang Z, Nunley P, Stone MB, Lee D, Kim KD. Cost utility analysis of the cervical artificial disc vs fusion for the treatment of 2-level symptomatic degenerative disc disease: 5-year follow-up. Neurosurgery. 2016;79(1):135–145.

[15] Ghori A, Konopka JF, Makanji H, Cha TD, Bono CM. Long term societal costs of anterior discectomy and fusion (ACDF) versus cervical disc arthroplasty (CDA) for treatment of cervical radiculopathy. Int J Spine Surg. 2016;10:1.

[16] Mansfield HE, Canar WJ, Gerard CS, O'Toole JE. Single-level anterior cervical discectomy and fusion versus minimally invasive posterior cervicalforaminotomy for patients with cervical radiculopathy: a cost analysis. Neurosurg Focus. 2014;37(5):E9.

[17] Tumialan LM, Ponton RP, Gluf WM. Management of unilateral cervical radiculopathy in the military: the cost effectiveness of posterior cervical foraminotomy compared with anterior cervical discectomy and fusion. Neurosurg Focus. 2010;28(5):E17.

[18] Bydon M, Mathios D, Macki M, et al. Long-term patient outcomes after posterior cervical foraminotomy: an analysis of 151 cases. J Neurosurg Spine. 2014;21(5):727–731.

[19] Witiw CD, Tetreault LA, Smieliauskas F, Kopjar B, Massicotte EM, Fehlings MG. Surgery for degenerative cervical myelopathy: a patient-centered quality of life and health economic evaluation. Spine J.2016;16:S231.

[20] Fehlings MG, Jha NK, Hewson SM, Massicotte EM, Kopjar B, Kalsi-Ryan S. Is surgery for cervical spondylotic myelopathy cost-effective? A cost-utility analysis based on data from the AOSpine north america prospective CSM study. J Neurosurg Spine.2012;17(1 Suppl):89–93.

[21] Cunningham MR, Hershman S, Bendo J. Systematic review of cohort studies comparing surgical treatments for cervical spondylotic myelopathy. Spine (Phila Pa 1976). 2010;35(5):537–543.

[22] Ghogawala Z, Martin B, Benzel EC, et al. Comparative effectiveness of ventral vs dorsal surgery for cervical spondylotic myelopathy. Neurosurgery.2011;68(3):622–630; discussion 630-631.

[23] Whitmore RG, Schwartz JS, Simmons S, Stein SC, Ghogawala Z. Performing a cost analysis in spine outcomes research: comparing ventral and dorsal approaches for cervical spondylotic myelopathy.Neurosurgery. 2012;70(4):860–867; discussion 867.

[24] Liu T, Yang HL, Xu YZ, Qi RF, Guan HQ. ACDF with the PCB cage-plate system versus laminoplasty for multilevel cervical spondylotic myelopathy. J Spinal Disord Tech. 2011;24(4):213–220.

[25] Nunley P, Kerr E, et al. Clinical implications of heterotopic ossification after cervical disc arthroplasty. In: Forty-fourth annual meeting of the Cervical Spine Research Society. 2016.

[26] Marques C, MacDowall A, et al. Unintended fusion in cervical artifical disc replacement: a prospective study on heterotopic ossification with 5 years follow-up. In: Forty-fourth annual meeting of the Cervical Spine Research Society. 2016.

[27] Zhou F, Ju K, et al. Progressive bone formation after cervical disc replacement: a 5-year follow-up. In: Forty-fourth annual meeting of the Cervical Spine Research Society. 2016.

[28] Skeppholm M. Elevated risk for repeated surgery after ADR compared to ACDF in a cohort of 715 patients – a retrospective study with minimum five-year follow-up.In: Forty-fourth annual meeting of the Cervical Spine Research Society. 2016.

[29] Alvin MD, Qureshi S, Klineberg E, et al. Cervical degenerative disease: systematic review of economic analyses. Spine (Phila Pa 1976). 2014;39(22 Suppl 1):S53–S64.

[30] Campbell MJ, Carreon LY, Traynelis V, Anderson PA. Use of cervical collar after single-level anterior cervical fusion with plate: is it necessary? Spine (Phila Pa 1976). 2009;34(1):43–48.

[31] Miller J, Sasso R, et al. Adjacent-level degeneration after Bryan cervical disc arthroplasty compared with anterior discectomy and fusion. In: Forty-fourth annual meeting of the Cervical Spine Research Society. 2016.

[32] MacDowall A, Canto Moreia N, et al. Artifical disc replacements do not prevent adjacent segment degeneration in the cervical spine. In: Forty-fourth annual meeting of the Cervical Spine Research Society. 2016.

各种手术方法概述

Matthew J. Tormenti，Mark R. McLaughlin

陈 宇 译

第 17 章

教训

- 与单/多椎体次全切除术相比，多节段ACDF能更好地维持颈椎前凸。
- 经后路处理前方中央型病灶可能产生不良后果。
- 后路手术不适用于僵硬型颈椎后凸畸形患者。
- 忽视前方骨化病灶可能引发手术并发症。

经验

- 忽视颈椎矢状位序列将影响手术疗效。
- 鉴别脊髓、神经根受累情况，是优选手术方案的关键。
- 保持颈椎前凸可改善患者的主观疗效。
- 手术的选择应考虑疾病的自然进程。

介绍

退变性脊髓型颈椎病和神经根型颈椎病是老年人群的主要致残原因。两者异中有同，且可同时出现。脊髓型颈椎病是脊髓和中枢神经系统的损害。这与神经根型颈椎病不同，后者指神经根的损伤或刺激，属于外周神经的一部分。在治疗退变性颈椎疾病时，术者常可见到脊髓神经根病，即同时存在中枢和外周神经系统的功能异常。

脊髓型颈椎病的非手术治疗方法包括理疗和颈托固定，效果有限。为了解除脊髓压迫并阻止疾病进展，常需手术治疗。增加椎管容积（椎板成形术）可有效治疗一些患者。其他患者可能需要行脊髓减压脊柱融合或非融合手术，这些术式在移除突出的椎间盘、骨赘及骨化韧带后可维持脊柱稳定。所有手术可分为前路和后路手术[4]。

脊髓型颈椎病

退行性颈脊髓病通常称作脊髓型颈椎病。脊髓型颈椎病由颈脊髓压迫导致，其来源主要包括前方变性的椎间盘、骨赘及后方增生的韧带。应根据病灶部位选择手术方法。

M. J. Tormenti
Princeton Brain and Spine, Langhorne, PA, USA
M. R. McLaughlin (*)
Princeton Brain and Spine Care, LLC,
Princeton, NJ, USA
e-mail: m.mclaughlin@princetonbrainandspine.com

© Springer Nature Switzerland AG 2019
M. G. Kaiser et al. (eds.), Degenerative Cervical Myelopathy and Radiculopathy,
https://doi.org/10.1007/978-3-319-97952-6_17

脊髓型颈椎病可伴有多种颈脊髓功能障碍的相关症状，包括手、脚麻木和刺痛，精细运动丧失及步态异常。疾病的晚期表现包括进行性痉挛性四肢瘫和肠道、膀胱功能障碍。患者的体格检查常提示肢体无力、手内在肌萎缩和脊髓长束病变，如反射亢进或病理反射。疾病的自然史通常是一个逐步进展的过程，但也可能长期静止于某一阶段[41]。

退变性神经根型颈椎病

神经根型颈椎病通常由单个神经根的损伤或刺激引起，表现为单侧特定神经根症状。在年轻患者中，神经根型颈椎病的病因主要包括椎间盘突出或急性损伤导致椎间孔处的神经根受压[2]。椎间盘突出占神经根型颈椎病的20%~25%。在老年患者中，原因主要为骨赘增生导致椎间孔狭窄，椎间盘高度降低和前侧钩椎关节及后侧小关节退变。临床症状包括疼痛，感觉异常及运动障碍，均与受累神经根相关。体格检查常提示神经根区域感觉异常或肌力减弱，并可能合并反射减弱。

神经根型颈椎病的自然病史各异。患者常在无症状期后出现急性症状加重。神经根型颈椎病还可表现为慢性持续症状。

脊髓神经根病

患者常同时表现为脊髓和神经根症状，称为脊髓神经根病。脊髓神经根病由同时压迫脊髓和神经根的病灶引起。体格检查提示中枢和外周神经同时受累。临床上，主要根据脊髓病变症状来选择脊髓神经根病患者的治疗方法。后路手术最初由Victor Horsley在100余年前报道，用于治疗脊髓型颈椎病[5]。在20世纪30年代，Byron Stookey初次应用颈椎间孔切开术治疗神经根型颈椎病。

自早期手术方法出现至今，发展出了多种治疗此类疾病的技术。

在20世纪50年代，Ralph Cloward、Smith和Robinson对神经根型颈椎病手术技术进行了革新[6]。他们开创的前路颈椎间盘切除融合术至今仍广泛应用于临床（图17.1）。

后路颈椎间孔切开术是另一种有效的手术方式，该术式可保留运动节段并缓解神经根型颈椎病的症状[7]。本章下文中还会对颈椎板成形术和后路颈椎小关节置换术进行讨论。

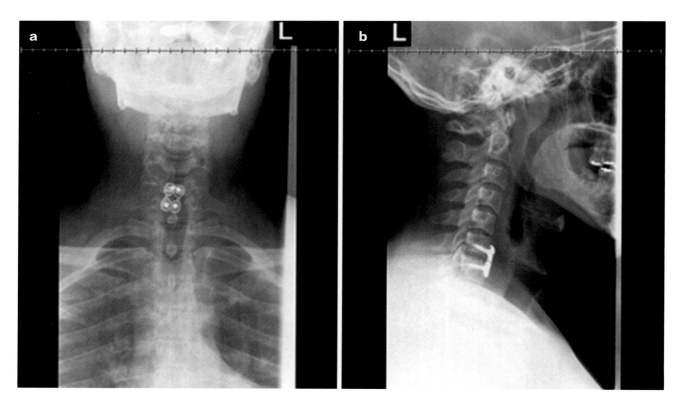

图17.1 （a，b）单节段颈椎前路间盘切除椎间融合的术后X线片

椎板切除术一直是治疗老年脊髓型颈椎病的有效治疗方法，该术式较少引起颈痛和颈部僵硬，但笔者经验提示椎板切除可造成颈椎后凸畸形。该现象也得到Magerl等学者证实，因此有术者在椎板切除基础上行颈椎融合以防止后凸畸形[8]。

Heller等倡导的椎板成形术是治疗脊髓型颈椎病的又一手术方式[9]。技术的革新不仅改善了此类常见疾病的疗效，还减少了并发症。

退行性神经根型颈椎病和脊髓型颈椎病的背景及适应证

手术适应证包括反复疼痛、进展性运动感觉障碍或正规保守治疗后症状迁延不愈。当症状和体征与影像检查中的神经根压迫相符，前路及后路手术疗效满意的可能性将很高[10]。

手术治疗的目标是解除神经压迫、恢复矢状位平衡及稳定脊柱（如必要）。因此，颈椎退变性疾病的治疗方法可分为单纯减压、单纯内固定或同时应用这两种技术。另外，还可按手术入路分为前路和后路手术。

退变性脊髓型颈椎病和神经根型颈椎病的手术治疗

手术技术的选择

后路椎间孔切开术

这一术式也许是神经外科医生和骨科医生所知最古老的脊柱手术方法。后路椎间孔切开术最初由Stookey报道，并被Fager等学者广泛应用，是治疗外侧椎间盘突出所致单纯上肢痛（无脊髓压迫）的重要手术方法，术后颈痛少见。患者被置于Mayfield三点头部固定装置上，术区消毒铺单。切口位置为中央旁1cm，深及筋膜层。分离软组织后放置自动拉钩。笔者更倾向于应用管状牵开器和细片Ducker型牵开器。

通过术中影像学手段确定手术节段，然后应用手术显微镜。采用磨钻或2mm、1mmKerrison椎板咬骨钳有限切除一侧椎板。辨认并分离神经根。如文献所述，必须保留约50%的小关节。

一旦辨认神经根，即开始广泛的神经根减压。尽管研究表明应用这一术式治疗软性椎间盘突出的成功率有限，很多学者仍建议应用此类方法解除神经根压迫[11]。

在切开椎间孔后（无论是否切除椎间盘），神经根得到充分减压，冲洗并止血。并逐层关闭切口。

近年来，手术医生应用多种技术来减少硬膜外出血。一些学者建议坐姿手术[12]，但笔者发现俯卧位更适合操作[12]。通过应用Floseal止血明胶海绵，可以将硬膜外出血限制在最小限度。

文献报道，这种手术方式的效果满意，能够保留活动度，成功率为90%~95%[7]。由于活动度得到保留，施加在骨赘、间盘复合体的生物力学因素仍然活跃，因此，复发率可高达6.5%~7%[7]。

这种手术技术主要用于治疗颈痛轻微的单节段、单侧神经根压迫。

前路颈椎间盘切除融合术

多数神经外科医生和骨科医生应用前路颈椎间盘切除融合术治疗神经根型颈椎病。这种手术技术成功率高，术后颈痛轻微，恢复快[13]。

手术时，患者以轻度伸颈位仰卧于手术台上，用胶布将双肩向后牵拉以利于术中透视。沿颈纹选择横行或纵行切口，自颈血管鞘和气管食管鞘之间进行解剖分离。

辨认颈椎前筋膜并切开。辨认手术节段，置入牵开针，撑开椎间隙。术中应用显微镜。应用2mm和1mm的Kerrison椎板咬骨钳充分切除椎间盘并切开双侧椎间孔，磨除内侧钩突。

在所有病例中，笔者完全去除后纵韧带，以充分显露脊髓和神经根[14]。

脊髓神经根减压充分后，可根据情况选择置入合适大小的自体骨、异体骨、钛或PEEK材料的内植物，打压夯实后用颈椎前路钢板固定。笔者倾向于应用锁定-非锁定混合钢板，在钢板上段使用非锁定钉，下段锁定，以对植入物加压，从而促进成骨。一些术者更喜欢应用一体式植入物和螺钉，但仍缺少相关研究，评估这一术式用于单节段、特别是多节段融合的效果。

适当地处理植入物对这种手术的实施较为重要。术中保证上下终板平行很重要，这样可以有效显露神经根和脊髓，以安放合适大小的内植物。

另一种成熟的术式是颈椎间盘置换术[15]。本章下文将讨论这种技术的适应证。

后路颈椎板切除治疗脊髓型颈椎病

一些研究表明，后路颈椎板切除和/或融合是治疗多节段颈椎间盘病（多于3节段）的首选方法[16]。其他学者则推荐在老年患者中行后路颈椎板切除融合术，因为此类患者在前路术后更易于出现吞咽困难（图17.2）。

术中患者俯卧于Mayfield三点固定装置上，并保持颈椎前凸。切开显露颈椎后方结构和椎板，如需融合还需显露侧块。

确认手术节段后，应用Horsley骨刀、Leksell椎板咬骨钳和Midas Rex磨钻减压。文献报道，即使存在重度狭窄，术者常应用Midas Rex B-5踏板磨钻切除椎板。笔者认为这种技术微创、有效，并可减少在狭窄椎管内应用小型器械的频率。一些术者喜欢使用Midas AM 8型号磨钻切除椎板两侧骨质，并整体移除椎板。

在磨除椎板后，应用1mm和2mm Kerrison椎板咬骨钳修整外侧骨槽。如需固定侧块，需在椎板切除前预先标记钻孔。笔者经验表明，预先为侧块螺钉标记和钻

孔，有助于术者观察解剖结构并保护脊髓。同时在磨钻意外移位的情况下提供保护。以外倾30°、头倾20°的角度置入侧块螺钉。

笔者对部分患者在椎板切除后行融合术，包括颈椎曲度变直或反曲，严重的颈部疼痛，或其他提示疾病进展的颈椎不稳情况[17]。但是，颈椎融合并不适用于所有患者，如能保留小关节和颈椎前凸，应单纯行椎板切除。

颈椎间盘置换术

颈椎间盘置换术的显露技术和颈椎融合相同。通常撑开针放置于椎体中部，但在行间盘成形时，笔者更倾向于将针置于头侧椎体中部上端1~2mm及尾侧椎体中部下端1~2mm。这有利于术中良好的显露。

当考虑应用颈椎间盘置换术治疗某一患者时，需通过术前颈椎动力位片排除不稳，并确认小关节没有退变，方可行间盘置换术。

在处理终板时，轻柔的刮除终板并应用Kerrison椎板咬骨钳减压，避免使用磨钻，以防骨屑形成。需注意尽可能多地保留终板结构，并适当去除上、下端骨突环。

在颈椎间盘置换时，笔者倾向用刮除方法处理终

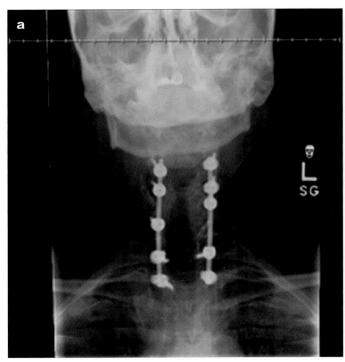
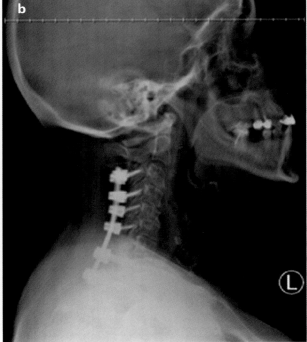

图17.2 （a，b）多节段颈椎后路椎板切除侧块螺钉内固定的术后X线片，手术范围包括颈胸段

板，而非磨钻。处理终板后，置入合适大小的人工椎间盘。目前市面上共有6种人工颈椎间盘可供选择，而FDA仅允许2种产品（Mobic-C和Prestige LP）进行双节段的置入。

椎板成形术

颈椎板成形出现于20世纪70年代[19]。这种手术最早由日本神经外科医生广为应用，主要治疗后纵韧带骨化症，这一疾病在亚洲人群中发病率较高。由于骨化严重，前路手术可导致严重并发症，因此不适于治疗此类疾病。

椎板成形术先于后路颈椎内固定系统出现，用于预防椎板切除后的颈椎后凸[20]。椎板成形术的两种典型技术几乎同时出现，即Hirabayashi单开门椎板成形术[21]和Kurokawa棘突分离（双开门）椎板成形术[22]。随着技术的发展，还出现了多种截骨和连接技术的改进。

颈椎板成形术患者的选择主要取决于以下几个因素。与颈椎板切除相似，颈椎前部疾病为主和后凸畸形应行前路手术，所以应排除此类患者。另外，动力位片提示不稳的患者应行前路或后路减压融合术。

术中患者常俯卧于Mayfield头架上，以稳定颈椎前凸并减轻患者眼部压迫。无菌消毒铺单。在手术节段行后正中切口，电刀分离皮下组织。所有操作都应在颈后无血管平面进行，以减少出血。保留棘上和棘间韧带有助于预防术后畸形。

分离椎旁肌群，X线透视确定手术节段。应用显微镜以便于观察。尽管多种手术技术可用于分离椎板，术者仍倾向于使用高速磨钻打磨椎板双侧结构。

向上翻起分离的椎板，并以上端的黄韧带为铰链。然后可进行后续的手术操作，如脊柱减压和切除肿瘤等。应用微小钢板固定至椎板，并连接固定于侧块。钢板需撑开足够空间，以避免椎管狭窄。

并发症

后路颈椎间孔切开术

这种手术技术用于治疗椎间孔狭窄造成的神经根压迫和软性椎间盘突出。可保留手术节段的活动，且不引起脊柱不稳[23]。基于手术的性质，椎间孔切开术的并发

症发生率低于前路手术[24]。其主要优势是手术时间较前路手术更短。但是，这种手术的并发症包括神经损伤、感染和复发[25]。椎间孔切开术的主要缺点是无法移除神经根腹内侧的病灶[26]。文献报道后路手术的C5神经根麻痹发生率较高。

前路颈椎间盘切除融合术

1~3节段的前路颈椎间盘切除融合术（ACDF）可安全有效地解除脊神经根压迫。但是，当多于3节段时这种手术可导致多种并发症，包括内植物脱出、椎体下沉、骨折和融合失败[27]。钢板固定的种类仍存在争议。在多节段ACDF中，研究显示坚强钢板固定显著增加融合率[28]，但一些研究表明弹性固定的融合率更高[29]。钢板还可能导致邻近节段疾病、软组织损伤和内固定失败等并发症[30]。

后路颈椎板切除术治疗脊髓型颈椎病

研究证实，椎板切除术能安全、有效的治疗多节段脊髓型颈椎病[31]。非融合颈椎板切除术的疗效与椎板成形和前路手术相当。但是，有研究表明多达40%的患者会出现远期症状加重[32]。神经损伤虽然少见，但后果严重。脊髓损伤发生率在0~3%，而单个神经根的损伤发生率高达15%[33]。神经根损伤原因为减压后直接对脊髓进行手术操作[34]。尽管内固定可增加稳定性，但会导致一些并发症，如内固定失败造成序列丢失和侧块螺钉导致神经损伤[35]。

文献中报道的另一并发症是颈胸段不稳，原因是长节段颈椎内固定时未固定T1和T2椎体。

颈椎间盘置换术

颈椎间盘置换术是前路颈椎间盘切除融合术（ACDF）的一种替代手术方法，在合适患者群体中极具应用前景[15]。颈椎间盘置换术相关的不良事件包括内固定失败/磨损、植骨失败、医源性畸形、节段性后凸、活动障碍，神经损伤和感染。虽然颈椎间盘置换术的目标是保留正常活动和生物力学特性，一些患者仍形成术后节段性后凸。Troyanovich等发现邻近节段对后凸节段进行代偿，但这一界面的额外压力加速了邻近节段退变[36]。针对这两种问题进行技术改进，可避免发生不良后果[37]。

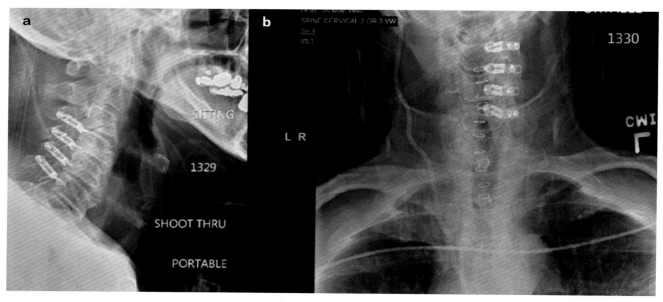

图17.3 （a，b）颈椎椎板成形术后的前后位及侧位X线片

椎板成形术

椎板成形术使脊髓减压的同时保留脊柱活动，对颈椎的生物力学特性影响更少。大量研究表明，日本骨科协会（mJOA）评分证实椎板成形术是有效的，术后55%~65%的患者可康复[38]。常见的并发症有脊柱活动受限和轴性疼痛。Ratliff和Cooper证实，无论是何种椎板成形术，术后轴性颈痛的总发病率为6%~60%[39]。另有学者报道保留颈后深层伸肌（包括颈半棘肌群）可减少椎板成形术后的不良事件[40]（图17.3）。

讨论 / 结论

退行性神经根型颈椎病和脊髓型颈椎病较为常见，随着人近晚年，其发病率势必增加。脊柱外科医生应熟练掌握本章介绍的各种手术技术，以更好的服务此类患者。笔者的经验显示这些疾病的治疗不能千篇一律。必须根据患者病史、影像表现、医疗情况、和手术目标制订个性化的手术疗方案。

关键建议

· 颈椎退变性疾病导致的神经根型颈椎病和脊髓型颈椎病治疗方法众多。为更好地服务患者，手术医生需熟练掌握各种手术技术，以根据患者的需要和目的选择最优治疗方案。

· 保留脊柱活动的科技和技术持续发展。目前，仍无证据表明该类技术可避免邻近节段疾病的发生。

· 总体来讲，颈椎退变性疾病的手术成功率和长期疗效优于胸椎、腰椎疾病。

参考文献

[1] Ellenberg MR, Honet JC, Treanor WJ. Cervical radiculopathy. Arch Phys Med Rehabil. 1994; 75(3):342 - 352.

[2] Murphey F, Simmons JC, Brunson B. Ruptured cervical discs, 1939 to 1972. Clin Neurosurg.1973;20:9 - 17.

[3] Shelerud RA, Paynter KS. Rarer causes of radiculopathy: spinal tumors, infections, and other unusual causes. Phys Med Rehabil Clin N Am. 2002 Aug;13(3):645 - 696.

[4] Johns Hopkins Medicine Health Library. Myelopathy. Available from: http://www.hopkinsmedicine.org/ healthlibrary/conditions/ nervous_system_disorders/ myelopathy_22,Myelopathy/

[5] Boos N, Aebi M, editors. Spinal disorders: fundamentals of diagnosis and treatment. New York: Springer; 2008. p. 457.

[6] Aronson N, Filtzer D, Bagan M. Anterior cervical fusion by the Smith-Robinson approach. J Neurosurg. 1968;29:397–404.

[7] Galbraith JG, Butler JS, Dolan AM, O'Byrne JM. Operative outcomes for cervical myelopathy and radiculopathy. Adv Orthop. 2011:1–5.

[8] Heller JG, Raich AL, Dettori JR, Riew KD. Comparative effectiveness of different types of cervical laminoplasty. Evid Based Spine Care J. 2013;4(2):105–115.

[9] Bydon M, Mathios D, Macki M, de la Garza-Ramos R, Sciubba DM, Witham TF, et al. Long-term patient outcomes after posterior cervical foraminotomy: an analysis of 151 cases. J Neurosurg Spine.2014;21(5):727–731.

[10] Kishner S. Degenerative disc disease treatment & management.

Medscape. 2017. http://emedicine.medscape. com/article/1265453-treatment

[11] Kim CH, Kim KT, Chung CK, Park SB, Yang SH, Kim SM, et al. Minimally invasive cervical foraminotomy and discectomy for laterally located soft disc herniation. Eur Spine J. 2015;24(12):3005–3012.

[12] Rozet I, Vavilala MS. Risks and benefits of patient positioning during neurosurgical care. Anesthesiol Clin. 2007;25(3):631.

[13] Lied B, Roenning PA, Sundseth J, Helseth E. Anterior cervical discectomy with fusion in patients with cervical disc degeneration: a prospective outcome study of 258 patients (181 fused with autologous bone graft and 77 fused with a PEEK cage). BMC Surg.2010;10:10.

[14] Wang X, Chen Y, Chen D, Yuan W, Zhao J, Jia L, et al. Removal of posterior longitudinal ligament in anterior decompression for cervical spondylotic myelopathy. J Spinal Disord Tech. 2009;22(6):404–407.

[15] Moatz B, Tortolani PJ. Cervical disc arthroplasty: pros and cons. Surg Neurol Int. 2012;3(Suppl 3):S216–24.

[16] Phan K, Scherman DB, Xu J, Leung V, Virk S, Mobbs RJ. Laminectomy and fusion vs laminoplasty for multi-level cervical myelopathy: a systematic review.Eur Spine J. 2017;26(1):94–103.

[17] Ain MC, Shirley ED. Spinal fusion for kyphosis in achondroplasia. J Pediatr Orthop. 2004;24(5):541–545.

[18] Goldstein J. Cervical artificial disc replacement technologies. Deerfield: Spine-Health; 2015. Available from: https://www.spine-health.com/treatment/artificial-disc-replacement/cervical-artificial-disc-replacement-technologies

[19] Derenda M, Kowalina I. Cervical laminoplasty— review of surgical techniques, indications, methods of efficacy evaluation, and complications. Neurol Neurochir Pol. 2006;40(5):422–32.

[20] Steinmetz M, Resnick D. Cervical laminoplasty. Spine J. 2006;6:274S–81S.

[21] Hirabayashi K, Watanabe K, Wakano K, Suzuki N, Satomi K, Ishii Y. Expansive open-door laminoplasty for cervical spinal stenotic myelopathy. Spine.1983;8(7):693–699.

[22] Hirabayashi S. Surgical technique and results of double-door laminoplasty at the cervical spine (Kurokawa's method)—focusing on the change of sagittal alignment. Int J Surg Surgical Porced. 2017;2:118.

[23] Zdeblick TA, Zou D, Warden KE, McCabe R, Kunz D, Vanderby R. Cervical stability after foraminotomy. A biomechanical in vitro analysis. J Bone Joint Surg Am. 1992;74(1):22–27.

[24] Herkowitz HN, Kurz LT, Overholt DP. Surgical management of cervical soft disc herniation: a comparison between the anterior and posterior approach. Spine.1990;15(10):1026–1030.

[25] Kumar GRV, Maurice-Williams RS, Bradford R. Cervical foraminotomy: an effective treatment for cervical spondylotic radiculopathy. Br J Neurosurg.1998;12(6):563–568.

[26] Korinth MC, Kruger A, Oertel MF, Gilsbach JM. Posterior foraminotomy or anterior discectomy with polymethyl methacrylate interbody stabilization for cervical soft disc disease: results in 292 patients with monoradiculopathy.

Spine.2006;31(11):1207–1214.

[27] Bolesta MJ, Rechtine GR, Chrin AM. Three- and four-level anterior cervical discectomy and fusion with plate fixation: a prospective study. Spine.2000;25(16):2040–2044.

[28] Kaiser MG, Haid RW, Subach BR, Barnes B, Rodts GE. Anterior cervical plating enhances arthrodesis after discectomy and fusion with cortical allograft. Neurosurgery. 2002;50:229–236.

[29] Hong SW, Lee SH, Khoo LT. A comparison of fixed-hole and slotted-hole dynamic plates for anterior cervical discectomy and fusion. J Spinal Disord Tech.2010;23(1):22–26.

[30] Vaccaro AR, Balderston RA. Anterior plate instrumentation for disorders of the subaxial cervical spine. Clin Orthop Relat Res. 1997;(335):112–121.

[31] Fehlings MG, Cooper PR, Errico TJ. Posterior plates in the management of cervical instability: long-term results in 44 patients. J Neurosurg. 1994;81(3):341–349.

[32] Ebersold MJ, Pare MC, Quast LM. Surgical treatment for cervical spondylotic myelopathy. J Neurosurg. 1995;82(5):745–751.

[33] Yonenobu K, Hosono N, Iwasaki M, Asano M, Ono K. Neurologic complications of surgery for cervical compression myelopathy. Spine.1991;16(11):1277–1282.

[34] Saunders RL, Pikus HJ, Ball P. Four-level cervical corpectomy. Spine. 1998;23(22):2455–2461.

[35] Heller JG, Silcox DH, Sutterlin CE. Complications of posterior cervical plating. Spine. 1995;20(22): 2442–2448.

[36] Troyanovich SJ, Stroink AR, Kattner KA, Dornan WA, Gubina I. Does anterior plating maintain cervical lordosis versus conventional fusion techniques? A retrospective analysis of patients receiving single-level fusion. J Spinal Disord Tech. 2002;15:69–74.

[37] Cao JM, Zhang YZ, Shen Y, Xu JX, Ding WY, Yang DL, et al. Clinical and radiological outcomes of modified techniques in Bryan cervical disc arthroplasty. J Clin Neurocsci. 2011;18:1308–1312.

[38] Wada E, Suzuki S, Kanazawa A, Matsuoka T, Miyamoto S, Yonenobu K. Subtotal corpectomy versus laminoplasty for multilevel cervical spondylotic myelopathy: a long-term follow-up study over 10 years. Spine. 2001;26(13):1443–1447.

[39] Ratliff JK, Cooper PR. Cervical laminoplasty: a critical review. J Neurosurg. 2003;98(3):230–238.

[40] Shiraishi T, Fukuda K, Yato Y, Nakamura M, Ikegami T. Results of skip laminectomy—minimum 2-year follow-up study compared with open-door laminoplasty. Spine. 2003;28(24):2667–2762.

[41] Matz PG, Anderson PA, Holly LT, Groff MW, Heary RF, Kaiser MG, Mummaneni PV, Ryken TC, Choudhri TF, Vresilovic EJ, Resnick DK, Joint Section on Disorders of the Spine and Peripheral Nerves of the American Association of Neurological Surgeons and Congress of Neurological Surgeons. The natural history of cervical spondylotic myelopathy. J Neurosurg Spine. 2009;11(2):104–111. https://doi.org/10.3171/2009.1.SPINE08716.

第四部分
保留运动的颈椎退变性疾病手术

神经根型颈椎病后路椎板成形椎间孔切开术

第18章

James S. Harrop，John L. Gillick

孟小童　译

教训

- 中央型病变是一种相对禁忌证，因为其很难通过椎间孔切开来解决。

- 颈部疼痛作为主要症状也是相对禁忌证，这种术式在单侧神经根型颈椎病中具有最佳效果。

- 该手术过程中定位至关重要，因为下颈椎的术中成像可能很困难，特别是在C5以下，应进行正侧位结合的X射线透视。在手术进程的关键步骤中，正侧位X线透视应重复进行，以避免手术节段错误。

- 在C4–C5节段，C5神经根的运动支非常敏感。因此，当在此节段进行椎间孔切开时，应尽量减少对神经根的碰触。存在骨性狭窄的患者中，请额外注意这一点，同时由外至内进行骨性减压存在益处。

经验

- 将患者置于略头高脚低的体位或坐位有助于减少椎旁静脉的渗血。

- 如果由侧方掀起黄韧带较困难，可以向内侧扩大减压，进一步到达硬膜表浅平面。

- 在小关节部分切除时，术者须保存上下关节突的连接，以便均衡地去除关节突的头侧和尾侧。

- 对于间盘的软性突出，当广泛的椎间孔切开术完成后，轻柔地应用显微器械牵拉神经根并且触碰时，在神经根腋部会发现游离的间盘碎片。有时，轻轻地对椎间盘施压亦会产生碎片。医生应该能辨别腹侧支（运动）和背侧支（感觉）。

介绍

颈椎病是一种常见的退行性疾病，一旦确诊，是神经外科中最常接受治疗的疾病之一。在平均年龄为56.4岁人群中，其患病率最近已证实为89.7%[1]。有此情况的患者可能会出现颈部疼痛或无症状。事实上，50%~80%的这些患者每年至少有一次颈部疼痛的发作，伴或不伴有并发的放射性症状[2]。此外，这些患者可能因神经根或

J. S. Harrop (*)
Department of Neurological and Orthopedic Surgery,
Division of Spine and Peripheral Nerve Surgery,
Delaware Valley SCI Center, Thomas Jefferson
University, Philadelphia, PA, USA
e-mail: James.Harrop@jefferson.edu

J. L. Gillick
Department of Neurosurgery, Thomas Jefferson
University, Philadelphia, PA, USA

Department of Neurosurgery, Rutgers-New Jersey
Medical School, Newark, NJ, USA

© Springer Nature Switzerland AG 2019
M. G. Kaiser et al. (eds.), Degenerative Cervical Myelopathy and Radiculopathy,
https://doi.org/10.1007/978-3-319-97952-6_18

者脊髓的受压迫而产生更严重的症状，导致放射疼痛或脊髓病，导致神经功能的损伤。

1944年，Spurling和Scoville首次描述了颈椎后路椎板成形椎间孔切开术（PCLF），这是一种安全有效的手术技术，用于治疗保守治疗无效的神经根型颈椎病患者[3]。本章的目的是描述PCLF的适应证、禁忌证、手术技术和并发症，同时对这种手术技术进行文献综述。

神经根型颈椎病的流行病史及自然史

神经根型颈椎病是由于颈椎间盘突出、颈椎管狭窄或两者的组合而造成神经根压迫引起的。在一项具有里程碑意义的神经根型颈椎病流行病学研究中，Radhakrishnan及其同事发现，年发病率男性为107.3/10万人，女性为63.5/10万人。作者还发现，涉及C7神经根的单节段神经根型颈椎病最为常见，其次是C6。此外，21.9%的患者表现出单纯椎间盘突出，而其余68.4%的患者症状是单纯颈椎管狭窄或与椎间盘突出合并引起的[4]。神经根型颈椎病是退行性改变级联的最终结果，椎间盘水分丢失，反应性的骨赘形成，导致韧带增生或受压。所有这些过程都可能导致神经根受累，从而导致缺血和血管收缩。此外，当出现前部狭窄时，神经根可能遭受反复的局部创伤和牵扯，导致炎症。这些患者可能表现出受压神经根支配区域的麻木、无力、疼痛，或这些症状的组合。

一旦出现神经根型颈椎病的症状，大多数患者将表现为自限性，无须手术。1963年，Lees和Turner对57名此类病患者进行最长19年的随访发现，75%出现单次疼痛发作，没有复发；25%的患者持续疼痛，症状恶化[4]。最近，Radhakrishnan等发现，在4年的随访中，近90%的患者要么无症状，要么症状轻微[5-6]。此外，Wong等的系统综述发现，在发病后4~6个月，放射性症状有显著改善，83%的患者在24~36个月完全康复[7]。

在有持续症状的患者中，可以先进行非手术治疗，因为其中相当一部分患者可能无须手术即可改善。一项队列研究发现，24/26名患者无须手术即可改善。纳入研究的患者MRI显示颈椎间盘突出小于4mm，四肢疼痛与神经根型颈椎病一致。严重椎管狭窄或症状性脊髓型颈椎病患者被排除在外。非手术治疗包括颈椎牵引、特定

物理治疗练习、口服消炎药和对患者教育[8]。然而，尽管接受保守治疗，表现为持续的放射性症状或渐进加重的神经损害的患者可能需要手术。治疗神经根型颈椎病的手术选择包括前路颈椎减压融合术（ACDF）和颈椎间盘置换术及PCLF。

PCLF 背景、适应证和禁忌证

PCLF允许直接减压受影响的神经根，而无须融合，从而保留运动节段[9-12]，此术式通常针对因椎间盘突出、骨赘、颈椎管狭窄或以上因素混合引起的单节段或双节段单侧神经根型颈椎病。一些作者还描述了一个三节段过程[8, 13]，PCLF的最大优势之一是能够解除压迫通过保留椎间隙并最大限度地减少小关节切除，从而使患者无须进行椎间融合。但是，为了获得这种益处，术者必须注意切除小于50%的关节囊，以免将来不稳定[14]。

当确定一个患者可能通过该术式收益时，医生应该进行多方考虑以确定这术式符合指征。就患者而言，PCLF的适应证与ACDF和颈椎间盘置换术相似，应该有进行性或严重的神经功能缺损或持续的神经根症状，尽管采取了保守治疗。但是，对于接受PCLF的患者，症状必须是单侧的。PCLF同样适用于既往行ACDF或颈椎间盘置换术失败的患者（尤其是颈椎间盘置换术后），这些患者因为没有对有症状的神经根进行减压而残留持续的神经根疼痛症状。PCLF也可能存在术后持续性单侧神经根痛的情况。许多术者减压神经根，避免了前路翻修手术所带来的并发症，如吞咽困难、发音困难、食管穿孔和喉返神经损伤等[9]，综上所述，PCLF最重要的适应证是患者表现出的症状与影像学相符。

理想情况下，接受此手术的患者是年轻的（小于60岁）并且在MRI上具有侧向"软性"椎间盘突出[9]。但是，存在骨赘的情况下，也可行此术式[15]。术前，可通过T2加权MRI观察椎间盘突出，也能显示出神经根的压迫。可以采用的其他成像方式包括CT扫描以评估椎间盘是否钙化或"软"，以及前屈/后伸X线以排除不稳定性。如果观察到明显的颈椎不稳，则禁用PCLF。

其他的禁忌证包括脊髓型颈椎病和中央型病变。不幸的是，这种手术过程提供的减压不足以解决任何腹侧病变，而需要前方入路或范围更广的后方入路才能合适

地解决。仅颈部疼痛的患者不应接受此种手术治疗。此外，在进行这种手术之前，应谨慎选择患有严重颈痛和神经根型颈椎病的患者，因为已证明该人群再手术的风险更高，并且相距再次手术时间更短[16]。另外，双侧神经根型颈椎病是相对禁忌证，因为双侧椎间孔切开术可能会由于双侧小关节的破坏而导致不稳定。既往的椎间孔切开术和侧块发育不全也是禁忌证，因为进一步的小关节切除术可能导致不稳定性[8]。还值得注意的是，由于视野很小，因此PCLF可能是一个技术难题，并且彻底了解这种不熟悉的解剖结构至关重要。因此，有必要让低年资的术者具备足够的经验，以最大限度地提高患者预后。

PCLF 设计

在进行PCLF之前，患者应进行所有必要的术前影像检查。就像之前所陈述的，医生应完善患者的MRI、CT及前屈后伸位X线片。这些研究的目的不仅在于明确椎间盘的特点和造成压迫的类型，还在于评估小关节的解剖结构，并排除任何不稳。该手术通常按门诊手术或住院时间为23h。该过程可以使用传统的开放式方法或借助显微镜或内窥镜的微创技术来进行。另外，患者的体位可以取决于术者的偏好。术者可以选择传统的俯卧位，但是此过程也可以在坐位进行。Zeidman和Ducker发现，在172名坐位接受开放式PCLF的患者中，有97%的患者疼痛得到缓解，而93%的患者肌力提高，无伤口感染报道，4例空气栓塞，1例术后出现中央脊髓综合征[17]。因此，在考虑坐姿时，应特别考虑麻醉因素。术前应评估患者的身体习惯和心血管状况。术中应放置胸前多普勒检查筛查空气栓塞。无论是选择坐位或俯卧体位，操作原理相同。

手术技巧

麻醉诱导患者后，可使用三点Mayfield头架固定头部，将患者俯卧或采用坐位。接下来，正确的定位颈椎节段。这可以通过侧位X射线或透视图像完成。如果因节段水平较低（即低于C6）可能无法完全可见，可以采用前后位图像替代。确定正确的节段后，根据使用的入路选择皮肤切口。

在传统的开放式入路中，进行中线切口，并使用骨膜下剥离和Bovie电灼术将颈椎后的肌肉组织分开并剥离，直到暴露出正确的椎间孔的上，下关节突。如果使用微创（MIS）方法，则在神经根型颈椎病一侧的中线外侧2cm处做一个1.5cm的垂直切口。在显露过程中，术者必须精心确保不超过50%的小关节囊破裂。然后根据开放式入路或MIS插入牵开器或套管。在MIS入路中，使用一系列扩张器来创建手术通道。与任一显微镜可以用来辅助可视化。在MIS入路中，也可以使用内窥镜。正确的小关节显露后，使用高速磨钻进行椎间孔切开术。首先，磨小关节的下关节突（图18.1），然后磨小关节的上关节突（图18.2）。一旦进行了部分小关节切除后可以清晰识别出出口神经根。利用Kerrison咬骨钳，扩大切开椎间孔。孔的上边界是头侧椎体的椎弓根，而下边界是尾侧椎体的椎弓根。椎间盘的底部被椎间盘和钩椎关节所束缚。可以伸入椎间孔内间歇地行椎间盘切除术，以确保椎弓根到椎弓根之间，椎间孔得到减压（图18.3）。另外，椎间孔切开也沿内侧到外侧方向延伸，正好位于椎弓根外侧。在这部分手术过程中，应将Kerrison咬骨钳用于上外侧轨迹，类似于出口神经根。如果术前发现椎间盘突出，一些术者此时将尝试进行椎间盘切除术。

椎间盘切除术可通过沿向上方小心地牵拉出口神经根并在鞘管处将其探查至腋部。使用15号的手术刀片，可以进行纤维环切开。一旦完成此操作，就可以去除任何压迫性的椎间盘组织或骨赘。由于操作通道通常很小，并且需要对神经根运动支进行操作，因此请注意将牵拉降至最低，并仅去除易于切除的椎间盘组织。最后，可以使用硬膜剥离子或神经拉钩探查整个椎间孔，以确保足够的神经减压。一旦完成，切口将以标准方式闭合。接受此手术的患者可以在手术当天或第二天早晨出院。物理治疗通常可以在手术后几天开始。然后，患者需在2周，6周和3个月时进行随访。

开放与微创技术

一些医生建议行微创入路，因为其切口小，出血少，住院时间短。几项研究比较了这些技术。Fessler和

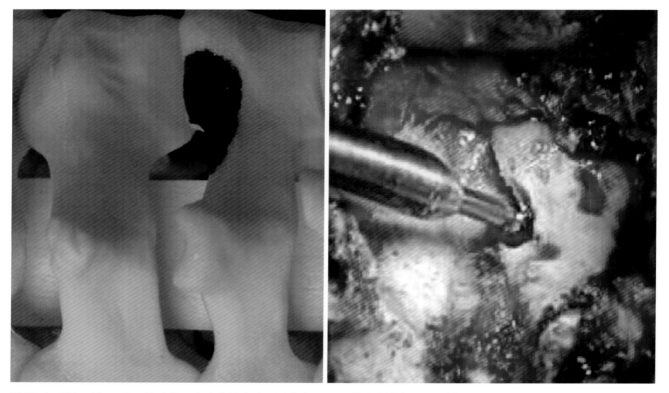

图18.1　椎间孔切开术开始时使用高速磨钻去除下关节突（IAP）的内侧半部分，如模型（左）和术中照片（右）所示

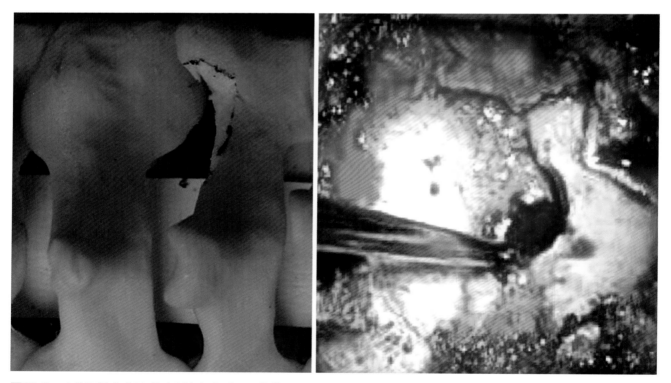

图18.2　去除下关节突IAP的内侧半部分后，用骨模型（左）和术中照片（右）展示出上关节突（SAP）内侧半部分的切除

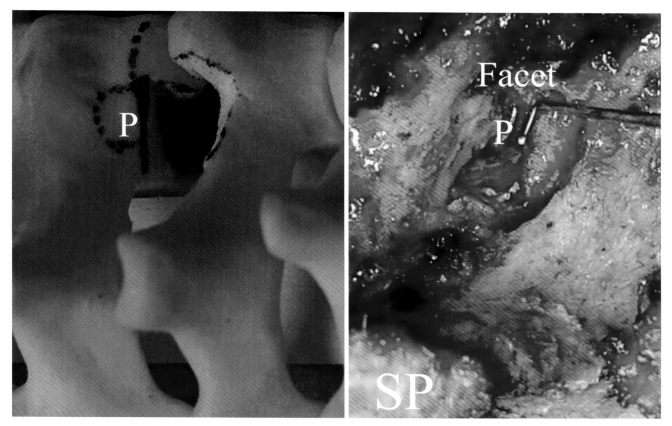

图18.3　一旦完成了椎间孔切开术，可使用神经剥离子由内侧至外侧、由头侧至尾侧探查，以确保足够的减压。术中照片（右）证实这一点（P，椎弓根；SP，棘突）

KHO采用微创术式，比较了微创内镜下椎间孔切开术（MEF）与传统的开放性PCLF。虽然两组的临床结果在神经根管治疗中是可比的，但是MEF组在手术期间经历了较少的出血，住院时间缩短，术后疼痛降低[18]。这些结果在Clark等进行的系统综述中得到进一步证实。作者发现，在19篇文献的回顾中，微创椎间孔切开术术中出血减少、手术时间短、住院镇痛使用少、住院时间短[19]。尽管微创方法可能带来上述益处，但在微创组和传统开放组中，每项研究中患者的临床结果都是可比较的[18-19]。事实上，McAny等进行了荟萃分析。开放性PCLF的临床成功率为92.7%，MIS椎间孔切开术的成功率为94.9%[20]。因此，尽管MIS在短期内具有明显的益处，但患者的长期临床过程在这两个过程中都是相似的。

并发症

　　PCLF最常见的并发症包括硬脊膜撕裂、神经根损伤、感染、颈部疼痛加重和神经损伤。在1085例PCLFs的回顾中，Church等发现36个并发症，占3.3%。在这些并发症中，有19例手术部位感染（14例需要手术治疗），7例硬脑膜撕裂（其中5例导致脑脊液漏，3例需要再次手术修复），6例新的局灶性感觉障碍，3例新的局灶性无力。也有一位患者因Mayield头部支架的应用而出现头皮裂伤[10]。总体而言，与此手术的即时并发症相对较低，公布的范围为1.5%~5.5%[9-10, 15, 21-22]。这种手术遇到的其他并发症以延迟的方式出现。这些症状包括缺乏症状改善或复发、邻近节段疾病和颈部不稳定。

　　尽管PCLF是一种非常有效的治疗方法，但患者必须在术前被告知其术后症状无法改善的可能性。在Church等的大型病例系列中，在630人次30天的随访中，20人（3.2%）出现持续性手臂疼痛，26人（4.1%）出现残余肌力下降，3人（0.5%）出现持续性疼痛和肌力减弱[10]。这些作者还发现，软性椎间盘突出症患者与骨赘病变的患者相比，具有显著的疼痛改善率，术后疼痛减轻，功能改善。然而，Church等仍然可以得出结论，由于骨赘疾病导致的神经根型颈椎病仍然是PCLF的"极好"的适应证[10]，因为它们在骨赘组中的结果可以与先前的研究[22]相媲美。

在对151例PCLFs的回顾性研究中，Bydon等术后随访4.15个月，总有效率85%，91.4%第一个月内有改善。然而，16.1%的患者术后平均7.3年出现症状复发。总体再手术率为9.9%（15例），第二次手术最常见于操作的节段，而不是邻近或远端的节段。此外，随访2年后再手术率提高到18.3%，10年后再手术率提高到24.3%[16]。这些患者大多用ACDF治疗，其次是颈椎椎板切除术和融合术，再做PCLF。在评估症状复发时，术者应排除邻近节段病变或医源性不稳定性的病因。

PCLF的一个好处是它避免了让患者接受融合。由于融合可使患者易患邻近节段病变（ASD），因此可以假设，与ACDF相比，PCLF中ASD的发病率可能更低。在HiBrand等的里程碑式的论文中，在374例患者中，共409例ACDFs，ASD在10年内以每年2.9%的速度发生[23]。作者进一步证明，术后10年，25.6%的ACDF患者会发生ASD[23]。在303例PCLF患者ASD的回顾性研究中，Clarke等发现每年发生症状性ASD的风险为0.7%，10年累积风险为6.7%[24]。此外，因为不融合操作节段，患者也会因该节段的病变而导致手术失败。这些作者发现，在操作节段上，5年和10年患病风险率分别为3.2%和5.0%[24]。

不融合的另一个潜在风险是术后不稳定和畸形的发展。回顾性分析162例PCLF的患者，Jagannathan等发现8例（4.9%）术后出现不稳定。其中8例无症状，但1例需要融合。30例患者（18.5%）出现节段性Cobb角 < 10°的颈椎前凸丢失，其中9例有症状[15]。作者还发现，术后畸形的重要预测因素是年龄 > 60岁，术前节段前凸 < 10°，以及既往行颈椎椎板切除术[15]。因此，表现出这些特征的患者可能需要更密切的影像学随访以确定术后畸形的发展。

病例示例

一位52岁女性，因左肩疼痛及左臂无力6周而就诊。在体检中，她注意到她的左侧肱三头肌有3/5的力量，没有脊髓型颈椎病的证据。她接受了物理治疗和硬膜外类固醇激素注射，没有症状改善。颈椎MRI显示左侧C6-C7椎间盘突出，压迫左侧C7神经根（图18.4）。于手术室进行显微镜下左侧C6-C7节段PCLF手术。

一位56岁男性，既往有C3~C7椎板切除术和颈椎融合的病史，10周右上肢放射性疼痛病史，手部放射。他接受了一种暂时性改善的硬膜外类固醇激素注射，但症状复发。他还注意到右手精细运动控制有一些困难，在体检中发现右手内在肌有4/5的无力。颈椎MRI显示右侧C7-T1椎间盘突出（图18.5）。鉴于患者接受非手术治疗后症状无缓解，行右侧C7-T1节段的内镜下PCLF手术。

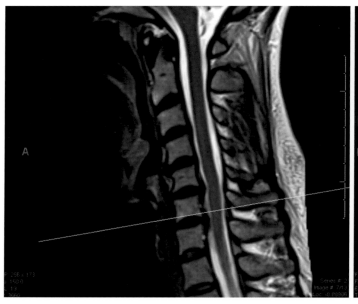
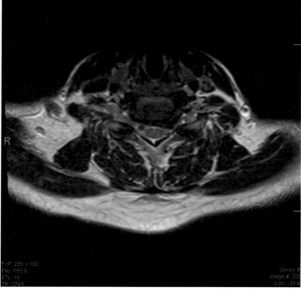

图18.4   52岁女患，C6-C7椎间盘左侧突出，存在放射痛和肱三头肌无力

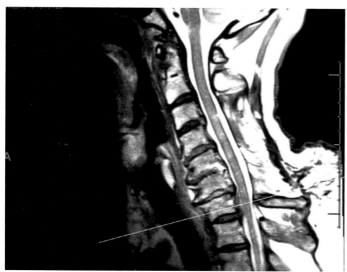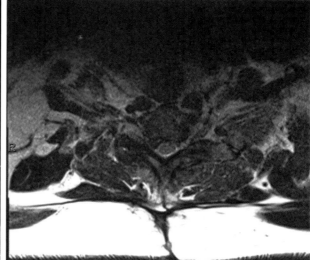

图18.5　56岁男患，C7-T1椎间盘右侧突出，存在右上肢疼痛和右手无力

讨论 / 结论

当考虑PCLF作为治疗神经根型颈椎病的选择时，通常也会评估ACDF是否是一种有效的治疗方法。虽然用这两种方法治疗的结局在颈部疼痛和颈椎不稳方面可能有所不同，但也可以达到神经根减压的目的。为治疗神经根型颈椎病，Liu等进行系统综述，包括3项前瞻性随机试验和7项回顾性对照研究。作者发现ACDF组和PCLF组的平均并发症发生率分别为7%和6%。此外，ACDF组与PCLF组再次手术的风险分别为4%和6%。作者认为ACDF和PCLF同样安全有效，PCLF可降低医疗费用。随着美国医疗保健转向基于价值的报销和捆绑支付，成本效益的概念变得越来越适用。

在一项军队中治疗神经根型颈椎病的成本–效益研究中，TutiaAn等发现行ACDF术式的直接费用为10078美元，而PCLF术式的直接费用为3570美元，间接费用（根据返回工作的时间差14.8周）为13586~30553美元，与ACDF相比较[20]。因此，从成本效益分析来看，与ACDF相比，PCLF可能有一点优势。

当考虑到手术治疗神经根型颈椎病的方法时，PCLF是"软"椎间盘突出、椎间盘骨赘生成、颈椎滑脱或两者混合的合适选择。无论手术体位是坐位或俯卧、微创还是切开，术者都应该使用其最习惯的技术。无论选择何种入路，选择正确的适应证后PCLF的长期结果都可以与ACDF相媲美。

关键建议

· 在这个过程中，定位是最重要的；因此，为了确定节段，术中应使用正侧位X线检查。

· 为了避免术后颈椎不稳定的发生，最多切除50%的小关节是关键。

· 单侧神经根型颈椎病和前方狭窄，同时保守治疗后症状仍存在，其影像与临床表现相符合的患者术后预后最好。

参考文献

[1] Nouri A, Martin A, Tetreault L, Nater A, Kato S, Nakashima H, Nagoshi N, Reihani-Kermani H, Fehlings MG. MRI analysis of the combined prospectively collected AOSpine North America and International Data: the prevalence and spectrum of pathologies in a global cohort of patients with degenerative cervical myelopathy. Spine (Phila Pa 1976). 2017;42(14):1058–1067.

[2] Hult L. The Munkfors investigation; a study of the frequency and causes of the stiff neck-brachialgia and lumbago-sciatica syndromes, as well as observations on certain signs and symptoms from the dorsal spine and the joints of the extremities in industrial and forest workers. Acta Orthop Scan Suppl. 1954;16:1–76.

[3] Spurling RG, Scoville WB. Lateral rupture of the cervical intervertebral disks: a common cause of shoulder and arm pain. Surg Gynecol Obstet. 1944;78:350–358.

[4] Lees F, Turner JW. Natural history and prognosis of cervical spondylosis. Br Med J. 1963;2(5373):1607–1610.

5. Radhakrishnan K, Litchy WJ, O'Fallon WM, Kurland LT. Epidemiology of cervical radiculopathy. A population-based study from Rochester, Minnesota, 1976 through 1990. Brain. 1994;117(Pt 2):325–335. https://doi.org/10.1093/brain/117.2.325.

[6] Iyer S, Kim HJ. Cervical radiculopathy. Cur Rev Musculoskelet Med. 2016;9(3):272–280.

[7] Wong JJ, Cote P, Quesnele JJ, Stern PJ, Mior SA. The course and prognostic factors of symptomatic cervical disc herniation with radiculopathy: a systematic review of the literature. Spine J. 2014;14:1781–9. https://doi.org/10.1016/j.spinee.2014.02.032.

[8] Saal JS, Saal JA, Yurth EF. Nonoperative management of herniated cervical intervertebral disc with radiculopathy. Spine (Phila Pa 1976). 1996;21(16):1877–1883.

[9] Dodwad SJ, Dodwad SN, Prasam ML, Savage JW, Patel AA, Hsu WK. Posterior cervical foraminotomy: indications, technique, and outcomes. Clin Spine Surg. 2016;29(5):177–185.

[10] Church EW, Halpern CH, Faught RW, Balmuri U, Attiah MA, Hayden S, Kerr M, Maloney-Wilensky E, Bynum J, Dante SJ, Welch WC, Simeone FA. Cervical laminoforaminotomy for radiculopathy: symptomatic functional outcomes in a large cohort with long-term follow-up. Surg Neurol Int. 2014;5(Suppl 15):S536–S543.

[11] Woods BI, Hilibrand AS. Cervical radiculopathy: epidemiology, etiology, diagnosis, and treatment. J Spinal Disord Tech. 2015;28:E251–E259.

[12] Albert TJ, Murrell SE. Surgical management of cervical radiculopathy. J Am Acad Orthop Surg. 1999;7:368–376.

[13] Skovrlj B, Gologorsky Y, Haque R, Fessler RG, Qureshi SA. Complications, outcomes, and need for fusion after minimally invasive posterior cervical foraminotomy and microdiscectomy. Spine J.2014;14(10):2405–2411.

[14] Zbeblick TA, Abitbol JJ, Kunz DN, McCabe RP, Garfin S. Cervical stability after sequential capsule resection. Spine (Phila Pa 1976). 1993;18(14):2005–2008.

[15] Jagannathan J, Sherman JH, Szabo T, Shaffrey CI, Jane JA. The posterior cervical foraminotomy in the treatment of cervical disc/osteophyte disease: a single-surgeon experience with a minimum of 5 years' clinical radiographic follow-up. J Neurosurg Spine. 2009;10:347–356.

[16] Bydon M, Mathios D, Macki M, de la Garza-Ramos R, Sciubba DM, Witham TF, Wolinsky JP, Gokasalan ZL, Bydon A. Long-term patient outcomes after posterior cervical foraminotomy: an analysis of 151 cases. J Neurosurg Spine. 2014;21(5):727–731.

[17] Zeidman SM, Ducker TB. Posterior cervical laminoforaminotomy for radiculopathy: review of 172 cases. Neurosurgery. 1993;33(3):356–362.

[18] Fessler RG, Khoo LT. Minimally invasive cervical microendoscopic foraminotomy: an initial clinical experience. Neurosurgery. 2002;51(5 Suppl):S37–S45.

[19] Clark JG, Abdullah KG, Steinmetz MP, Benzel EC, Mroz TE. Minimally invasive versus open cervical foraminotomy: a systematic review. Global Spine J. 2011;1(1):9–14.

[20] Tumialán LM, Ponton RP, Gluf WM. Management of unilateral cervical radiculopathy in the military: the cost effectiveness of posterior cervical foraminotomy compared with anterior cervical discectomy and fusion. Neurosurg Focus. 2010;28(5):E17.

[21] Henderson CM, Hennessy RG, Shuey HM, Shackelford EG. Posterior-lateral foraminotomy as an exclusive operative technique for cervical radiculopathy: a review of 846 consecutively operated cases. Neurosurgery. 1983;13(5):504–512.

[22] Kumar GR, Maurice-Williams RS, Bradford R. Cervical foraminotomy: an effective treatment for cervical spondylotic radiculopathy. Br J Neurosurg. 1998;12(6):563–568.

[23] Hilibrand AS, Carlson GD, Palumbo MA, Jones PK, Bohlman HH. Radiculopathy and myelopathy at segments adjacent to the site of a pervious anterior cervical arthrodesis. J Bone Joint Surg Am.1999;81(4):519–528.

[24] Clarke MJ, Ecker RD, Krauss WE, McClelland RL, Dekutoski MB. Same-segment and adjacent-segment disease following posterior cervical foraminotomy. J Neurosurg Spine. 2007;6(1):5–9.

颈椎椎板成形术

Lionel N. Metz, Grigoriy Arutyunyan,
Deeptee Jain, Lee A. Tan, K. Daniel Riew

孟小童　译

第 19 章

介绍

　　颈椎椎板成形术是治疗脊髓型颈椎病和脊髓神经根病的一种行之有效的方法。最初的椎板成形技术是由Tsuji在1982年12例患者中描述的，其中颈椎椎板在受影响的节段两侧被切开，所得到的"椎板瓣"被留在脊髓上"漂浮"[1]。在过去的35年中，从最初的技术，包括开门式椎板成形术、法国门椎板成形术、穹顶状椎板成形术，以及许多其他变化，已经开发了许多不同的椎板成形术。还开发了各种各样的方法来做椎板成形术的术后稳定和固定，包括微型钢板固定、陶瓷板固定、缝线锚定固定、张力带椎板成形术等[2-4]。

　　开门式椎板成形术，这是由Hirabayashi等在1983年首次描述的，是目前最流行的椎板成形术[5]。这项技术通过单侧打开椎板从背侧扩大椎管空间，为脊髓创造更多的空间。椎板成形术对颈椎前凸的病例最有效，这允许脊髓向背侧漂浮而直接减压腹侧。然而，对于曲度变直或轻度后凸（<10°）的患者，手术仍然有效。Suda等人回顾一系列的114例患者，发现颈椎局部后凸角度大于13°时，椎板成形术患者的临床预后较差[6]。另外，"K线"和"改良K线"等新概念的提出也可以帮助脊柱外科医生预测椎板成形术是否能达到足够的脊髓减压[7-9]。此外，最近的研究表明，C2~C7 SVA和T1斜率增高与椎板成形术后颈椎前凸的丢失有关[10]。

适应证

　　颈椎后路椎间孔切开术结合椎板成形术是治疗多节段颈椎管狭窄所致的进展型脊髓病或脊髓神经根病的有效方法。多节段颈椎管狭窄的病因可能包括颈椎病、先天性椎管狭窄或后纵韧带骨化（OPLL）。颈椎后路椎间孔切开术结合椎板成形术可以改善或阻止脊髓型颈椎病和脊髓神经根病的症状，但其对颈部疼痛的影响是不可预知的。具体而言，与颈椎病和小关节病变有关的轴性颈部疼痛通常没有改善。因此，严重的轴性颈部疼痛作为主要整体症状的患者可能不是椎板成形术的理想候选患者。尽管如此，最近的一项研究表明，患者的颈部残

L. N. Metz · G. Arutyunyan · D. Jain
Department of Orthopedic Surgery, UCSF Medical
Center, San Francisco, CA, USA

L. A. Tan · K. D. Riew (*)
The Spine Hospital, Columbia University Medical
Center, New York, NY, USA
e-mail: kr2637@cumc.columbia.edu

© Springer Nature Switzerland AG 2019
M. G. Kaiser et al. (eds.), Degenerative Cervical Myelopathy and Radiculopathy,
https://doi.org/10.1007/978-3-319-97952-6_19

疾指数评分（NDI），以及椎管成形术后的NDI疼痛评分有显著改善[11]。因此，我们相信，对于只有轻度至中度颈部疼痛，同时希望保留颈部运动的患者，只要有现实的期望和对手术目标明确的理解，椎板成形术仍然是一个很好的选择。

与椎板切除术和融合术相比，颈椎板成形术提供了几个显著的优点。首先，由于椎板成形术是一种保留颈椎活动度的术式，它不会减少术后颈椎的活动度，并且不存在假关节形成的风险。其次，椎板成形术保留后方骨结构，这防止硬膜形成软组织瘢痕（非常有益于翻修手术），并防止颈椎屈伸时软组织膨胀到脊髓。此外，与单纯颈椎椎板切除术相比，椎板成形术后脊柱后凸的风险降低，并且通过保留椎旁肌的骨附着点来恢复软组织张力[12]。最后，与椎板切除术和融合相比，椎板成形术需要较少的内固定同时解剖改变较少，这可能使术后恢复更快速[13]。

在脊髓神经根病患者中，神经根的神经支配通常可以通过椎间孔切开术减压神经根来解决。然而，在伴随重度神经损伤的神经根型颈椎病患者中，尤其是伴有双侧症状的患者，与前路相比，我们发现有更高的失败率。

禁忌证

计划性椎管减压术术后的颈椎后凸畸形通常是椎板成形术的禁忌证。脊柱后凸节段不允许脊髓向后漂浮，椎板成形术后有较高的持续性腹侧受压风险。然而，对于希望保持颈椎活动度和/或不是融合术良好适应证的患者，椎板成形术在处理轻度后凸和环形椎管狭窄时仍然可以是一个很好的治疗选择。

相反地，对于脊髓型颈椎病患者，因为脊髓序列后凸和前方的压迫但脊髓后有足够的脑脊液，椎板成形术是不可能成功的。Fujiyoshi等在颈椎侧位X线片上，用连接C2和C7椎管中点的"K线"来预测椎板成形术后OPLL患者的临床结果[7]。他们发现，前方压迫超过"K线"的患者神经恢复率要低得多。Taniyama等证明椎板成形术后，前方压迫因素与改良的"K线"（在矢状位MRI上绘制的K线而不是在直立侧位X射线上绘制的K线）之间的间距小于4mm的患者有更高的持续性脊髓前方压迫的风

险[8]。在一些有多节段狭窄和后凸畸形的病例中，椎板成形术可以与后路内固定融合术相结合，作为椎板切除术和融合术的替代，以保留保护性的骨成分并增加融合物的表面积。尽管结合后路融合和椎板成形术的潜在好处似乎是直观的，但这一概念尚未得到广泛的研究。

虽然颈椎椎板成形术是一种非常有效的治疗脊髓型颈椎病的方法，用于治疗颈椎管狭窄引起的神经结构受压，轴性颈痛是它的相对禁忌证。Hosono等报告的术后轴性颈痛患病率为60%，同时前路颈椎融合术为19%[14]。相比之下，Yoshida等发现双开门式椎板成形术对颈肩部疼痛的发展和缓解均无影响[15]。虽然术前颈部疼痛不是绝对的禁忌证，但在手术计划期间与患者讨论以设定适当的期望是一个重要因素。

退行性滑脱也不是椎板成形术的绝对禁忌证。Shigematsu等研究老年脊髓型颈椎病退行性滑脱的共病现象，发现滑脱不是椎板成形术的阴性预测指标，这也是我们的经验[16]。此外，由于椎间孔狭窄而引起的神经根型颈椎病常会引起肩胛间痛和上斜方肌痛，而且在相应的节段水平上，后路椎间孔切开术后疼痛通常会有所改善。

术前评估

在进行椎板成形术之前，应对患者进行全面评估。评估应包括详细的临床调查问卷、彻底的体检和适当的诊断成像方式。一个详细的回顾应该包括所有颈椎相关症状的文件，特别是表明进行性脊髓压迫的症状。时间、发病、慢性、加重因素、整个过程和轨迹、跌倒的病史、肠道和膀胱功能的变化、轴性颈部疼痛的存在，以及手臂疼痛的分布是必不可少的文件。体格检查应记录颈部运动范围、步态、上肢或下肢肌肉无力，以及上运动神经元功能障碍的征象，如反射亢进和Hoffman或Babinski反射。可对椎板成形术的患者进行影像学评价，包括标准的正位（AP）和侧位X线片、屈伸侧位片、以及颈椎的倾斜位X线片（以可视化椎间孔）。这些用以评估颈椎序列、活动度、颈椎退行性变、不稳定和滑脱、潜在的先天性狭窄、椎间孔狭窄、自发融合和其他颈椎病变。

磁共振成像（MRI）用于评估狭窄的严重程度和头

尾范围，并研究引起该现象的病因学如椎间盘膨出、钩椎关节和小关节病、黄韧带增生和内聚、潜在的先天性狭窄、畸形，或后纵韧带骨化（OPLL）。颈椎电脑断层扫描（CT）是用来评估骨性或钙化性狭窄的原因，包括OPLL和钩椎关节或小关节炎引起的椎间孔狭窄。CT脊髓造影是指当MRI为禁忌或不能完成时。如果获得CT扫描，颈椎后路的重建可以为术中透视检查提供参考标志。

手术技术

患者体位

接受颈椎椎板成形术的患者被安置在Jackson手术台上，俯卧位有4个支撑物。在头端，垫被放置在胸骨的水平上，手臂被夹在两侧。在尾端，垫子被放置在髂前上棘，下肢由一个衬垫良好的吊索支撑。脊髓型颈椎病患者插管时应特别注意，应避免举颏和推颏动作，以尽量减少脊髓损伤的风险。平均动脉压（MAP）应保持在适当水平（通常大于70 mmHg），以确保脊髓灌注。固定气管导管后，放置Gardner Wells钳。所有手术均采用经颅运动诱发电位和体感诱发电位检测。接下来把患者旋转至俯卧位，在双矢量牵引系统屈曲绳连接的Gardner-Wells钳上施加大约66.75N的牵引力以便获得最优的手术视野（图19.1）。二重矢量牵引包括通过2根绳索施加的牵引。屈曲绳与外耳道和颅顶线相吻合，使颈椎保持在轻微屈曲的体位；伸展绳被放置在Jackson框架头端抬高的横梁上，在必要时提供伸长矢量以在手术中延伸颈部。头部在椎板成形钢板固定进行脊柱暴露时即使用屈曲绳固定位置，然后使用伸展绳以测试活动度并在闭合切口前检查是否有骨性的阻碍。

所有骨性突起都要垫好，腹部要自由地垂在中线，患者要用束缚带固定在手术床上。轻微的反向头低脚高位用于降低切口处的静脉压力、减少面部和喉部肿胀、降低眼眶内压力和俯卧位导致失明的风险。由于大部分热量流失源自于患者腹侧，在患者身体和Jackson床下要放置加温毯，当患者的毯子被充气时，暖毯的放置也可以防止空气毯干扰铺单。手术的颈部区域以适当的无菌方式准备和覆盖，皮肤显露至上胸椎远端，以及在切口

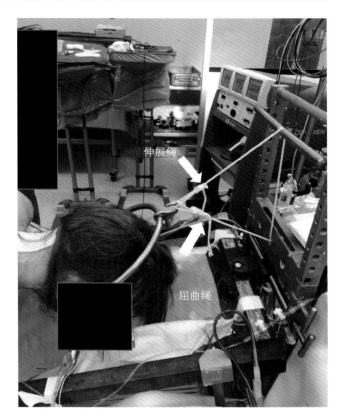

图19.1　用Gardner Wells钳演示双侧颈牵引装置的照片

的两侧暴露出足够的皮肤，以便在切口的远端边缘留置侧方引流管。

手术显露

从皮肤切开到缝合的整个过程我们都倾向于使用手术显微镜。使用显微镜不仅可以更好地显示和照明手术领域，它还为术者在全部操作过程中提供了最符合人体工程学的操作姿态。

用刀片从C3~C7沿棘突表面的中线做纵行切口。电刀用于进行皮下剥离而不侵犯两侧的肌鞘，应经常触摸棘突以确保解剖准确地保持在中线，而不会损伤邻近的肌肉（图19.2）。如果解剖很仔细，在手术的这一阶段失血量应该非常小。当深入筋膜时，可以使用Metzenbaum剪和电凝结合，沿着肌肉纤维排列，以识别和扩张相对无血管的中线缝隙。细致的解剖和注意组织平面有助于优化闭合，减少出血，并最大限度地发挥潜在的切口愈合能力。此外，小心处理软组织包膜可以减少与手术相关的术后疼痛。

当椎旁肌在中线分离到棘突水平后，用手指碰触

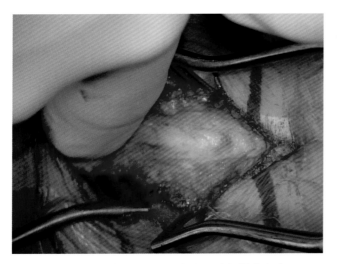

图19.2　经常触诊棘突以确保分离准确地保持在中线

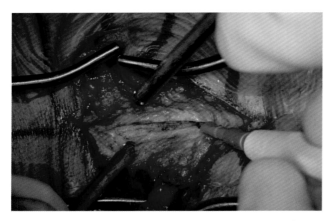

图19.3　电刀被用来切除背部的棘突，使背部尖端和外侧边缘的肌肉附着完好

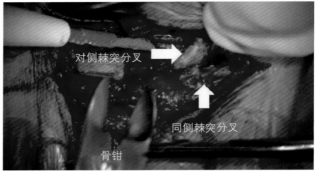

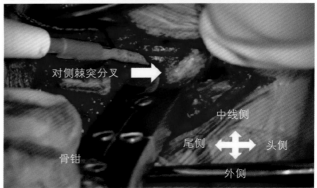

图19.4　用一个小的骨刀在每一个节段上切割每一个双岐棘突的尖端

找到末端分岔的棘突，将术中解剖标志与术前影像学检查所见解剖特征联系起来。在背侧沿着末端分岔棘突的中线沟使用电凝。在棘突的背端和侧缘留下肌肉附着点（图19.3）。在C7（也经常是C6）的棘突，背侧棘突中线经常用电刀暴露。最腹侧的棘旁肌是沿着中线直截了当地分离的，没有损伤。固定在棘突上方和下方椎板上的肌肉纤维通过电刀分离，同时将背侧和外侧的肌肉附着物点作为仅存的中线肌肉附着物保留在每个棘突上。

接下来，用一个小的骨切割器在沟平面上切割每一个棘突（图19.4）。在进行截骨术时，器械应水平地固定在切口上，并沿中线向外侧移动，以避免由腹侧切入椎板或进入椎管的危险。因为只有棘突的尖端被切断，所以在椎板的铰链开合过程中，棘突根部被留作把持用。或者，1.27cm的截骨刀可用于对棘突进行截骨，如Shiraishi等所述[17]。切割双岐棘突可以更好地显示手术区

域，去除宽的双歧棘突有助于骨膜下剥离，并在切口闭合时对椎旁肌进行重建。与最初的操作相比，我们的技术有了轻微的改进，即我们使用一个小的骨切割器而不是一个骨凿来进行截骨术，以避免撞击患有脊髓型颈椎病的脊髓。为了便于切口闭合，骨性碎片在截骨术时用缝合线标记；这些缝合线可用于在伤口闭合时在每个相应的水平上使碎骨重新靠近。

若可进行CT扫描，脊柱后部的表面重建可以作为术中后路解剖的一个非常有用的图像。具体地说，棘突的形态可作为术中X线透视的标志。完成每一级的截骨都需要显露，这大大促进了骨膜下的剥离，并且软组织可以以非损伤的方式分开。用单爪钩分离椎旁肌肉，注意在关节囊的浅表，到达未受干扰的下关节突内侧几毫米处。手术剥离应避免到达侧块以防止关节突外侧周围静脉丛出血。细致的止血结合非创伤性分离将最大限度地提高手术的效率和安全性。多种药物都可用于止血，但抑制骨愈合的药物不应用于期望愈合的骨表面，如椎板成形术时的铰链区，这一点至关重要。所有的自锁式牵开器都要轻柔地牵开；过度用力牵开可能会增加出血和术后软组织疼痛。此外，只能使用钝头牵开器；锋利

的牵开器很容易穿透肌肉鞘，造成不必要的出血和软组织损伤。分离到侧块后，在切口的任一端放置适当深度的自锁式McCulloch牵开器，其刀片方向与矢状面方向平行；这种刀片排列有助于确定后续开口的方向和铰链式椎板成形术的开口。

椎间孔切开术

椎间孔切开术通常由资深术者使用手术显微镜进行。或者，如果显微镜不可用，可以使用放大器。在C4–C5进行预防性双侧椎间孔切开术以预防C5神经麻痹已不再是我们的常规做法，因为我们发现这对C5神经麻痹的风险没有影响。然而，我们在所有术前影像清楚地显示了椎间孔狭窄且存在症状的节段进行椎间孔切开术。在这一章中，我们有意详细概述后路椎间孔切开术，因为它经常与椎板成形术一起进行，由后方解决椎间孔狭窄，并可能扩大椎板成形术对神经根型颈椎病患者的疗效。此外，我们认为一些术后颈部疼痛实际上是与残余椎间孔狭窄相关的神经根型颈椎病的表现。因此，了解椎间孔的解剖边界，并在术前影像上对椎间孔形成一个重要的评估，对安全地进行手术是至关重要的。

颈椎椎间孔受椎间盘和钩椎关节的约束，背侧受下位椎体上关节突（如C5–C6椎间孔的C6上关节突）（图19.5），以及邻近头端的椎弓根的约束。后路椎间孔切开术通过打开椎间孔的背侧边界来缓解神经根的压迫，同时切除从内侧到椎弓根外侧边缘的下位椎体上关节突，从而使神经根从腹侧椎间盘隆起/碎片或钩状骨刺向背侧漂移。椎弓根构成椎间孔的头/尾边界，适当的减压需要切除上关节突至椎弓根侧上方边缘。重要的是要注意，上关节手术切除不足会导致残留的椎间孔狭窄；然而，过度的切除可能会导致小关节不稳定。椎间孔成形术和随后的椎板成形术的一个重要标志是椎板间 "V" 字形结构，这是头侧椎板远端与尾椎板前缘相交的位置（图19.6）。

椎间孔切开术从下关节突（IAP）的远端切除开始，直到上关节突的头端清晰可见为止。这可以通过使用高速磨钻快速完成（图19.7）。小关节的中外侧切除宽度不应超过50%，以确保稳定性。颈部屈伸有助于揭

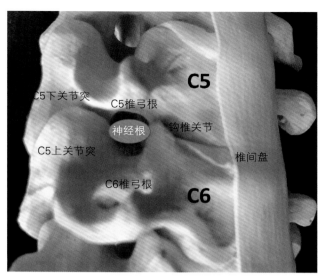

图19.5　在一个骨模型上显示神经孔的边界

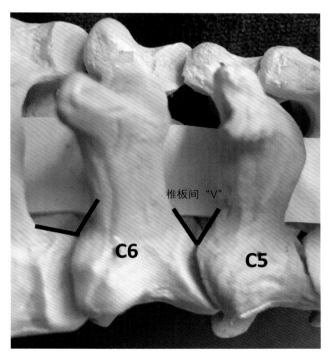

图19.6　椎板间 "V" 字形结构是椎间孔切开术和椎板成形术的关键标志，是由与尾侧椎板上缘相交的头侧椎板的下侧所构成的

示上下关节突间的关系。接下来，通过切割一个 "L" 形槽，用磨钻去除暴露在外的上关节突（SAP）内侧（图19.8）， "L" 形槽的垂直臂沿着椎弓根的外侧边缘切开，水平臂由头侧椎弓根切至尾侧椎弓根。如果C6上关节突头侧缘不外露，容易导致 "镰刀状" 减压而伴有持续性的神经根压迫（图19.9）。为了避免这种情况，在减压开始之前，C6小关节的头侧缘就应该暴露出来。如果需要，可以通过颈部的屈曲和使用层间扩张器来实现

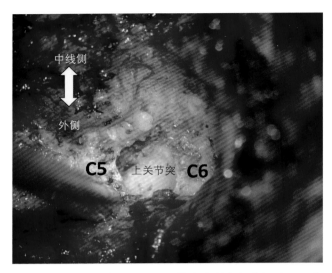

图19.7 术中照片显示C5下关节突内侧半部分切除，C6上关节突（SAP）内侧下半部分可见

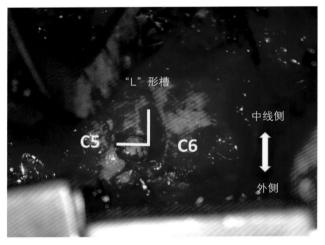

图19.8 一张显示"L"形槽的术中照片，垂直切口沿着椎弓根的侧缘，水平切口正好从椎弓根头端延伸至尾端

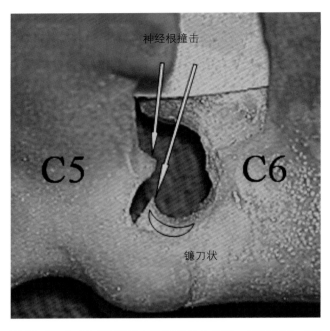

图19.9 如果不能看到上关节突的头侧缘，可能导致"镰刀状"减压，从而导致持续的神经根压迫

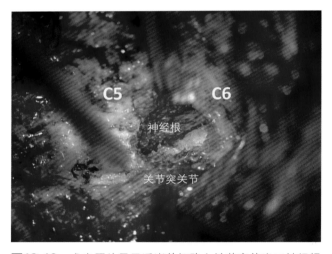

图19.10 术中照片显示适当的切除上关节突使出口神经根得到减压

额外的分离，从而达到充分的可视。应用20mL注射器上连接18G柔性管持续的冲洗可避免磨钻带来的对神经的热损伤，同时冲洗也可冲走骨粉末来维持更好的视野。

为了避免在已经狭窄的椎间孔内引入占位器械，我们更喜欢使用高速磨钻而不是Kerrison咬骨钳。一旦大部分的骨性椎间孔被打开，用一个1mm的Kerrison冲子或一个小刮匙（Codman 1B或2B刮匙）来清理游离的骨头（图19.10）。在椎间孔切开术结束时，用神经钩或小刮匙可以很容易地触摸到头尾侧椎弓根的侧壁（图19.11）。在尾侧椎弓根的内侧或头侧不应有过度游离的骨。完成椎间孔切开术后，用局部止血剂如凝血酶粉或明胶海绵（辉瑞）进行细致的止血。

椎板成形术

本节介绍C3椎板切除术和C4、C5和C6开门椎板成形术治疗C2-C3至C6-C7引起脊髓病的多节段椎管狭窄（图19.12）。根据狭窄的近端和远端范围，下面概述的步骤可以与部分C2穹隆椎板切除术和/或部分的C7椎板切除术相结合。减压过程中处理的节段取决于每个患者不同的病变情况。

首先，C3椎板切除术是用高速磨钻使用可控的边对

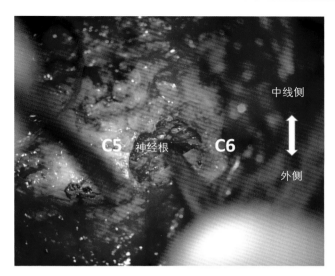

图19.11　在椎间孔切开术完成时，用神经钩或小刮匙可以很容易地触摸到头侧和尾侧椎弓根的侧壁

增加损伤硬膜的风险。如果需要全椎板切除术，椎板的头侧1/3可以用磨钻磨薄至腹侧皮质，剩余的薄层骨壳可以用刮匙或Kerrison咬骨钳取出。然后用磨钻或刮匙将黄韧带从背侧C4椎板的头侧部分分离，而不向脊髓传递过大的力。

接下来，在开门椎板成形术的开放侧用高速磨钻对椎板进行全切，开放侧通常是脊髓压迫较严重的一侧或需要一个或多个椎间孔切开的一侧。开放侧的切割线首先用电凝来标定，该线是通过在相应节段连接椎板间"V"字形结构以划定椎小关节连接的。磨钻的第一次通过感出现在移除背侧皮质骨和大部分下垫松质骨时。第二次通过感出现在移除了剩余的松质骨，并将腹侧皮质层变薄成一个壳（图19.13）。通过一些练习，这两个关卡都可以安全快速地完成。骨蜡放在止血海绵上可以有效地阻止骨出血。磨钻的最后一道工序完成了每一层椎板的切割，通过对棘突施加轻微压力观察每个节段切割线的移动就可以证明这一点。如果不确定腹侧皮质磨

边轻扫动作完成。黄韧带位于椎板远端2/3的深处，保护其下的硬膜。如果切除椎板的近端1/3是必需的，则应采取额外的预防措施，因为此下方无黄韧带保护，有可能

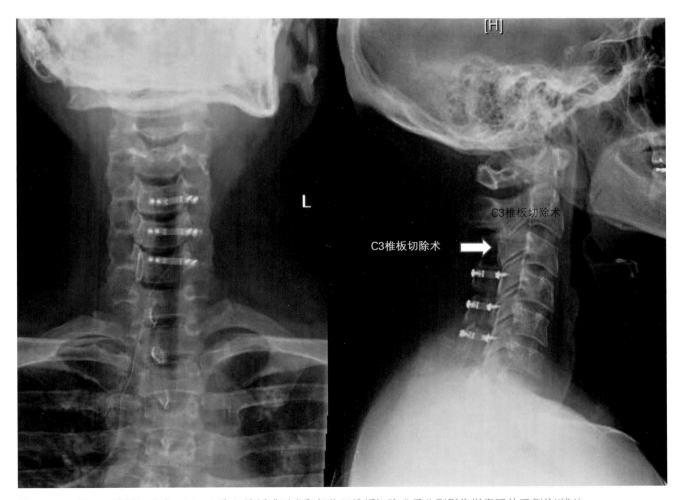

图19.12　展示C3椎板切除术、C4、C5和C6椎板成形术和部分C7椎板切除术后典型影像学表现的正侧位X线片

除的完成情况，可以使用刮匙来验证是否存在剩余的骨桥。

当椎板开口在开放侧完成时，用高速磨钻将黄韧带从背侧C7椎板的头侧部分分离。以类似于C3节段的方式，C7头侧部分用磨钻磨薄，必要时根据狭窄程度切除。黄韧带用磨钻磨薄，用刮匙或Kerrison咬骨钳在C6和C7之间松解。接下来，注意椎板成形术的铰链侧。完成此步骤最安全、最有效的方法如下：（1）磨钻被用来沿着计划的铰链线在每个椎板通过整个椎板厚度划出头尾边缘，因为椎板的这些区域是三皮质的，因此对铰链的阻力最大；（2）通过磨除背侧皮质和两个之前磨好的椎板切口之间的少量松质骨制作一个槽（图19.14）。如果以上步骤完成得较好，在松质骨上完成研磨时，轻轻按压就可以很容易地实现椎板的合拢。

椎板的铰链需要非常小心和巧妙地处理。如果用力过猛，在铰链侧的椎板很容易断裂。此外，在开门过程中椎板的突然反冲可能会导致脊髓损伤，并可能引起毁灭性的神经后遗症。因此，这一部分的手术应该用双手完成，一只手的大拇指朝着铰链侧推动棘突的残端，另一只手用小刮匙在椎板下轻轻地抬起椎板（图19.15）。有几个因素可能会使该步骤复杂化：（1）存在残余的黄韧带附着；（2）硬膜粘连；（3）铰链侧的腹侧皮质不够薄，无法轻易打开椎板。因为骨质存在弹性，所以椎板应该缓慢而逐渐地开铰。我们的常规做法是首先将C6进行开铰，然后C5和C4依次进行，在远端向近端方向重复这个过程3次或更多次，以达到椎板开铰的最大限度。

如果所有的椎板都顺利开铰，则采用螺钉-钢板进行单侧固定。钢板被钳夹在长柄细尖止血钳顶端（图19.16）。术者用拇指和刮匙或助手配合下将钢板跨过椎板的背侧和腹侧边缘，并在侧块处固定。然后，在板上钻一个7mm深的孔进入侧块，并拧入一枚7mm长的螺钉（图19.17）。然后将第二枚螺钉穿过钢板并平行于第一枚螺钉拧入侧块。在侧块上方1/3的位置钻孔，其方向类似于侧块螺钉的方向，以最小化小关节破坏的风险。随后，将2枚5mm长的螺钉穿过钢板置入椎板中（图19.18）。如果椎板在铰链过程中断裂，可以使用一个小钢板和一个螺钉将椎板重新连接到铰链侧的侧块上。这些步骤在每个节段进行重复。钢板固定后，用磨钻去除棘突，以改善运动，帮助切口闭合（图19.19）。

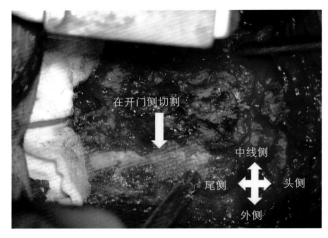

图19.13 术中影像，显示了磨钻第二次磨除椎板后开门侧只留下一层薄薄的腹侧皮质骨；在最后一次用高速磨钻磨除椎板前，用一小块海绵敷以骨蜡止血

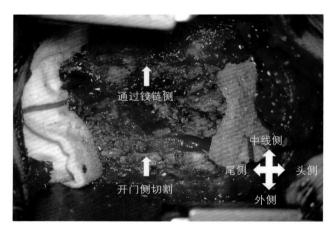

图19.14 铰链侧的骨槽首先在相邻的层间"V"处做两个切口，然后用磨钻连接这些切口，以去除背侧皮质骨，同时保留足够数量的松质骨和腹侧皮质骨

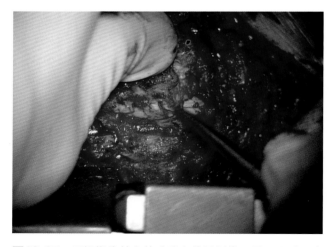

图19.15 用拇指将棘突的残端向铰链侧推，另一只手用小刮匙在开口侧轻轻地抬起椎板，完成椎板的开铰

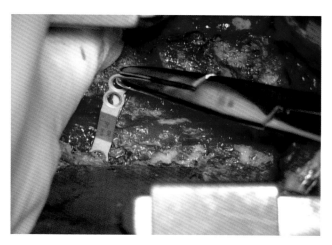

图19.16 如图所示，用长柄细尖止血钳顶端把持椎板成形术的钢板，将其放置在椎板上

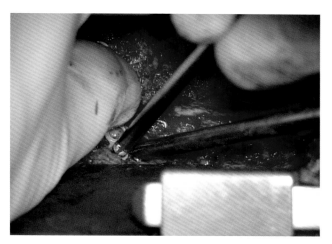

图19.17 穿过钢板钻入侧块两个7mm深的孔，并拧入2枚7mm长的螺钉，以将椎板成形术钢板固定在侧块上

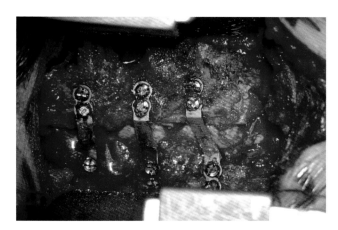

图19.18 在每一层上用2枚5mm长的螺钉将钢板固定在椎板上

完成钢板固定后，一个重要的步骤是检查颈部屈伸时是否有骨块阻碍/撞击。这可通过要求麻醉师将Gardner

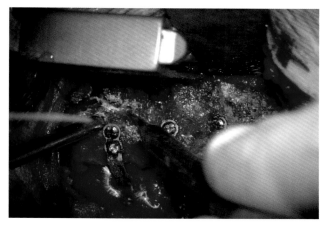

图19.19 用磨钻去除棘突，以防止骨质阻塞和促进伤口闭合

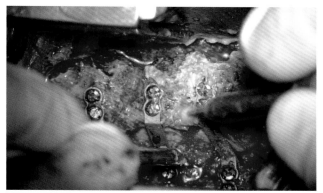

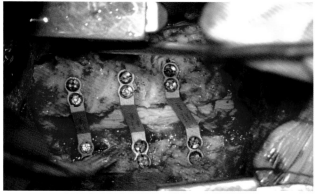

图19.20 如果发现颈部有骨撞击，则移除额外的骨（顶部），并在每个节段磨薄黄韧带，直到椎板可以自由移动（底部）

Wells钳从固定切换到延伸来实现。如果存在骨撞击，则需切除多余的骨，根据需要削薄黄韧带，直到椎板在颈部伸展时可以自由移动（图19.20）。如果运动范围是合适的，将Gardner Wells钳重新连接到屈曲绳以进行的余下的手术过程，以便进行切口的闭合。再次彻底检查硬膜是否受压；硬膜搏动是充分减压的标志，并最终止血。切口应该用生理盐水充分冲洗，直到所有骨碎片都

被清除。这样可以最大限度地降低在这个保留运动功能的过程中意外融合的风险[18]。

切口闭合前，常规应用硬膜外注射甲强龙（40mg溶于1mL盐水），尾侧椎板下用18号导管注入（图19.21）。在术后恢复的前1~2周，皮下脂肪内注射另一剂量的醋酸甲强龙（40mg，1mL溶液）以缓解疼痛。然后放置一个深层的引流管，万古霉素粉末1g在闭合前撒入切口。止血剂可用于促进止血，我们常规在椎板成形术节段上放置凝血酶浸泡的明胶海绵，以促进止血（图19.22）。但是，明胶海绵不应放置在暴露的脊髓上，因为它会影响脊髓膨胀，造成脊髓压迫。使用这种止血技术，大多数患者的引流量很小，术后第二天就可以出院[19]。

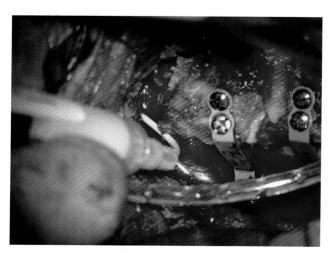

图19.21　缝合前，在最尾端椎板下使用18号导管在硬膜外应用甲泼尼龙醋酸酯（40mg/mL溶液），以减少术后疼痛

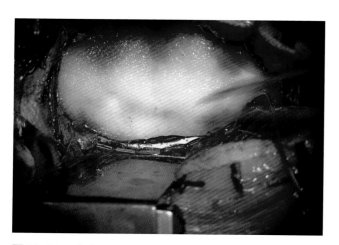

图19.22　将凝血酶浸透的凝胶海绵铺在行椎板成形术的颈椎节段上以促进止血；但是，不应将其放置在暴露的脊髓上，因为当其膨胀时可能导致脊髓受压

缝合

切口缝合作为余下的手术步骤，应该做得非常小心。显露时细致的分离使解剖平面的识别更简单。首先，用标记缝合线重新使先前的骨碎片相互靠近，因为骨碎片仍然横向地附着在肌肉上，当骨碎片重新靠近时，椎旁肌也聚集在一起。在每一层使用1号线，以加强重新靠近的骨结构，除了最初的标记缝合线。接下来，剩余的椎旁肌肉被重新排列成8~10层，在伤口闭合后，最大限度地减少潜在的无效腔。每一针只能缝住肌肉鞘和少量的肌肉。在肌肉闭合过程中，大量咬除组织或打结过紧都可能导致肌肉坏死。筋膜用一种缝合线以不透水方式进行缝合。再次冲洗切口，如果皮下脂肪层厚大于2cm，我们在筋膜上方放置一个浅的引流管。然后，用2-0缝合线间断缝合、用Vicryl缝合线埋线缝合来分层封闭皮下组织和脂肪层，不要留下无效腔。皮肤用3-0缝合线缝合，然后应用外科敷料覆盖切口。

我们经常使用超过120针来关闭一个从C3到C7的切口，这种做法已经有效地降低了感染的发生率或任何其他与切口有关的问题。事实上，通过保留肌肉的分离和这些精细的缝合技术，我们发现颈椎后路手术与颈椎前路手术一样具有较低的感染风险。此外，术后疼痛明显减少，我们的患者通常在术后第1或第2天离院回家，此时疼痛最轻。

术后护理

术后护理对每个机构和术者来说都是独一无二的。我们的经验是，患者被安置在一个软颈领中以获得舒适。这个颈领睡觉时可以摘除，并且应该在患者能够摆脱它的时候立即停止佩戴。通常，离院前应该满足几个标准：伤口引流不足20mL/8h，口服药物止痛，肠/膀胱功能恢复至基线。这通常需要一整夜来观察。患者没有任何活动范围的限制，但要建议避免进行那些导致他们过度疼痛的活动。患者在口服止痛药后出院，并指示他们在手术后6周返回医院进行常规随访。鼓励人们迅速恢复日常生活和有氧运动。

参考文献

[1] Tsuji H. Laminoplasty for patients with compressive myelopathy due to so-called spinal canal stenosis in cervical and thoracic regions. Spine. 1982;7(1):28–34.

[2] Hase H, Watanabe T, Hirasawa Y, et al. Bilateral open laminoplasty using ceramic laminas for cervical myelopathy. Spine. 1991;16(11):1269–1276.

[3] O'brien MF, Peterson D, Casey AT, Crockard HA. A novel technique for laminoplasty augmentation of spinal canal area using titanium miniplate stabilization: a computerized morphometric analysis. Spine.1996;21(4):474–483.

[4] Tsuzuki N, Abe R, Saiki K, Iizuka T. Tension-band laminoplasty of the cervical spine. Int Orthop. 1996;20(5):275–284.

[5] Hirabayashi K, Watanabe K, Wakano K, Suzuki N, Satomi K, Ishii Y. Expansive open-door laminoplasty for cervical spinal stenotic myelopathy. Spine.1983;8(7):693–599.

[6] Suda K, Abumi K, Ito M, Shono Y, Kaneda K, Fujiya M. Local kyphosis reduces surgical outcomes of expansive open-door laminoplasty for cervical spondylotic myelopathy. Spine. 2003;28(12):1258–1262.

[7] Fujiyoshi T, Yamazaki M, Kawabe J, et al. A new concept for making decisions regarding the surgical approach for cervical ossification of the posterior longitudinal ligament: the K-line. Spine.2008;33(26):E990–E993.

[8] Taniyama T, Hirai T, Yamada T, et al. Modified K-line in magnetic resonance imaging predicts insufficient decompression of cervical laminoplasty. Spine. 2013;38(6):496–501.

[9] Taniyama T, Hirai T, Yoshii T, et al. Modified K-line in magnetic resonance imaging predicts clinical outcome in patients with nonlordotic alignment after laminoplasty for cervical spondylotic myelopathy. Spine. 2014;39(21):E1261–E1268.

[10] Zhang JT, Li JQ, Niu RJ, Liu Z, Tong T, Shen Y. Predictors of cervical lordosis loss after laminoplasty in patients with cervical spondylotic myelopathy.Eur Spine J. 2017;26(4):1205–1210.

[11] Mesfin A, Park M-S, Piyaskulkaew C, et al. Neck pain following laminoplasty. Global Spine J. 2015;5(01):017–022.

[12] Nowinski GP, Visarius H, Nolte LP, Herkowitz HN. A biomechanical comparison of cervical laminaplasty and cervical laminectomy with progressive facetectomy. Spine. 1993;18(14):1995–2004.

[13] Lau D, Winkler EA, Than KD, Chou D, Mummaneni PV. 169 laminoplasty vs laminectomy with posterior spinal fusion for multilevel cervical spondylotic myelopathy: matched cohorts of regional sagittal balance. Neurosurgery. 2016;63:167–168.

[14] Hosono N, Yonenobu K, Ono K. Neck and shoulder pain after laminoplasty: a noticeable complication. Spine. 1996;21(17):1969–1973.

[15] Yoshida M, Tamaki T, Kawakami M, et al. Does reconstruction of posterior ligamentous complex with extensor musculature decrease axial symptoms after cervical laminoplasty? Spine. 2002;27(13):1414–1418.

[16] Shigematsu H. Degenerative spondylolisthesis does not influence surgical results of laminoplasty in elderly cervical spondylotic myelopathy patients. Eur Spine J. 2010;19(5):720–725.

[17] Shiraishi T, Fukuda K, Yato Y, Nakamura M, Ikegami T. Results of skip laminectomy—minimum 2-year follow-up study compared with open-door laminoplasty. Spine. 2003;28(24):2667–2672.

[18] Hyun S-J, Riew KD, Rhim S-C. Range of motion loss after cervical laminoplasty: a prospective study with minimum 5-year follow-up data. Spine J. 2013;13(4):384–390.

[19] Cho SK, Yi J-S, Park MS, et al. Hemostatic techniques reduce hospital stay following multilevel posterior cervical spine surgery. J Bone Joint Surg Am.2012;94(21):1952–1958.

颈椎间盘置换术

Jau-Ching Wu, Praveen V. Mummaneni,
Regis W. Haid

陶　琳　译

第 20 章

介绍

颈椎间盘置换术（CDA）近年来获得了极大的普及主要是由于其节段性运动的保留和潜在的减少了邻近节段疾病的发生（ASD）[1-5]。几组美国食品药品监督管理局（FDA）发布5~8年数据比较CDA与前路颈椎间盘切除融合术（ACDF）的前瞻性随机对照试验[6-12]。对于没有小关节病变的1~2个节段的颈椎间盘疾病（引起神经根型颈椎病），FDA的这些试验结果表明，CDA在缓解神经症状方面至少与ACDF相似，甚至更好[6-8, 13]。这些研究也清楚地表明CDA在保留节段性运动方面是有效的。大多数CDA术后患者在颈椎屈伸过程中能保持在每个治疗节段大约7°~9°的平均活动范围[10, 14-16]。为了确定CDA对邻近节段疾病的影响，有必要进行长期随访。据报道ACDF术后，相邻节段疾病的发病率从每年0.8%增长至2.9%，CDA却可以降低相邻节段疾病的发病率[3, 17]。恰

当的病例选择是CDA成功的关键[5]。对于1~2个节段间盘病变的神经根型颈椎病或不伴关节病变或畸形的早期脊髓型颈椎病，颈椎间盘置换术是最好的选择。此外，CDA仅替换引起神经根型颈椎病的退变和突出的间盘，不太可能改变或减缓置换节段或其他邻近节段的双侧小关节的自然退变进程。

适应证和禁忌证

FDA的关节置换术试验包括1~2个节段颈椎间盘疾病的成年患者，在C3~C7节段出现髓核脱出或脊椎病，进而引起医学上难以治愈的神经根型颈椎病、脊髓型颈椎病或二者兼而有之[2, 5, 18]。一般情况下，因为先前存在的小关节病变，CDA可能不推荐用于老年患者。FDA的试验没有纳入年龄超过75岁的患者，而且几乎没有CDA用于老年人的数据。对于CDA来说，最好的选择是年轻的患者，他们的神经根症状是由于颈椎间盘突出而引起的，但未伴有任何小关节功能不全。

CDA的相对禁忌证有颈椎后凸、小关节病变（功能不全）、不稳定（例如在动态屈伸侧位X线片上存在超

J.-C. Wu
Department of Neurosurgery, Taipei Veteran's
General Hospital, Taipei, Taiwan

School of Medicine, National Yang-Ming University,
Taipei, Taiwan

P. V. Mummaneni
Department of Neurological Surgery, University of
California, San Francisco, CA, USA

R. W. Haid (*)
Atlanta Brain and Spine Care, Atlanta, GA, USA
e-mail: RHaid@AtlantaBrainandSpine.com

© Springer Nature Switzerland AG 2019
M. G. Kaiser et al. (eds.), Degenerative Cervical Myelopathy and Radiculopathy,
https://doi.org/10.1007/978-3-319-97952-6_20

表20.1 颈椎间盘置换术的适应证和禁忌证

CDA 适应证	CDA 相对禁忌证
1~2 个节段颈椎间盘疾病，包括髓核脱出和颈椎病	颈椎后凸
	小关节病变（功能不全）
	节段性不稳定
	后纵韧带骨化
	关节强直
	骨质疏松

过2~3mm滑移或半脱位）。后纵韧带骨化（OPLL）、强直或骨质疏松（表20.1）。

临床注意事项

CDA的设计原理是替换引起神经根型颈椎病的病变椎间盘，同时在置换节段上保持节段性运动。人工椎间盘的目的是在神经组织减压后，保持正常的生理运动，包括弯曲、旋转、平移和缓冲轴向负荷。当前的CDA装置在手术后可以成功地保留运动，但不能恢复颈椎序列或由于小关节疾病而失去的运动。融合手术限制了运动，这是一些作者在治疗脊髓型颈椎病（CSM）时倡导的。然而，有证据表明CDA在早期1~2个节段CSM的治疗中也很有效[19-21]。FDA-IDE试验也纳入了脊髓型颈椎病患者，并在CDA和ACDF患者中显示了类似的对脊髓型颈椎病的改善。虽然CDA用于引起CSM的多节段颈椎间盘疾病是合理的，但是CDA在治疗脊髓型颈椎病中的真正作用还需要进一步的研究。

从理论上讲，CDA手术比ACDF要求更高，因为植入物需要更精确的定位来保持运动。ACDF植骨的目的是增加椎间盘高度，间接扩大神经孔。因此ACDF能够增加颈椎前凸，并纠正先前存在的畸形。此外，ACDF通过椎体间融合减少了节段活动，固定了关节，是一些患者产生疼痛的原因。因此，关节面退化的高龄或严重颈椎病患者，更适合ACDF而不是CDA。

术前评估

核磁共振和计算机断层扫描通常用于在为患者准备CDA手术时进行评估。MRI对椎管狭窄和椎间孔狭窄的评价有重要价值。术前CT扫描有助于检测后纵韧带骨化（OPLL）、钙化椎间盘或骨赘生成。有这类问题的患者（例如节段性后纵韧带骨化或大的钙化间盘），前路椎间盘切除术可能会增加不必要的硬脊膜切开和神经损伤的风险。特别是OPLL已被大多数出版文献列为CDA相对禁忌证。此外，术前CT扫描在CDA手术前对小关节病变的检测尤其有用。如果患者的关节面严重退化或融合，即使成功置入CDA，也几乎没有机会保留小关节的运动。

术前应获得前后位和侧位片，包括侧方动力位，以评估和记录节段活动和颈椎序列。已有颈椎后凸畸形的患者不考虑行CDA手术，因为CDA不太可能矫正颈椎序列。内固定的ACDF是一种广泛接受的通过椎间植骨支持前柱曲度来改善脊柱后凸的手术方法。相反，CDA不太可能改变颈椎序列[22]。

CDA最常见的手术部位为C5-C6，其次为C6-C7、C4-C5。FDA-IDE试验包括从C3到C7的任何节段。下颌骨较大或颈部较短的患者可能使CDA手术更具挑战性，因为人工椎间盘需要精确居中。Chang等进行了一项回顾性研究。确定了CDA在不同椎体节段手术之间的差异，表明了CDA术后在C3-C4产生了更多不明原因的异位骨化[23]。在C7-T1也有一些关于CDA术后的病例报告，这在技术上是可行的，合适的病例很少。到目前为止，C2-C3还没有CDA的病例报告。

与ACDF一样，大多数右手脊柱外科医生在尝试CDA时，对所有下颈椎节段都使用右侧入路。对于先前接受过颈前椎间盘切除或甲状腺手术的患者，应考虑术前对声带的评估。因此，如果双声带都很好，建议从无刀口一侧入路。另一方面，单侧声带麻痹时必须采取同侧入路，以避免双侧声带损伤的风险，以及避免术后需要进行气管切开。

手术技巧

所有施行CDA患者通常均推荐全身麻醉、鼻或口腔气管内插管和预防性抗生素。术中神经监测和围手术期类固醇激素是可以考虑的选择。患者固定好体位后，在CDA手术前需要进行颈椎侧位透视，以确保操作节段清晰可见。

正确的颈部体位摆放是CDA手术成功的第一步。患者的颈部应平直放置，头部不旋转，并处于中立或稍前凸的位置。间盘间隙的目标水平在侧位透视必须清晰可见，理想情况下两个终板平行。有时，收回下巴或肩膀对肥胖或短颈患者是有用的。与ACDF类似，在手术过程中，在颈部下方放置一个合适的垫子有助于在术中获得恰当的颈椎序列。前后透视有时有助于确保头部和颈部处于垂直位置。

CDA的手术入路与标准ACDF入路非常相似。一个横向皮肤切口沿一个预先存在的皮肤折痕足够显露两个椎间盘水平。锐性剥离颈动脉鞘与胸锁乳突肌前内侧的带状肌，进入无血管平面。通过钝性剥离将气管和食道向内侧牵开，可以显露椎前咽后间隙。在椎间盘水平周围的颈长肌切入点牵开后，可将自限性的牵开器刀片插入肌肉下方，以保护内侧的食管和外侧的大血管。切开时应注意避免损伤喉上神经和喉返神经，以免造成术后声音嘶哑和吞咽困难。因此，建议在颈动脉鞘内侧进行锐性分离。

在术中透视确定了椎间盘的目标节段后，开始进行颈椎前路椎间盘切除术。作者更倾向于将撑开针置入椎体，以利于椎间盘切除并轻柔的牵开。对于CDA，建议切除后纵韧带以确认硬膜囊充分的减压[24]。此外，作者还建议切除双侧钩椎关节，即使在无症状的一侧也是如此，以确保神经根的减压[24]。由于CDA的目的是保持节段活动性，因此必须确保有效的对神经结构减压，以避免颈部运动时的神经撞击。不像传统的ACDF手术部分依赖于椎间盘间隙的牵开而间接减压，CDA则完全依赖于直接减压。扩大的神经孔在颈部运动时受到运动的影响。因此，充分减压是有必要的，以防止在最大范围活动期间颈部神经根症状的复发（如屈曲/伸展、轴向旋转和侧向弯曲）。

为了达到CDA手术的最佳效果，必须精确地置入每一个人工椎间盘，包括大小、居中和定位。合适的居中装置可以更好地获得生理活动范围，类似于一个完整的间盘。因此，CDA术中终板的预处理比ACDF更为重要，因为它直接影响到所安装的人工间盘的稳定性。在减压过程中，必须小心谨慎，以免破坏太多皮质终板，否则会增加装置下沉或移位风险。

目前，市场上有许多人工椎间盘的设计。每一种CDA装置都有专门的固定机制，如龙骨式、齿状或穹顶设计，有或没有螺钉，需要特别进行安装确保与椎体的最佳整合。没有研究表明一种装置优于另一种，或者一种装置是否更耐用。因此，术者应遵循每个设备的具体说明，选择适合的最大的尺寸，适宜高度以最接近生理功能上的间盘。此外，精确的中线获取和恰当的置入轨迹是再怎么强调也不过分的。因此，在手术过程中需要直视和前后侧位透视的确认。

CDA手术最重要的基础是充分的减压和精确置入，从而使受压神经减压并恢复关节功能。作者认为，彻底的减压包括后纵韧带切除和双侧椎间孔减压，这是绝对必要的。考虑到CDA的目的是恢复关节功能而不是关节融合，定制安装最适合的人工椎间盘是保持长期的活动性最好的选择。

术后管理及并发症

CDA的一般术后处理与ACDF非常相似，不同之处是CDA患者不需要戴颈托，常规服用非甾体类抗炎药（NSAIDs）以减少人工椎间盘周围异位骨化的可能[25]。异位骨化的发生率因检测方法的不同而有很大差异。降低异位骨化发生机会的常见办法包括用磨钻过程中进行充分的冲洗以减少骨屑沉积和对松质骨外露表面使用骨蜡。文献中CDA手术并发症和不良事件的发生率与传统ACDF一样低，甚至更低。在大多数报道的CDA系列中，这些植入物很少出现问题、很少需要翻修[4-5, 10, 12-13, 22, 26-27]。

大多数FDA-IDE试验在围手术期使用非甾体类抗炎药，其随访报告中异位骨化的发生率非常低（低于5%）。异位骨化是指移植的人工椎间盘周围意外发生的异位骨形成。作者认为，异位骨化不应被认为是CDA手术的并发症之一。异位骨化更可能是持续的退变过程的结果，类似于那些边缘骨赘，是一种稳定脊柱的生理反应。然而，还需要更多的证据来支持这一理论。CDA手术只能替代病变的椎间盘本身，并且最多只能延缓退变的进程。由于同样的原因，持续的退变过程作为一种自然衰老过程，很可能是邻近节段疾病的病因，而不是手术节段的病因。预期CDA术后邻近节段退行性变的减少是合理的，但在CDA或ACDF部位以外的未受累的脊髓节段，不可能停止老化过程。

最新技术的应用

现在市场上有很多CDA装置，它们有各种不同的人工关节的应用和关节的设计。每一种设计在生物力学特性上都有各自的特点，对于每个患者的材质选择都应该单独考虑。然而，到目前为止，还没有足够的证据来证明任一装置的优越性。此外，缺乏标准的分类或一致的命名法来描述这些植入物。根据其运动机制，它们中的大多数可以简单地分为非关节、单关节和双关节装置[28]。此外，根据关节接触面所使用的材料，它们可以进一步分为金属−金属、金属−聚合物、聚合物−聚合物或陶瓷（图20.1）。

目前可获得的最好的CDA数据是已发表的FDA−IDE试验，该试验纳入了患有一个节段或者两个节段的颈椎间盘突出症、退行性椎间盘疾病或颈椎病的患者，并在长达8年的时间内证明了CDA和ACDF的相似结果[6, 8, 10 - 12, 14 - 16]。这些试验表明，CDA在缓解神经症状方面与ACDF产生相似的临床结果，并且与ACDF相比，CDA至少有相同的或更少的翻修或不良事件的发生率。然而，队列之间存在选择偏倚或缺乏临床平衡的可能性，而入选的患者可能有稍微不同的病理、退变程度或症状严重程度。例如，我们不清楚单侧神经根型患者是否与CDA术后的脊髓型脊椎病患者有相似的结果，因为这些临床试验并没有预先将这些患者分开，也没有提供亚组分析。在接受CDA治疗的患者中，有几个回顾性系列显示了类似的结果[4, 20, 29]。一般来说，术前关节退变最小的患者应在CDA后预后长期效果最好。有一点同意的是，一个脱垂的椎间盘碎片引起神经根刺激的患者比一个钙化的骨刺引起严重的脊髓型颈椎病的患者有更少的退变[4, 26]。因此，可以预期的CDA最佳预后病例是间盘突出引发神经根型颈椎病的年轻患者。

颈椎间盘置换术在治疗多节段椎间盘退变时有更多优点。对于每一节段的椎间盘置换，许多临床试验已经证明了CDA术后患者在屈伸过程中持续保持7°~9°的运动范围。另一方面，单一节段ACDF术后7°~9°的丢失对日常活动影响不大，很少被患者注意到。然而，2~3个节段的ACDF不可避免地更多地限制了颈部活动，可能对患者造成明显的影响。因此，在需要手术治疗多节段的椎间盘疾病中，CDA理论上比ACDF更有优势。有几例报

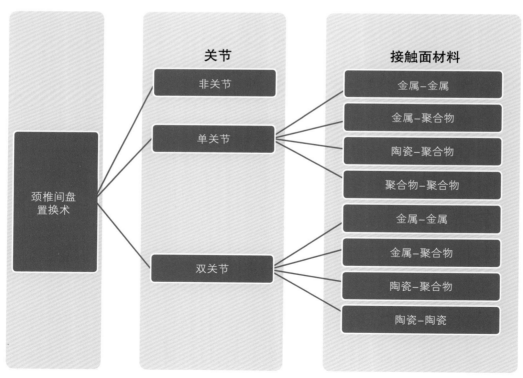

图20.1 颈椎间盘置换术分类

道，在临床上应用了CDA治疗多个节段退变（如超过两个节段)引起的神经根型颈椎病，脊髓型颈椎病或二者都有[19-21, 23, 26-27, 29-30]。这些报道显示了CDA在多达3个节段的椎间盘治疗上有令人满意的临床结果。然而，还需要更多的长期随访，包括融合和关节置换术的混合应用。此外，尽管有几个临床系列的结果，CDA治疗脊髓型颈椎病是否与融合术同样有效仍不清楚[19, 21]。

CDA的未来应用可能包括超过两个节段的DDD患者，以及ACDF或椎体次全切除与CDA的联合使用。创伤性椎间盘突出但无小关节破坏或其他狭窄原因需要前路椎间盘切除术的患者将来也可考虑CDA。然而，CDA的这些扩展应用需要更多的调查和长期的随访。

结论

在选定的患者中，CDA可减少前路椎间盘切除术后关节融合的需要，并产生良好的临床效果。目前，可获得的最佳数据支持在1~2个节段的颈椎间盘退变引起的神经根型颈椎病或住院难以治愈的脊髓型颈椎病中使用CDA。进一步的研究可扩大CDA在不同病变或多节段病

变所致颈椎狭窄中的应用。

病例示例

患者53岁女性，因颈部疼痛及左侧神经根型颈椎病而住院治疗5个多月。颈部伸展时症状加重。也有轻度脊髓型颈椎病症状，MRI提示C4-C5椎间盘突出。术前CT扫描也证实了C4-C5节段狭窄，排除了后纵韧带骨化的可能。术前的前屈后伸侧位X线片显示正常的活动范围。

患者随后接受单一节段CDA治疗，术中使用ProDisc-C Vivo（DePuy Synthes Spine，MA）进行人工颈椎间盘置换。手术进展顺利，术后症状完全缓解。术后6个月摄片显示良好的活动度（图20.2）。到目前为止没有并发症以及再次手术。

病例 2

患者45岁女性，因颈部疼痛及神经根症状而住院3个多月。MRI显示C4-C5、C5-C6椎间盘突出，这可能与她的症状有关。术中使用ProDisc-C Nova（DePuy Synthes

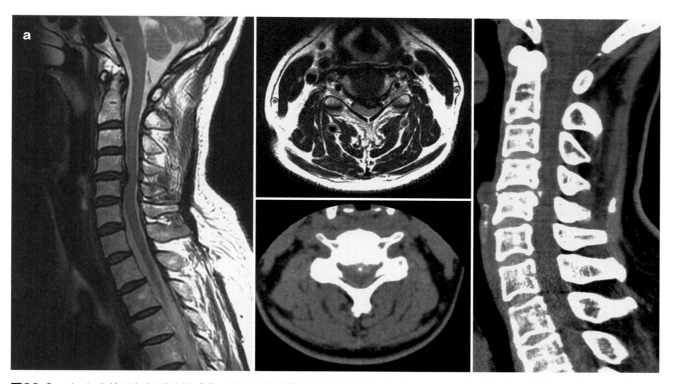

图20.2 （a）术前T2加权磁共振成像（MRI）和计算机断层扫描（CT）显示C4-C5巨大椎间盘突出伴轻度钙化，压迫硬膜囊，需要行颈椎间盘切除术。（b）前屈和后伸侧位片显示整个下颈椎有良好的节段性活动。（c）术后前屈和后伸侧位X线片显示颈椎间盘置换术（ProDisc-C Vivo）可保留C4-C5节段性活动

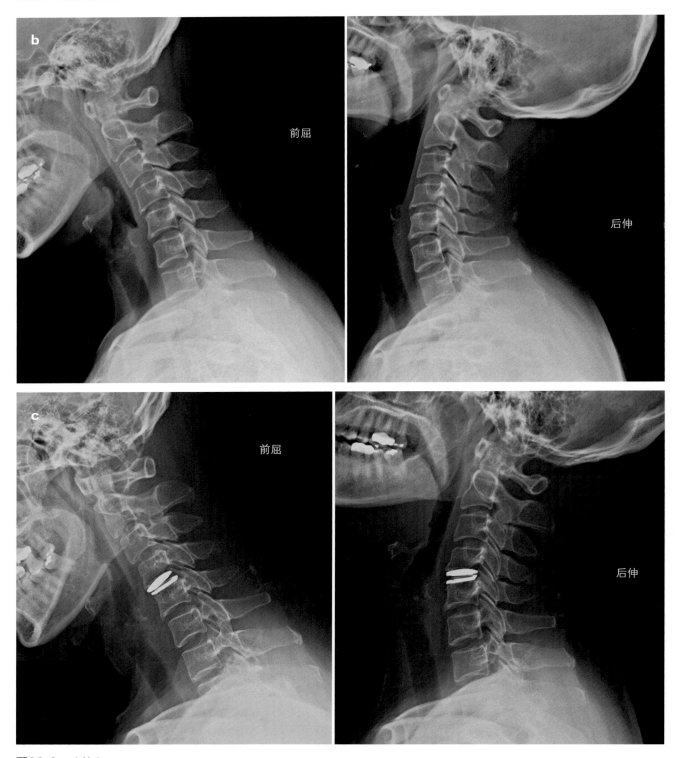

图20.2　（续）

Spine，MA）进行两个节段的CDA手术。手术进行得很顺利，她的症状在术后得到完全缓解。术后12个月的X线片显示良好的活动度（图20.3）。到目前为止没有并发症和再手术。

病例 3

　　患者46岁女性，因C4-C5、C5-C6椎间盘突出导致神经根型颈椎病。C5-C6存在滑脱不稳，这将妨碍颈椎间盘置换术的成功。前屈和后伸侧位X线片显示C4-C5

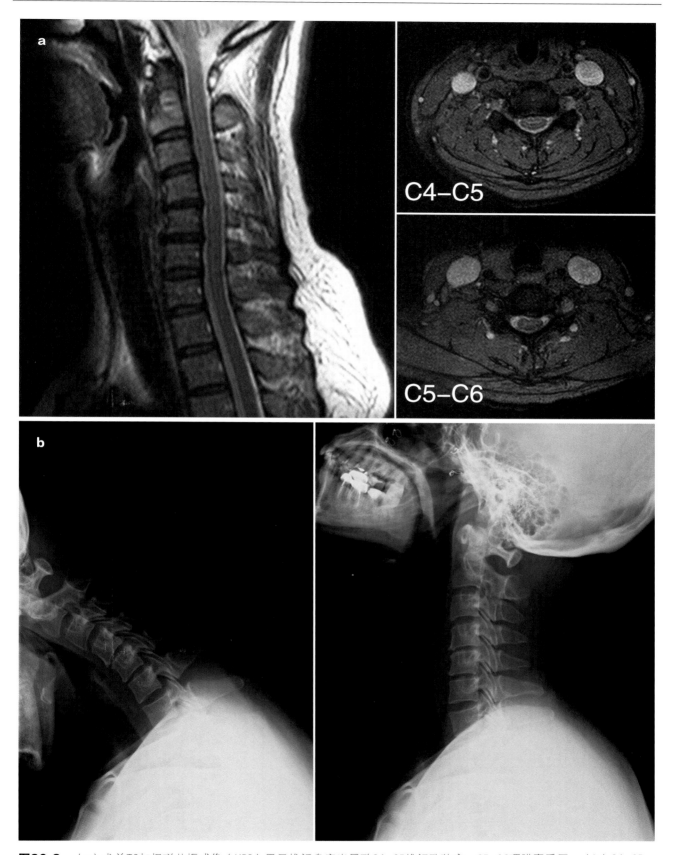

图20.3 （a）术前T2加权磁共振成像（MRI）显示椎间盘突出导致C4-C5椎间孔狭窄，C5-C6硬膜囊受压。（b）C4-C5、C5-C6椎间盘高度下降。然而，前屈和后伸侧位X线片显示了良好的节段性活动贯穿整个下颈椎。（c）两个节段颈椎间盘置换术后（ProDisc-C Nova）前后侧位X线片。（d）术后12个月的前屈和后伸侧位X线片显示两个节段的颈椎间盘置换术（ProDisc-C Nova）保留了活动范围

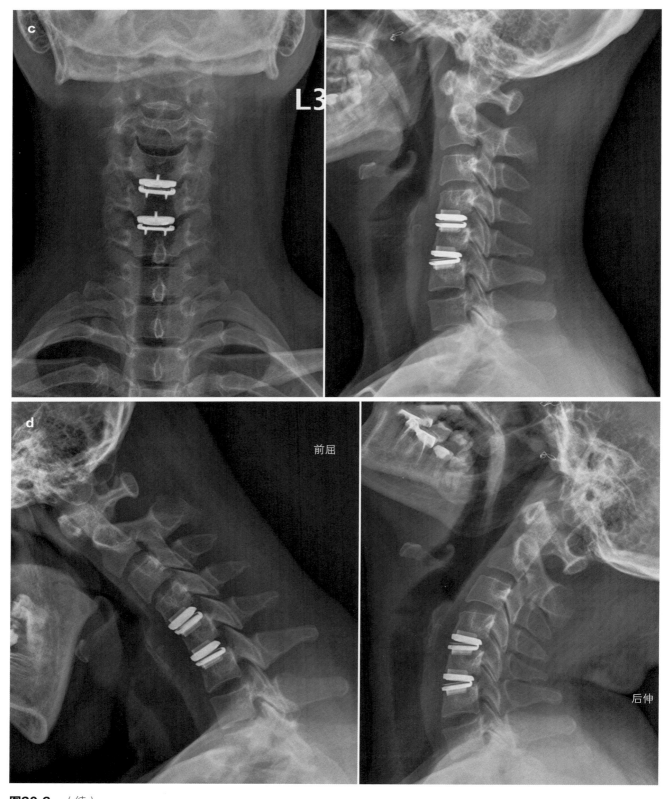

图20.3 （续）

可能不稳定，C5-C6明显畸形，这表明颈椎间盘置换术
不太可能恢复正常序列。术前计算机断层扫描也显示
C5-C6有严重的颈椎病和节段性脊柱后凸。患者行C4~C6

前路椎间盘切除及融合手术（ACDF）。两个节段的
ACDF成功恢复了患者的前凸序列，患者术后症状消失
（图20.4）。

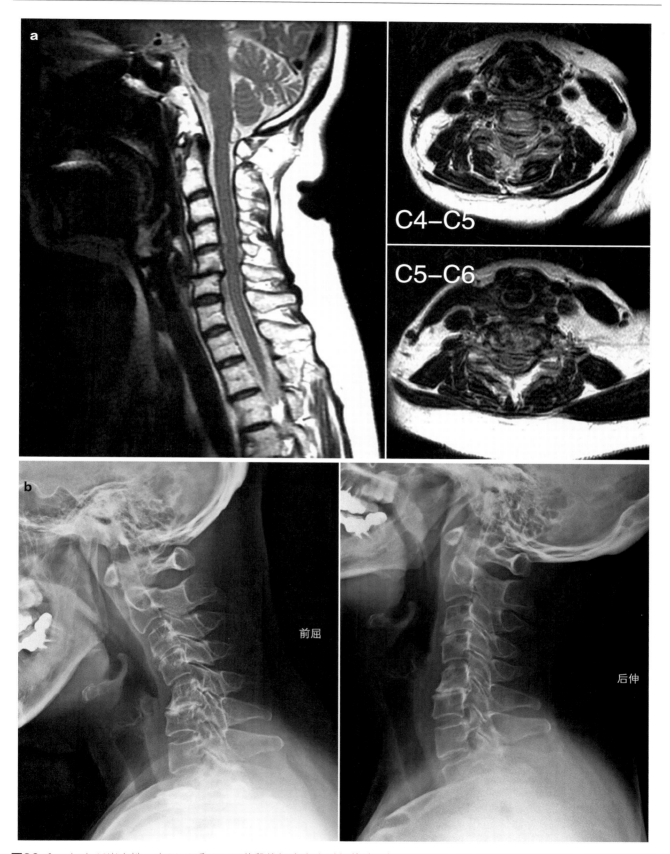

图20.4　（a）46岁女性，由C4-C5和C5-C6节段椎间盘突出引起的神经根型颈椎病。C5-C6存在滑脱和不稳，这将妨碍颈椎间盘置换术的成功。（b）前屈和后伸侧位X线片显示C4-C5可能不稳定和C5-C6处明显畸形，提示颈椎间盘置换术不太可能恢复正常序列。（c）术前计算机断层扫描也显示C5-C6有严重的颈椎病和节段性脊柱后凸。（d）患者行C4~C6颈椎前路椎间盘切除融合术（ACDF）治疗。两个节段的ACDF成功恢复了患者的前凸序列，患者术后症状消失

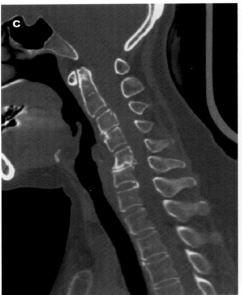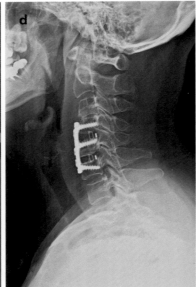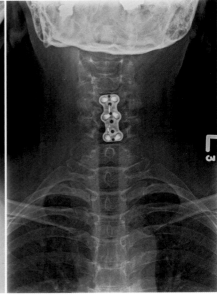

图20.4 （续）

参考文献

[1] Wu JC, Hsieh PC, Mummaneni PV, Wang MY. Spinal motion preservation surgery. BioMed Res Int. 2015;2015:372502. PubMed PMID: 26881197. Pubmed Central PMCID: PMC4736217.

[2] Wu JC, Meyer SA, Gandhoke G, Mummaneni PV. PRESTIGE cervical arthroplasty: past, present, and future. Semin Spine Surg. 2012: Elsevier.

[3] Wu JC, Liu L, Wen-Cheng H, Chen YC, Ko CC, Wu CL, et al. The incidence of adjacent segment disease requiring surgery after anterior cervical diskectomy and fusion: estimation using an 11-year comprehensive nationwide database in Taiwan. Neur osurgery.2012;70(3):594–601. PubMed PMID: 22343790.

[4] Wu JC, Huang WC, Tu TH, Tsai HW, Ko CC, Wu CL, et al. Differences between soft-disc herniation and spondylosis in cervical arthroplasty: CT-documented heterotopic ossification with minimum 2 years of follow-up. J Neurosurg Spine. 2012;16(2):163–171. PubMed PMID: 22136390.

[5] Mummaneni PV, Amin BY, Wu JC, Brodt ED, Dettori JR, Sasso RC. Cervical artificial disc replacement versus fusion in the cervical spine: a systematic review comparing long-term follow-up results from two FDA trials. Evid Based Spine Care J. 2012;3(S1):59–66.PubMed PMID: 23236315. Pubmed Central PMCID:3519406.

[6] Radcliff K, Coric D, Albert T. Five-year clinical results of cervical total disc replacement compared with anterior discectomy and fusion for treatment of 2-level symptomatic degenerative disc disease: a prospective, randomized, controlled, multicenter investigational device exemption clinical trial. J Neurosurg Spine. 2016;25:1–12. PubMed PMID: 27015130.

[7] Gornet MF, Burkus JK, Shaffrey ME, Argires PJ, Nian H, Harrell FE Jr. Cervical disc arthroplasty with PRESTIGE LP disc versus anterior cervical discectomy and fusion: a prospective, multicenter investigational device exemption study. J Neurosurg Spine.2015;31:1–16. PubMed PMID: 26230424.

[8] Burkus JK, Traynelis VC, Haid RW Jr, Mummaneni PV. Clinical and radiographic analysis of an artificial cervical disc: 7-year follow-up from the Prestige prospective randomized controlled clinical trial: clinical article. J Neurosurg Spine. 2014;21(4):516–528.PubMed PMID: 25036218.

[9] Davis RJ, Kim KD, Hisey MS, Hoffman GA, Bae HW, Gaede SE, et al. Cervical total disc replacement with the Mobi-C cervical artificial disc compared with anterior discectomy and fusion for treatment of 2-level symptomatic degenerative disc disease: a prospective, randomized, controlled multicenter clinical trial: clinical article. J Neurosurg Spine. 2013;19(5):532–545.PubMed PMID: 24010901.

[10] Upadhyaya CD, Wu JC, Trost G, Haid RW, Traynelis VC, Tay B, et al. Analysis of the three United States Food and Drug Administration investigational device exemption cervical arthroplasty trials. J Neurosurg Spine. 2012;16(3):216–228. PubMed PMID:22195608.

[11] Quan GM, Vital JM, Hansen S, Pointillart V. Eight-year clinical and radiological follow-up of the Bryan cervical disc arthroplasty. Spine. 2011;36(8):639–646. PubMed PMID: 21178838.

[12] Burkus JK, Haid RW, Traynelis VC, Mummaneni PV. Long-term clinical and radiographic outcomes of cervical disc replacement with the Prestige disc: results from a prospective randomized controlled clinical trial. J Neurosurg Spine. 2010;13(3):308–318.PubMed PMID: 20809722.

[13] Coric D, Kim PK, Clemente JD, Boltes MO, Nussbaum M, James S. Prospective randomized study of cervical arthroplasty and anterior cervical discectomy and fusion with long-term follow-up: results in 74 patients from a single site. J Neurosurg Spine.2013;18(1):36–42. PubMed PMID: 23140129.

[14] Murrey D, Janssen M, Delamarter R, Goldstein J, Zigler J, Tay B, et al. Results of the prospective, randomized, controlled multicenter food and drug administration investigational device exemption study of the ProDisc-C total disc replacement versus anterior discectomy and fusion for the treatment of 1-level symptomatic cervical disc disease. Spine J.2009;9(4):275–286. PubMed PMID: 18774751.

[15] Heller JG, Sasso RC, Papadopoulos SM, Anderson PA, Fessler RG, Hacker RJ, et al. Comparison of BRYAN cervical disc arthroplasty with anterior cervical decompression and fusion:

clinical and radiographic results of a randomized, controlled, clinical trial. Spine. 2009;34(2):101–107. PubMed PMID: 19112337.

[16] Mummaneni PV, Burkus JK, Haid RW, Traynelis VC, Zdeblick TA. Clinical and radiographic analysis of cervical disc arthroplasty compared with allograft fusion: a randomized controlled clinical trial. J Neurosurg Spine. 2007;6(3):198–209. PubMed PMID: 17355018.

[17] Hilibrand AS, Carlson GD, Palumbo MA, Jones PK, Bohlman HH. Radiculopathy and myelopathy at segments adjacent to the site of a previous anterior cervical arthrodesis. J Bone Joint Surg Am.1999;81(4):519–528. PubMed PMID: 10225797.

[18] Wu JC. Cervical total disc replacement. Formosan J Surg. 2014;47:49–52.

[19] Chang PY, Chang HK, Wu JC, Huang WC, Fay LY, Tu TH, et al. Is cervical disc arthroplasty good for congenital cervical stenosis? J Neurosurg Spine.2017;10:1–9. PubMed PMID: 28291414.

[20] Chang HK, Huang WC, Wu JC, Chang PY, Tu TH, Fay LY, et al. Should cervical disc arthroplasty be done on patients with increased intramedullary signal intensity on magnetic resonance imaging? World Neurosurg.2016;89:489–496. PubMed PMID: 26893039.

[21] Chang HC, Tu TH, Chang HK, Wu JC, Fay LY, Chang PY, et al. Hybrid corpectomy and disc arthroplasty for cervical spondylotic myelopathy caused by ossification of posterior longitudinal ligament and disc herniation. World Neurosurg. 2016;95:22–30. PubMed PMID: 27474455.

[22] Chang HK, Chang CC, Tu TH, Wu JC, Huang WC, Fay LY, et al. Can segmental mobility be increased by cervical arthroplasty? Neurosurg Focus. 2017;42(2):E3. PubMed PMID: 28142280.

[23] Chang PY, Chang HK, Wu JC, Huang WC, Fay LY, Tu TH, et al. Differences between C3-C4 and other subaxial levels of cervical disc arthroplasty: more heterotopic ossification at the

5-year follow-up. J Neurosurg Spine. 2016;24(5):752–759. PubMed PMID: 26824584.

[24] Tu TH, Chang CC, Wu JC, Fay LY, Huang WC, Cheng H. Resection of uncovertebral joints and posterior longitudinal ligament for cervical disc arthroplasty. Neurosurg Focus. 2017;42(VideoSuppl1):V2. PubMed PMID: 28042720.

[25] Tu TH, Wu JC, Huang WC, Chang HK, Ko CC, Fay LY, et al. Postoperative nonsteroidal antiinflammatory drugs and the prevention of heterotopic ossification after cervical arthroplasty: analysis using CT and a minimum 2-year follow-up. J Neurosurg Spine.2015;22(5):447–453. PubMed PMID: 25723121.

[26] Wu JC, Huang WC, Tsai HW, Ko CC, Fay LY, Tu TH, et al. Differences between 1- and 2-level cervical arthroplasty: more heterotopic ossification in 2-level disc replacement: clinical article. J Neurosurg Spine. 2012;16(6):594–600. PubMed PMID: 22443547.

[27] Wu JC, Huang WC, Tsai TY, Fay LY, Ko CC, Tu TH, et al. Multilevel arthroplasty for cervical spondylosis: more heterotopic ossification at 3 years of follow- up. Spine. 2012;37(20):E1251–E1259. PubMed PMID:22739672.

[28] Mummaneni PV, Haid RW. The future in the care of the cervical spine: interbody fusion and arthroplasty. Invited submission from the Joint Section Meeting on Disorders of the Spine and Peripheral Nerves, March 2004. J Neurosurg Spine. 2004;1(2):155–159. PubMed PMID: 15347000.

[29] Fay LY, Huang WC, Wu JC, Chang HK, Tsai TY, Ko CC, et al. Arthroplasty for cervical spondylotic myelopathy: similar results to patients with only radiculopathy at 3 years' follow-up. J Neurosurg Spine.2014;21(3):400–410. PubMed PMID: 24926929.

[30] Tu TH, Wu JC, Cheng H, Mummaneni PV. Hybrid cervical disc arthroplasty. Neurosurg Focus. 2017;42(VideoSuppl1):V5. PubMed PMID:28042726.

颈椎病的 MIS 方法

第21章

Mena G. Kerolus，Richard G. Fessler

陶琳 译

经验

- 因为可能会无意中造成脊髓的直接损伤，所以不建议在颈椎使用克氏针。颈椎宽阔的椎板间隙增加了插入克氏针时的风险，甚至可能会导致硬膜或脊髓损伤。筋膜要在直视下打开（以最小化开窗的方式），肌肉用Metz剪刀展开，在小关节上使用小型或中型的单个扩张器。
- 体位对于保证操作的安全、顺畅至关重要。采取坐位时，头部应略微屈曲，颈部应垂直于脚部。此外，皮肤和肌肉应保持松弛，不能扭结。
- 在MIS颈椎后路椎板成形椎间孔切开术的病例中，管状扩张器应对接在椎板–小关节交界处。为了避免硬膜撕裂，用有角度的刮匙将韧带从骨组织下面分离出来。Kerrison钳或磨钻进行骨的切除。神经根减压过程中切除部分小关节是很重要的，然而如

果切除超过50%，小关节可能会不稳定。
- 在实施MIS颈椎后路椎板切除术时，扩张器钻穿对侧椎板前不要去除韧带，因为其在脊髓和钻头之间提供了一道保护性屏障。
- 颈髓在减压过程中不能像腰椎的硬膜囊那样被牵拉，这使得中央型或旁中央内侧型椎间盘突出症成为MIS后路椎板成形椎间孔切开术的禁忌证。
- MIS颈椎后路技术有很长的学习曲线。
- 若要进入侧方突出椎间盘，可钻开尾侧节段的内上方椎弓根。腹侧和背侧神经根应用神经钩触碰，颈椎硬脊膜外侧缘和近端神经根在直视下观察到，以确定达到了充分减压。

介绍

颈椎病是最常见的颈椎病变[1]。微创内镜手术（MIS）可以最大限度地减少肌肉和软组织损伤。Foley等介绍了第一例治疗腰椎间盘疾病的微创内镜手术，后来将其应用于颈椎[2-5]。颈椎微创手术减少了手术时间、出血量和住院时间[6-8]。颈椎后路椎板成形椎间孔切开

M. G. Kerolus
Department of Neurosurgery, Rush University
Medical Center, Chicago, IL, USA

R. G. Fessler (*)
Department of Neurosurgery, Rush University,
Chicago, IL, USA
e-mail: rfessler@rush.edu

© Springer Nature Switzerland AG 2019
M. G. Kaiser et al. (eds.), Degenerative Cervical Myelopathy and Radiculopathy,
https://doi.org/10.1007/978-3-319-97952-6_21

术和椎间盘切除术是治疗颈椎疾病的常用手术方法。颈椎后路椎板切除术、椎板成形术和颈椎后路固定技术已经被讨论过。但尚未得到广泛应用。最后，我们开发了MIS经小关节固定技术，以提供颈椎的稳定性。在这一章中，我们将讨论在颈椎中使用MIS技术的证据，并讨论在颈椎手术中使用MIS技术的不同入路、手术技术和局限性。

相关文献和参考文献支持的主要观点

开放的颈椎后路手术需要广泛剥离椎旁肌，从而导致手术时间延长和出血增加，远期后果包括术后更严重的疼痛和严重的肌肉萎缩。多节段椎板切除术后脊柱后凸的风险增加，而后凸畸形被认为是由于破坏后方张力带和侵袭性小关节切除所造成的[9]。开放式颈椎椎板成形术试图减少这一并发症，但到目前为止结果尚不确定[10]。腹侧脊髓病变可以采用前路切开入路椎间盘切除术或椎体次全切除术，这样可以切除脊髓腹侧病变，并保持颈椎的序列，获得良好的临床效果。但是，一些术者对颈部的解剖感到很难掌握，并面临与大血管、上消化道、喉上和喉返神经相关的并发症的风险，这在老年患者和较高的颈椎节段时尤其如此，从而术后吞咽困难及气道水肿的发生率较高[11-12]。

在神经根型颈椎病或脊髓型颈椎病的患者中，已经开发了几种后路颈椎MIS手术方法来缓解症状。颈椎后路MIS椎板成形椎间孔切开术已被证明既能减轻高达97%患者的神经根症状，又能很好地保持颈部活动，同时避免了在ACDF患者中常见的邻近节段疾病等并发症的发生[2, 4, 6-7, 13]。Fessler与Kim比较了开放式颈椎椎间孔切开术和MIS颈椎椎间孔切开术，结果显示，在接受MIS后路椎间孔切开术的患者中，虽然临床结果相似，但住院时间、失血量及麻醉药物使用均减少[6-7]。然而，在神经根型颈椎病患者中，后路椎间孔切开术和ACDF方法在患者预后上没有显著差异，几乎所有患者都得到了完全缓解[14]。

在脊髓型颈椎病患者中，MIS手术技术包括MIS椎板切除术、椎板成形术和/或融合术，治疗目标是充分的脊髓减压、保持稳定性。颈椎减压的MIS方法保留了张力带，有可能在手术后保留良好的颈椎序列。接受MIS椎板

切除术的患者目前来看取得了良好的效果，但由于手术适应证较为严格，病例数量有限，还需要进一步的临床研究来评估椎板切除术后脊柱后凸的发生率[15-16]。

与MIS椎板切除术相似，MIS椎板成形术的目的是为了维持后方张力带。开放的"法式门"椎板成形术解决了后方张力带的问题，但它仍然是一个开放的手术方法，增加了软组织和肌肉的剥离。在一项尸体研究中，研究者论证了实施微创椎板成形术的可行性[17]。2008年，MIS椎板成形术在有限数量的患者身上进行了实施，但发现它在技术上具有难度，导致手术时间是开放技术的2倍[17-18]。2016年，Zhang等报告了45例MIS椎板成形术，手术时间较短，临床效果满意[8]。

用于颈椎后路融合术的MIS内固定既可以用侧块螺钉也可以用小关节螺钉，尽管MIS技术在这些手术中的应用很少，报道的也很少[19-21]。Sehati和Khoo第一次报道了在10名颈椎创伤患者中使用显微内镜下侧块固定，所有内固定物在透视下确认置入精准[20]。然而，在使用MIS行侧块固定时，棒的置入仍然是一个常见的困难。Ahmad等报道了有20多名患者成功地接受了经皮经小关节固定手术，他们后来补充了ACDF手术因为需要辅助融合。因为MIS方法为融合提供了不充分的骨面，所以它没有被用作主要的融合方法[21]。

研究者研制了保留组织的微创颈椎后路小关节融合器，用于治疗没有后凸的神经根型颈椎病患者和无症状的中央管狭窄患者[22]。其目标是同时提供颈椎节段的间接减压，同时提供颈椎稳定性，并使用微创入路加强融合[23-24]。该手术最先是由Goel等作为开放手术提出的，并且后来由McCormack等使用保留组织的微创方法进行了优化[22, 25]。在他们对60名神经根型颈椎病患者的研究中，1年和2年的随访显示NDI、SF-12和VAS评分有所改善[22, 26]。后路颈椎融合器和移植物也被证明可以增加椎间孔高度，改善VAS评分，并增加ACDF术后症状性颈椎假关节患者的前凸[27-28]。最近，在一项前瞻性随机对照试验中，它作为一种单独治疗单节段神经根型颈椎病的方法被发现是有效的[29]。

手术技术

显微内镜下椎间孔切开术、椎间盘切除术、椎板

切除术、椎板成形术和侧块固定术的初始手术显露及手术技术相似。后路颈椎融合器的技术是与其他术式不同的，将另行讨论。由于缺乏支持MIS颈椎椎板成形术、MIS颈椎侧块固定术和MIS颈椎前路螺钉的证据，这些手术的手术步骤将不再讨论。

适应证 / 禁忌证
（表 21.1）

MIS 颈椎后路椎板成形椎间孔切开术与椎间盘摘除术

因骨赘、小关节病或一侧化颈椎间盘突出导致椎间孔狭窄而继发神经根型颈椎病的患者被考虑为MIS颈椎后路椎间孔切开术和椎间盘切除术的候选者。此外，先前接受过ACDF并伴有持续性神经根型颈椎病的患者或有ACDF禁忌证的患者也是候选者。MRI的影像表现应与患者的症状相符。旁中央型间盘突出、椎间孔内的间盘突出需要涉及对颈段脊髓的操作，颈椎不稳、腹侧脊髓疾

病、颈椎后凸或脊髓型颈椎病不能通过颈椎后路椎间孔切开术或椎间盘切除术得到充分解决，因此MIS颈椎后路椎间孔切开术或椎间盘切除术是禁忌的。这一过程可以在坐位或俯卧位全身麻醉下进行。

MIS 后路颈椎椎板切除术

继发于脊髓型颈椎病并能够保持颈椎前凸的颈椎狭窄患者是MIS椎板切除术的候选者。此外，如果维持颈椎序列，有两个或更多节段的原发性脊髓背部受压的患者可以接受MIS颈椎后路减压术。在丧失颈椎曲度的患者中，术者应避免不预先纠正颈椎序列而单独采用MIS颈椎后路手术。MIS颈椎后路椎板切除术的禁忌证包括颈椎不稳和原发性腹侧脊髓病变。

保留组织的微创颈椎后路经小关节融合

有神经根型颈椎病并且影像学表现为椎间孔狭窄而无颈椎后凸畸形的患者是保留组织的微创颈椎后路小

表21.1　适应证/禁忌证

适应证	禁忌证
后路 MIS 椎间孔切开术	
神经根型颈椎病	需要广泛牵拉颈髓的中央型椎间盘突出症或椎间孔内的椎间盘突出症
骨赘、小关节病或侧方颈椎间盘突出症继发的椎间孔狭窄	原发性颈髓腹侧压迫
曾行 ACDF 伴持续性神经根型颈椎病的患者	颈椎不稳
ACDF 减压术的禁忌证（例如，有颈部放射痛）	颈椎后凸畸形
	+/− 脊髓型颈椎病
后路 MIS 椎板切除术	
颈髓病变或颈部疼痛等症状	原发性腹侧脊髓压迫
颈椎椎管狭窄	颈椎后凸畸形
脊髓背侧受压	
颈椎前凸	
经皮经小关节融合	
以椎间孔狭窄为影像学基础的神经根型颈椎病。	颈椎后凸畸形
+/− 脊髓型颈椎病	
+/− 颈椎序列正常的 ACDF 术后的假关节	

注：ACDF，颈前路椎间盘切除及融合

关节融合器的候选对象。脊髓型颈椎病或脊髓神经根病的患者是否可以作为候选者还存在争议。Goel等研究表明，脊髓型颈椎病和/或神经根型颈椎病患者可能受益于开放的颈椎后路移植物，因为它可以松解黄韧带并间接减压脊髓；然而，还没有专门针对使用MIS经皮经小关节固定技术来研究伴有脊髓型颈椎病的颈椎管狭窄的研究[22, 25]。开放式和保留组织的颈椎后路椎间融合器可以与颈椎前路手术一起进行，也可以在仅后路手术中单独进行[29-30]。此外，在ACDF术后发生假关节的患者中，颈椎后路移植物已被证明在统计学上可以改善神经根型颈椎病和VAS颈部疼痛评分[27-28]。颈椎后凸患者不应在没有预先纠正颈椎序列的情况下使用颈椎后路椎间融合器。

体位

全身麻醉诱导后，将手术台转180°从而远离麻醉站，并将头部放入Mayfeld头架内。患者处于半坐姿，颈部垂直于脚部，头部略微屈曲。头部前方固定在横杆上，横杆固定在患者腰部前方的Mayo支架上（图21.1a）。我们提倡坐位，因为这样可以减少失血量，也可以最大限度地减少手术中的出血。积聚的血液从手术区域流出，提供了足够的能见度。患者的双臂放在腰部，并适当地加垫。术中侧位透视臂位于患者颈部水平，透视臂底座位于减压侧。透视在不挡住术者的视野的站位前提下可以放在患者头部的上方或下方。手术可以站着进行，但如果需要显微镜，因为位置的原因，术者坐着更容易。术中使用体感诱发电位监测和肌源性肌电图对脊髓进行监测。

如果选择俯卧位（用于保留组织的微创颈椎后路经小关节融合），患者将被放在两个胸卷上，头部以标准方式固定在Mayfeld内，腰部周围放置一条腰带，患者处于反向头低脚高位。患者双臂沿着腰部收紧。为了便于置入，通常还可以同时使用前后位（AP）和侧位成像来验证颈椎节段。

麻醉注意事项

在坐姿下，麻醉师可以看到患者脸部和气管插管。然而，坐位时可能发生的罕见并发症包括静脉空气栓塞和血流动力学不稳定。经食管超声心动图探头或胸前多普勒可以帮助更早地识别空气栓塞，通过观察到气管内二氧化碳增加和/或血流动力学变化可以发现空气栓塞。此外，坐姿会导致腿部静脉淤积，这也可能导致全身低血压的发生。另外，当颈部屈曲时，由于静脉和淋巴外流减少，可能引发巨舌症。最后，坐位时可能会发生周

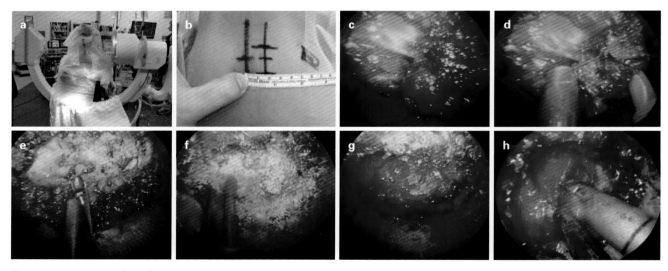

图21.1 （a）MIS颈椎后路椎板成形椎间孔切开术的半坐位。请注意头部需垂直于脚部，颈部略微屈曲。透视臂放置在患者下方，基座在右侧，与切口同侧。（b）距离中线1.5cm。这一体位在手术过程中提供了理想的"手术视野"。（c）扩张后软组织的内镜内管状切面。（d）用电刀和咬骨钳从外侧向内侧切除软组织。（e）Kerrison钳最初是用来去除骨头的。在此之前，带角度的刮匙被用来从骨的表面下刮除软组织，这样Kerrison钳就可以安全地使用了。（f）磨钻被用来去除用Kerrison钳难以去除的骨头，从而完成椎板切除。（g，h）该磨钻也可用于内侧小关节切除术，以显露近端神经根

围神经损伤，包括尺神经和腓总神经受压，可以在肘部和腿部放入适当的填充物降低这种并发症的发生。

手术技术

实施微创脊柱手术的关键一步是合理规划切口，利用术中透视，可以很容易确定恰当的节段。首先确定中线，并标记约1.5~2.0 cm的旁正中切口（图21.1a，b）。建议最好采用旁正中切口，以避免沿管状牵开器系统的张力过大。此外，如果要对几个节段都进行减压，我们发现旁正中切口可以更好地牵拉软组织。如果在同一手术中需要双侧减压，可以使用正中切口，皮肤向外侧牵拉，以进行局部扩张。该切口可用局麻药浸润，并在所需的节段水平上做一个长约2.0cm的尖刺切口。在直视下，用电刀切割筋膜，用Metz剪刀将椎旁肌分离到小关节水平。考虑到内侧椎板间隙扩大，会增加器械损伤脊髓的风险，应避免筋膜或肌肉的过多暴露。然后，在适当的颈椎节段，在椎板小关节处垂直于骨面置入一个小型或中型扩张器。在我们最初的经验中，克氏针被用来辅助扩张，然而在过去的几年里，我们发现用Metz剪刀或小管状扩张器进行肌肉分离可以提供足够的到达骨面的通道，并且不会增加克氏针造成硬膜或脊髓损伤的风险。我们通常会使用18mm的管道，但更重要的是，管道的大小应该与切口相同，以避免管道发生不必要的移动。之前摆放的透视臂的位置应可以很容易地用于术中检查，而不会妨碍手术过程。在用管道扩张的过程中，应根据需要经常使用透视检查，以验证管道置入的位置。

MIS 颈椎后路椎板成形椎间孔切开术与椎间盘摘除术

旁正中切口应距正中线约1.5cm，可以通过检查术前MRI以测量起始位置的准确距离，椎板小关节交界处是处理颈椎椎间孔和椎间盘间隙的理想位置。在对接与固定管道系统后，使用单极电凝和咬骨钳从外侧到内侧方向分离软组织，显露出侧块的内侧边缘（图21.1c，d）。使用向上倾斜的刮匙分离椎板下表面韧带。如果出现硬膜外静脉出血可以使用双极电凝或凝血酶浸泡明胶海绵来控制。使用2.0mm Kerrison钳或高速磨钻，沿椎间

孔从内侧到外侧和向下方向去除椎板和内侧小关节的外侧部分（图21.1e，f）。磨钻可以用来使骨头变薄，以便可以使用刮匙或Kerrison钳。在使用Kerrison钳时，我们并没有遇到C5灵敏度增加等并发症。打磨应继续向侧面和向下方向进行，但是，从侧面取出过多的骨组织或切除50%以上的小关节可能会导致小关节不稳定。应该经常使用有角度的刮匙来剥离骨表面的软组织。当椎间孔减压时，韧带可向内侧活动，并显露出硬膜外侧缘和神经根近端边缘（图21.1g，h）。在大多数情况下，在切除一小部分椎板小关节后，可以达到神经减压的目的。在这一步，可以移动神经根再进行触诊，以识别骨赘或椎间盘碎片，如果有骨赘可以使用有角度的刮匙或磨钻将其取出。在椎间盘突出的情况下，可以轻轻抬起神经根，取出椎间盘，这一动作可以通过磨除尾端椎弓根头侧2~3mm的部分来进行。位于椎间孔孔内的椎间盘突出因可能会过度牵拉脊髓从而是后路椎板成形椎间孔切开术的相对禁忌证。

MIS 后路颈椎椎板切除术

在显微内镜下椎板切除术中，最好是采用1.0 cm的旁正中切口，以防止肌肉过度回缩，并为管状扩张器提供30°~45°的较佳工作角度。如上所述，显露术野要以标准方式进行，可直接切开筋膜并仔细分离椎旁肌。如果要处理多个相邻的节段，可以在头侧或尾侧方向切开筋膜延长单个切口，以方便管状扩张器的活动。露出椎板的下缘后使用带有TDQ钻头的高速Midas Rex Legend钻头（MIDAS REX，Fort Worth，TX），从尾侧到头侧方向打磨椎板。在椎板的下面会出现韧带，应注意在对侧减压过程中韧带应保持完好，以提供一个屏障。半椎板切除完成后，管状扩张系统应指向内侧，继续打磨以减压棘突和对侧椎板的腹面。对侧棘突和部分椎板小关节应保持完好。打磨完成后，用一个小角度的刮匙将韧带与硬膜分开，然后用刮匙和/或Kerrison钳取出韧带。

保留组织的微创颈椎后路经小关节融合器

放置多个保留组织的颈椎后路经小关节融合器时，两个透视单元同时定位用于正位和侧位成像。在颈背筋

膜水平上做一个正中切口，并且在每个水平的颈背筋膜切口上做一个1cm的切口。在单节段神经根型颈椎病时，切口距中线1cm，并低于预定水平2~3个脊柱节段，需根据小关节方向的不同而灵活调整。扩张器将被放置在内侧到外侧的轨道上。使用舌凿、去皮质器、引导管和锉刀的组合，去除后小关节囊和软骨（图21.2a）。植入物把持器插入引导管中，使得引导管紧靠后小关节边缘，同时前部应位于上位椎体上。圆形手柄推进一个小关节螺钉，为植入物提供补充（图21.2b）。侧位和正位透视用于确认小关节被牵开和植入物的位置。在植入物张开或小关节骨折的情况下，可以松开螺钉并取出植入物，然后将同种异体骨放入经小关节融合器，并取出引导管。

闭合切口

在利用管道减压时，一旦去除了韧带减压了神经结构时，内镜下的管道系统就可以被取出。拔管要每隔几厘米暂停并采用"止血烧灼"的方法仔细止血，使用双极电凝解决肌肉或软组织出血问题，一旦管道完全拔除，用2-0可吸收缝合线封闭筋膜，用3-0可吸收缝合线和胶水封闭皮肤。当使用保留组织的微创后路经小关节融合器时，可以类似的方式移除引导管并关闭筋膜。

术后护理/注意

接受MIS颈椎后路椎板成形椎间孔切开术、椎间盘摘除术或椎板切除术的患者，随着麻醉逐渐消失，一般会在麻醉后护理病房恢复。患者在手术后几个小时可以行走，如果感觉良好，当天就可以出院。

管理/避免并发症

MIS椎板成形椎间孔切开术、椎间盘切除术或椎板切除术的并发症很少见，但也有损伤神经根或脊髓的可能。对接管道并在适当的位置扩张是手术的关键部分，如果在距离关键区域几毫米的地方扩张，就会发生严重的神经损伤、血管损伤。在打磨过程中了解骨性解剖是至关重要的，尤其是如果使用克氏针时可能会因为宽阔的椎板间隙损伤硬膜和脊髓。

如果硬膜被不慎切开，可以用硬膜密封剂封闭缺损。在使用MIS技术时，颈椎通常不需一期修复，但可以用于中线附近的大渗漏。脑脊液漏或假性脊膜膨出形成是比较罕见的，但如果担心持续渗漏，可以放置钻头引流管，住院时间通常并不会因此受到影响。如果患者有相关症状，应建议多观察一天。使用高速钻头减压神

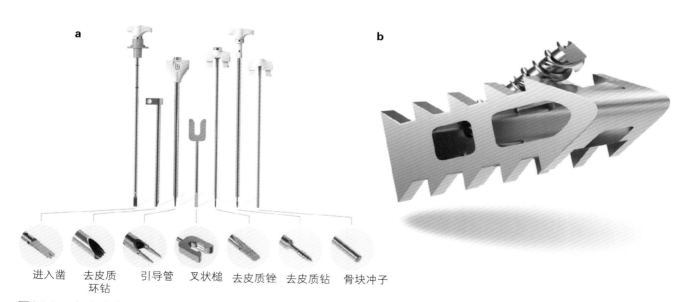

图21.2 （a）在放置保留组织的颈椎后路小关节融合器时使用的器械示意图。（b）颈椎后路小关节融合器的图示，该融合器带有1枚使用螺丝柄结合的小关节螺钉

经根时，应保留尽量多的小关节复合体，以避免关节不稳定的发生。

病例示例

MIS 颈椎后路椎板成形椎间孔切开术

34岁男性患者，4周颈部、左臂疼痛和感觉异常病史，左臂呈向下放射状疼痛并累及左手。曾尝试保守治疗，包括物理治疗、药物治疗和硬膜外类固醇激素注射。神经学检查阳性体征包括C7神经分布的左上肢麻木和4/5级伸指无力，无脊髓型颈椎病征象。颈椎MRI显示在C6-C7有一较大的左侧和中央突出的椎间盘，压迫脊神经根，并压迫脊髓（图21.3）。由于左上肢神经根型颈椎病造成的持续的麻木和无力，他选择手术治疗，接受了左侧MIS后路C6/C7椎间盘切除术。术后6周疼痛基本消失，左手肌力增强。

保留组织的微创颈椎后路经小关节融合

患者是一名59岁的女性，约8年前有颈椎肿瘤切除病史，表现为8/10VAS评分的颈部和右臂疼痛。自述有颈后正中线疼痛和肩胛间疼痛，并伴有进行性书写困难，无法提物。已尝试了保守治疗效果缓慢，包括物理治疗和药物治疗。在神经学检查中，右三角肌的力量为3/5级，全身反射为3+。颈椎侧位、过伸位X线显示多节段椎间盘退变，C3~C6后凸，C3-C4动态不稳（图21.4a~c）。颈椎MRI显示C4-C5右侧椎间孔狭窄，C5-C6中央管狭窄和双侧椎间孔狭窄（图21.4d，e）。由于患者先前的脊髓肿瘤合并C1-C3脊髓软化，以及进行性的C3~C6后凸、不稳定和狭窄，持续的颈部疼痛和脊髓病变，我们进行了C3~C6的ACDF和后路经小关节的融合器的置入。术后，患者恢复良好，在她3个月的随访中，几乎所有的疼痛都已消失。X线片显示内固定稳定，脊柱后凸得到矫正（图21.4f）。

结论

颈椎的MIS技术可以最大限度地减少失血和软组织破坏，并减少住院时间。颈椎后路椎间孔切开术和椎间盘切除术是治疗神经根型颈椎病最常用的微创手术。椎板切除、椎板成形术和侧块固定术的外科技术虽然使用较少但已经开发出来。在执行MIS时有一个较长的学习曲线，特别是在颈椎部位。随着外科医生对MIS内固定熟悉程度的提高，将会有更多的手术使用微创技术。

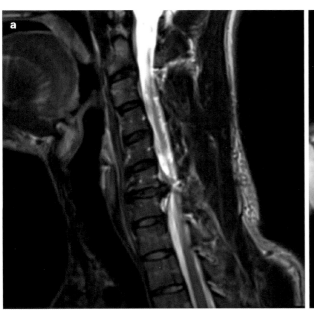
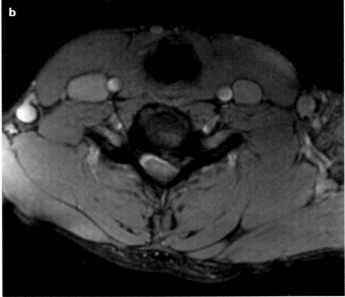

图21.3　（a）矢状面和（b）左椎间孔的轴位T2加权磁共振成像（MRI）

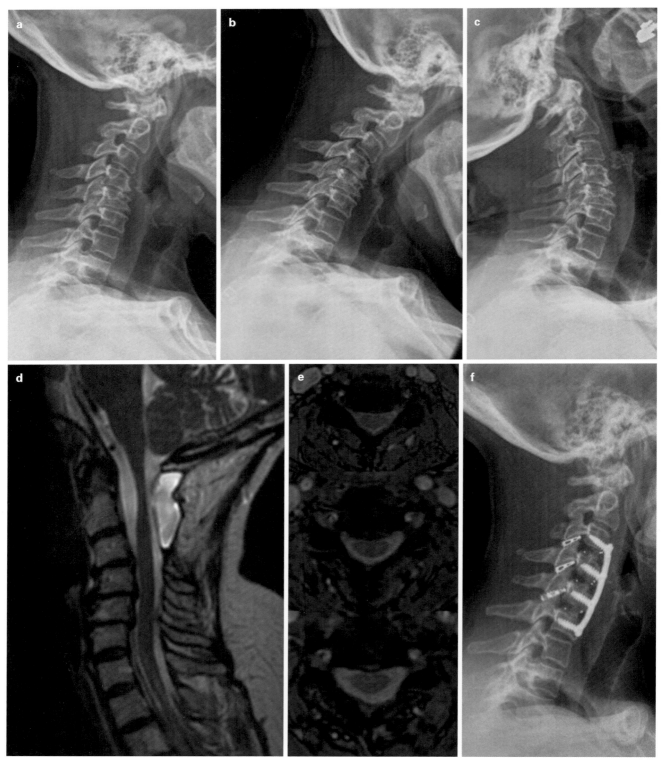

图21.4　（a）中立位，（b）屈曲位和（c）颈椎伸展平片显示C3-C4多节段退行性病变、后凸。（d）MRI显示多节段退行性病变和颈椎后凸。（e）C3-C4、C4-C5和C5-C6轴位显示单侧或双侧椎间孔狭窄。（f）术后X线片显示C3~C6颈椎前路椎间盘切除融合与C3~C6后路经小关节融合

参考文献

[1] Klineberg E. Cervical spondylotic myelopathy: a review of the evidence. Orthop Clin North Am. 2010;41:193–202. https://doi.org/10.1016/j.ocl.2009.12.010.

[2] O'Toole JE, Sheikh H, Eichholz KM, Fessler RG, Perez-Cruet MJ. Endoscopic posterior cervical foraminotomy and discectomy. Neurosurg Clin N Am. 2006;17:411–422. https://doi.org/10.1016/j.nec.2006.06.002.

[3] Khoo LT, Palmer S, Laich DT, Fessler RG. Minimally invasive percutaneous posterior lumbar interbody fusion. Neurosurgery. 2002;51:S166–S181.

[4] Roh SW, Kim DH, Cardoso AC, Fessler RG. Endoscopic foraminotomy using MED system in cadaveric specimens. Spine. 2000;25:260–264.

[5] Foley KT, Smith MM, Rampersaud YR. Microendoscopic approach to far-lateral lumbar disc herniation. Neurosurg Focus. 1999;7:e5. https://doi.org/10.3171/foc.1999.7.6.6.

[6] Fessler RG, Khoo LT. Minimally invasive cervical microendoscopic foraminotomy: an initial clinical experience. Neurosurgery. 2002;51:S37–S45.

[7] Kim K-T, Kim Y-B. Comparison between open procedure and tubular retractor assisted procedure for cervical radiculopathy: results of a randomized controlled study. J Korean Med Sci. 2009;24:649–653.https://doi.org/10.3346/jkms.2009.24.4.649.

[8] Zhang C, Li D, Wang C, Yan X. Cervical endoscopic laminoplasty for cervical myelopathy. Spine. 2016;41(Suppl 19):B44–B51. https://doi.org/10.1097/BRS.0000000000001816.

[9] Herkowitz HN. A comparison of anterior cervical fusion, cervical laminectomy, and cervical laminoplasty for the surgical management of multiple level spondylotic radiculopathy. Spine. 1988;13:774–780.

[10] Chiba K, Ogawa Y, Ishii K, Takaishi H, Nakamura M, Maruiwa H, et al. Long-term results of expansive open-door laminoplasty for cervical myelopathy–average 14-year follow-up study. Spine.2006;31:2998–3005. https://doi.org/10.1097/01.brs.0000250307.78987.6b.

[11] Chung W-F, Liu S-W, Huang L-C, Chang H-K, Wu J-C, Chen L-F, et al. erious dysphagia following anterior cervical discectomy and fusion: long-term incidence in a national cohort. J Neurosurg Sci. 2017;https://doi.org/10.23736/S0390-5616.17.03970-4.

[12] Kim SW, Jang C, Yang MH, Lee S, Yoo JH, Kwak YH, et al. The natural course of prevertebral soft tissue swelling after anterior cervical spine surgery: how long will it last? Spine J Off J North Am Spine Soc. 2017;17:1297. https://doi.org/10.1016/j. spinee.2017.05.003.

[13] Clark JG, Abdullah KG, Steinmetz MP, Benzel EC, Mroz TE. Minimally invasive versus open cervical foraminotomy: a systematic review. Glob Spine J. 2011;1:9–14. https://doi.org/10.1055/s-0031-1296050.

[14] Wirth FP, Dowd GC, Sanders HF, Wirth C. Cervical discectomy. A prospective analysis of three operative techniques. Surg Neurol. 2000;53:340–346. -348.

[15] Dahdaleh NS, Wong AP, Smith ZA, Wong RH, Lam SK, Fessler RG. Microendoscopic decompression for cervical spondylotic myelopathy. Neurosurg Focus.2013;35:E8. https://doi.org/10.3171/2013.3.FO CUS135.

[16] Minamide A, Yoshida M, Yamada H, Nakagawa Y, Maio K, Kawai M, et al. Clinical outcomes of microendoscopic decompression surgery for cervical myelopathy. Eur Spine J Off Publ Eur Spine Soc Eur Spinal Deform Soc Eur Sect Cerv Spine Res Soc. 2010;19:487–93. https://doi.org/10.1007/s00586-009-1233-0.

[17] Wang MY, Green BA, Coscarella E, Baskaya MK, Levi ADO, Guest JD. Minimally invasive cervical expansile laminoplasty: an initial cadaveric study. Neurosurgery. 2003;52:370–373; discussion 373.

[18] Benglis DM, Guest JD, Wang MY. Clinical feasibility of minimally invasive cervical laminoplasty. Neurosurg Focus. 2008;25:E3. https://doi.org/10.3171/FOC/2008/25/8/E3.

[19] Wang MY, Prusmack CJ, Green BA, Gruen JP, Levi ADO. Minimally invasive lateral mass screws in the treatment of cervical facet dislocations: technical note. Neurosurgery. 2003;52:444–447. -448.

[20] Sehati N, Khoo LT. Minimally invasive posterior cervical arthrodesis and fixation. Neurosurg Clin N Am. 2006;17:429–440. https://doi.org/10.1016/j.nec.2006.06.009.

[21] Ahmad F, Sherman JD, Wang MY. Percutaneous trans-facet screws for supplemental posterior cervical fixation. World Neurosurg. 2012;78:716.e1–716.e4.https://doi.org/10.1016/j.wneu.2011.12.092.

[22] McCormack BM, Bundoc RC, Ver MR, Ignacio JMF, Berven SH, Eyster EF. Percutaneous posterior cervical fusion with the DTRAX facet system for single-level radiculopathy: results in 60 patients.J Neurosurg Spine. 2013;18:245–254. https://doi.org/10.3171/2012.12.SPINE12477.

[23] Voronov LI, Siemionow KB, Havey RM, Carandang G, Patwardhan AG. Biomechanical evaluation of DTRAX(®) posterior cervical cage stabilization with and without lateral mass fixation. Med Devices Auckl NZ. 2016;9:285–290. https://doi.org/10.2147/MDER.S111031.

[24] Leasure JM, Buckley J. Biomechanical evaluation of an interfacet joint decompression and stabilization system. J Biomech Eng. 2014;136:071010. https:// doi.org/10.1115/1.4026363.

[25] Goel A, Shah A. Facetal distraction as treatment for single- and multilevel cervical spondylotic radiculopathy and myelopathy: a preliminary report. J Neurosurg Spine. 2011;14:689–696. https://doi.org/10.3171/2011.2.SPINE10601.

[26] Siemionow K, Janusz P, Phillips FM, Youssef JA, Isaacs R, Tyrakowski M, et al. Clinical and radiographic results of indirect decompression and posterior cervical fusion for single-level cervical radiculopathy using an expandable implant with 2-year follow-up. J Neurol Surg Part Cent Eur Neurosurg. 2016;77:482–488. https://doi.org/10.1055/s-0036-1584210.

[27] Kasliwal MK, Corley JA, Traynelis VC. Posterior cervical fusion using cervical interfacet spacers in patients with symptomatic cervical pseudarthrosis. Neurosurgery. 2016;78:661–668. https://doi. org/10.1227/NEU.0000000000001087.

[28] Smith W, Gillespy M, Huffman J, Vong V, McCormack BM. Anterior cervical pseudarthrosis treated with bilateral posterior cervical cages. Oper Neurosurg Hagerstown Md. 2017;14:236. https://doi.org/10.1093/ons/opx103.

[29] Lenzi J, Nardone A, Passacantilli E, Caporlingua A, Lapadula G, Caporlingua F. Posterior cervical transfacet fusion with facetal spacer for the treatment of single-level cervical radiculopathy: a randomized, controlled prospective study. World Neurosurg. 2017;100:7–14. https://doi.org/10.1016/j. wneu.2016.12.125.

[30] Tan LA, Straus DC, Traynelis VC. Cervical interfacet spacers and maintenance of cervical lordosis. J Neurosurg Spine. 2015;22:466–469. https://doi.org/10.3171/2014.10.SPINE14192.

第五部分
颈椎退变性疾病的融合技术

颈椎前路间盘切除融合术

Luis M. Tumialán

第 22 章

崔 璀 译

介绍

自从Smith和Robinson[1]以及Cloward[2]引入了颈椎前路的手术方式，在处理脊髓型和神经根型颈椎病的手术上就发生了重大的变化。患者的体验立即从后路椎间孔切除减压或椎板切除减压术治疗椎间孔或中央管狭窄带来的严重不适感变成了颈脊髓和神经减压术带来的良好耐受感及高度的可信赖感。从最开始，颈椎前路间盘切除融合手术（ACDF）就是脊柱外科医生"武器库"里最可靠、可重复性最高的和最有效的手术方式。多年来，对颈椎钢板和椎间植入物的选择从手术技术上不断地改进增加了这种可靠性和有效性。现如今，颈椎前路间盘切除融合术已经发展成为一贯地高效和廉价的门诊手术[3]。

本章的目的就是回顾脊髓型和神经根型颈椎病患者的颈椎前路适应证、禁忌证、手术技术以及如何避免并发症。章末展示病例和强调多种要点。

适应证

神经根型颈椎病

对于有颈神经根压迫症状和颈脊髓腹侧压迫为主的患者是颈椎前路间盘切除融合手术的理想候选人。颈椎间盘突出或间盘骨赘复合物造成的神经根型颈椎病可能是前路减压神经结构的最常见的适应证（图22.1）。但是，对于单侧单节段的神经根型颈椎病患者如果不合并脊髓压迫或严重的椎间隙退变和塌陷，应该给予特别考虑行颈椎微创后路椎间孔切开术。这些患者可能是保留运动节段的微创手术的更佳候选者（图22.2）[4–6]。

脊髓型颈椎病

单节段或多节段严重的中央管狭窄的脊髓型颈椎病患者是前路手术的明确适应证。适应证尤其适用于对于神经结构的压迫始于腹侧的椎间隙而不是背侧结构的病例（图22.3）[7]。

L. M. Tumialán
Department of Neurosurgery, Barrow Neurological
Institute, St. Joseph's Hospital and Medical Center,
Phoenix, AZ, USA
e-mail: Neuropub@barrowneuro.org

© Springer Nature Switzerland AG 2019
M. G. Kaiser et al. (eds.), Degenerative Cervical Myelopathy and Radiculopathy,
https://doi.org/10.1007/978-3-319-97952-6_22

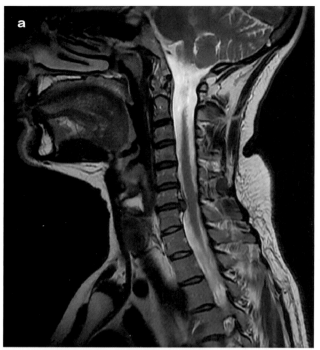

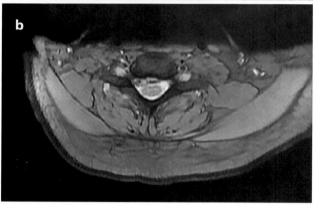

图22.1 颈椎前路间盘切除融合手术适应证：神经根型颈椎病。患者C6-C7间盘突出造成右侧神经根压迫和脊髓压迫。（a）矢状位T2加权磁共振（MRI）显示脊髓压迫的程度。（b）轴位T2加权磁共振显示有广泛基底的间盘突出压迫了C7右侧的出口神经根和脊髓的腹侧。这种压迫的本质需要一个腹侧入路来充分减压整个神经结构。在这个病例中，考虑到腹侧的压迫程度，一个后路的微创椎间孔切开和间盘切除手术不能对神经根和脊髓提供广泛的减压

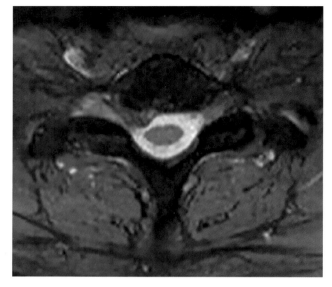

图22.2 考虑行微创后路颈椎椎间孔切开术。轴位T2加权磁共振图像显示C5-C6间盘脱出。这个病例中，突出的椎间盘完全在脊髓的侧方并且几乎完全限制在椎间孔内。对于定位神经根的压迫和解决神经根病，尽管采用前路颈椎间盘切除融合手术是一种可接受的选择，但是后路的微创椎间孔切开和间盘切除手术可能是更佳的选择

脊髓型颈椎病或神经根型颈椎病导致的椎间关节强硬和后凸

前路颈椎间盘切除融合手术的最重要的独特基础是它能够恢复脊髓型或神经根型颈椎病患者的椎间高度和逆转局灶性的后凸（图22.4）[8-9]。对于这些患者，采用一个后路手术可以减压神经根但是不能恢复椎间高度和

纠正后凸[10]。在矢状位平衡阳性的患者里，尤其是脊髓型颈椎病的患者，越来越多的神经外科文献证据表明，前路颈椎间盘切除融合手术能够恢复序列，也就是，矢状位平衡，而同时能够减压神经结构的一种术式选择[11-12]。

禁忌证

既往非颈椎手术

前路手术的主要相关禁忌证就是在手术区域附近的范围较大的既往非颈椎手术病史。当考虑是否推荐前路手术的时候，临床医生应该评估患者是否存在食管癌或喉癌病史以及是否做过手术区域的放射治疗。任何根治性颈清扫术都有可能搅乱解剖平面而难以到达脊柱，从而增加食管、颈动脉和喉返神经的损伤。为这类患者推荐前路手术的最终决定应该和耳鼻喉科的医生一起，因为他们对这个过程熟悉并且能够帮助显露。

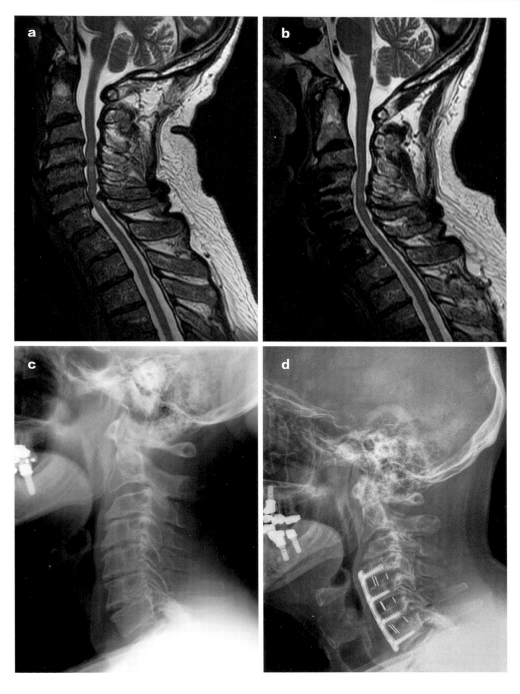

图22.3 多节段脊髓型颈椎病。（a）67岁的男性患者的矢状位T2加权磁共振（MRI）图像，表现为脊髓型颈椎病的明显体征（Romberg征阳性，不能平稳步行，反射亢进）和多节段压迫的相应肌肉无力症状。（b）术后矢状位T2加权磁共振显示施行了C4-C5、C5-C6、C6-C7前路颈椎间盘切除融合手术，术后步态和平衡改善。（c）术前的颈椎侧位片显示多节段的颈椎椎间关节硬化。（d）术后的颈椎侧位片显示3个节段的颈椎前路间盘切除融合术

因为甲状腺的位置在颈椎手术切口的范围内，既往做过甲状腺切除术的患者必须单独对待。对于既往做过甲状腺手术但是没有行根治性颈清扫或放疗的患者，在其颈前路的手术中我没有遇到过任何大的困难。然而，对于这类患者应该评估喉返神经的完整性来帮助确定选哪一侧作为手术入路（参见后节ACDF手术前）。

ACDF 手术前

既往做过前路颈椎间盘切除融合手术不是另一个颈椎前路手术的禁忌证。然而，有过前路颈椎间盘切除融合手术史的患者应该在再次行颈前路手术前由耳鼻喉科医生进行间接喉镜检查，以确定手术侧的喉返神经的功能。在行任何进一步的手术之前，了解到部分或完全的

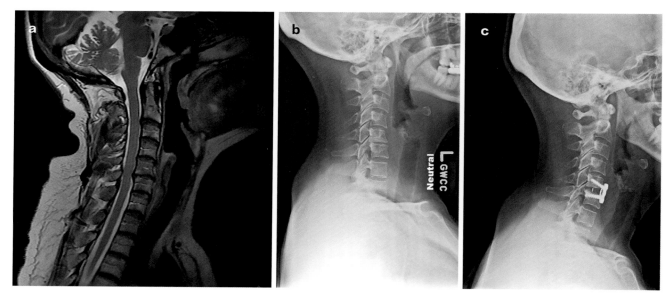

图22.4 节段性后凸和前路颈椎间盘切除融合手术（ACDF）。（a）矢状位T2加权磁共振显示C5-C6有一个间盘骨赘复合体。（b）侧位颈椎平片显示C5-C6的椎间关节硬化和节段性后凸。患者表现为C6的神经根型颈椎病并且保守治疗对其完全无效。尽管后路椎间孔切开可以减压椎间孔，但是不能恢复椎间高度和改善节段性的后凸。（c）术后的颈椎侧位片显示在C5-C6的前路颈椎间盘切除融合手术之后，局灶性的后凸得到矫正并且椎间高度得到恢复

喉返神经麻痹是至关重要的。那些有喉返神经麻痹的患者肯定有麻痹同侧的手术史，而双侧喉神经麻痹可能是一个潜在的毁灭性的并发症。那些喉返神经功能完好的患者可以采用任何一侧行颈椎前路手术。

强直性脊柱炎、弥漫性特发性骨肥厚、后纵韧带骨化症

对于强直性脊柱炎、弥漫性特发性骨肥厚（DISH）（图22.5）或后纵韧带骨化症（OPLL）的患者应该给予特别的考虑。在强直性脊柱炎或弥漫性特发性骨肥厚的患者中，多节段的颈椎可能已经发生了自融合。尽管磁共振（MRI）会显示神经结构受压，但是前后和侧位平片会显示自融合的程度。前路手术仍然可行，但是从技术上来说，这更具挑战性。当必须进行多节段的减压时，后路手术可能是更可行的选择。

后纵韧带骨化症的患者通常多节段受累，所以一个局灶性的前路手术通常是不可行的。因此，确定跨多节段的骨化物的成熟度是至关重要的。在这种情况下，磁共振（MRI）和计算机断层扫描（CT）都是有价值的——磁共振确定神经结构受压的程度，而CT确定骨化的程度。如果没有后凸存在，后方入路是优于前方入路

的，因为可以避免硬膜撕裂的风险。但是，如果有后凸存在或主要的骨化灶占据椎管超过60%可能会使前方入路优于后方入路[14-15]。

术前计划、材料、设置和麻醉注意事项

手术室的设置是为了优化手术的流程。如果要使用显微镜，那么在手术开始前就要把它置于切口侧并且覆盖好无菌套。C型臂置于显微镜的另一侧。另一种替代荧光镜的方法是使用脊柱穿刺针头穿刺可能的间盘然后通过跨桌的X线侧位片。在确定手术操作节段的时候，我更倾向于避免破坏颈椎的解剖，包括椎间隙。目前的证据表明如果穿刺了一个非手术目标的区域则会造成一个连锁的退变反应[16]。

Caspar头部固定器固定在床头，有助于固定患者的头部和选择最优化的颈椎屈曲度（图22.6）。另一种替代Caspar头部固定器的方法是把患者置于环形凝胶的枕头上，用含有1L液体的袋子置于肩膀的后面。这种方法的缺点是它影响了头部的稳定。

对非脊髓病患者是否使用神经电生理监测的决定取决于外科医生的喜好。在一个对1039名非脊髓病患者行

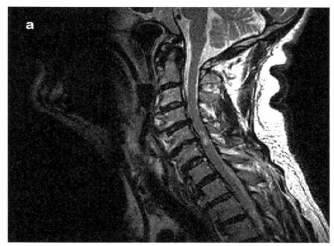

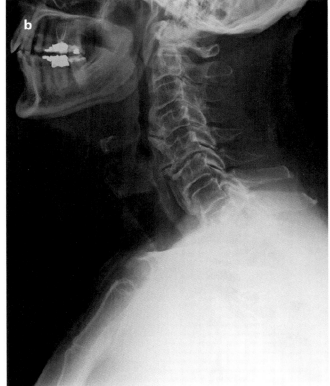

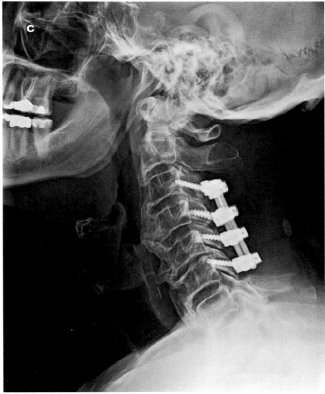

图22.5　弥漫性特发性骨肥厚。（a）一个临床检查有着明显脊髓型颈椎病体征的患者矢状位T2加权磁共振图像显示了整个颈椎的多节段的狭窄。（b）术前的颈椎侧位片显示整个颈椎的广泛骨赘形成桥接。尽管颈前路的多节段间盘切除和融合手术对于这个患者是可行的，但是可能不是最优的入路选择。（c）术后颈椎侧位片显示患者采用了C3~C6的椎板切除侧块固定，这种术式可以有效地进行多节段的减压，并且规避了前路手术可能遭遇的多节段的骨赘桥接

前路颈椎间盘切除融合手术并进行神经电生理监测的综述里，Smith等[17]观察到术中的神经功能障碍是可能出现的，尽管体感诱发电位正常。我的喜好是当以下两种情况时保留脊髓病患者的神经电生理监测，一是用Caspar针牵开椎间隙可能改变体感诱发电位时，二是C7–T1节段必须给予双肩足够的牵引才能透视所见该节段的时候。在这些时候，臂丛神经被牵拉，神经电生理监测能

够快速识别神经性劳损，从而提示该减轻对肩部的牵引力量。在最终的体位之前，应该获取体感诱发电位的基线，电生理技师和麻醉师应该有明确的沟通渠道来优化麻醉参数，确保监测不被干扰。

对于严重的脊髓型颈椎病患者，让患者在术前完全伸展颈部一段时间，有助于判断是否有必要进行可视光纤镜或视频喉镜（Verathon公司）插管。在屈曲和伸展颈

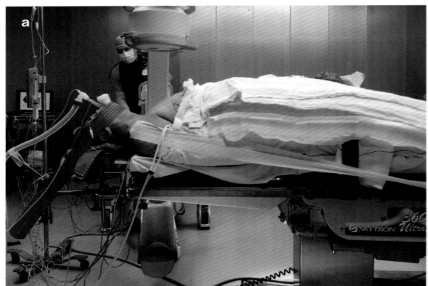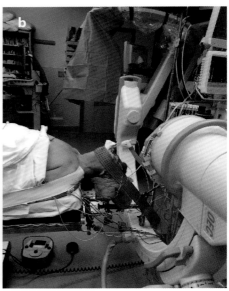

图22.6　手术室设置。（a）前路颈椎间盘切除融合手术的患者术中体位的照片。头用Caspar头部固定器固定，使颈部不能活动并保持曲度。肩膀用胶带向下牵拉固定以利于透视能够看见颈椎尾侧节段。（b）手术室设置的术中照片，显微镜被无菌套套好置于手术入路的一侧，C型臂就位，图像增强器在C型臂的对侧

部时有Lhermitte征存在的患者，应及时采取预防措施，尽量减少插管时对颈部的屈曲和伸展。尽管在所有麻醉诱导的患者中都应该避免低血压，但这种预防措施在脊髓型颈椎病患者中尤其必要，因为可能需要升高血压使脊髓得到充分的灌注[18]。一个动脉基线对脊髓型颈椎病的患者是有帮助的。外科医生和麻醉师之间关于诱导期低血压的明确沟通，使得他们可以对在诱导后的一段时间内需要应用升压药的情况进行充分的准备。短暂性低血压在其他健康的神经根型颈椎病患者而非脊髓型颈椎病患者中不太受关注，这使得动脉基线的帮助不大。

体位和切口规划

我倾向于在患者的有症状的相反一侧做切口。例如，在一个患有左侧C6神经根型颈椎病的患者身上，切口计划在颈椎右侧。尽管整个颈椎节段可能会显露，但对侧隐窝在视线的正前方，而同侧隐窝不在视线的正前方。其他医生可能会倾向于一侧或另一侧。然而，无论选择哪侧切口，充分的减压经常都可以完成。切口的左右侧不太重要，完全可以由外科医生的偏好决定。

有大量的报道发表并详细论述了关于喉返神经麻痹的风险和手术切口左右侧问题；左侧入路可能与喉返神经麻痹低发生率相关[19]。在我的经验中，最大的风险就

是C7-T1节段行ACDF和既往行ACDF后发生过喉返神经麻痹的病例。有证据表明，降低气管套压可能会降低喉返神经麻痹的发生率[19-20]。

无论使用头固定架或环形凝胶枕，患者的体位都应该优化，以保持颈椎前凸或恢复这种曲度。虽然可以通过体表标志（如颈动脉结节或甲状软骨）来规划切口，但在患者体位固定确实后拍摄术前透视图像可以精确的引导切口，从而将显露和剥离的程度降到最低。术前透视图像的额外意义是确认患者的理想位置没有旋转。透视的图像应该显示软骨终板和清晰的关节间隙，两侧的小关节在手术节段完全对齐。

对于单节段手术，切口应该规划于椎间隙的正上方。对于双节段手术，切口应该规划在手术椎体的上方（例如C5-C6、C6-C7的ACDF应该把切口规划在C6椎体的上方）（图22.7）。对于3个节段的手术，切口的中心应该位于中间的椎间隙上方（例如，一个C4-C5、C5-C6、C6-C7的ACDF应该把切口的中心位于C5-C6椎间隙的上方。最后，对于4个节段的ACDF，单纯的横切口有潜在的挑战性，传统的颈动脉内膜切除术的典型切口是一种可行的选择。然而，我更倾向于做两个切口，正如Chin等[21]描述的，好像在做两个不同的ACDF。例如，一个4个节段的C3-C4、C4-C5、C5-C6、C6-C7的ACDF会在C4和C6椎体上方为中心开两个切口（图22.8）。如果

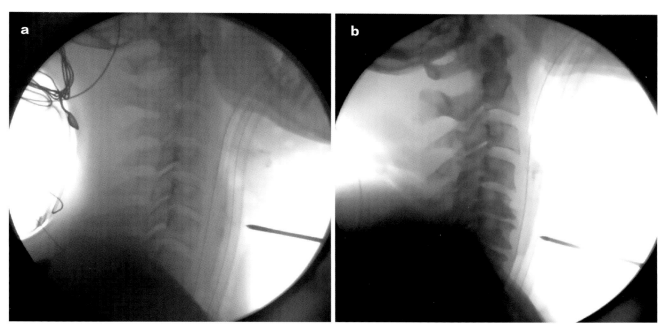

图22.7 规划切口。（a）用带保护针尖的克氏针规划C5-C6前路间盘切除融合固定术（ACDF）切口的侧位透视图像。克氏针直接指向椎间隙。（b）C5-C6、C6-C7双节段ACDF的切口规划侧位透视图像。切口以C6椎体的上方为中心

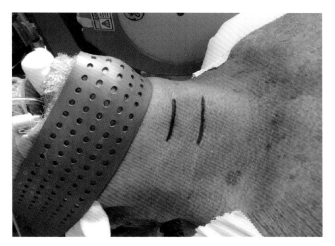

图22.8 规划4节段前路间盘切除融合固定术的切口。规划从C3-C4到C6-C7的4节段ACDF手术切口的术中照片。头侧切口位于C4椎体上方，尾侧切口位于C6椎体上方。这样做克服了单一横切口在多节段的挑战性，同时避免了采用颈动脉内膜切除术典型切口，这种切口不像横切口那样美观

有颈部的自然褶皱在规划的切口附近，切口可以向上或向下调整，这样更加美观。

患者的胸骨切迹用一个突出的"V"字形标记，作为中线的视觉参考，并标记最终的切口（图22.9）。心电图（ECG）导联可以放在患者的鼻子上，为中线提供一个可触及的参考点。因为中线是相关的手术解剖所在的位置，同时也是椎体间和前路钢板应该放置的位置，

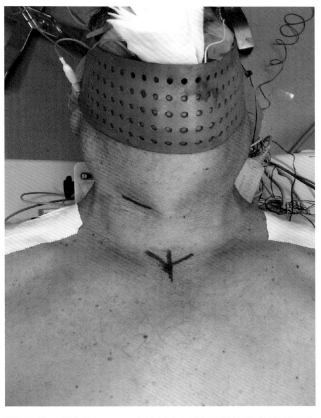

图22.9 规划切口。一个胸骨切迹被标记的患者被固定在Caspar头固定架上，切口被规划在颈椎节段的上方

所以横切口会一直延伸至中线。铺单的时候要把胸骨切迹显露出来，为中线提供一个额外的可视化参考点。胸骨切迹和可触及的心电图导联作为最终放置垂直中线的颈椎钢板的参考点。

手术技术

沿切口切开后，用DeBakey钳将颈阔肌抬高，用Metzenbaum剪刀或烧灼的方式切开颈阔肌。胸锁乳突肌的内侧缘有一个无血管平面，引导一条通向颈前筋膜的路径。用手持式Cloward牵开器和Metzenbaum剪刀只需扩张就可以安全地切割颈前筋膜上的无血管平面。有时，颈阔肌分离开后会遇见大的静脉，应该尽一切可能保留。在继续沿着无血管平面到达脊柱前筋膜之前，通常不必进行大的操作来分离这些静脉。用Kittner分离器进行钝性分离，然后显露颈前筋膜。有时会遇到颈前筋膜表面充血的静脉。这些静脉应该先进行灼烧，以避免无意损伤后模糊手术视野。

通过在推测的节段上方固定一个Kittner分离器并获得一个低剂量的透视图像来确认节段（图22.10）。使用Kittner分离器替代脊柱穿刺针可以避免穿刺到错误节段对纤维环的破坏。以这种方式破坏的颈椎间盘纤维环可能会导致该颈椎间盘发生退变连锁反应[16]。基于这一点，在术中只能用钝性分离的方法显露要手术的节段。对于单节段手术，只有在确定了手术节段之后，才可以用烧灼法显露椎间隙上方椎体的下1/3和椎间隙下方椎体的上1/3。对于多节段的手术，除了整个椎体的显露之外还要显露节段上下椎体的下1/3和上1/3（例如，对于C5-C6和C6-C7的ACDF，整个C6椎体要显露出来，同时还要显露C5椎体的下1/3和C7椎体的上1/3）。目的是尽量减少对未受累节段的分离，以减少相邻节段退变的风险。但是，对于手术所需要的全部显露，包括放置颈椎钢板（如果需要），应该在安置任何自锁式牵开器之前完成。

沿胸锁乳突肌分离平面的筋膜带可能会限制显露或造成显露节段或放置颈椎钢板的困难。这些筋膜带应该被发现和松解。对于单节段，这些筋膜带几乎没有阻力，可以用Metzenbaum剪刀轻而易举的扩张开。但是，对于多节段的手术，这些筋膜带可限制放置颈椎钢板的

通道或者头侧或尾侧的显露。

下一个分离的目标是节段两侧的颈长肌。可以用灼烧的方法从椎体顶部和椎间隙抬高颈长肌。以这种方式移动颈长肌可以形成一个肌肉袖带，该袖带能够接合自锁式牵开器的刀片并增加牵开器的稳定性。在放置牵开器之前，所有将要手术的节段都以类似的方式显露。确保每个节段暴露22mm（对于椎体较大的患者稍多，较小的稍少），将能够放置自锁式牵开器，使减压的视野扩大，并有助于放置颈椎前路钢板。在手术的这个阶段实现视野的充分显露，要比之后因为视野不足想要再扩大来得容易得多。

完成整个显露过程之后，将自锁式牵开器安全地固定在手术节段上。Caspar柱安全地固定在椎间盘上方和下方的椎体中（图22.11）。其目的是将Caspar柱垂直于椎体后壁，以使得牵开能够逆转节段的任何后凸。这些步骤优化了间盘切除和椎间置入后恢复及保持颈椎曲度

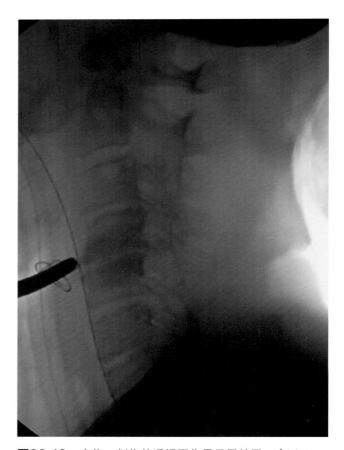

图22.10 定位。侧位的透视图像显示了放置一个Kittner分离器来确认C4-C5节段以取代脊柱穿刺针，以避免无意中破坏了未涉及节段的纤维环

的能力。

间盘切除、终板准备和骨赘移除

手术的这个阶段有3个目标：（1）为关节融合准备终板，（2）减压神经结构，（3）恢复节段的曲度和间盘高度。第一步是用Caspar柱牵开器牵开椎间隙，并用11号的刀片切开椎间隙。间盘组织用间盘钳取出，软骨终板用直的刮匙刮除。如果椎体的头侧有扇形边的终板，就用磨钻把扇形边的前后面打磨平。去除扇形边使得椎间隙后方的视野清晰可见。可以看见每个钩椎关节的凸起对于确定中线与确保脊髓和神经根得到充分减压是至关重要的。

对于严重的颈椎病患者，椎间隙可能几乎没有，使得牵开椎间隙困难。在这种情况下，应该用磨钻磨除椎间隙的上下面一直到达椎管。尽管是严重的颈椎病患者，但钩椎关节往往保存完好，可以作为减压范围的可靠参考。椎间盘严重塌陷的颈椎病患者会在特定节段失去颈椎曲度。采用平行于终板上下面的方式钻入并牵开椎间隙可以有效地恢复节段曲度，特别是前凸植入物在

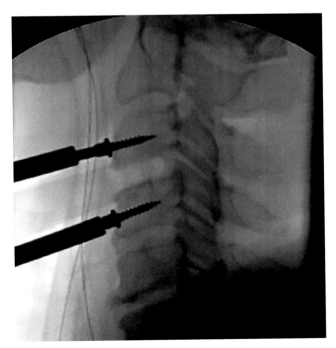

图22.11　Caspar柱的置入。侧位透视图像显示Caspar柱置入在垂直于椎体后壁的位置上。这样置入可以达到纠正后凸和恢复节段曲度的作用

减压后固定到椎间隙的时候。

对于有后方骨赘的患者，用磨钻磨除头端终板的下后方和尾端终板的上后方，可以可靠的去除任何突入椎管和椎间孔的骨赘。这种磨钻方式在椎间隙的后方形成喇叭状的外观，可以确保广泛减压（见病例1）。

分离和切除后纵韧带

完成骨的工作后，要确认和分离后纵韧带（PLL）（图22.12）。这个韧带一般在中间最厚，在椎管的侧方薄一些。通常，可以用一个神经探钩或小匙在后纵韧带劈开一个平面，可见后方的颈脊髓的硬膜。然后用1号或2号的Kerrison咬骨钳广泛的切除后纵韧带，包括椎体后方的部分韧带。切除延伸至双侧钩椎关节。可以用一种带有向前角度的小刮匙就能容易的触及尾侧节段的椎弓根，从而确认充分减压了神经根。剧烈的静脉出血表明已经达到了减压的极限。这种静脉出血可以很容易地用凝血酶浸泡的明胶海绵（FloSeal,Baxter Healthcare公司）或1.27cm面积的棉片来控制住。20~22mm的减压范围可以确保脊髓和神经根的充分减压，因为椎动脉彼此相距25mm[22]。

椎间移植物的置入

可用于颈椎前路融合手术的椎间移植物的选择有很多。由于可能造成的第二次切口感染，更重要的原因可能是取骨区相关的术后不适，使得一度作为金标准的结构性取自体骨移植术，已经不再受到推崇。供区不适可能持续数年，是患者术后不适的主要来源。供区疼痛加上可选择的同种异体移植物在生物力学的广泛可用性，在很大程度上导致了很多中心采用结构性的同种异体移植[23]。因此，使用结构性同种异体骨、皮质松质骨组合，金属和聚合物椎间植入物〔例如，聚醚醚酮（PEEK）〕已变得司空见惯，并已经证明临床成功。因为聚合物和成骨细胞的界面处发生的不良反应，导致了应用PEEK移植物的理念出现了改变。跟钛相比，PEEK的骨传导性和生物活性更低[24]。相比之下，不规则的金属表面似乎为植入物的骨整合创造了有利的环境[25]。因此，人们对有金属涂层的PEEK植入物和全金属植入物的

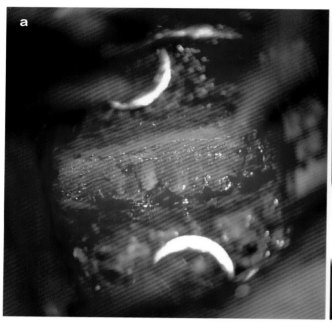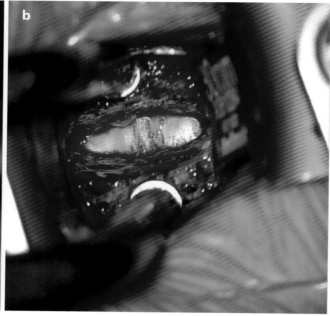

图22.12　分离后纵韧带（PLL）。（a）术中照片显示前路C5-C6间盘切除融合术。皮质终板准备好后，显露后方的纤维环和后纵韧带。（b）后纵韧带和后方的骨赘从钩椎关节上切除下来以达到广泛减压脊髓和神经根的目的

兴趣增加了。

　　无论采用哪种类型的椎间植入物，目标都是一致的——通过牵引保持椎间高度不变、骨融合，减压和恢复前凸，同时可靠地实现关节融合。完全地去除软骨终板是极其重要的第一步，紧接着充分准备皮质终板并将椎间植入物紧密地固定到椎间隙的前部。遵循这些重要原则对实现上述目标至关重要。收集磨钻打磨后的局部骨质或用脱钙骨基质填充椎间植入物可以增加关节融合的能力，但是即便这样做也克服不了终板准备不充分和尚有软骨覆盖终板的挑战。

　　椎间植入物的尺寸首先可以通过回顾侧位透视图像和确定Caspar柱尖到椎体后方的距离来决定。柱深是12mm或14mm可以提供椎间植入物放置多深的参考。可以选择相应深度的试验并对其进行测试，以确定合适的深度。需要用一个木槌来确定理想的间隙高度，并且测试应该在Caspar柱牵开器松弛的状态下进行。可以通过轻轻地向上提拉模具手柄来获取合适的松紧度。如果出现任何移动，尤其是如果试验可以在没有太大力量的情况下从椎间隙中退出，都应该尝试更高的椎间植入物进行试验。重复这种序列，直到确认合适的椎体间高度（图22.13）。

前路固定

　　采用颈椎前路钢板固定颈椎节段，可以减少假关节和后凸的发生率[8-10]。多年来，固定颈椎节段的方法不断发展，相关研究不仅使前路颈椎钢板变得剖面更低，而且使得前路器械通过椎体间装置本身进行固定[26]。这些独立的椎间植入物器械变得很流行，特别是对于长钢板固定累及上下邻近节段时，避免了前路钢板的取出。无论选择何种固定方式，节段必须充分固定，以创造理想的关节融合环境。

　　使用前路钢板的时候，钢板应该垂直放置在中线上，钢板和椎间隙上下之间最小5mm的距离来减少邻近节段退变的风险[27-28]。因此，应使用能够覆盖一段或多段的最短的钢板（图22.14）。

　　一个位置良好的椎间植入物位置通常没有冠状位的失衡，并且位于椎间隙的几何中心。将钢板固定在几何中线的关键是将椎体中心作为参考的中线。大多数颈椎钢板系统在颈椎钢板的中心都有一个窗口，让外科医生可以看见椎间植入物的位置。当椎间植入物的对称视图保持在窗口中心时，钢板的位置应该与中线垂直。

　　关于钢板的固定，应该考虑螺钉的几何形状和它们与钢板的接触方式，因为接触会影响力作用于椎体间

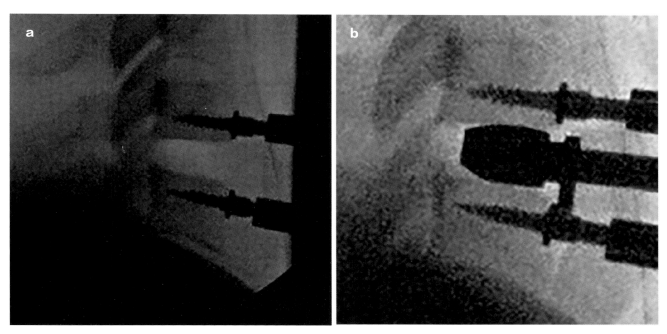

图22.13　椎间植入物的尺寸。（a）侧位透视图像显示完成了减压之后12mm的Caspar柱就位的情况。根据侧位透视图像估计深度为14mm，因此需要试验椎间植入物为14mm宽和11mm深，以使得它可以嵌入椎间隙而不会侵入椎管。（b）侧位透视图像显示大小为7mm高、14mm宽和11mm深的椎间植入物的试验位置

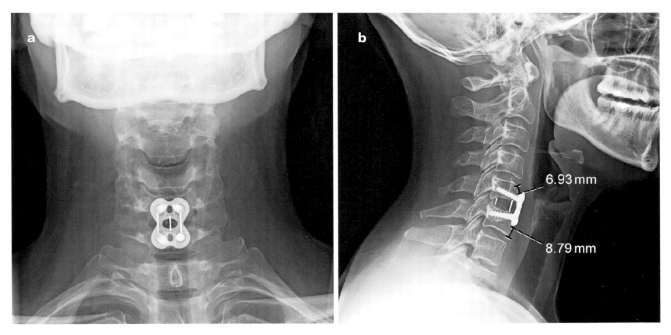

图22.14　垂直中线的颈椎钢板。（a）C6-C7前路间盘切除融合术（ACDF）的前后位片，钢板在椎间隙前方。因此，钢板固定在与中线垂直的位置。（b）C5-C6 ACDF的侧位片，钢板和间盘的距离在节段的上下各大于5mm

的方式。特别是，因为颈椎钢板螺钉固定的几何结构，应力遮挡的因素会阻碍Wolff定律的优化。随着时间的推移，我们对作用在椎间植入物的力的理解逐渐加深，引发了螺钉与钢板接触方式的改变。设计成几何形状为圆形的颈椎螺钉在与颈椎钢板接触时仍允许可变的角度

存在，防止了椎间植入物的应力遮挡并且为发生融合创造了理想的环境。这些可变角度的螺钉可以应用于整个结构中，在最尾端或最尾端之上的节段都可适用[29]。通常，一个固定头的螺钉在与钢板接触之后会有最小的沉降，所以它通常放置在结构的最尾端部分。独立构造包

含固定角度螺钉，这些螺钉可被拧入用于把持椎间支撑块的卡箍。对于应力遮挡的关切促成了一种椎间支撑块的设计，这种设计可以取得节段的即刻稳定，同时让固定卡箍承受的力不作用于支撑块自身

关闭切口

前路内固定完成后，拍摄正位和侧位的透视图像，取出牵开器，止血后关闭切口。根据手术节段的多少和止血的程度来决定是否留置引流管。我的习惯是3个或4个节段的ACDF和涉及置入前路颈椎钢板的翻修ACDF时留置引流管。颈阔肌因为是皮下层，用Vicryl间断缝合法（Ethicon US，Somerville，NJ）重新连接，皮缘用皮下缝合线缝合。

术后关注和处理

所有的患者都应该被提醒可能会在术后出现一定程度的吞咽困难。通常情况下，吞咽困难的程度和手术节段的多少成正比。术后吞咽困难是自限性的，在数周至数月内会逐渐消退[30-33]。患者还应该被提醒可能在术后出现一定程度的颈后方不适感，这与椎间盘高度的恢复和后凸矫正有关。和术后吞咽困难类似，这种不适的程度和手术过程中处理的节段数量的多少成正相关。

术后出现发声的困难可能代表出现了喉返神经麻痹。发现这种并发症很重要，并且需要教育患者大多数的麻痹都是暂时性的。患者也可能会反映自己的声音很正常，但是不能很好地表达出来。如果观察一段时间没有改善，那么推荐耳鼻喉科医生进行评估可能是恰当的。

行C4–C5节段ACDF的患者应该被告知C5神经根麻痹的风险，如果出现，应该立刻评估三角肌的功能[33-34]。这些术后并发症往往也是自限性的，并会随着时间的推移而改善。如果出现C5神经根麻痹，应立即进行影像学检查，以确定是否需要从后路进行额外的减压。

术后最令人关注的事件是潜在性的血肿扩张，进而阻碍气道。这种并发症通常在手术后的第一个小时内就自己表现出来了。在麻醉术后苏醒室由有颈椎术后管理经验的护士进行观察，对所有患者都是至关重要的，无论是当天手术还是隔夜的患者。

并发症的处理和规避

显露、减压、固定和关闭切口，这些手术的每个阶段都有发生其独特类型并发症的潜在可能。因此，减少这种并发症的可能性就需要在每个阶段都特别关注。

显露阶段并发症的规避

在显露阶段，喉返神经麻痹可能是最常见的并发症。识别好胸锁乳突肌内侧的无血管平面，用Metzenbaum剪刀进行扩张而不是切开，使颈前筋膜几乎无血分离。用Kittner分离器进行钝性分离是必需的。不应试图识别喉返神经，但如果在分离过程中确认了它的存在，应确保它不被拴系并且可以安全地移动而不被过度地牵引，从而减轻损伤的风险。

食管损伤也是颈椎前路显露的风险。然而，大多数食管损伤是内固定失败的结果并且以延迟出现的方式呈现。一篇神经外科的文献综述表明，在显露的过程中几乎不会发生食管损伤。

减压阶段并发症的规避

在减压阶段，主要的并发症包括椎动脉损伤、减压不充分、持续的神经根损伤和脑脊液漏。对中线位置有明确的认知可以减少椎动脉损伤的风险。从左右两侧完全显露钩椎关节对定位到中线至关重要。手术开始前，术者应逐层查看轴位的磁共振图像，以确保手术节段没有椎动脉的扭曲，因为这会增加椎动脉损伤的风险[22]。

对神经根孔的出口进行减压，在骨移除之后可能会造成静脉出血。虽然出血最初看起来很剧烈，但使用颗粒状的明胶海绵和棉片通常会到达止血的效果。这种方法也是在处理钩椎关节附近时遇到出血的止血办法。如果明胶海绵不能止血，则应评估是否损伤椎动脉的可能。应重新评估中线，并确定是否因为太过靠外侧而发生椎动脉损伤。

在不太可能是椎动脉损伤的事件中，椎动脉近远端的出血可以通过在吸引器下方放置棉片的方法来控制，之后再进行横突孔顶部的扩大显露。这样做需要打开自锁式牵开器并显露椎体的侧面。沿椎体外侧向下直

接通向横突孔。一旦横突孔充分显露出来，在血管损伤的上方和下方使用临时动脉瘤夹可以确定一期修复是否可行。如果损伤的是左侧椎动脉，则应仔细考虑一期修复，因为左侧椎动脉在统计学上在后循环中是占优势地位的。如果一期修复不可能，应采取以下措施：用动脉瘤夹永久结扎止血，完成手术，用常规血管造影、CT血管造影或磁共振血管造影立即评估后循环，包括椎–基底动脉系统的灌注评估。幸运的是，椎动脉损伤的发生率低，只要对中线有明确的把握就可避免。

在没有椎动脉解剖不规则的前提下，只要中线已牢固确立，就可安全地对整个节段完成20mm的减压。确保如此广泛的显露可避免下一个潜在的并发症发生，即减压不充分，如果发生这种情况可导致持续的神经根受累症状。如前文提到的，神经根可以通过钻开钩椎关节和切除神经根孔内的骨赘来完全减压。可以用小刮匙或神经钩触碰椎弓根，以检查减压是否充分。

最后，在后纵韧带骨化患者的处理中，脑脊液漏的风险升高。防止这些患者出现这种并发症的关键是，在开始时就认识到后纵韧带骨化的存在，并确定是否可以使用后路手术来实现前路手术的所有目标。如果不行，那么在前路手术减压过程中出现硬脑膜缺损，直接修复通常是不可行的。取而代之的是，脑脊液漏可以通过在缺损顶部覆盖一层硬脑膜基质和密封胶（Tisseel，Baxter Healthcare公司）的混合物，之后再置入椎体间移植物的办法来解决。使用腰大池引流管将脑脊液从修复处引流走，将使缺损的封闭环境得到进一步优化。

内固定阶段并发症的规避

内固定的并发症往往以延迟的方式出现，由假关节形成开始。未能实现关节融合将最终导致内固定失效（图22.15）。完全去除软骨终板和皮质骨出血是关节融合的必需。一个尺寸适中紧密合适的移植物，无论是哪种类型的，也是必不可少的。在术前宣教时，教育患者主动吸烟会增加假关节形成的风险，鼓励戒烟是有意义的。

对假关节的治疗可采用前路或后路翻修手术的办法。螺钉或钢板拔出，建议进行前路翻修，因为这可能导致吞咽问题，并引起食管刺激或损伤[35]。在没有任何内固定物移位或由内固定物引起症状的情况下，我更倾向于用后路侧块固定的办法来处理假关节，即使出现内

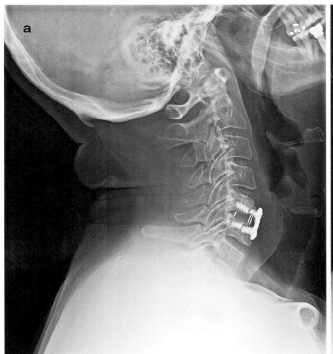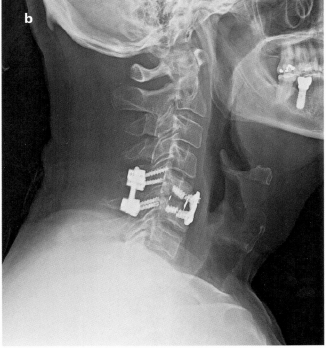

图22.15　假关节形成和内固定失效。（a）侧位片显示患者在初次手术5年后出现假关节和颈椎螺钉断裂。这个患者是个吸烟者，因颈部疼痛逐渐加重而返回就诊，但没有神经根症状。（b）术后的侧位X线片显示采用后路侧块固定治疗假关节形成

固定物失效，后路侧块固定也能可靠地实现关节融合。

病例示例

病例1：神经型颈椎病

现病史

　　一个46岁的右利手男性，有6个月的逐渐加重的左臂神经根性疼痛病史。患者接受了两次颈部硬膜外注射，同时进行了物理治疗和颈部牵引。左臂肌力的逐渐衰弱影响了他的工作能力，促使其进行了手术评估。

神经系统检查和影像学评估

　　神经系统检查显示拇指、食指和中指感觉下降。对抗运动检查显示左侧肱二头肌和肱三头肌4/5级，右侧5/5级。反射在肱二头肌、肱肌、肱三头肌双侧均为1/4级，髌腱和跟腱两侧均为2/4级。当患者的头向左倾斜时，Spurling征阳性。X线片显示C5-C6和C6-C7有椎间关节强硬，伴有前方骨赘和椎间盘高度丢失，屈伸时无异常活动。磁共振显示C5-C6和C6-C7椎间盘骨赘复合物，C5-C6脊髓变平，左侧C6和C7神经根孔严重变窄（图22.16）。

干预

　　患者被带到手术室行C5-C6和C6-C7节段的ACDF。患者仰卧位时，头部固定在Caspar头部固定器中，肩部向下拉用胶带固定，以便于观察C7椎体。在C6椎体上方颈部右侧做横向切口。颈阔肌锐性分离，胸锁乳突肌内侧可见一无血管平面。食管、气管推向内侧，颈动脉、颈静脉复合体推向外侧。完成从C5到C7的显露。在C5-C6放置自锁式牵开器和Caspar撑开针后，进行完全椎间盘切除术（图22.17）。

　　椎间隙的严重塌陷，并没有被Caspar柱的牵开而矫正，这使得需要用磨钻磨除C5的下部和C6的上部。在C5和C6椎间隙的后部用磨钻斜向打磨，去除椎管和椎间孔内的后部骨赘。确认后纵韧带，分离并切除，置入含有脱钙骨基质的钛涂层PEEK植入物。然后在C6-C7水平进行相同的操作。用一个颈椎钢板固定在脊柱上，固定角度的螺钉置入C7椎体，可变角度的螺钉置入C5和C6椎体。

术后进程

　　患者在手术当天出院，左臂神经根疼痛得到缓解。他有轻微的吞咽困难和极小的颈后不适感，这两个问题都在术后第二周消失。术后30天，患者得以重返维修工程师岗位，持重的重量限制在111.25N。术后3个月，持重没有任何限制。

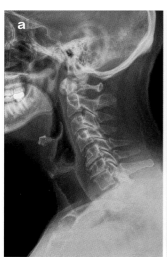 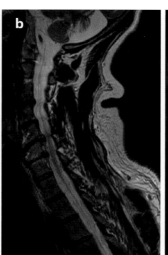 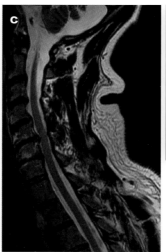 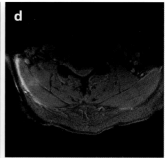

图22.16　神经根型颈椎病。（a）侧位片显示C5-C6和C6-C7椎间关节强硬并形成前方骨赘。（b，c）矢状T2加权磁共振成像（MRI）显示椎间盘骨赘复合物导致中央管狭窄，C5-C6比C6-C7更严重。（d）轴位T2加权磁共振显示C5-C6节段中央管狭窄，脊髓变平，左侧C6神经根孔严重狭窄

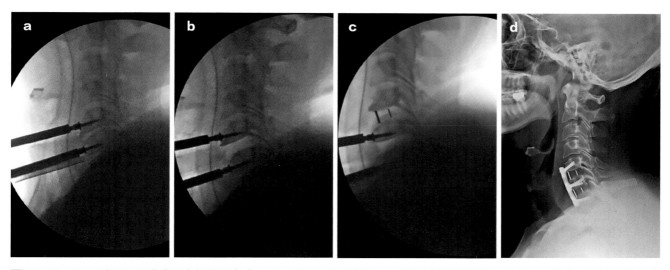

图22.17　C5-C6和C6-C7前路间盘切除融合术。（a）C5-C6位置的Caspar柱的侧位透视图像。由Caspar柱牵开而恢复的高度几乎没有。（b）椎间盘切除后，用磨钻磨除C5的下部。注意从C5下部和C6上部斜向切除后方的骨赘。（c）完全椎间盘切除减压C6-C7节段。（d）术后侧位片显示椎间盘高度恢复，椎体前后方骨赘移除，椎管得到广泛减压

病例 2：邻近节段退变的脊髓型颈椎病

现病史

一个67岁的右利手男性，22年前因步态进行性的不稳和手的灵活度下降行的无内固定物的C5-C6及C6-C7节段的ACDF手术史。患者不能自己穿上任何需要使用纽扣的衣服。由于步态不稳，他最近开始用拐杖辅助行走。

神经系统检查和影像学评估

经检查，患者不能连续行走。他的Romberg试验结果是阳性的。双侧髌腱反射活跃，阵挛3次。左侧Hoffman征阳性，右侧阴性。上肢近端肌肉群（三角肌、肱二头肌和肱三头肌5/5级）的力量明显存在。但患者的手内在肌力量下降，而且他表示很难完成握笔和执行精细动作的任务。

矢状位T2加权磁共振显示C3-C4节段严重颈椎管狭窄，C4-C5节段中度狭窄，显著严重于未固定融合的C5-C6节段和C6-C7节段（图22.18）。侧位片显示C5-C6和C6-C7坚强融合。

干预

术前，患者接受了耳鼻喉科医生的喉镜检查，结果发现了与初次手术相关的不完全性喉返神经麻痹。患者随后出现慢性咳嗽，但结果显示吞咽功能正常，其他方面无症状。对患者采用了和初次手术同侧入路的2个节段的ACDF，C3-C4和C4-C5间盘切除钢板固定。相同的两级ACDF的一种方法在C3-C4和C4-C5进行钢板固定手术。由于C3-C4节段椎管狭窄的程度相当严重，取下了相当数量的下终板以充分清除椎间盘骨赘和完全减压脊髓（图22.19）。

术后进程

患者经历了短暂的喉返神经麻痹，在术后第二个月恢复到术前的水准。在接下来的几个月里，他的步态和手的灵巧度逐渐改善。术后3个月，他开始独立行走。

结论

ACDF是脊柱外科最可靠和有效的术式之一。颈椎独特的肌肉和血管解剖结构提供了基本上无出血的分离平面和几乎无痛的显露过程。到颈椎椎体的前方入路手术允许广泛的减压、并恢复前凸和达到节段的稳定。因此，ACDF在解决颈椎退行性变特征性的：后凸、压迫和不稳定方面的作用是无与伦比的。也通过ACDF的经验奠定了颈椎人工关节置换的基础。用于置入运动保护的装置也基本上是相同的入路，本书运动保护章节深入讨论了这个主题。

ACDF自推出以来，从用于前路固定的椎体间移植

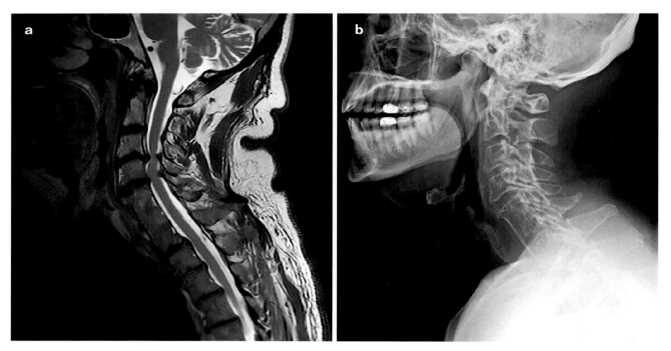

图22.18 邻近节段退变。（a）矢状位T2加权磁共振成像显示C3-C4节段严重狭窄，C4-C5节段中度狭窄。C3-C4节段脊髓软化明显。（b）侧位片显示在C5-C6和C6-C7节段既往发生的融合。屈伸试验（未展示）显示C4-C5节段的活动性

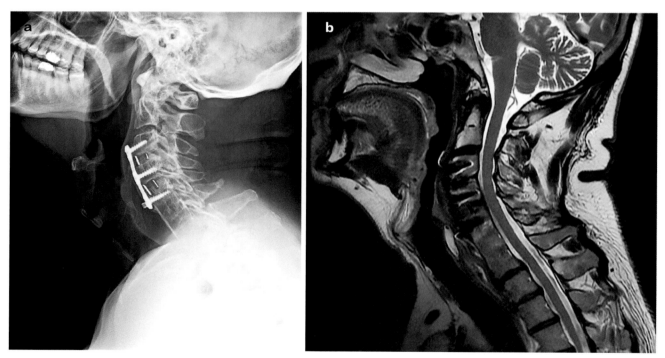

图22.19 邻近节段退变的处理。（a）术后4个月的侧位片显示在C3-C4和C4-C5进行的颈椎前路间盘切除及融合术。椎间隙内的改变明显证明发生了关节融合。值得注意的是，C6的一个螺钉已经开始因脱离锁定机制而拔出；在手术后的4个月内，这种拔出程度没有变化，因而无须进一步干预。（b）术后矢状位T2加权磁共振成像显示C3-C4和C4-C5节段脊髓已经减压

物到用于促进关节融合的优化，经历了不断的改进。通过对融合的机械方面、椎间表面融合的生物学以及术前药理神经保护作用的不断深入的理解，使得这种改进一直持续到今天。今天，我们对邻近节段退变及其预防措施有了更深入的认识。从社会经济的角度来看，它已经从住院流程转变为门诊流程，因此将继续降低成本和增加本身价值。在未来的几年里，对椎间植骨和皮质终板界面骨诱导的新认识，以及各种表面处理技术，有望进一步提高融合率。3D打印无疑将在植入物的批量生产中发挥作用，而植入物可能会为患者单独定制。利鲁唑潜在的神经保护作用有望改善脊髓型颈椎病的预后。随着我们在这些经验的基础上，扩大现有的知识储备，改进技术，未来几年ACDF的安全性、有效性和价值将继续提高。

参考文献

[1] Smith GW, Robinson RA. The treatment of certain cervical-spine disorders by anterior removal of the intervertebral disc and interbody fusion. J Bone Joint Surg Am. 1958;40-A(3):607–624.

[2] Cloward RB. The anterior approach for removal of ruptured cervical disks. J Neurosurg. 1958;15(6):602–617. https://doi.org/10.3171/jns.1958.15.6.0602.

[3] McGirt MJ, Godil SS, Asher AL, Parker SL, Devin CJ. Quality analysis of anterior cervical discectomy and fusion in the outpatient versus inpatient setting: analysis of 7288 patients from the NSQIP database. Neurosurg Focus. 2015;39(6):E9. https://doi.org/10.3171/2015.9.FOCUS15335.

[4] Mansfield HE, Canar WJ, Gerard CS, O'Toole JE. Single-level anterior cervical discectomy and fusion versus minimally invasive posterior cervical foraminotomy for patients with cervical radiculopathy: a cost analysis. Neurosurg Focus. 2014;37(5):E9. https://doi.org/10.3171/2014.8.FOCUS14373.

[5] Alvin MD, Lubelski D, Abdullah KG, Whitmore RG, Benzel EC, Mroz TE. Cost-utility analysis of anterior cervical discectomy and fusion with plating (ACDFP) versus posterior cervical foraminotomy (PCF) for patients with single-level cervical radiculopathy at 1-year follow-up. Clin Spine Surg. 2016;29(2):E67–E72. https://doi.org/10.1097/BSD.0000000000000099.

[6] Tumialán LM, Ponton RP, Gluf WM. Management of unilateral cervical radiculopathy in the military: the cost effectiveness of posterior cervical foraminotomy compared with anterior cervical discectomy and fusion. Neurosurg Focus. 2010;28(5):E17. https://doi.org/10.3171/2010.1.FOCUS09305.

[7] Witiw CD, Tetreault LA, Smieliauskas F, Kopjar B, Massicotte EM, Fehlings MG. Surgery for degenerative cervical myelopathy: a patient-centered qual-ity of life and health economic evaluation. Spine J. 2017;17(1):15–25. https://doi.org/10.1016/j.spinee.2016.10.015.

[8] Matz PG, Ryken TC, Groff MW, Vresilovic EJ, Anderson PA, Heary RF, et al. Techniques for anterior cervical decompression for radiculopathy. J Neurosurg Spine. 2009;11(2):183–97. https://doi.org/10.3171/2009.2.SPINE08721.

[9] Xie JC, Hurlbert RJ. Discectomy versus discectomy with fusion versus discectomy with fusion and instrumentation: a prospective randomized study. Neurosurgery. 2007;61(1):107–116; discussion 116–7. https://doi.org/10.1227/01.neu.0000279730.44016.da.

[10] Jagannathan J, Shaffrey CI, Oskouian RJ, Dumont AS, Herrold C, Sansur CA, et al. Radiographic and clinical outcomes following single-level anterior cervical discectomy and allograft fusion without plate placement or cervical collar. J Neurosurg Spine. 2008;8(5):420–8. https://doi.org/10.3171/SPI/2008/8/5/420.

[11] Smith JS, Lafage V, Ryan DJ, Shaffrey CI, Schwab FJ, Patel AA, et al. Association of myelopathy scores with cervical sagittal balance and normalized spinal cord volume: analysis of 56 preoperative cases from the AOSpine North America Myelopathy study. Spine (Phila Pa 1976). 2013;38(22 Suppl 1):S161–S170. https://doi.org/10.1097/BRS.0b013e3182a7eb9e.

[12] Scheer JK, Tang JA, Smith JS, Acosta FL Jr, Protopsaltis TS, Blondel B, et al. Cervical spine alignment, sagittal deformity, and clinical implications: a review. J Neurosurg Spine. 2013;19(2):141–159. https://doi.org/10.3171/2013.4.SPINE12838.

[13] Odate S, Shikata J, Soeda T, Yamamura S, Kawaguchi S. Surgical results and complications of anterior decompression and fusion as a revision surgery after initial posterior surgery for cervical myelopathy due to ossification of the posterior longitudinal ligament. J Neurosurg Spine. 2017;26:1–8. https://doi.org/10.3171/2016.9.SPINE16430.

[14] Iwasaki M, Okuda S, Miyauchi A, Sakaura H, Mukai Y, Yonenobu K, et al. Surgical strategy for cervical myelopathy due to ossification of the posterior longitudinal ligament: Part 2: advantages of anterior decompression and fusion over laminoplasty. Spine (Phila Pa 1976). 2007;32(6):654–660. https://doi.org/10.1097/01.brs.0000257566.91177.cb.

[15] Iwasaki M, Okuda S, Miyauchi A, Sakaura H, Mukai Y, Yonenobu K, et al. Surgical strategy for cervical myelopathy due to ossification of the posterior longitudinal ligament: Part 1: clinical results and limitations of laminoplasty. Spine (Phila Pa 1976). 2007;32(6):647–653. https://doi.org/10.1097/01.brs.0000257560.91147.86.

[16] Nassr A, Lee JY, Bashir RS, Rihn JA, Eck JC, Kang JD, et al. Does incorrect level needle localization during anterior cervical discectomy and fusion lead to accelerated disc degeneration? Spine (Phila Pa 1976). 2009;34(2):189–192. https://doi.org/10.1097/BRS.0b013e3181913872.

[17] Smith PN, Balzer JR, Khan MH, Davis RA, Crammond D, Welch WC, et al. Intraoperative somatosensory evoked potential monitoring during anterior cervical discectomy and fusion in nonmyelopathic patients—a review of 1,039 cases. Spine J. 2007;7(1):83–87. https://doi.org/10.1016/j.spinee.2006.04.008.

[18] Kalb S, Fakhran S, Dean B, Ross J, Porter RW, Kakarla UK, et al. Cervical spinal cord infarction after cervical spine decompressive surgery. World Neurosurg. 2014;81(5–6):810–817. https://doi.org/10.1016/j.wneu.2012.12.024.

[19] Jung A, Schramm J. How to reduce recurrent laryngeal nerve palsy in anterior cervical spine surgery: a prospective observational study. Neurosurgery. 2010;67(1):10–15; discussion 15. https://doi.org/10.1227/01.NEU.0000370203.26164.24.

[20] Apfelbaum RI, Kriskovich MD, Haller JR. On the incidence, cause, and prevention of recurrent laryngeal nerve palsies during anterior cervical spine surgery. Spine (Phila Pa 1976). 2000;25(22):2906–2912.

[21] Chin KR, Ricchetti ET, Yu WD, Riew KD. Less exposure surgery for multilevel anterior cervical fusion using 2 transverse incisions. J Neurosurg Spine. 2012;17(3):194–198. https://doi.org/10.3171/2012.5.SPINE111112.

[22] Vaccaro AR, Ring D, Scuderi G, Garfin SR. Vertebral artery

location in relation to the vertebral body as determined by two-dimensional computed tomography evaluation. Spine (Phila Pa 1976).1994;19(23):2637–2641.

[23] Maharaj MM, Phan K, Mobbs RJ. Anterior cervical discectomy and fusion (ACDF) autograft versus graft substitutes: What do patients prefer? A clinical study. J Spine Surg. 2016;2(2):105–110. https://doi.org/10.21037/jss.2016.05.01.

[24] Najeeb S, Bds ZK, Bds SZ, Bds MS. Bioactivity and osseointegration of PEEK are inferior to those of titanium: a systematic review. J Oral Implantol. 2016;42(6):512–516. https://doi.org/10.1563/aaid-joi-D-16-00072.

[25] Gittens RA, Olivares-Navarrete R, Schwartz Z, Boyan BD. Implant osseointegration and the role of microroughness and nanostructures: lessons for spine implants. Acta Biomater. 2014;10(8):3363–3371.https://doi.org/10.1016/j.actbio.2014.03.037.

[26] Scholz M, Reyes PM, Schleicher P, Sawa AG, Baek S, Kandziora F, et al. A new stand-alone cervical anterior interbody fusion device: biomechanical comparison with established anterior cervical fixation devices. Spine (Phila Pa 1976). 2009;34(2):156–160. https://doi.org/10.1097/BRS.0b013e31818ff9c4.

[27] Kim HJ, Kelly MP, Ely CG, Dettori JR, Riew KD. The risk of adjacent-level ossification development after surgery in the cervical spine: are there factors that affect the risk? A systematic review. Spine (Phila Pa 1976). 2012;37(22 Suppl):S65–S74. https://doi.org/10.1097/BRS.0b013e31826cb8f5.

[28] Lee DH, Lee JS, Yi JS, Cho W, Zebala LP, Riew KD. Anterior cervical plating technique to prevent adjacent-level ossification development. Spine J. 2013;13(7):823–829. https://doi.org/10.1016/j.spinee.2013.03.009.

[29] Dipaola CP, Jacobson JA, Awad H, Conrad BP, Rechtine GR 2nd. Screw orientation and plate type (variable- vs. fixed-angle) effect strength of fixation for in vitro biomechanical testing of the Synthes CSLP. Spine J. 2008;8(5):717–722. https://doi.org/10.1016/j.spinee.2007.06.016.

[30] Olsson EC, Jobson M, Lim MR. Risk factors for persistent dysphagia after anterior cervical spine surgery. Orthopedics. 2015;38(4):e319–e323. https://doi.org/10.3928/01477447-20150402-61.

[31] Cho SK, Lu Y, Lee DH. Dysphagia following anterior cervical spinal surgery: a systematic review. Bone Joint J. 2013;95-B(7):868–73. https://doi. org/10.1302/0301-620X.95B7.31029.

[32] Yue WM, Brodner W, Highland TR. Persistent swallowing and voice problems after anterior cervical discectomy and fusion with allograft and plating: a 5- to 11-year follow-up study. Eur Spine J. 2005;14(7):677–682. https://doi.org/10.1007/s00586-004-0849-3.

[33] Nassr A, Eck JC, Ponnappan RK, Zanoun RR, Donaldson WF 3rd, Kang JD. The incidence of C5 palsy after multilevel cervical decompression procedures: a review of 750 consecutive cases. Spine (Phila Pa 1976). 2012;37(3):174–178. https://doi.org/10.1097/BRS.0b013e318219cfe9.

[34] Sakaura H, Hosono N, Mukai Y, Ishii T, Yoshikawa H. C5 palsy after decompression surgery for cervical myelopathy: review of the literature. Spine (Phila Pa 1976). 2003;28(21):2447–2451. https://doi.org/10.1097/01.BRS.0000090833.96168.3F.

[35] Halani SH, Baum GR, Riley JP, Pradilla G, Refai D, Rodts GE Jr, et al. Esophageal perforation after anterior cervical spine surgery: a systematic review of the literature. J Neurosurg Spine. 2016;25(3):285–291.https://doi.org/10.3171/2016.1.SPINE15898.

颈椎前路椎体次全切除术

Anthony C. Lau，Allan D. Levi

崔 璀 译

第 23 章

经验 / 教训

- 意识到每个病例的个体细微差别和解剖变异，对于减少前路颈椎椎体次全切除术中可避免的并发症是必不可少的。
- 了解可用于颈椎前路椎体次全切除术的技术和植入物的优缺点。
- 在担心单纯前路可能失败的时候，考虑后方重建。这种考虑尤其适用于需要3个或3个以上节段切除水平、有严重的后凸畸形（大于15°）或被诊断为可能导致融合不良的CSM患者。
- 增加手术范围会增加并发症的发生率，只有在绝对必要的情况下才能考虑。

介绍

颈椎的前路手术最初是在20世纪50年代描述的[9, 38]，并已成为脊柱手术的基本组成部分。最初的设想是通过去除椎间盘和后方骨赘来减压脊髓及出口神经根，随着椎体中部切除技术的发展使外科医生能够有效地进入大多数颈段脊髓腹侧并治疗病变。随着椎体次全切除术的使用越来越广泛、各种移植物与钢板系统的行业创新，导致临床实践和应用多种多样。在这一章中，我们将描述我们的颈椎前路椎体次全切除术的方法，并回顾现有的文献证据。

我们的方法

术前工作

一个全面的术前检查应该解决可能影响手术或其结果的局部和系统因素。在颈椎前路椎体次全切除术之前要考虑的所有因素的详尽清单远远超出了本章的范围，但我们将在下一节中提供一个总体概述。

尽管相对较少见，但解剖变异是并发症的重要原因，应对每一种情况都单独考虑。例如，不明原因的椎动脉异常会导致严重的意外失血和严重的神经功能损害。同样，喉返神经如果在显露过程中未被发现，喉返神经的损伤可能导致永久性单侧声带麻痹。这些解剖异

A. C. Lau · A. D. Levi
Department of Neurological Surgery, University
of Miami Miller School of Medicine, Miami, FL, USA
e-mail: alevi@med.miami.edu

© Springer Nature Switzerland AG 2019
M. G. Kaiser et al. (eds.), Degenerative Cervical Myelopathy and Radiculopathy,
https://doi.org/10.1007/978-3-319-97952-6_23

常将在本章后面更详细的讨论。

任何颈部的手术病史也必须在术前考虑到。一般来说，手术和/或放射治疗颈部会增加瘢痕及分离困难。例如，术前单侧声带麻痹可能会使外科医生对手术入路的决定转移到同侧，或选择后路，以尽量减少双侧声带完全麻痹的风险。

骨质疏松症和强直性脊柱炎是典型的导致骨质量不佳的全身性疾病，后者的骨布满血管。对这些情况的认识和/或处理不够，可能会导致移植物的沉降及随后的松动。

谨慎的术者会根据每个患者独特的临床情况采取治疗计划和手术方法。

术前影像学

在椎体次全切除术之前我们获得的标准影像包括MRI平扫、CT平扫、直立中立位X线（正侧位）和动力位（前屈后伸）X线。MRI成像是评估软组织和观察神经压迫的理想方法。T2流空信号可用来筛查大血管异常。MRI平扫的不足在于诊断后纵韧带骨化（OPLL），因为钙化的后纵韧带与增厚的韧带非常相似。

常规CT对评价骨解剖最好，有助于区分OPLL和韧带增生，并可在很大程度上影响手术方案。骨赘和钙化间盘的存在也更容易在CT上被发现。在CT上也更能精确地测量螺钉的长度。椎管内补充性脊髓造影可以在MRI禁忌证或器械伪影妨碍神经根和脊髓的充分成像的情况下增强CT获得的信息。

除了现在使用的一些其他颈椎参数（T1斜度、颈部倾斜度等）外，直立中立位X线片对于确定颈椎前凸或后凸的程度是有帮助的。动力位X线是确定畸形病例中是否存在不稳定或僵硬柔韧程度的理想方法。此外，它们还满足了外科医生所期望的术中X线检查的想法。

必要时可以获得额外的成像，包括异常血管的血管成像、疑似肿瘤或感染的造影，以及其他成像。

定位和术间设置

患者仰卧在手术台上，手术台向头侧移动，便于C型臂的进入和操作。患者的头部被放置在Gardner-Wells

钳中，以便于控制头部，并在必要时可以进行牵引。最初使用的是44.5N的重量。肩胛骨之间放置了一个垫子，并且为了防止头部的移动和过伸，在头部下面放置了一个圆圈垫子。卷好的毛巾放在脖子下面以保持稳定。肩部轻柔地向尾侧牵拉并且用胶带固定向下，没有任何肩部的屈曲、伸展或旋转。C型臂从术者的对侧进入，并在不使用时可以在手术团队和麻醉师之间移动。拍摄初始位X线片，以确保在切开前颈椎序列良好。显微镜从术者的侧面进入。C型臂的屏风在床脚，麻醉组在床头。

神经监测与术前麻醉用药

我们常规对患者进行神经监测，因此必须确保诱导后吸入性麻醉药和肌肉麻醉药降至最低。神经监测的作用因人而异，但通常可以识别过度的肩部牵引和体位麻痹。术中体感诱发电位或运动诱发电位的丢失可能提示脊髓损伤，需要将平均动脉压升高到85mmHg以上，给予激素类药物和/或给患者降温[22]。除运动诱发电位外，通常还记录体感诱发电位。在检测诱发电位运行期间，应注意将牵引器固定在适当位置，以避免接收系统移位。

我们的术前抗生素预防方案包括头孢唑啉，青霉素过敏患者使用左氧氟沙星代替头孢唑林。谨慎地使用激素类药物，通常用于伴有脊髓压迫的肿瘤性病变或可疑的术中损伤。

手术技术

切口

经典的颈椎前路显露采用横向和纵向切口。横向切口沿着患者皮肤上的颈部褶皱进行，是最美观的方法。纵形切口沿着胸锁乳突肌的内侧缘进行，不需要进行广泛的颈阔肌上下的分离。根据我们的经验，在大多数情况下都可以使用合适的横向切口，这样可以安全和充分地显露最多4个椎间盘水平。

手术在哪一侧进行在很大程度上取决于术者首例手术的偏好。右侧的优点是在上胸椎水平没有胸导管；左边的优点是喉返神经在从头侧回到气管食管沟之前有更确定和更长的路线绕过主动脉。临床研究表明，基于手术选取哪一侧的声带麻痹发生率没有差异[4]。因此，在大多数情况下，我们的做法是从右侧入路进入颈椎，因为对于惯用右手的术者来说，这也更符合人体工程学。

应特别考虑需要进入下颈椎和上胸椎的极低位置的病变。在这种情况下，我们在胸骨柄上方采用一个中线切口，沿着胸锁乳突肌的内侧缘稍微偏向选择入路的一侧。有时，有必要切除胸骨柄的上部以获得足够的术野。之后解剖结构的显露和标识保持不变。

显露颈阔肌

根据所用切口的不同，处理颈阔肌层的方法也不尽相同。最常见的方法，也是我们使用的方法，是沿着所用的皮肤切口尖锐地切开颈阔肌。如果采用纵向切口，由于颈阔肌切口已经确定了显露的尾侧/头侧范围，因此有必要对颈阔肌进行最小限度的切开。如果采用横向切口，颈阔肌层将被切开或钝性分离至头尾侧尽可能远的范围。在这一阶段，最常见的大血管是颈外静脉和面总静脉。如果及早确认，这些血管结构都可以进行安全横切。

直接切开颈阔肌的另一种选择是在颈阔肌上沿头尾方向分离颈阔肌上的纤维。一旦确定了颈阔肌层，就可以钝性分离的办法沿着颈阔肌的纤维和自然平面按头尾侧方向打开颈阔肌。

到达脊柱的入路

沿着胸锁乳突肌内侧缘的钝性分离，应识别颈动脉鞘。在入路的每一阶段都应注意尽可能向头尾端最大限度的分离。这将允许更容易地移动组织，最大限度地减少牵开系统在重要结构上的不必要的机械拉伸。颈动脉鞘本身可以通过触摸得到确认，并向外侧牵开。此时在手术中通常可以看到肩胛舌骨肌，可以向头端或尾端充分牵拉有利于手术进行。如果肩胛舌骨肌太大，并且阻碍手术视野，它可以被完整结扎并锐性切断。肩胛舌骨肌是造成舌骨下陷的原因，如果可以分离可以造成最小后果。

分离继续向内侧进行，直到看到椎前筋膜，然后用镊子将其抬高，以确保里面没有血管或神经结构。然后根据需要向头端和尾端切开椎前筋膜。然后拍一张定位X线片，并在椎间隙插上一根尖锐的脊柱针头。椎间隙是在直视下切开纤维环来确认的。

然后辨认两侧的颈长肌，并用单极电凝将其止点从椎体上锐利地切开，注意不要太靠外侧地进入椎动脉或太浅地进入交感神经链。

放置牵开器

一旦颈长肌从椎体上充分分离出来，就在原位放置一个独立的牵开系统。我们的做法是在内侧和外侧放置三叉板，最大限度地减少在MEPs刺激或手术过程中牵开器的移动。平滑的牵开器放置在尾端-头端方向。此时必须对气管导管进行放气和再充气，以最大限度地减少对喉返神经的牵拉及压迫损伤。气管插管袖套的最终压力在很大程度上取决于麻醉师的经验。然而，我们建议完全放气气管插管袖带，并重新充气到足以防止袖带周围空气泄漏的压力。在这个阶段用力过度牵开是一种常见的错误，可能会导致进一步的软组织损伤。如果牵拉导致显露部位周围的软组织紧张，建议移除牵开器，并尝试进一步分离软组织。

椎体次全切除术

就像神经外科中的大多数技术一样，有无数种方法可以进行颈椎椎体切除。我们将概述这项技术在我们机构中的实施方法，但要理解这是高度可变的。椎体切除的宽度通常由两侧的钩椎关节划定，通常为15mm。

椎间盘切除术是在所要切除椎体邻近的椎间隙上进行的。其后方的后纵韧带完整保留。用Leksell咬骨钳来咬除尽可能多的椎体，将椎间盘切除的范围作为深度的标尺。取出的骨质保存备用，以供在随后的植骨中使用。剩下的椎体用M8磨钻头打磨处理干净，同样用钩椎关节作为椎体切除侧方范围的标尺。在整个磨钻打磨过程中，偶尔会使用可吸收明胶或其他止血剂，以尽量减少失血。当只剩下皮质一层壳时，用Kerrison钳将这层骨质取出。然后将后纵韧带刺穿并切除。当后纵韧带钙化时，我们会在钙化的侧方打磨，直到看到软的组织，再试图分离出中央钙化的后纵韧带。然后用钝的神经钩仔细地将这段后纵韧带从硬脊膜中分离出来并碎块地切除。如果认为漂浮的后纵韧带钙化块不能安全地从硬脊膜上分离下来，则将其留在原位。

移植物选择

在所有的移植物选择中，具有成骨、骨传导和骨诱导作用的自体移植物仍然是金标准。相应的，许多研究证明了在多节段融合中，自体移植物比同种异体移植物的融合率更高。Zdeblick和Ducker[46]报道，在多节段融合中，同种异体髂骨移植的不愈合率为62%，而自体髂骨移植的不愈合率为17%。Fernyhough等[13]同样，在颈椎前路椎体次全切除术中，同种异体腓骨移植的假关节形成率为36%，而自体腓骨移植的假关节形成率为25%。然而，自体移植取骨部位会有高达30%的供体部位发病率（MacDonald等，1997年）。同种异体移植物与自体移植物相比，在单节段椎体次全切除术中有相似的融合率[45]。

钛网自20世纪80年代以来一直在使用，据报道融合率相当不错。最初的1~2个节段的病例中影像学证实有94%的钛网融合（Narotam等，2003）。Hee等[14]报道了相似的95%的融合率，另外还指出骨量减少患者的失败，可能是由于钛和骨量少的骨之间的弹性模量差异较大，导致沉降增加和随后的失效。

最近，一种较新的钛网已被应用于颈椎椎体次全切除术。可扩张的钛笼最初的设计是为了便于置入，并提供精确的撑开。一个来自荷兰的前瞻性病例系列报告了93%的融合率，尽管该病例系列包含了颈椎、胸椎和腰椎的脊柱疾病[3]。最初的病例系列中有22名接受颈椎椎体次全切除术的患者报告没有移植物相关的并发症和100%的融合率，平均随访22个月（Auguste等，2006）。然而，应该注意的是，在这个系列中，有14/22的患者预先进行了后路融合。

尽管克氏针[36]或螺钉[1]和甲基丙烯酸甲酯结构在过去曾被使用过，但由于融合率并不理想[23]，它们的使用受到了强烈的批评[23]。因此，这些结构只能被推荐用于预期寿命较短的姑息手术，或不期望发生融合的治疗。

许多其他材料（如聚醚醚酮或碳纤维）的使用已经

被报道过，但无论选择何种移植材料，某些原则在技术层面保持一致。一般来说，我们试图选择直径最大的同种异体腓骨，不超过准备好的终板区域。扩大同种异体骨移植的内径，以便根据需要置入自体移植骨和骨形态发生蛋白。然后用高速磨钻将同种异体腓骨移植物成形到适当的长度，并保持轻微的前凸角度。具体的移植长度是去掉GardnerWells钳的重量，大约比终板之间的空间长几毫米的长度。重新施加重量以牵开椎体，并小心地插入移植物。然后再次移除重量，并通过使用神经钩在确保没有移动的情况下从腹侧施加温和的力来评估移植物的大小。用X线平片评估是否有足够的终板接触。

骨形态生成蛋白

骨形态发生蛋白2作为脊柱融合的辅助因子已被广泛研究。最初对BMP的热情受到一篇报道影响，使用BMP后高达27.5%的病例发生椎前肿胀导致吞咽困难和/或气道阻塞的现象[40]。随后的报告描述了并发症，包括局部炎症、无菌囊肿形成、异位骨形成，甚至可能增加恶性肿瘤的风险[37]。然而，最近的研究表明，在颈椎前路手术中，骨形态发生蛋白在促进骨融合方面是安全和有效的。为了证明这一观点，Hofstetter等（2016）最近进行了一项系统综述，观察了BMP对骨融合的剂量依赖效应和不良反应。有趣的是，他们发现，随机的低剂量（0.2~0.6mg/椎间盘水平）和高剂量（0.7~2.1mg/椎间盘水平）BMP的融合率差异很小。更重要的是，他们确定，与非BMP对照组相比，低剂量BMP的不良反应率并没有显著提高，而高剂量会导致8%~10%的不良反应率。还注意到，随着融合节段的数量增加，BMP对融合率的影响更大。应该注意的是，目前在颈椎前路手术中使用骨形态发生蛋白未被FDA认可。虽然这一节关于骨形态发生蛋白的使用描述是完整的，但必须注意的是，生物制剂在颈椎前路手术中的使用仍然存在很大的争议。

钢板

前路椎体次全切除术后的钢板选择包括长前路钢板（固定的或动态的）、过渡钢板（或支撑钢板）或无钢板。

总体上来说，前路椎体次全切除术不用钢板会出现5%~50%的移植物移位的情况。在一项系统综述中，Fraser和Hartl（2007）报道了在单个节段的椎体切除手术中带钢板或不带钢板的融合率分别为92.9%和95.9%。在两个节段的椎体切除手术中，前路带钢板和不带钢板的融合率分别为96.2%和89.8%。

在开发颈椎前路钢板之前，椎体次全切除术仅由腓骨移植物支撑。为此，设计了多种技术来通过钻孔凹槽或楔形将移植物放置到相邻的终板内。Thongtrangan等（2003）对这些技术进行了更详细地概述。然而，尸体研究表明，对终板进行大量钻孔会增加沉降和移植物失败率的风险[20]。

前路长钢板：固定钢板与动力钢板

颈椎前路长钢板主要有两种：固定型或动态型。两者都得到了广泛的研究，生物力学研究表明，与固定角度钢板相比，动态钢板具有更高的拔出强度[10]。此外，动态钢板的融合率更高，并发症更低[29, 41]。临床上，固定前路钢板仅用于创伤固定，因为需要尽量减少节段性脊柱前凸的丢失。我们的经验是，理想的钢板长度应横跨整个待融合区域，但不能覆盖超过最头端椎体的1/3。这种做法的理论基础是基于研究表明，当超过这一阈值时，X线片显示相邻节段病变会增加[28]。

过渡钢板或支撑钢板

由于移植物失败的最常见机制是头端固定，尾端"拔出"，因此支撑住结构的尾端部分，可能会防止拔出而保证头端的固定和继发的融合。支撑钢板也可以避免理论上可能阻碍融合的前路长钢板（特别是那些固定种类）的离散作用。

An等[2]报告过渡钢板用于多节段椎体次全切除术11例，失败率为0。然而，这些结构都辅以后方固定。Riew等[31]得出相似的结果，单独前路固定的支撑钢板有4/11的失败率：1例移植物脱出，3例假关节形成。辅以后方固定的没有失败的。这份报告中的一个重要观察结果是，支撑钢板的失效在机制上略有不同，但都具有潜在的破坏性的临床结局。具体地说，支撑板的头端向前突

出，造成气管前方压迫和呼吸困难。

我们的经验是，我们通常使用同种异体腓骨作为支架，切除的自体骨赘或椎体切除之后收集的自体骨填充来进行移植。终板保存完好。大多数情况下都会使用长前路动力钢板。骨形态发生蛋白仅用于多节段椎体次全切除术。

临床问题

颈椎前路切除术的适应证

一般说来，实施颈椎前路椎体次全切除术的基本原理可以被认为是切开进入、减压神经结构、矫正畸形，或这些的结合。

椎体切除治疗脊髓型颈椎病和后纵韧带骨化症的适应证有必要特别讨论，因为从后路还是前路治疗这些疾病的决定仍然存在争议。Lawrence等（2013）最近的一项系统综述试图解决长期存在的争论，即对于多节段脊髓型颈椎病，前入路还是后入路哪一个更好。他们的分析包括了8项对比研究，涵盖了各种前入路和后入路的方法。总体而言，作者得出的结论是，文献中没有足够的证据来证明前路或后路手术更佳。但是，他们强调，在决定最佳入路时要考虑的重要因素包括：腹侧与背侧压迫、矢状位平衡、局灶性与弥漫性疾病、轴性疼痛或神经根病的存在与否、年龄、合并症以及术者的偏好/熟悉程度。关于后纵韧带骨化症，Chen等[8]对椎板成形术和颈椎前路椎体次全切除术治疗多节段后纵韧带骨化症进行了荟萃分析，包括10个非随机对照病例研究（1个前瞻性非随机试验和9个回顾性研究），共819名患者。他们的结论是，根据JOA评分，椎体次全切除术可以带来更好的神经学结果，但与椎板成形术相比，并发症发生率明显更高（25%比19%）。这种情况在椎管侵占率大于或等于60%的后纵韧带骨化症患者和术前有后凸畸形的后纵韧带骨化症患者中尤为明显。

增加椎体切除节段和与之相关的风险

在一项对31名患者进行的4个节段的回顾性研究中，总体报告的并发症发生率为38.7%[35]。虽然切除更

大的范围当然是可能的，在极少数情况下也可能是必要的，但有充分的文献证明，增加椎体切除的长度会增加并发症的发生率。迄今为止描述椎体次全切除术后并发症的最大宗的系列研究之一，Boakye等[5]回顾了1997—2006年在退伍军人事务部接受颈椎椎体次全切除术的1560例患者。总体而言，他们确定3个或3个以上节段椎体切除会使术后并发症的风险增加2倍以上（OR=2.51）。此外，他们报告说，与单节段切除相比，两节段（OR=1.67）和3个节段（OR=3.15）椎体切除手术需要再次手术的并发症发生率更高。生物力学研究还显示，3个节段与2个节段椎体次全切除术相比，术后即刻稳定性降低[30]。

增加椎体切除节段同样会增加移植物失败和移位的概率。Vaccaro等[42]报道两节段的手术失败率为9%，而3个节段的手术失败率为50%。Sasso等[34]报道2个节段椎体切除失败率为6%，而3个节段钢板固定椎体切除失败率为71%。Wang等[43]的研究显示，使用无钢板自体骨移植，移植物移位率随着椎体切除节段的增加而增加，在1个、2个、3个和4个节段的椎体切除手术中，移植物移位率分别为4%、5%、10%和17%。

需要预先辅以后路固定的情况

关于何时应该在椎体次全切除术中预先辅以后路固定，仍然存在一些争议。不足为奇的是，多个尸体研究表明，补充后路固定提供了更坚固的结构（Galler等，2007）。McAfee等[24]报道，尽管与单纯前路手术相比，前路切除辅以后路固定明显增加了手术的风险，但当他们的前路切除加上后路时，失败率基本上为0。此外，生物力学尸体模型表明，与单纯前路椎体切除相比，补充后路固定可能会增加相邻节段的受力（Hussain等，2013），导致相邻节段疾病的发生率增加，尽管这一点尚未在临床环境中得到验证。

根据我们的经验，在以下情况下通常需要补充颈前路椎体切除加后路内固定：3个或3个以上节段椎体切除，术前严重后凸畸形（大于15°），患有可能阻碍融合的全身性疾病（骨质疏松症、强直性脊柱炎等），肿瘤疾病，和/或前后方病变（骨折脱位等）。

并发症及并发症的避免

喉返神经损伤

颈椎前路手术中最常见的损伤是喉返神经损伤。尸体研究表明，左侧喉返神经有更多的走行，允许更多的延伸，是声带麻痹发生概率较低的可能原因[44]。此外，少数情况下喉返神经在右侧不会折返，尽管这种情况发生的概率不到1%[7]。回顾性分析16例颈椎前路声带麻痹的临床资料，只有一例为右侧麻痹[26]。然而，临床研究并未显示由于入路选择哪一侧引起喉返神经损伤率有任何差异[4]。

永久性喉返神经损伤的估计发生概率为0.15%[6]~2%（Cloward，1962）。ApFelbaum等（2000）报道了暂时性喉返神经功能障碍的发生率为3%，永久性功能障碍的发生率为0.33%。实际上，有一种方法可以降低喉返神经损伤率，那就是在放置牵开器后对气管内套管袖套进行放气和再充气，这可以将发生率从6%降低到2%（ApFelbaum等，2000）。此外，尽管目前还没有明确的临床研究证明，但在手术过程中（特别是在MEPs期间），确保牵开器不移动，确保充分的分离，以及减少手术时间，都可以降低喉返神经损伤率。

椎动脉损伤

椎动脉损伤可能是致命的，但幸运的是，这种情况很少见。最近对脊柱外科医生的一项调查显示，所有颈椎手术的发病率为0.07%[21]，尽管这可能低估了真实的发病率。其他学者估计颈椎前路椎动脉损伤的发生率为0.5%[39]。Boakye等[5]报道称颈椎前路椎体切除手术血管撕裂的概率为0.96%，但不能确认损伤的血管。

在解剖正常的情况下，利用钩椎关节作为椎间盘切除/椎体切除的边界可减少椎动脉损伤的概率。然而，如前所述，必须始终考虑解剖异常的可能性，如果有的话，必须在MRI或CT血管造影上寻找。最佳的观察椎动脉损伤的时机是在显露颈椎和椎体切除的时候。

椎动脉有92%~95%的概率在C6进入横突孔，C4、C5和C7分别有1.8%、5.6%和0.6%的概率[12, 16]。如果椎动脉比正常情况下更靠近头端进入椎动脉孔，它就会在没有骨质保护的情况下走行在颈长肌的后方和侧方，从而在分离颈长肌的过程中可能会无意的受到损伤。

最近的一项研究观察了250名接受MRI扫描检查的颈部疼痛、神经根病或脊髓病的患者，结果显示7.6%的患者椎动脉中线移位[12]。如果在椎体次全切除术中未被识别，向内侧偏离的椎动脉显然有更高的损伤风险。

如果发生损伤，椎动脉损伤的治疗包括填塞、显露和电凝、开放缝合或血管夹夹闭，或血管内栓塞。

交感神经损伤

交感神经损伤是一种相当罕见的并发症，因此，虽然有病例报道，但尚未有过大宗报道。颈长肌显露不良会导致交感神经干损伤，因为神经丛位于该肌肉的浅层。在这样的病例中，牵开器的移动同样可能导致交感神经损伤。解剖学研究表明，交感神经干在下颈椎（C6相比C3）[11]中位于更内侧，尽管临床相关性很难确定，但在下颈椎入路可能有更高的损伤风险。这些患者通常是通过术后出现霍纳综合征来确诊的。这些患者的治疗结果一般是理想的。

C5 神经根病

C5麻痹是颈椎减压手术的并发症，在前路和后路的颈椎减压术有相似的发生率（Gandhoke等，2011）。有研究估计，这一并发症发病率高达10%~20%（Yonenobu等，1991；Saunders，1995）。绝大多数病例是单侧，只有大约8%是双侧的[32]。

虽然已经提出了几种理论，但这种并发症背后的确切病理生理机制尚不完全清楚。其中一种主流的理论是Yononenbu（1991）提出的脊髓移位理论。在这个主要源于后路减压的理论中，认为脊髓后方的减压会导致C5神经根的过度伸展。这得到了Saunders等（1995）的支持，将椎体切除宽度限制在15mm时，C5麻痹的发生率由14%降至2%。

C5麻痹的出现时间有多种可能，从术后即刻到术后近2个月[25]。然而，随后报道的几个病例研究显示，严格按照解剖学标识（钩椎关节）进行更大范围减压而不

是任意宽度时，C5麻痹的发生率要低得多，只有4.6%。几个术前因素也与术后增加的C5麻痹有关：后凸畸形的存在、重度颈椎病，以及60岁以上。当出现术后C5麻痹时，患者开始接受激素类药物治疗以及随后进行的物理治疗，大多数患者可以在几周到几个月内自然缓解。磁共振成像用来排除任何需二次手术的结构性损伤。

脑脊液漏

除后纵韧带骨化症外，脑脊液漏的发生率通常与椎间盘切除术相同。在这类患者中，骨化韧带可以牢固地附着在硬脊膜上，最严重的是在某些罕见的情况下，硬脊膜可能完全缺损。为了避免意外的切开硬脊膜，有时可能需要留下漂浮的骨化韧带，如果需要的话，从后方进行减压。

通常情况下，前入路的硬脊膜撕裂不能一期闭合。在这些情况下，将需要使用明胶海绵纤维蛋白胶。脂肪和肌肉移植物可以留置在移植物后面，但要非常小心，因为过度膨胀会使减压失效。腰大池引流可以在最初一些日子引流脑脊液，并使硬脊膜缺损愈合。

邻近节段退变

邻近节段退变（ASD）是困扰脊柱融合的一个问题。在对1038例颈椎融合术患者的回顾性分析显示，每年需要再次手术的ASD估计为2.4%[18]，而有症状的ASD据报道为2.9%[15]。一项针对44名患者的小规模回顾性分析报道，影像学显示ASD的发病率高达75%（Kulkarni等，2004）。

ASD被认为是由于邻近结构的关节受力增加，导致这些节段出现代偿性的过度活动所致。长结构会导致对剩余关节施加更大的力，尽管一些研究表明增加融合节段的数量实际上会降低ASD的发生率（Kulkarni等[15, 18]，2004）。不管较长的节段是否增加了剩余节段的实际应力，人们还是相信发生ASD的风险远大于收益。

为了减少ASD的发生率，我们的经验是在头端和尾端覆盖不超过1/3的椎体来放置前路钢板[28]。

移植物失败

在报道的各种病例研究中，移植物和钢板移位率为5%~50%。椎体次全切除术中移植物失败的最常见机制是移植物头端下沉、移植物尾端移位。即使在应用颈椎前路长钢板的情况下，其机制也是相似的，很可能是生物力学研究所显示的移植物尾端的往复活动导致了螺钉的松动[27]。减少术后移植物移位的方法已经在前面阐述过了，包括应用前路钢板和处理终板。除上述建议外，去除过多骨赘的皮质骨可能会增加螺钉拔出率。当融合失败的风险很高时，双皮质螺钉是一种选择，但很明显，这也会增加下面的硬脊膜和脊髓损伤的风险。移植物骨折也可能发生，但可以通过避免螺钉置入移植物本身来降低这种可能性。置入适当大小的移植物可以最大限度地减少明显的下沉和移植物折断率，同时促进充分的融合。

移植物失败的处理取决于临床情况的严重程度。处理气道是最重要的，应该在严格保护脊髓的前提下立即建立。可能需要手术来处理。一旦情况稳定下来，通常采用前路手术来移除失败的移植物并重建前方脊柱的稳定性。一般建议同时进行后路固定支撑。

骨不连和假关节

据报道，术后1年随访时的假关节发生率为7.6%[17]。虽然已经提到了许多减少骨不连和假关节形成的技术因素，包括适当的移植物大小、BMP的使用等，但许多可控的全身性风险因素在是否融合成功中也起着很大的作用。例如，在对132名患者的回顾性分析中，吸烟者的假关节发病率高于不吸烟者（16%相比4%）。将假关节风险降至最低通常需要控制全身性疾病。

钢板并发症

除钢板移位外，钢板位置不佳还可能导致吞咽困难、咽喉刺激，甚至侵蚀食道[19]。为了最大限度地减少这些并发症，我们确保钢板与椎体齐平，以使其外形最小化。要做到这一点，通常需要去除前方骨赘，但应该注意尽可能减少这种做法，因为皮质破坏会降低螺钉拔出强度。

对轻微的钢板并发症处理，如持续的食管刺激，可以在确定下方的颈椎已经融合的情况下，取出引起症状的钢板。对于食道穿孔，建议咨询耳鼻喉科专家，因为食道可能需要一期肌瓣修复才能得到充分治疗。

术后血肿

颈椎前路手术后最令人恐惧的并发症之一就是急性血肿的快速进展，阻碍气道或压迫脊髓。Sarkar等[33]在印度的一个大型单机构的系列研究中，468名患者的发病率为0.2%，而美国退伍军人事务部的研究报道了1.47%的术后血肿发生率[5]。不幸的是，后一项研究的严重程度和后果没有被描述，因此可能过高地估计了危及生命的术后血肿发生率。无论如何，我们的经验是在每次椎体次全切除术后留置Jackson-Pratt引流管。虽然血肿在颈动脉内膜切除术后更常见，但在恢复室内发生急性血肿阻碍气道时需要立即重新打开手术切口。

术后护理

我们的经验是X线平片需在即刻（术后1~2天）、急性期（3周）和慢性期（~6个月）拍摄。常规CT扫描仅在需要查看融合的情况下进行，并在1年时进行。一旦在X线下观察到骨性融合，就立即进行前屈后伸位X线检查，并移除外固定矫形器，仔细观察是否出现假关节和邻近节段疾病。只有在有新的症状或影像学上有可疑发现时，才能进行随后的成像（包括MRI和CT扫描）。尽管食道穿孔单靠CT/MRI也可以发现脓肿或积液，但最好的诊断方法是吞钡和/或胃肠造影。

与脊柱后路手术相比，前路手术需要较少的药物来控制疼痛。我们的经验是，在使用任何药物之前使用非药物止痛技术（正确使用矫形器、冰袋、物理/按摩疗法等）。然而，如果需要，我们会使用对乙酰氨基酚治疗轻度疼痛，长效苯二氮卓类药物治疗肌肉痉挛，小剂量阿片类药物治疗严重疼痛。非甾体类抗炎药通常是避免的，以降低不融合的风险。

外固定矫形器

Vaccaro等[42]证实在2个节段和3个节段椎体切除手术的融合率上，应用Hallo环式矫形器与应用颈托的融合率相似。我们的经验是术后立即应用Miami J颈托，一般会维持10周或更少，如果X线片显示融合并没有假关节形成的证据。然而，应注意的是，颈托的使用时间对于每个患者和术者来说都是灵活的。

病例示例

42岁的女性患者，就诊时上肢越来越麻木，行走困难。她还抱怨说，她的左臂持续疼痛，并随着活动的加剧，左臂活动越加不便，这种情况随着休息而减轻。没有任何肠道或膀胱症状，也没有外伤史。患者已经尝试了理疗和注射，但这些都没有缓解她的症状。在症状出现时，她正在服用加巴喷丁和萘普生。查体显示双侧距反射阳性，左侧Hoffman征阳性。她表现出轻度共济失调的步态和手部内在肌的轻微无力，左侧重。MRI显示C5–C6和C6–C7节段有明显的颈椎管狭窄，左侧有脊髓凹陷和移位（图23.1a，b）。随后的CT扫描显示C6椎体背侧的骨赘韧带复合体钙化（图23.2a，b）。附带注明是既往手术置入的齿状骨螺钉。术前平片显示颈椎前凸变直，但无明显后凸。

根据患者临床症状的进行性加重和脊髓受压的放射学证据，决定为其提供手术治疗。根据压迫的主要位置在椎体后方，我们采用了C6椎体次全切除术。

术中无并发症，患者对手术耐受性良好。要求患者佩戴硬颈托，直到在随访时重新评估。在9周时，患者的左上肢仍有一些麻木的感觉，但这已经有了很大的改善。与手术前相比，患者的步态也有所改善，但仍然难以进行串联步态测试。最终，X线平片显示早期关节融合（图23.3），动力位片上没有不稳定的证据。

结论

术者有责任了解他们所进行的每一种手术的益处和局限性。颈椎前路椎体次全切除术也同样，随着椎体次全切除术节段的增加，术者必须权衡扩大显露、减压或矫正畸形与高并发症发生率对比的收益。此外，充分掌握颈椎前路软组织的分离范围是利于手术和降低并发症发生率的重要因素。最后，虽然在临床实践中存在着很大的差异，但应意识到每种类型的内固定或移植物的优缺点，并根据患者的个人需求来应用它们。

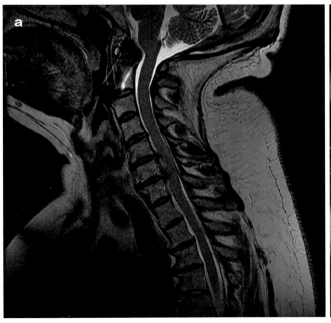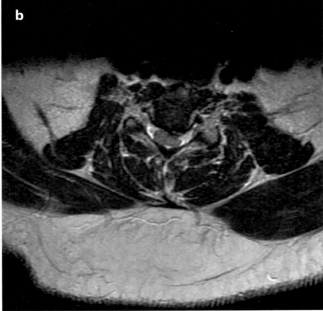

图23.1　（a）矢状位T2加权磁共振成像显示C6椎体后方脊髓受压。（b）C6椎体中部轴位T2加权磁共振成像，显示脊髓向左偏心受压

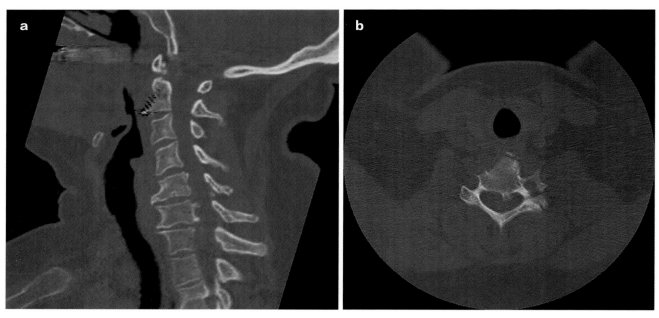

图23.2 （a）矢状位CT扫描证实疑似C6椎体后骨赘－韧带复合体钙化。（b）轴位CT扫描显示C6椎体后骨赘－韧带复合体钙化，偏心向左

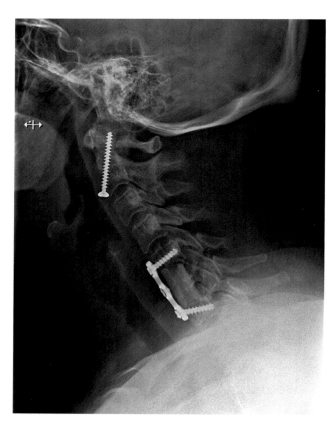

图23.3 术后X线片。在C5和C7行部分椎体次全切除，C6椎体完整次全切除手术。站立的中立位平片显示良好的终板接触，有早期关节融合的迹象。未见螺钉透亮或钢板移位

参考文献

[1] Alleyne CH Jr, Rodts GE Jr, Haid RW. Corpectomy and stabilization with methylmethacrylate in patients with metastatic disease of the spine: a technical note. J Spinal Disord. 1995;8(6):439–443.

[2] An HS, Gordin R, Renner K. Anatomic considerations for plate-screw fixation of the cervical spine. Spine (Phila Pa 1976). 1991;16(Suppl):S548–S551.

[3] Arts MP, Peul WC. Vertebral body replacement systems with expandable cages in the treatment of various spinal pathologies: a prospectively followed case series of 60 patients. Neurosurgery. 2008;63:537–544.

[4] Beutler WJ, Sweeney CA, Connolly PJ. Recurrent laryngeal nerve injury with anterior cervical spine surgery risk with laterality of surgical approach. Spine (Phila Pa 1976). 2001;26(12):1337–1342.

[5] Boakye M, Patil CG, Ho C, Lad SP. Cervical corpectomy: complications and outcomes. Neurosurgery. 2008;63(Suppl 2):295–301.

[6] Bulger RF, Rejowski JE, Beatty RA. Vocal cord paralysis associated with anterior cervical fusion: considerations for prevention and treatment. J Neurosurg.1985;62(5):657–661.

[7] Cannon RC. The anomaly of nonrecurrent laryngeal nerve: identification and management. Otolaryngol Head Neck Surg. 1999;120:769–771.

[8] Chen Z, Liu B, Dong J, Feng F, Chen R, Xie P, Zhang L, Rong L. Comparison of anterior corpectomy and fusion versus laminoplasty for the treatment of cervical ossification of posterior longitudinal ligament: a meta-analysis. Neurosurg Focus. 2016;40(6):E8.

[9] Cloward RB. The anterior approach for removal of ruptured cervical disks. J Neurosurg. 1958;15(6):602–617.

[10] Dipaola CP, Jacobson JA, Awad H, et al. Screw orientation and plate type (variable- vs. fixed-angle) effect strength of fixation for in vitro biomechanical testing of the Synthes CSLP. Spine J. 2008;8:717–722.

[11] Ebraheim NA, Lu J, Yang H, Heck BE, Yeasting RA.

Vulnerability of the sympathetic trunk during the anterior approach to the lower cervical spine. Spine (Phila Pa 1976). 2000;25(13):1603–1606.

[12] Eskander MS, Drew JM, Aubin ME, Marvin J, Franklin PD, Eck JC, Patel N, Boyle K, Connolly PJ. Vertebral artery anatomy: a review of two hundred fifty magnetic resonance imaging scans. Spine (Phila Pa 1976). 2010;35(23):2035–2040.

[13] Fernyhough JC, White JI, LaRocca H. Fusion rates in multilevel cervical spondylosis comparing allograft fibula and autograft fibula in 126 patients. Spine (Phila Pa 1976). 1991;16(Suppl 10):561–564.

[14] Hee HT, Majd ME, Holt RT, et al. Complications of multilevel cervical corpectomies and reconstruction with titanium cages and anterior plating. J Spinal Disord Tech. 2003;16:1–9.

[15] Hilibrand AS, Carlson GD, Palumbo MA, Jones PK, Bohlman HH. Radiculopathy and myelopathy at segments adjacent to the site of a previous anterior cervical arthrodesis. J Bone Joint Surg Am.1999;81(4):519–528.

[16] Hong JT, Park DK, Lee MJ, et al. Anatomical variations of the vertebral artery segment in the lower cervical spine analysis by three-dimensional computed tomography angiography. Spine (Phila Pa 1976).2008;33:2422–2426.

[17] Lau D, Chou D, Ziewacz JE, Mummaneni PV. The effects of smoking on perioperative outcomes and pseudarthrosis following anterior cervical corpectomy: clinical article. J Neurosurg Spine.2014;21(4):547–558.

[18] Lee JC, Lee SH, Peters C, Riew KD. Adjacent segment pathology requiring reoperation after anterior cervical arthrodesis: the influence of smoking, sex, and number of operated levels. Spine (Phila Pa 1976).2015;40(10):E571–E577.

[19] Lee SH, Mesfin A, Riew KD. Delayed esophageal perforation after anterior cervical fusion and retropharyngeal steroid use: a report of two cases. Spine J.2015;15(10):e75–e80.

[20] Lim TH, Kwon H, Jeon CH, et al. Effect of endplate conditions and bone mineral density on the compressive strength of the graft endplate interface in anterior cervical spine fusion. Spine (Phila Pa 1976).2001;26:951–956.

[21] Lunardini DJ, Eskander MS, Even JL, Dunlap JT, Chen AF, Lee JY, Ward TW, Kang JD, Donaldson WF. Vertebral artery injuries in cervical spine surgery. Spine J. 2014;14(8):1520–1525.

[22] Madhavan K, Benglis DM, Wang MY, Vanni S, Lebwohl N, Green BA, Levi AD. The use of modest systemic hypothermia after iatrogenic spinal cord injury during surgery. Ther Hypothermia Temp Manag. 2012;2(4):183–192.

[23] McAfee PC, Bohlman HH, Ducker T, Eismont FJ. Failure of stabilization of the spine with methylmethacrylate. A retrospective analysis of twenty-four cases. J Bone Joint Surg Am. 1986;68(8):1145–1157.

[24] McAfee PC, Bohlman HH, Ducker TB, et al. One-stage anterior cervical decompression and posterior stabilization. A study of one hundred patients with a minimum of two years of followup. J Bone Joint Surg Am. 1995;77:1791–1800.

[25] Nassr A, Eck JC, Ponnappan RK, Zanoun RR, Donaldson WF III, Kang JD. The incidence of C5 palsy after multilevel cervical decompression procedures: a review of 750 consecutive cases. Spine (Phila Pa 1976). 2012;37(3):174–178.

[26] Netterville JL, Koriwchak MJ, Winkle M, Courey MS, Ossoff RH. Vocal fold paralysis following the anterior approach to the cervical spine. Ann Otol Rhinol Laryngol. 1996;105:85–91.

[27] Panjabi MM, Isomi T, Wang JL. Loosening at the screw-vertebra junction in multilevel anterior cervical plate constructs. Spine (Phila Pa 1976).1999;24:2383–1288.

[28] Park JB, Cho YS, Riew KD. Development of adjacent-level ossification in patients with an anterior cervical plate. J Bone Joint Surg Am. 2005;87(3):558–563.

[29] Pitzen TR, Chrobok J, Stulik J, et al. Implant complications, fusion, loss of lordosis, and outcome after anterior cervical plating with dynamic or rigid plates: two-year results of a multi-centric, randomized, controlled study. Spine (Phila Pa 1976). 2009;34:641–646.

[30] Porter RW, Crawford NR, Chamberlain RH, Park SC, Detwiler PW, Apostolides PJ, et al. Biomechanical analysis of multilevel cervical corpectomy and plate constructs. J Neurosurg. 2003;99(1 Suppl):98–103.

[31] Riew KD, Sethi N, Devney J, et al. Complications of buttress plate stabilization of cervical corpectomy. Spine (Phila Pa 1976). 1999;24:2404–2410.

[32] Sakaura H, Hosono N, Mukai Y, Ishii T, Yoshikawa H. C5 palsy after decompression surgery for cervical myelopathy: review of the literature. Spine (Phila Pa 1976). 2003;28:2447–2451.

[33] Sarkar S, Nair BR, Rajshekhar V. Complications following central corpectomy in 468 consecutive patients with degenerative cervical spine disease. Neurosurg Focus. 2016;40(6):E10.

[34] Sasso RC, Ruggiero RA Jr, Reilly TM, et al. Early reconstruction failures after multilevel cervical corpectomy. Spine (Phila Pa 1976). 2003;28:140–142.

[35] Saunders RL, Pikus HJ, Ball P. Four-level cervical corpectomy. Spine (Phila Pa 1976). 1998;23(22):2455–2461.

[36] Scoville WB, Palmer AH, Samra K, Chong G. The use of acrylic plastic for vertebral replacement or fixation in metastatic disease of the spine. Technical note. J Neurosurg. 1967;27(3):274–279.

[37] Shields LB, Raque GH, Glassman SD, Campbell M, Vitaz T, Harpring J, et al. Adverse effects associated with high dose recombinant human bone morphogenetic protein-2 use in anterior cervical spine fusion. Spine (Phila Pa 1976). 2006;31:542–547.

[38] Smith GW, Robinson RA. The treatment of certain cervical-spine disorders by anterior removal of the intervertebral disc and interbody fusion. J Bone Joint Surg Am. 1958;40-A(3):607–624.

[39] Smith MD, Emery SE, Dudley A, et al. Vertebral artery injury during anterior decompression of the cervical spine. J Bone Joint Surg Br. 1993;75:410–415.

[40] Smucker JD, Rhee JM, Singh K, Yoon ST, Heller JG. Increased swelling complications associated with

多节段颈椎椎间盘切除术与颈椎椎体次全切除术

第 24 章

Hani R. Malone，Michael G. Kaiser

丛 琳 译

经验

- 病变的单侧性决定手术显露在另一侧进行——采取对侧显露可以提供最佳的术野，特别是对于椎间孔周围的病变来说。
- 术前应认真评估患者的脊髓受压症状，确定症状是否可以通过生理范围内的运动，包括伸展和屈曲来诱发（Lhermitte征）。
- 术前应通过透视进行皮表定位，并微调至目标节段，因为大多数术者在显露过程中遵循轻微的偏尾端轨迹。
- 每15~20min释放椎间牵开器并冲洗伤口，以降低牵开损伤和肿胀的风险。
- 横断肩胛舌骨肌以降低牵拉时的张力，尤其是当进行多节段下颈椎手术时。
- 将牵开器安装在与手术台相连的关节臂上，或使用手术台牵开器系统，可以稳定牵开器刀刃，并且防止牵开器刀刃损伤颈长肌。
- 如果不需要减压后增加颈椎前凸，则应在手术过程中保持后纵韧带的完整性。
- 使移植物与颈椎椎体终板的接触面积最大化。

教训

- 术前影像学评估不足，未能识别解剖异常，如椎动脉移位。
- 术前未利用站立位X线评估颈椎序列。
- 在规划手术颈椎的头尾侧时，忽略了下颌角或胸骨的相对位置。
- 软组织显露不足（尤其是浅表软组织及颈阔肌下组织），影响正中定位和减压宽度的判断，增加了牵开拉力。
- 过度剥离终板导致移植物下沉。
- 颈椎前路钢板长度过长，导致相邻的椎间盘受损或螺钉侵犯相邻的椎间隙。

H. R. Malone · M. G. Kaiser (*)
Department of Neurological Surgery,
Columbia University Medical Center,
New York, NY, USA
e-mail: mgk7@cumc.columbia.edu

© Springer Nature Switzerland AG 2019
M. G. Kaiser et al. (eds.), Degenerative Cervical Myelopathy and Radiculopathy,
https://doi.org/10.1007/978-3-319-97952-6_24

介绍

颈椎病和由其引起的神经损伤是脊柱外科医生治疗的最常见疾病之一。患者可能会出现一系列症状和体征，包括轴性颈部疼痛、神经根性上肢疼痛、局部无力麻木和脊髓受累。当存在手术指征时，最合适的手术方式取决于既定的临床原则、术者的手术经验和患者的需求/意愿。有效的干预需要一条全面的、基于循证资料的个体化临床路径。

颈椎前路手术通常用于治疗退行性颈椎病，以及创伤性、肿瘤性、感染性疾病[1-3]。文献已证实，在实施颈椎前路椎间盘切除融合术（ACDF）或颈椎椎体次全切除术这两种最常见术式后，患者的临床结果得到了改善[4-8]。两种术式均可减轻神经压迫，恢复颈椎稳定性和序列，从而有效缓解疼痛、改善功能。然而，两者均有其固有的优缺点，在特定情况下，某一种术式可能会更加有利于患者的临床治疗。

在本章节中，我们将讨论多节段颈椎病变的前方入路术式，包括其适应证、手术策略和技术。我们将比较颈椎椎体次全切除术和多节段ACDF的优缺点。而需要特别指出的是，有越来越多的证据支持在特定的临床场景下使用联合术式，即将ACDF与椎体次全切除术结合在同一手术中。

ACDF 与椎体次全切除术

颈椎前路入路手术策略取决于多种因素，包括但不限于压迫的范围、位置和性质，局部和总体序列，假关节病风险及生物力学稳定性。在确定合适的手术入路时，压迫程度是需要最先考虑的主要因素。当压迫病变局限于1~2个节段的椎间隙时，椎间盘切除术是简单有效的选择（图24.1a，24.2a）。当压迫超过2个节段时，手术入路的决策过程变得更加复杂起来（图24.1b）。如果压迫独立于椎间盘，可以选择多节段椎间盘切除术；但多节段的腹侧显露会增加吞咽并发症的风险[9]。尽管缺乏确切的证据，但最近的对比研究表明，在临床特点相近时，腹侧入路或对改善预后更有帮助[10]。

一旦决定采取腹侧入路，压迫的位置和性质就成为重要的考虑因素。如果突出部分已经钙化不可移动，

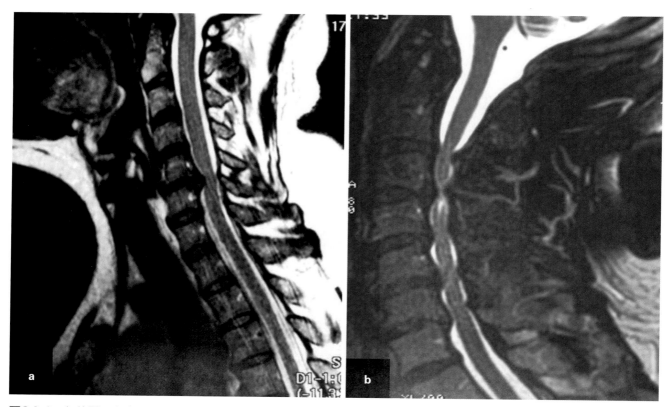

图24.1 矢状面T2加权MRI示颈椎病。累及单个节段（a）的病例通常可以通过颈椎椎间盘切除术来处理。而多节段病变（b）的治疗方式往往更为复杂

和/或已延伸至椎体后方（图24.2b，c），为了安全有效地减压，通常必须采用椎体次全切除术。这一点尤其适用于脊柱后凸的患者，他们的脊髓由于持续的腹侧病变而可能出现"悬垂"。由于超出2个节段的椎体次全切存在生物力学限制[11]，对于超过3个节段的压迫病变，需要考虑附加后方入路或前后联合。

矢状位序列对临床结果的影响近年来被认为应纳入多节段颈椎重建的考虑范畴[12, 13]。恢复或保持矢状位平衡的能力取决于术前对正侧位X线片的仔细评估，以确定患者的颈椎基线姿势。通常来说，多节段颈椎间盘切除术能够更有效地治疗颈椎前凸。多个减压点允许在各个椎间隙逐步复位，在使用颈椎腹侧固定钢板时，额外的固定点为复位脊柱提供了机会[14]。但是，更大的植骨界面也意味着更高的假关节风险[8, 15]。弹性颈椎钢板通过使移植物暴露于被称为"负荷分担"的融合促进力，从而部分减轻假关节形成的风险。尽管弹性钢板的使用可以带来更短的融合时间，但相关研究并未证实基于此所致的融合率提高[16-18]。动态钢板还与逐步严重的脊柱前曲丢失和下沉相关，随着时间推移可能对相邻节段产生不良影响（图24.3）[16-18]。椎体次全切除术的一个优点

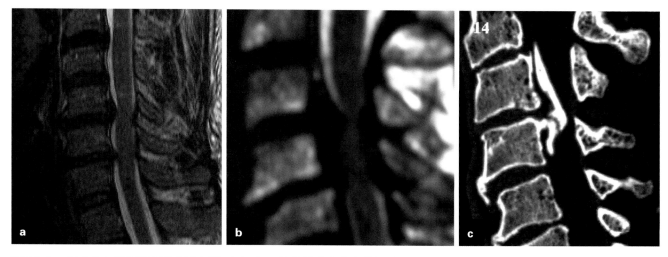

图24.2 当病变主要局限于椎间盘间隙时（a），单节段或多节段椎间盘切除术是可取的。而当病变累及至椎体后方（b）或发生钙化而活动度较差（c）时，无论多少节段受累，均需次全切除椎体来保证安全减压

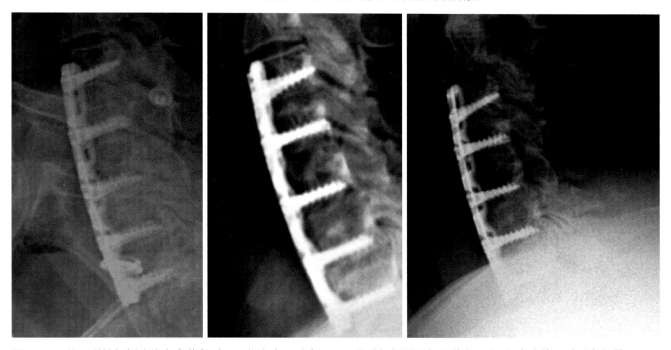

图24.3 使用弹性钢板连接多个节段时，可能会发生过度下沉，导致钢板影响相邻节段。术后X线片的一系列变化展示了这种现象

是减少了关节融合所需的植骨界面。回顾性研究和一项最近的荟萃分析将颈椎椎体次全切除术合并植骨与多节段颈椎前路间盘切除减压融合术进行了比较，尽管这些研究仅限于1~2个节段椎体次全切除术[8, 15, 19]，但均发现椎体次全切除术组的假关节发病率较低。除融合界面较大外，椎体次全切除术还可局部取自体骨移植。尽管多节段椎间盘切除术后也可从髂骨取自体骨以加强融合，但植骨相关并发症的发病率是显著的，并且常常被术者所低估[20]。人工合成的椎体间装置可以在提供结构性支撑的同时使用局部自体骨移植。对于假关节病高风险患者，骨形态发生蛋白（BMP）的使用仍然存在争议。剂量依赖性的并发症，包括言语障碍和呼吸问题，在多节段手术时更为棘手[21]。考虑到传统融合替代物的疗效，这些关于BMP适宜剂量和相对成本效益的问题必须仔细考量[1, 6-7, 21]。尽管在某些情况下使用BMP仍不失为一种选择；但是建议患者和术者进行详密讨论，包括FDA并未批准在颈椎手术中使用BMP这一情况，以确保BMP相关的风险和局限得以被充分认识。

尽管椎体次全切除术在融合率方面具有相对优势，但来自回顾性临床研究的数据强调了该术式的生物力学局限性，尤其是应用于较长结构时。Sasso及其同事发现，超出2个节段的椎体次全切除术通常会失败[11]。使用髂嵴植骨和颈椎固定钢板行3个节段椎体次全切除术，术后平均随访21个月的失败率为71%，而2个节段椎体次全切除术后31个月的失败率仅为6%。作者的结论是，超出2个节段的椎体次全切除术均应辅以后路融合[11]。

从生物力学的观点来看，多节段椎体次全切除术的失败率之所以增加，可以用力臂的长度及施加在结构末端唯一固定点上的扭矩加以解释。椎间植骨界面所传递的力矩载荷与移植物长度成正比。同样，在多节段椎体次全切除术中使用更长的颈椎钢板（无中间螺钉）会导致应力增加和结构末端的断裂。前路钢板的应用还会改变腹侧的顺时旋转轴（IAR）。这显著地改变了较长移植物的受力模式，在屈曲位受力较小而在伸展位被过度挤压。临床上，这增加了"滑动效应"的可能性，这是一种常见的失败模式，颈椎钢板向外突出，穿过椎体尾部（图24.4）。通过后路融合术补强椎体次全切除的结构，使IAR更接近其生理位置，朝向椎体后半部分，保护移植物免受过度拉伸负荷[22]。

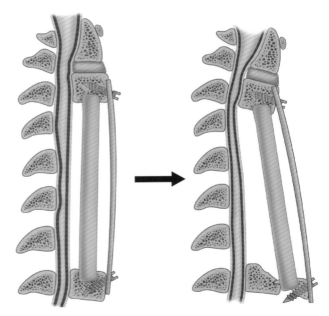

图24.4 较多节段的椎体次全切除术（超过两节段）进行内固定后，移植假体和钢板间形成了显著的力臂，改变了IAR并压迫结构末端，常常导致远端脱出和移植物排异反应

与椎体次全切除术的末端固定相比，多节段椎间盘切除术所创造的节段性固定点显著增强了前屈后伸及侧弯的刚性[23, 24]。节段性固定缩短了受力的力臂，减小了导致多节段椎体次全切除术过早失败的荷载。Ashkenazi及其同事的一项回顾性研究强调了内固定的重要性，在该研究中患者接受了多节段椎体次全切除术，但使用了中间椎体来间隔固定。在29个月时的融合率达到95%，且神经检查均为稳定或改善[25]。Porter[24]和Singh[23]进行的尸检研究也表明，通过确定多个固定点，拉力和弯曲力的分布更为均匀。有趣的是，Porter和其同事发现通过将颈椎钢板固定在移植物中点以增加一个中间固定点，可以显著提高3个节段（而非双节段）椎体次全切除术结构的生物力学稳定性[24]。

复合结构

越来越多的证据表明，复合结构作为一种过渡策略，可以有效地克服多节段椎间盘摘除术或椎体次全切除术所固有的很多局限性。在复合手术中，单个或两个节段颈椎椎体次全切除术与单节段或多节段椎间盘切除术联合实施，并使用单块颈椎钢板桥接（图24.5）。中间椎体提供的额外固定点提高了生物力学强度，并为复位和矫正提供了额外的支点。复合术式中椎体次全切除的范围可以到达椎体背侧以切除病灶，增加有效减压所需术野，提供局部自体骨移植，减少融合界面的数量和潜在的假关节风险。复合技术还提供了强化畸形矫正的可能性，类似于在多节段椎间盘切除术中所演示的，将脊柱"拉"到钢板上，创建一个三点弯曲结构（图24.6）。

在上述Porter等的尸体研究中，由双节段椎体次全切除术和相邻椎间盘切除术所组成的混合构型比相同长度的3个节段椎体次全切除术提供了更好的即时生物力学稳定性[24]。Hussain及其同事进行了类似的对比分析，试图测量出2个节段椎体次全切除术、3个节段ACDF及混合重建术后移植物-终板和骨-螺钉界面处的应力。使用有限元计算模型代替尸体，他们再次证明了混合结构和多

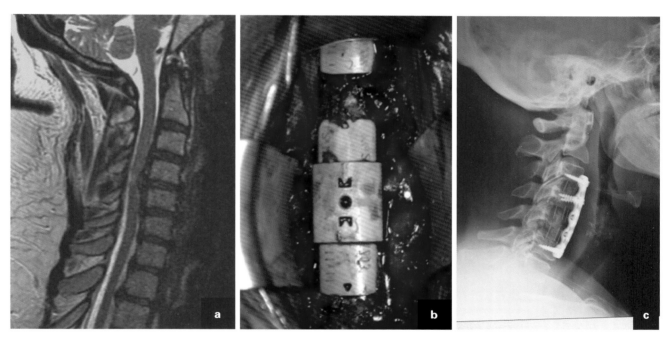

图24.5 术前MRI（a）、术中图片（b）和术后侧位X线片（c）示：椎体次全切除术和ACDF联合用于颈椎前方入路

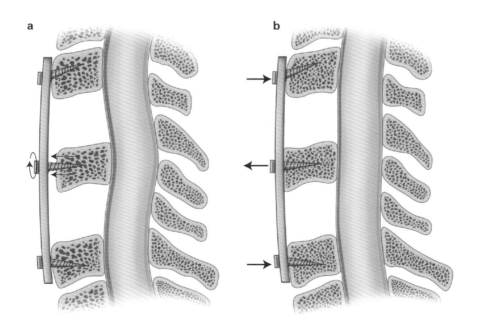

图24.6 在实施多节段减压时，建立一个中央固定点具有显著的生物力学优势。中央固定点可以将脊柱"拉"到钢板上，这一过程降低了畸形发生率（a），并形成三点弯曲结构，增强了对平移应力的抵抗性（b）

节段ACDF中内固定点可使稳定性增加[27]。但重要的一点是，上面提到的尸体模型与计算机模型只评估了这些结构的短期稳定性，并未提供移植体疲劳和长期稳定性的相关信息。

来自回顾性研究的临床证据支持混合结构的耐久性。在Ashkenazi等的研究中，24/25（96%）使用混合构型的CSM患者在29个月的随访中成功融合[25]。

最新的数据来自Xu等，回顾性分析了59例接受双节段椎体次全切除术或椎体次全切除术/椎间盘切除混合构型的CSM患者。在这项研究中，39例接受2个节段颈椎椎体次全切除术的患者中有7例（18%）出现移植物/钢板移位或脱出，而20例采用混合构型的患者均未出现置入并发症[28]。Liu等将这项研究的数据与来自中国和日本的4项类似研究进行Meta分析，比较混合构型与椎体次全切除术治疗CSM的临床疗效，共纳入了356例3~4个节段CSM患者（160例椎体次全切除，196例混合）。研究发现，混合构型与较高的融合率、较少的并发症相关，但在临床结果测量（mJOA、NDI）时未发现显著差异[26]。

一些人认为，混合构型所具有的生物力学优势，加上理想的早期临床结果，消除了在治疗多节段CSM中分期360°手术的必要性[25]。但大多数人同意，无论采用哪种前路重建策略，当患者的假关节或早期移植物失败的风险显著增加时，均应考虑后方加强稳定性[3, 22]。目前，尚无前瞻性数据来比较和对比多节段ACDF、椎体次全切除术和混合构型的疗效。在特定的临床场景中，无数临床因素影响着术者支持某一特定重建策略，这使得治疗难以随机化。然而，回顾性资料显示，只要使用得当，多节段ACDF、椎体次全切除术和混合构型都是治疗多节段颈椎疾病的有效方法。

适应证/禁忌证

与影像学相关的显著性或进行性神经功能缺损仍然是最直接的手术指征。对于那些保守治疗无效、严重影响患者生活质量的脊髓型颈椎病或神经根性疼痛患者，手术也是必要的[6-7]。手术治疗无神经症状或脊柱畸形的单纯性颈痛仍然是有争议的，因为没有特定的测试来准确地测定疼痛的来源。

颈前入路与颈后入路

当决定手术后，制订手术计划前首先要确定前路、后路或联合入路何种最合适。在决定采用哪种手术入路时，颈椎序列和病变的位置/范围同样重要。当需要施行多节段减压时，后方入路对于颈椎前凸的患者是适用的，可以使得脊髓在减压后向背侧移动（图24.7a和图24.8a）[1]。在这种情况下，椎板切除术、椎板成形术和椎板切除术合并融合都可供选择，并没有某一种方法存在明显优势[1-3]。尽管椎板成形术保留了后方韧带张力带，但在颈椎后凸的情况下可能不那么有利[1, 29]。相反，多节段椎板成形术合并融合可作为颈椎曲度变直或后凸患者的可行性选择，帮助其恢复矢状位平衡[2-3]。

大多数人主张对缺少颈椎前凸（图24.7b，c和图24.8b）或伴有明显腹侧病变（图24.2c）的患者采用颈前入路手术[5]。对于伴有严重或已融合的颈椎畸形、骨质差或其他增加假关节风险等合并症的患者，可采用前后联合减压或固定[22]。而包括这些阶段性手术的顺序、时机及重建策略在内的治疗规范是由多因素决定的，而且很大程度上取决于术者的偏好/经验。

一般来说，患者应该参与手术策略的决策过程。这一点很重要，例如，老年患者应被充分告知多节段腹侧入路术后出现吞咽困难的可能性。同样，既往的颈前入路手术、放疗或已有的喉返神经（RLN）损伤都可能会导致术者更倾向于后路手术，而这些患者往往是采用颈前路治疗的。因此，仅仅基于影像学结果或临床数据是无法直接确定治疗模式的。目前尚无标准，需要考虑每位患者的自身特点，以制订最佳手术策略。

术前计划

手术计划一旦制订，包括器械、患者体位、麻醉方式在内的详细计划对于最佳结果的实现来说就至关重要。在某些情况下，有必要进行各种术前评估。在二次手术中，喉镜检查可以发现RLN的功能缺陷及其所导致的声带麻痹，这可能决定了入路方向[30]。基于此，不应尝试对已存在的RLN损伤行对侧前路手术，以防双侧损伤。尽管并非常规施行，术前吞咽功能检查也可能有助于警示术者已存在的亚临床咽部功能障碍，以避免潜在

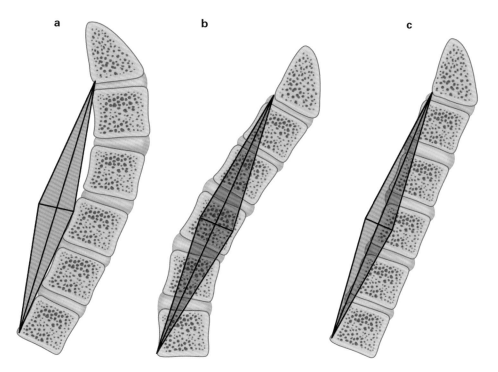

图24.7　定性评估颈椎矢状位序列可以由C2尾端背侧至C7的同一点作直线来进行。（a）示颈椎前凸，椎体位于C2和C7连线腹侧。相反，（b）示脊柱后凸，即连线处于椎体腹侧。（c）示笔直的脊柱，连线平行于椎体后部

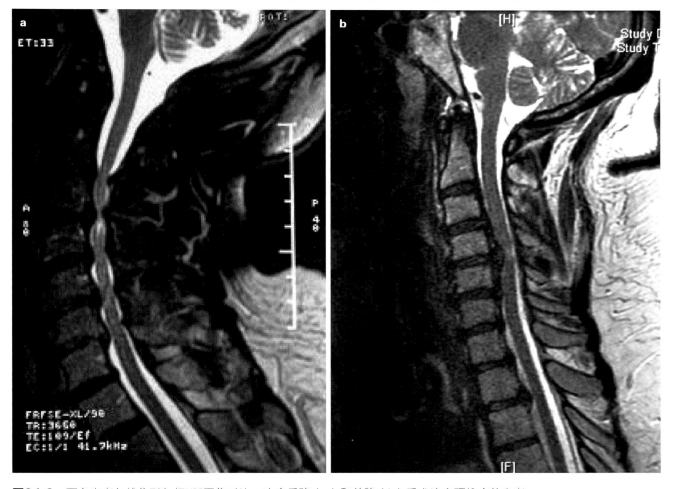

图24.8　两名患者矢状位T2加权MRI图像对比，决定后路（a）和前路（b）手术治疗颈椎病的患者

的术后吞咽困难风险增加。尽管大多数吞咽困难的发作是暂时性的并且能在6个月内恢复，但这一并发症仍然少有报道，临床医生对其认识仍有不足[30]。

影像学检查

术前影像学检查的综合评价是非常有必要的。应从直立过伸过屈位颈椎X线片入手，评估颈椎序列和稳定性。从C2椎体尾端背侧面到C7椎体同一点画一条正中矢状线，即可从正侧位X线片快速做出定性评价。若任何下位颈椎椎体的背侧超出这条线，就可认为颈椎存在后凸（图24.7）。正立位X线片还可用于确定下颌角的相对位置不会妨碍从前路进入颈椎。还应确定胸骨的水平，以防阻挡尾端通道，普通的X线片可能较难评估，通常需要分析CT或MRI。

磁共振成像是评估压迫神经的病变的性质、位置和范围的主要方法。通过T1和T2加权的信号变化可以辨别出急性椎间盘突出、钙化组织的存在、急性或慢性脊髓损伤以及椎体终板的Modic改变。对于那些不能进行MRI检查或使用有影响MRI分辨率的脊柱内固定的患者来说，CT脊髓造影仍然是有优势的。标准的计算机断层扫描仍然是评估骨质、确定骨赘或其他钙化病变的最佳方法。矢状面和冠状面CT重建在确定合适的固定点间的距离及轨迹时非常有用。应特别注意横突孔的位置及椎动脉的解剖变异可能，尤其是当计划进行椎体次全切除术时更要小心。

移植物

在选择椎体间移植物时有很多种选择。来自AANS/CNS的联合指南强调了可用的二级证据，这些证据支持自体髂骨移植、尸体髂骨或股骨移植及钛笼在单节段或双节段ACDF中促进椎体融合的有效性。也有三级证据表明，在相同临床情况下可使用聚醚醚酮树脂（PEEK）和碳纤维笼。尽管骨形态发生蛋白（rhBMP-2）可能为假关节高风险患者带来有效帮助，但其与23%~27%的并发症发生率相关，并且现有证据并不支持其常规使用。

有多种具有不同固定及锁定机制的颈椎钢板系统同样可供选择。有回顾性证据表明，使用颈椎前路钢板治疗1~2个节段ACDF可显著降低假关节病的风险，且钢板相关并发症最少[31]。颈椎前路钢板也有助于恢复稳定性，保持序列，降低移植物并发症，减少对外部矫形器的依赖[3]。在选择钢板时，应考虑节段数量、固定点的可用性、骨质和假关节的风险。最理想的钢板应坚固、经济、易于使用。动态钢板系统通常是多节段颈椎病的首选方案，因为依据Wolff定律他们向移植物传递融合增强力。基于上述的原因，合适的钢板尺寸和定位是多节段手术的重要考虑因素。

麻醉，术前用药、神经监测

当由于颈髓受压迫或脊柱不稳定导致出现脊髓型颈椎病时，可考虑清醒气管插管，以避免对患者颈部不受限制地进行操作，导致脊髓意外压迫。应避免使用额外的检测设备，包括食道温度计或鼻胃管，以尽量减少术中食道/喉部受压。皮肤切开前1h内开始应用有效覆盖革兰阳性菌的围手术期抗生素[32]。我院常规以体重为基础给予头孢唑林，将万古霉素留给青霉素过敏患者。另外还可使用充气加压袜来降低下肢静脉血栓形成的风险。

即便是在存在脊髓压迫的情况下，在颈椎手术应用术中神经生理监测（IONM）仍然是一个有争议的问题。IONM预防损伤的能力从未被证实。但是，当涉及反复操作的动作，如矫正畸形或牵开，使用IONM可能会是有益的。包括体感诱发电位（SSEPs）、运动诱发电位（MEPs）和自由运动肌电图在内的基线电生理监测都可以在颈椎腹侧手术中使用。术者、麻醉师和监测团队必须协调麻醉技术，尽量减少麻醉剂的使用，以便形成可记录的信号。预设基线应在脊髓压迫/脊髓病或脊柱不稳定的情况下获得，以便在摆放体位和手术操作中可检测到变化。

手术技术

体位

患者对于颈椎旋转、屈曲和伸展的耐受性评估应在术前清醒时进行。该评估可提示任何动态的神经功能障碍，并提供可在患者摆放体位期间使用的信息。在我院，患者可以使用Jackson手术台（Mizuho OSI，加利福尼亚州，联合市）加平板或标准电动手术台加Caspar头部固定器（Aesculap，宾夕法尼亚州，中央谷）摆放体位，以进行颈椎前路显露。使用Caspar头部固定器，将支撑杆升高并将尾端成角，使颈部呈略微伸展位摆放（图24.9），然后使用下颌托实现额外的伸展和固定。

如果使用Jackson手术台或普通头枕，可以放置一个肩枕以加强仰伸，并使用弹力带横覆前额以保持头部位置。Jackson手术台能够将仰卧患者置于牵引位，有助于复位操作。为了防止外周神经的压迫和拉伸损伤，可以通过将四肢小于90°角摆放，并在压迫处放置衬垫来预防。IONM的另一好处是能够检测出由于体位不当而引起的周围神经刺激。

切口设计

病变部位的位置决定了从哪侧开始手术，选择对侧入路可以提供最佳视野。对位于正中位或处于左右对称位置的病变，有些人支持左侧入路，因为左侧喉返神经基本均走行于气管食管沟内，而右侧喉返神经走行变异性更强。但重要的是，尽管有几项尸体研究的结果与之相反，但并无明确的临床数据表明，在颈椎前路显露期间右侧喉返神经的风险更大[34]。因此，如果病变情况并无特别，一些右利手术者更倾向于采用符合人体工学的右侧入路。

大多数情况下，我们推荐自颈中线稍外侧至胸锁乳突肌中点作横向切口。切口的长度一般为3~4cm，但更大的显露范围需要作更长的切口。切口应尽可能设计在皮皱处，以达到最佳的美观性。如果计划进行自体髂骨移植的话，还应对髋部进行手术准备。侧位透视可实现头端和尾端的定位。我们通常于目的节段稍上方行切口，术野暴露过程中向尾侧延伸操作。在切皮前，沿切口皮下注射局部麻醉剂（1%利多卡因和肾上腺素），不仅可有效镇痛，还可限制皮缘附近的出血和灼伤。

分离和显露

切皮后首先处理颈阔肌。根据术者的偏好，可以垂直或平行于肌纤维方向分离肌肉。充分的颈阔肌下分离是至关重要的，可以采用手指分离和Metzenbaum剪扩张相结合的方式。如果未能达到充分的颈阔肌下分离，会使软组织与肌肉浅表处发生栓系，增加牵开肌肉时的阻

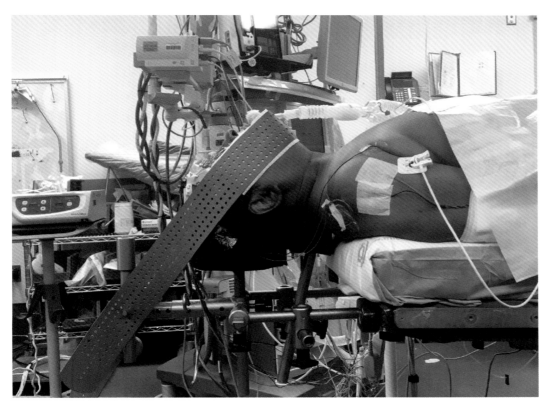

图24.9 患者使用Caspar头部固定器（Aesculap，中央谷，PA）充分暴露颈前部。颈部被摆放成轻度伸展位，下颌抬高，枕部成角。使用头带实现额外的伸展和稳定，头带应加以垫料，固定牢固

力。重要的一点是将附着筋膜由浅至深进行分离，以达到最大限度显露并降低牵拉损伤的发生率。

胸锁乳突肌（SCM）是一个关键的解剖标志，应避免触及胸锁乳突肌筋膜和肌纤维。分离应在胸锁乳突肌内侧结缔组织的无血管平面上进行，当这个平面被确定后，就可以触及颈动脉。沿颈动脉鞘内侧继续分离，沿气管食道束的内侧寻找，向颈椎腹侧分离。通常分离至C5-C6水平上可能会受限于肩胛舌骨肌，舌骨肌由下外侧至上内侧与术野相交。对于多节段手术，我们常规横断肩胛舌骨肌，以期获得更广泛的松弛和术野改善。应识别并彻底地分离相连的筋膜附着物和/或血管结构，较大的静脉在切断前应缝合结扎。不断进行软组织分离直至触及椎前筋膜。

到达颈椎腹侧面后，可辨认的标志包括"峰"与"谷"，"峰"代表椎间隙或骨赘，"谷"代表椎体和成对的颈长肌。通过术中透视成像定位，确定合适的节段。将弯曲的脊柱定位针置入显露的椎间隙以确认定位，将针弯曲是为防止无意间插入过深。定位到合适的节段后，便可使用单极电刀烧灼，在不丢失术野和已标记节段的前提下做出定位标记。

将前纵韧带和颈长肌牵起后，利用单极电刀烧灼，沿受累椎体和椎间盘腹侧进行骨膜下分离。分离应延伸至头端和尾端，以显露邻近受累及节段两侧椎体的一半。侧面分离应使颈长肌分离于脊柱腹侧面之外。分离从中线起始，此处一切情况都可以被清楚地发现。重点是对颈长肌进行对称分离直至钩椎关节水平，以保持中线方向，并为充分的双侧减压提供视野。必须注意避免损伤沿颈长肌腹侧表面走行的交感神经。任何残留的腹侧或外侧骨赘都应被移除，以进一步分离颈长肌，使牵开器的刀刃能够被安全地放置于肌肉下方。如果外侧骨赘生物未被切除，则会妨碍牵开器的正确固定。

我们推荐Shadow-Line®牵开器系统（v.Mueller，Franklin Lakes，NJ），其锯齿刃朝向外侧，而平滑刃深入内侧颈长肌。这些牵开器被妥善安装并保持在颈长肌下。牵开器"滑脱"可能会使刀片损伤交感神经，或使食管组织滑入手术操作区域。在颈长肌头侧和尾侧各作一小水平切口（约2mm）可有助于放置牵开器。我们主张将Shadow-Line的底部固定于与床相连的刚性关节臂上，以避免刀刃意外移动。我院使用一个简单的

转接器，将Shadow-Line连接到Met-Rx®微创牵开器系统（Medtronic，Minneapolis，MN）的关节臂上。当牵开器刀刃就位后，可将撑开柱放置于上下椎体。重要的一点是，撑开柱应尽可能在中线处放置，这样不但可作为理想支点，还可作为中线的参考点。如果撑开柱被放置在轻微的会聚轨迹上，在撑开时可获得额外的前凸。

在颈椎前路显露过程中有可能发生损伤的组织结构包括颈静脉、颈动脉、食道、喉返神经和交感神经。损伤通常是由于未有效分离软组织而过度压缩和牵拉所导致的，而非直接损伤[30]。因此，充分分离颈阔肌下区域，分离所有筋膜附件，达到充分的显露，以及周期性松开牵开器，可以大大降低这些并发症的发生率。关于喉返神经损伤，如前所述，并没有确切的证据表明侧方入路影响喉返神经损伤的发生率。然而，Apfelbaum及其同事发现，通过监测气管导管气囊压力和间歇性松开牵开器，喉返神经损伤的发生率降低了（从6.4%降至1.69%）。沿中线浅切颈长肌有可能损伤交感神经并引发霍纳综合征。广泛分离肌肉，并将牵开器刀刃深入肌肉下可降低这种并发症的风险。

椎间盘切除

切除突出的骨赘后，就可以切开纤维环，进行椎间盘切除。切开纤维环所产生的游离椎间盘碎片可以用髓核钳取出。使用刮匙和Kerrison咬骨钳联合进行椎间盘切除术，由浅至深，逐步向外侧咬除至钩突，逐渐到达后纵韧带（PLL）。双侧显露钩突有助于确定中线。终板软骨的刮除可以用刮匙或磨钻进行。过度的刮除可导致移植物下沉，应注意避免。

背侧的骨赘可用磨钻或Kerrison咬骨钳咬除。使用小角度刮匙在背侧骨赘和后方韧带组织间形成一个平面。如果计划进入硬膜外腔，可以使用角度细小刮匙或神经拉钩分离后方韧带组织的纤维，用Kerrison咬骨钳咬除韧带。如果Kerrison咬骨钳位于PLL下合适的硬膜外平面，则平面应易于滑动，可以移除剩余的韧带。

应保持粘连或骨化/融合在硬脊膜上的后纵韧带的完整性（如后纵韧带骨化症），以避免发生脑脊液漏。这些骨化区域通常处于中线，周围附着物可环状游离，这将允许韧带/硬膜复合物自由浮动并减轻压迫。如果不需

要减压，则应保留后纵韧带，作为在牵引时加强前凸的支撑。一般在中线减压后进行椎间孔切开术，因为神经根周围的硬膜外静脉丛损伤会导致出血。钩突的底部可以用磨钻或Kerrison咬骨钳来去除。然而，对于严重的椎间孔狭窄，插入Kerrison平面可导致进一步的神经压迫和损伤，尤其对C5神经根更是如此。在这种情况下，磨钻是更好的选择。行椎间孔切开术应从椎弓根直至钩突上方，以确保充分减压。深至椎间孔或椎体后方韧带的游离椎间盘碎屑可用神经钩取出。

颈椎椎体次全切除

如果需要进行椎体次全切除，我们通常会先切除邻椎的椎间盘。将椎体孤立起来后，使用Leksell咬骨钳咬除椎体并收集自体骨。也可使用磨钻去除椎体，但会使自体骨采集变得更加困难。切除椎体直至皮质骨只剩薄薄的"蛋壳"般残留。在PLL最厚的中线处，用磨钻磨除皮质骨直至韧带（图24.10）。用Kerrison咬骨钳咬除椎体骨质，在残余椎体和PLL下形成一个平面。也可像椎间盘

切除术一样咬除PLL，用刮匙刮开小口并确定硬脊膜外腔，然后用Kerrison钻头磨除骨化韧带并减压硬脊膜。

准确确定中线是完成彻底安全减压的关键。在大多数情况下，宽度为15~20mm的暴露范围可以提供足够的减压，但以双侧钩突为标志进行减压实则更为可靠。这一点尤其重要，因为前方入路常常限制了术者侧椎管的视野，导致减压不充分（图24.11）。"锥形"烧瓶的形状常作为示例用于指导减压。然而，钩突指示着椎体的外侧边界，超出钩突有可能损伤椎动脉。如果打算去除椎体外侧壁，沿钩突外侧放置钝头分离器可以保护动脉。如前所述，应通过术前影像学检查认真评估是否存在动脉的异常走行。

椎间移植物置入

前路减压完成后，便可开始考虑椎间移植物的大小和置入。在确定椎体间移植物大小之前，对终板进行最后的清理。在移植过程中适当的牵张有助于恢复前凸，但过度牵拉会导致关节囊疼痛性拉伸，增加术后疼

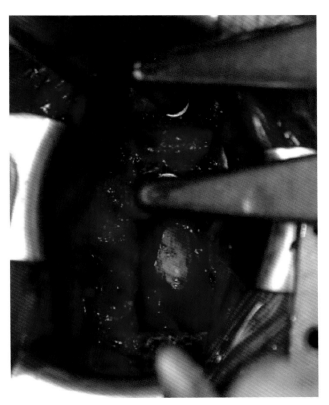
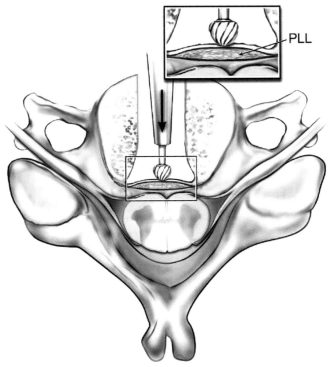

图24.10　术中图像（左）和插图（右）示后方骨赘切除，使用磨钻磨除至后纵韧带（PLL）的中线处，后纵韧带在该处是最厚的，为下方的硬脊膜提供了最大限度地保护

痛。因此，可以在椎间盘切除后向椎体间插入一组金属试模，以确定合适的大小。对于椎间盘切除术，我们通常使用预制同种异体骨块，除非情况允许取自体髂骨移植。对于椎体次全切除术，通常先使用测量仪器来确定合适的移植物长度，我们通常使用人造假体（钛合金或PEEK），并采用局部自体骨、异体骨和/或脱钙骨基质进行填充。而在混合手术时，局部自体骨的量通常足以用于椎体次全切除术和椎间盘切除术。

一般来说，适当地前凸成形可以增强颈椎前凸，并优化整个脊柱结构的轴向负荷分布（图24.12a）。

下沉的可能性大小与终板和置入移植物间的接触面积大小成反比。因此，应尽量使移植物与终板间的接触面积达到最大。移植物被置入完成后，就可以松开牵拉器，用神经钩查探移植物后部，确定移植物位置适当，已达到适合的轴向载荷。在最终使用颈椎前路钢板固定前，也可以使用影像学检查确认放置位置。

钢板固定

移植物放置完成后，清除残余骨赘以便平整安装颈椎钢板（图24.12b，c）。理想的情况下，颈椎钢板应延至下节段终板，便于螺钉固定密质骨。螺钉轨迹应朝向正中位，以达到最大应力。使用动态钢板内固定系统时，我们推荐以尾端术椎中的固定螺钉来作为支撑，通过钢板加强轴向载荷。过长的钢板会影响上下相邻节段的运动，增加相邻节段受累的风险（图24.3），还可能导致螺钉被打入相邻椎间隙。钢板应与椎体保持齐平，突起的钢板有可能引起术后吞咽困难。移植物和钢板相关的并发症通常与未认真辨认骨性标志，未充分刮除突出骨赘，术前未充分进行影像学评估有关。

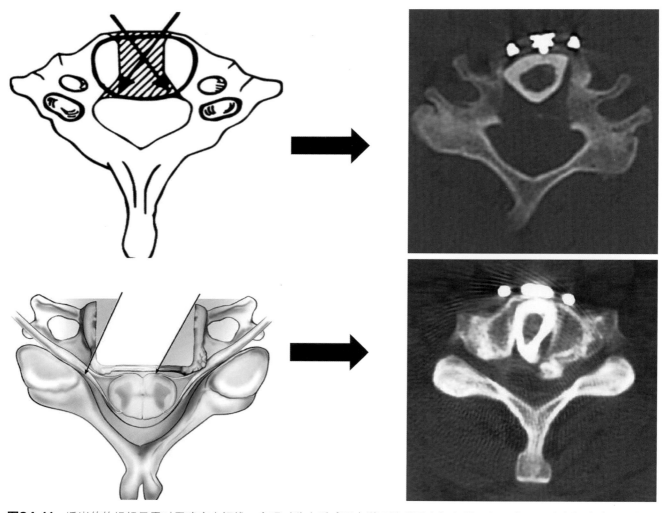

图24.11　适当的软组织暴露对于确定中间线、实现对称广泛减压来说至关重要（如上所示）。减压不对称和/或减压不充分可能是由于不充分的显露（见下）所提供的视野有限

关闭切口

在进行细致的止血后，应用抗生素反复冲洗伤口，并认真检查气管、食道和颈动脉鞘是否存在潜在损伤。术者可自行决定是否放置引流，但一般建议分层缝合。颈阔肌和皮下组织应使用3-0线缝合，然后用4-0线缝合皮肤。

术后护理及注意事项

脊柱手术中的很多术后并发症常出现在颈椎前路手术后，包括出血、感染、假关节形成和内固定并发症。更需要特别关注的是术后的吞咽和呼吸功能，以及颈动脉、椎动脉、食道和喉返神经的可能损伤。AANS/CNS联合委员会的一项研究表明，患者的年龄、病程和术前神经功能是脊髓型颈椎病手术预后的主要研判因素，应和患者确认相关情况[35]。重要的一点是，采用颈前入路的多节段颈椎病变的患者需要为术后可能发生的吞咽困难做好充分准备。这一点尤其适用于有口腔疾病的老年患者，他们在某些情况下可能需要插胃管。

应在严密的观察下慢慢增加食物摄入量。术后直立位X线片提供了包括移植物位置、序列恢复情况和软组织水肿情况在内的有价值信息，术后CT扫描可有助于更好地了解三维结构。术后应定期重复进行X线检查，以监测融合情况。对于多节段手术患者，我们建议佩戴6~12周颈托，以尽量减小对移植物的应力并增强关节稳定性。

病例示例

患者为45岁女性，右上肢弥漫性疼痛4周余，双手无力，无法控制精细运动，慢性颈痛急性加重（NDI评分54）。MRI示C3-C4至C6-C7多节段退行性变，椎间盘突出压迫脊髓，T2信号改变（图24.13），直立位X线示颈椎后凸（图24.14a）。本病例中病变的位置和患者的颈椎后凸都支持采取前方入路。为了充分减压C5-C6、C6-C7椎间盘，进行了C6椎体次全切除术，并切除C3-C4和C4-C5椎间盘。椎体次全切除术为填充C4-C5、C5~C7的PEEK笼提供了足够的自体骨，而在C3/C4处置入同种异体骨（图24.14b，c）。术后1年，患者恢复良好，各肌群运动功能完全，手部功能恢复正常（术后1年NDI评分为24）。

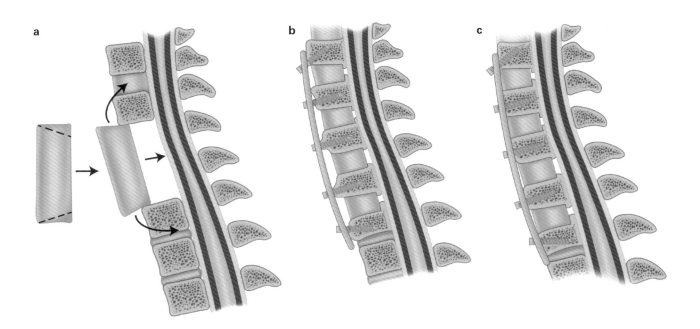

图24.12　理想情形下，椎间支撑移植物被设计成可以增加置入时的脊柱前凸（a）。前方骨赘切除（"脊柱园艺"）后可沿颈椎贴合放置钢板，使轴向压力在移植物和椎体间有效分散（b，c）

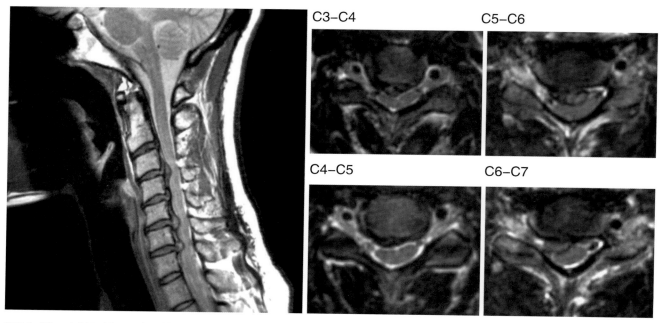

图24.13　病例示例：45岁女性，MRI示C3-C4至C6-C7多节段退行性变，椎间盘突出压迫脊髓，T2信号改变。C5-C6和C6-C7处椎间盘突出至C6椎体后方，使C6椎体次全切除成为这些节段充分减压的最佳策略

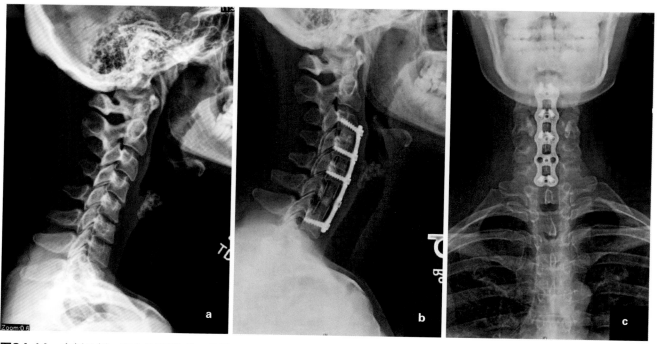

图24.14　病例示例：直立位颈椎X线示颈椎曲度后凸（a）合并前方病变侵犯，支持前方入路。在C4-C5和C5~C7处采用PEEK笼进行颈椎重建，在C3-C4处使用同种异体骨移植，上图示1年后随访侧位及正位X线片

讨论

　　和大多数脊柱手术一样，多节段颈椎疾病可以通过许多不同的方法成功治疗。针对某一患者的最理想方法是考虑循证医学的3个原则后产生的：最佳的可用医学证据、术者的专业知识/经验、患者的特征和偏好。如果不能充分考虑这些因素，可能会推翻一个原本很全面的手术计划。

　　现有的最可靠证据证实，多节段颈椎疾病可以通过前方入路行多节段椎间盘切除术或椎体次全切除术进行有效治疗[1, 4-7]。来自尸体、生物力学和有限的临床研究的数据也支持在适当情况下使用复合术式的潜在好处[24-28]。

ACDF与椎体次全切除术间的比较已经被研究得较深入[4、8、15]，但仍需要更多的数据来进一步判断复合式的临床和影像学长期结果能否与更传统的术式相抗衡。

从根本上来说，术者必须能够自如地运用现有证据所支持的技术，以改善患者预后。基于颈椎病的患病率以及ACDF和椎体次全切除术的疗效，大多数脊柱外科医生都具备执行这些手术的专业知识。将最新的证据纳入颈椎前路手术并不是为了创造新的术式，而是为了更加强调合适的术前计划。如前所述，该计划必须考虑到患者的个体情况和个人选择以及术者的经验。

结论

多节段颈椎疾病的成功治疗需要一种全面有效和个体化的术式。已有充足的证据表明颈椎前路椎间盘切除术与椎体次全切除术的疗效相当，尤其是在腹侧病变和/或颈椎曲度后凸的情况下。尽管有证据表明，椎体次全切除术可以降低假关节形成风险，但ACDF可以提供更好的短期稳定性和序列恢复。对于合适的临床病例而言，复合术式可以作为一种选择，为患者提供两种重建术式的各自优势。然而，仍需要长期的临床资料来判断复合术式和椎体次全切除术及多节段ACDF间疗效的差异。手术成功与否取决于基于现有最佳研究证据和术者自身经验的治疗模式，以及针对患者的个体化治疗方法。

参考文献

[1] Mummaneni PV, Kaiser MG, Matz PG, et al. Cervical surgical techniques for the treatment of cervical spondylotic myelopathy. J Neurosurg Spine.2009;11(2):130–141.

[2] Komotar RJ, Mocco J, Kaiser MG. Surgical management of cervical myelopathy: indications and techniques for laminectomy and fusion. Spine J. 2006;6(6 Suppl):252S–267S.

[3] Kaiser MG. Multilevel cervical spondylosis. Neurosurg Clin N Am. 2006;17(3):263–275, vi.

[4] Lau D, Chou D, Mummaneni PV. Two-level corpectomy versus three-level discectomy for cervical spondylotic myelopathy: a comparison of perioperative, radiographic, and clinical outcomes. J Neurosurg Spine. 2015;23(3):280–289.

[5] Masaki Y, Yamazaki M, Okawa A, et al. An analysis of factors causing poor surgical outcome in patients with cervical myelopathy due to ossification of the posterior longitudinal ligament: anterior decompression with spinal fusion versus laminoplasty. J Spinal Disord Tech. 2007;20(1):7–13.

[6] Matz PG, Holly LT, Groff MW, et al. Indications for anterior cervical decompression for the treatment of cervical degenerative radiculopathy. J Neurosurg Spine. 2009;11(2):174–182.

[7] Matz PG, Holly LT, Mummaneni PV, et al. Anterior cervical surgery for the treatment of cervical degenerative myelopathy. J Neurosurg Spine.2009;11(2):170–173.

[8] Swank ML, Lowery GL, Bhat AL, McDonough RF. Anterior cervical allograft arthrodesis and instrumentation: multilevel interbody grafting or strut graft reconstruction. Eur Spine J. 1997;6(2):138–143.

[9] Joaquim AF, Murar J, Savage JW, Patel AA. Dysphagia after anterior cervical spine surgery: a systematic review of potential preventative measures. Spine J.2014;14(9):2246–2260.

[10] Ghogawala Z, Martin B, Benzel EC, et al. Comparative effectiveness of ventral vs dorsal surgery for cervical spondylotic myelopathy. Neurosurgery. 2011;68(3):622–630. discussion 630-621.

[11] Sasso RC, Ruggiero RA Jr, Reilly TM, Hall PV. Early reconstruction failures after multilevel cervical corpectomy. Spine (Phila Pa 1976). 2003;28(2):140–142.

[12] Etame AB, Wang AC, Than KD, La Marca F, Park P. Outcomes after surgery for cervical spine deformity: review of the literature. Neurosurg Focus.2010;28(3):E14.

[13] Grosso MJ, Hwang R, Mroz T, Benzel E, Steinmetz MP. Relationship between degree of focal kyphosis correction and neurological outcomes for patients undergoing cervical deformity correction surgery. J Neurosurg Spine. 2013;18(6):537–544.

[14] Traynelis VC. Total subaxial reconstruction. J Neurosurg Spine. 2010;13(4):424–434.

[15] Hilibrand AS, Fye MA, Emery SE, Palumbo MA, Bohlman HH. Increased rate of arthrodesis with strut grafting after multilevel anterior cervical decompression. Spine (Phila Pa 1976). 2002;27(2):146–151.

[16] Pitzen TR, Chrobok J, Stulik J, et al. Implant complications, fusion, loss of lordosis, and outcome after anterior cervical plating with dynamic or rigid plates: two-year results of a multi-centric, randomized, controlled study. Spine (Phila Pa 1976).2009;34(7):641–646.

[17] Ghahreman A, Rao PJ, Ferch RD. Dynamic plates in anterior cervical fusion surgery: graft settling and cervical alignment. Spine (Phila Pa 1976).2009;34(15):1567–1571.

[18] Kelly MP, Mok JM, Berven S. Dynamic constructs for spinal fusion: an evidence-based review. Orthop Clin North Am. 2010;41(2):203–215.

[19] Fraser JF, Hartl R. Anterior approaches to fusion of the cervical spine: a metaanalysis of fusion rates. J Neurosurg Spine. 2007;6(4):298–303.

[20] Heary RF, Schlenk RP, Sacchieri TA, Barone D, Brotea C. Persistent iliac crest donor site pain: independent outcome assessment. Neurosurgery.2002;50(3):510–516. discussion 516-517.

[21] Ryken TC, Heary RF, Matz PG, et al. Techniques for cervical interbody grafting. J Neurosurg Spine.2009;11(2):203–220.

[22] Singh K, Vaccaro AR, Kim J, Lorenz EP, Lim TH, An HS. Biomechanical comparison of cervical spine reconstructive techniques after a multilevel corpectomy of the cervical spine. Spine (Phila Pa 1976).2003;28(20):2352–2358. discussion 2358.

[23] Singh K, Vaccaro AR, Kim J, Lorenz EP, Lim TH, An HS. Enhancement of stability following anterior cervical corpectomy: a biomechanical study. Spine (Phila Pa 1976). 2004;29(8):845–849.

[24] Porter RW, Crawford NR, Chamberlain RH, et al. Biomechanical analysis of multilevel cervical corpectomy and plate constructs. J Neurosurg. 2003;99(1 Suppl):98–103.

[25] Ashkenazi E, Smorgick Y, Rand N, Millgram MA, Mirovsky Y, Floman Y. Anterior decompression combined with corpectomies and discectomies in the management of multilevel cervical myelopathy: a hybrid decompression and fixation technique. J Neurosurg Spine. 2005;3(3):205–209.

[26] Liu JM, Peng HW, Liu ZL, Long XH, Yu YQ, Huang SH. Hybrid decompression technique versus anterior cervical corpectomy and fusion for treating multilevel cervical spondylotic myelopathy: which one is better? World Neurosurg. 2015;84(6):2022–2029.

[27] Hussain M, Nassr A, Natarajan RN, An HS, Andersson GB. Corpectomy versus discectomy for the treatment of multilevel cervical spine pathology: a finite element model analysis. Spine J. 2012;12(5):401–408.

[28] Wei-bing X, Wun-Jer S, Gang L, Yue Z, Ming-xi J, Lian-shun J. Reconstructive techniques study after anterior decompression of multilevel cervical spondylotic myelopathy. J Spinal Disord Tech.2009;22(7):511–515.

[29] Kaminsky SB, Clark CR, Traynelis VC. Operative treatment of cervical spondylotic myelopathy and radiculopathy. A comparison of laminectomy and laminoplasty at five year average follow-up. Iowa Orthop J. 2004;24:95–105.

[30] Apfelbaum RI, Kriskovich MD, Haller JR. On the incidence, cause, and prevention of recurrent laryngeal nerve palsies during anterior cervical spine surgery. Spine (Phila Pa 1976). 2000;25(22):2906–2912.

[31] Kaiser MG, Haid RW Jr, Subach BR, Barnes B, Rodts GE Jr. Anterior cervical plating enhances arthrodesis after discectomy and fusion with cortical allograft. Neurosurgery. 2002;50(2):229–236. discussion 236-228.

[32] Shaffer WO, Baisden JL, Fernand R, Matz PG. North American Spine S. An evidence-based clinical guideline for antibiotic prophylaxis in spine surgery. Spine J. 2013;13(10):1387–1392.

[33] Kelleher MO, Tan G, Sarjeant R, Fehlings MG. Predictive value of intraoperative neurophysiological monitoring during cervical spine surgery: a prospective analysis of 1055 consecutive patients. J Neurosurg Spine. 2008;8(3):215–221.

[34] Heeneman H. Vocal cord paralysis following approaches to the anterior cervical spine.Laryngoscope. 1973;83(1):17–21.

[35] Holly LT, Matz PG, Anderson PA, et al. Clinical prognostic indicators of surgical outcome in cervical spondylotic myelopathy. J Neurosurg Spine.2009;11(2):112–118.

[36] Benzel EC. Complex Instrumentation Constructs and Force Application. In: Benzel EC, editor. Biomechanics of spine stabilization. Rolling Meadows: AANS Publications Committee; 2001.

椎间移植物的选择

Azam Basheer, Mohammed Macki,
Frank La Marca

丛 琳 译

第 25 章

经验 / 教训

- 椎间移植物的选择基于向骨母细胞的成骨潜能、刺激成骨母细胞向成骨细胞分化的骨诱导信号，以及支持细胞结构和新血管形成的骨传导支架。
- 自体移植可以在椎体间实现出色的骨关节融合。不幸的是，供体部位的发病率限制了其自体移植的实用性。
- 椎间融合器可提供出色的颈椎脊柱轴向负荷，并能恢复椎间隙的高度。椎间融合器减少相邻椎体间的压力，然而融合所需的骨重塑刺激也减少了。

尽管我们普遍认为解决颈椎退行性病变的方法是基于个体化特征，但是仍然存在各种各样的合适的融合构建体来解决颈椎前方退行性疾病。尽管颈椎椎间融合器在融合手术中仍是传统方法，但用于重建颈椎前中柱的外科"武器库"已扩展到无数材料和技术。数十年来，随着外科医生尝试在椎间移植物的结构和生物学作用之间寻求完美的平衡，仅颈椎移植物/填充块就呈指数级发展。

背景

后路颈椎病治疗方法的局限性在于，椎板-椎间孔切开术确实很容易进入腹侧骨赘，但会挤压椎间孔的神经根。因此，前方颈椎入路已成为手术治疗后纵韧带前部病变（例如椎间盘退变）的主要手段。尽管作者对单纯椎间盘切除术会引起70%~80%的病例发生自发性关节融合产生质疑[1]，但该手术会破坏轴向负荷和正常的颈椎前凸，特别是因为椎间盘横穿前柱（占颈椎负荷的36%）和中柱（占颈椎负荷的64%）[2]。因此，在20世纪50年代，Robinson–Smith[3]和RB Cloward[4]分别描述了颈椎前路入路来置入椎间移植物。

颈椎椎间置入移植物的原理源自Wolff定律，该定律以19世纪德国外科医生Julius Wolff的名字命名[5]。本质上，他描述了骨骼结构的重塑以适应所施加的力和负荷。这种反应是通过机械传导来实现的，其中机械力在细胞水平上诱导生化信号，从而导致某些生长因子的上调，从而导致骨重塑[6]。这种骨质重塑是脊柱外科医生

A. Basheer
Department of Neurosurgery, Neuroscience Institute,
Henry Ford Health System, Detroit, MI, USA

M. Macki
Department of Neurosurgery, Henry Ford Hospital,
Detroit, MI, USA

F. La Marca (*)
Department of Neurosurgery, Henry Ford Health
System, Detroit, MI, USA
e-mail: flamarc1@hfhs.org

© Springer Nature Switzerland AG 2019
M. G. Kaiser et al. (eds.), Degenerative Cervical Myelopathy and Radiculopathy,
https://doi.org/10.1007/978-3-319-97952-6_25

在两个椎体之间置入移植物（椎间移植物）时非常依赖的。此外，这种重塑与施加在骨骼上的负荷量成正比。因此，较大的移植物在终板上提供更大的表面积、摩擦力和更大的压缩力，这可能导致骨小梁的变化和皮质终板的增厚[6]。相反，当缺乏压力时，会出现骨吸收和骨密度降低。

从生物力学上讲，椎间填充块/移植物（1）保留了椎间隙高度和角度（牵张杆），这对于神经孔和脊髓的通畅是必要的；（2）保持颈椎序列；（3）阻止骨赘的发展；（4）消除不稳定性。成功的颈椎椎间[7-8]填充块/移植物必须考虑弹性模量，其特征在于应力–应变曲线，该曲线定义了弹性（非永久性）变形对特定力（应力）的抵抗力：

$$\lambda = \frac{压强（帕斯卡）}{压力}$$

较硬的材料将具有较大的弹性模量。理想的椎间移植物应具有与骨骼相同的弹性模量：松质骨为0.1~1.0GPa，皮质骨为1.0~2.4GPa。否则，底板将趋于沉入相邻的终板中。

除这些结构机制外，颈椎间移植物还必须遵守生理原理：通过血肿形成、炎症反应、血管化和爬行替代的方式刺激两椎体间发生骨性融合[1]。椎间移植物的3个关键因素将影响新的骨形成：为发育中的骨提供骨母细胞的成骨潜力，刺激骨母细胞向成骨细胞分化的骨诱导信号，以及支持细胞结构和骨性生长的新生血管[9]。传统上，只有结构自体移植物提供了所有3个特征，被认为是衡量替代品的金标准。

终板准备

椎间移植物/填充块的决策必须考虑终板处理这一手术背景，终板准备是颈椎前路融合手术中至关重要的一步。终板准备是指一种外科手术技术，通过该技术可以去除椎间盘的整个头端和尾端。接下来，刮去皮质终板的薄层（例如，用Cobb剥离子）将骨髓骨母细胞从松质骨中暴露到椎间隙中。过分地剥离终板不仅会导致过多的出血，还会损害终板的强度，因为与皮质骨相比，松

质骨的抵抗力要小得多。放置在这些不利条件下的椎体间移植物/填充块更容易下沉。关于局部生物力学强度的生物力学研究报告说，完全移除终板使压缩强度降低了近39%[10]。有趣的是，移除终板的前1/3，终板的压缩强度仅略有降低。这引入了"区域强度"的概念：一种生物力学概念，涉及去除较弱的中央终板以增加血管化，同时保留较坚固的外周皮质以增加抵抗压力。因此，在考虑融合器的几何形状时，具有中心中空的移植物可以在中心容纳出血的骨母细胞，并在外周与皮质骨接合。

另一方面，椎间盘和软骨终板的去除不足会增加假关节形成的风险。在一项针对Bagby和Kuslich（BAK）融合器的终板制备的研究中，进行完整的椎间盘切除术，其中将椎间盘去除并从刮除骨质，直到能清晰看到终板为止，可以达到100%的融合率，而部分椎间盘切除术可以降低融合率至16%[11]。残留的椎间盘会阻止融合器进入营养丰富的环境，并阻止来自终板的血液供应。同样的，这需要精细的外科手术技术，以在融合器和终板之间制造出最佳的横截面切面。

自体骨移植

自体骨移植传统上是从髂骨嵴取骨的，自体骨移植激发了对椎间融合的最初的兴趣，因为具有理想的生物成分，适合体内骨形成，并具有与椎体等效的弹性模量。从技术角度来看，根据Smith和Robinson[12]的手术描述，移植物高度应比原始椎间隙高7mm，至少高2mm。理想情况下，移植物将埋入原始椎间盘间隙，以使腹侧与前方椎体皮质表面齐平或稍深。通过这些适当的技术，颈椎自体骨移植文献的系统综述显示平均关节融合率为77%，单节段融合率为83%~99%，随着间隙的增加而降低[1]。

由于自体移植物，特别是髂嵴，除了包含皮质骨覆盖物外，还包含松质骨内核，因此生物力学特性在很大程度上取决于骨骼的形状。与其他类型的移植物代表如：木楔状Cloward移植物，嵌体支杆状的Bailey-Badgley移植物，以及楔石状Simmons-Bhalla移植物[12-13]相比，Smith-Robinson移植物的马蹄形对压缩力的抵抗能力更强。Smith-Robinson移植物提供了更高的强度，因为与材料理论中其他更长的移植物基本强度相比，较短的

方形椎体间移植物可以支撑更大的负载[13]。出于同样的原因，方形椎体间移植物比基石移植物更能抵抗后凸畸形，而梯形骨移植物在与头端终板和尾端终板的表面接触面积上没有最大化。

不幸的是，自体骨移植需要更长的手术时间，增加供体部位发病率，并增加失血量。发病率和死亡率百分比被高估；尽管如此，先前的研究指出，任何类型的自体骨移植后，主要并发症的发生率为8.6%，次要并发症的发生率为20.6%[14]。尤其是取髂骨嵴作为骨移植物，可使供体部位感染、血肿、骨折、疼痛、感觉痛、腹痛和腹部疝的发生率增加20%~30%[9, 15]。特别地，一项针对医生和患者的独立调查问卷研究表明，神经外科医生低估了移植供体部位的疼痛[16]。髂嵴部位不适的患者比例是术者预期的4倍以上。

此外，自体移植物的长度可能会限制较长的前方融合结构，并且自体移植物的供应有限。为此，翻修操作变得有困难，因为从不同位置重新获取骨移植物并在椎间隙中插入额外的移植物/填充块会增加供体部位发病的风险。为了规避这些潜在的困难，在过去的几十年中，市场上销售的各种移植物互相更替预示着新一代的颈椎椎间融合器的来临。

同种异体骨移植

根据定义，同种异体骨移植物来自保存的尸体骨，这是自体骨移植的第一个工程替代品。标本取自髂骨或腓骨，后者能更有效地保持椎间盘高度，但同时以降低骨传导性为代价，尽管这些假设在文献中尚未得到证实。一项比较腓骨与髂骨同种异体移植的前瞻性研究未发现不愈合或塌陷有统计学上的显著差异[17]。不论取材位置，矿化的同种异体移植物因其高的骨传导能力而被赞誉，但没有成骨潜能，充其量起到温和的骨诱导作用，而去矿化的同种异体移植物具有骨传导性和可变的骨诱导作用[1]。最小限度地处理和打磨骨移植物提供了更加一致的移植物设计和弹性模量，并且可以选择不同结构的皮质骨和/或松质骨。

与自体骨移植结构中引用的比率相对应，同种异体骨移植的平均关节融合率为74%，单节段融合率为94%，根据单机构对170位患者的研究[18]，随着椎间隙的增加而降低。与同种异体骨移植相比，同种异体骨移植的脊柱节段的增加与假关节形成和塌陷率密切相关。一项研究报告称，自体移植或同种异体移植的单节段融合后有95%愈合率，而在双节段融合中急剧下降，同种异体移植降至38%，自体移植为83%[19]。实际上，对4项关于单节段和双节段ACDF研究的荟萃分析得出的结论是，同种异体移植物与自体移植物相比，其影像学融合率较低，而移植物沉降率较高[20]。相对而言，使用同种异体骨移植更容易造成延迟愈合和后凸畸形[1]。然而，同种异体移植物优于自体移植物的主要优点是，由于完全避开了取骨操作，术后疼痛评分和平均住院时间有所降低[21]。

同种异体移植物的结构完整性取决于骨类型和制造准备。皮质同种异体移植物比皮质松质同种异体移植物具有更强的拉伸强度，后者与头端和尾端终板的表面积较大，有助于骨整合[22-23]。其次，降低骨移植物抗原性所必需的同种异体移植物保存过程需要冷冻或冻干（冷冻干燥）。尽管后者减弱了免疫原性，但再次水化会使机械强度降低了近50%[24]。

尽管已经公开了同种异体移植物因其有利的骨传导支架而被宣传，但是某些保存过程，特别是环氧乙烷或放射线，不仅损害了骨诱导因子，而且消除了椎间移植物中的成骨细胞，其在颈椎关节融合术的作用在后续受到质疑[9]。

融合失败的原因还可能是遗传不相容，导致免疫学反应，从颈部关键结构周围的局部软组织肿胀到全身过敏反应[25]。根据无菌原则，同种异体移植理论上存在细菌污染的风险，但严格的捐献者筛选加上严密的保存已降低了HIV传播的风险，例如，每百万例移植中只有不到1例[26]。

陶瓷制品

陶瓷椎体间填充物结合了各种磷酸钙的组合，特别是羟基磷灰石和/或β–磷酸三钙（β–TCP）。鉴于其无毒，可生物降解和无免疫原性的特性，陶瓷已获得普及[9]。陶瓷的原理取决于其良好的骨传导性支架。但是，这些惰性的移植物没有成骨或诱导骨的潜力。此外，陶瓷的脆性和降低的剪切强度/抗断裂性使融合结构易于发生机械不稳定，特别是在骨尚未融合的术后即刻。因此，陶瓷必须补充自体骨移植和/或同种异体骨移植。一些研究表明，陶瓷加上刚性内固定技术可提供一种安全有效的骨替代品，但不能仅仅是陶瓷[27]。例如，β-TCP在椎间融合器中获得了最大的成功。由于陶瓷需要数月才能融合，因此外科医生提倡采用前方置入钢板以防止未融合的融合器迁移[28]。在一项随机临床对照试验中，在椎间融合器包含β-TCP加上前置钢板队列和包含β-TCP但无前置钢板的队列均成功融合，但非置入钢板组的融合器垂直迁移率更高。含有羟基磷灰石陶瓷的融合器加前置钢板也观察到相似的结果，其中单节段完全融合为98%和双节段完全融合为100%[29]。尽管与以前的自体移植和同种异体移植研究不同，但当前的研究受到研究人群较小的限制。轻微的移植物塌陷（3%）、失效（19%）和骨折（3%）的发生率不影响临床结果，在91%的患者中定义为"好"或"优秀"。

聚甲基丙烯酸甲酯（PMMA）

甲基丙烯酸甲酯的合成聚合物PMMA是一种软化合物，在间隙中聚合后会硬化。一些外科医生提倡在终板上绑扎：用钻头在头部和尾端打孔，以形成一个小毛刺孔，分别将PMMA固定在上方和下方。用明胶海绵保护硬膜后，将PMMA注入椎间隙。两项随机临床对照试验发现，与单独进行颈椎间盘切除术[30]或融合器辅助融合术[8]相比，PMMA不能提高骨结合率。虽然PMMA的强度可与工业级的抗性相媲美，但聚合物的加入却缺乏成骨性、骨诱导和骨传导性。实际上有报道称，PMMA的硬度使邻近的椎体坏死，甚至使腹侧骨化减少[31]。毫不奇怪，明显的骨关节融合大约需要2年[31]。因此，脊柱外科医生已建议将PMMA与同种异体移植松质骨的混合物一起应用到具有前置钢板的融合器中[32]。将移植材料与刚性基材混合的做法引入了融合器的概念：合成假体旨在恢复椎间盘的高度和脊柱前凸，并防止移植物塌陷[33]。融合器的优缺点将在下面讨论。

融合器

融合器是外科医生用于前路颈椎融合术的武器库中的一项革命性改进，由于其优越的颈椎脊柱轴向承重能

力以及椎间隙和神经孔的高度恢复能力而被商业化。融合器必须在降低应力和骨重塑之间达到机械平衡。根据Wolff定律，骨骼将适应压力负荷，因此增加的力量将刺激骨细胞增强骨骼矿物质密度（BMD）。不幸的是，相反的情况仍然成立：减少相邻椎体压力的融合器会减少融合所需骨重塑的刺激，导致骨质减少并且融合器可能沉入椎体。另外，骨科文献强调了将力转移到骨移植物上与随后的假关节形成之间的因果关系。当具有非常高的弹性模量的极硬的硬件实际上不仅促进沉降而且使移植材料免受Wolff定律的压缩力的影响，这种现象称为应力遮挡[34]。

除了结构上的考虑，融合器还必须在生物学补充的背景下进行讨论，因为传统的融合器没有成骨，骨诱导或骨传导的潜力。局部或移植的颗粒骨或髂嵴骨髓抽吸物代表两种常见的自体移植补充，天然富含骨形态发生蛋白、胰岛素生长因子和成纤维细胞生长因子[34]。系统综述比较了从骨减压术取骨的局部自体移植与从髂骨的自体移植，发现它们融合率相似，分别为89%和79%[35]。对于那些从局部减压术中没有获取足够多的碎骨或对取骨疼痛不能忍受的患者，同种异体移植骨粉、骨条和骨屑为昂贵的合成蛋白提供了高成本的替代方法，尽管上述同种异体风险仍然存在。脱钙骨基质（DBM）是一种特别的同种异体移植物，它是通过化学方法分离得到的I型胶原和骨诱导颗粒，可放置于融合器结构中。对DBM的批评主要为市场上的该类产品种类过剩，并且在生长因子的体外提取检测和动物体内融合模型分析中发现这些产品在骨诱导特性浓度上存在显著差异。没有人类的临床或科学证据来支持其使用，疗效可能无法预测。另外，在没有活细胞的情况下，DBM的骨诱导作用需要生物辅助底物，这再次质疑DBM的实用性。

陶瓷是另一种可以作为生物补充剂制造的移植物基质，包括羟基磷灰石、磷酸三钙、磷酸钙、胶原蛋白和硫酸钙。较大的孔隙度（空隙）允许细胞黏附、增殖和分化为成骨细胞。最后，尽管重组人骨形态发生蛋白2（rhBMP-2）在融合辅助治疗中取得了普遍的成功，但由于椎体前肿胀/炎症反应可能导致气道受损、重新插管和血肿压迫，因此在颈椎中使用应谨慎考虑。此外，应告诫患者，rhBMP-2的使用尚未获得FDA的批准，并且有FDA警告其在颈椎前路手术中的使用。

聚醚醚酮（PEEK）

惰性半结晶聚芳族线性聚合物PEEK融合器不具有任何成骨性、骨诱导性或骨传导性。移植物是放射可透性的，带有放射性标记物可帮助术者进行X线定位，而在磁共振成像（MRI）上没有明显的伪影。此外，这些融合器的放射可透性成分使术者在术后期间很长时间内可以轻松地通过连续X射线监控骨骼的生长。在20世纪90年代，开发了聚醚醚酮（PEEK）融合器，以促进骨-笼-骨融合，其弹性模量为3 GPa，非常接近于皮质骨的弹性模量（1.0~2.4 GPa）。因此，PEEK笼的关节融合率与自体骨移植相当[36]。从腰椎中推断出的证据表明，PEEK辅以局部自体骨移植或脱矿质同种异体骨移植对颈椎结构的融合是十分必要的。

与自体骨移植相比，前瞻性临床研究在患者报告的结局方面提示了相同的结果[36]。实际上，避免供体部位移植的发病率使一些作者认为PEEK融合器优于自体骨移植。另一方面，手术结果显示PEEK融合器沉降率高得惊人，比例达到手术的32%~38%[37-38]。沉降的原因包括过度牵拉、侵略性的终板准备或正常融合的过程。

椎间移植物的形状还取决于弹性模量，其中较大的应力表面积会减小相邻终板上的应力。这等于模量降低更接近皮质骨。在一项随机的前瞻性试验中，与较窄的圆形融合器相比，较宽的方形PEEK融合器可降低沉降和节段性后凸。因此，尽管融合器的高度确实会影响脊柱前凸，但术者不应忽视椎间移植物的宽度以优化其融合结构[39]。

表面涂层椎体间融合器

表面涂层的椎间融合融合器的概念源于有关PEEK融合器功效的文献中相互矛盾的证据。同种异体移植/自体移植和PEEK融合器之间的比较表明，聚合化合物的沉降率较差，而与钛融合器相比，结果却相差很大。在一项比较PEEK和钛融合器的随机对照试验中，使用钛组的沉降率从34.5%急剧下降到PEEK组的5.4%[40]。因此，一些研究证实了聚合物植入物比金属植入物更有效地保留了Cobb角和椎骨高度[41]。因此，尽管在PEEK和钛合金组

之间融合效果近乎完美（100%），但PEEK移植物在上述研究中始终是值得推荐的[8, 40-41]。由于与钛相比弹性较低，因此，PEEK融合器在理论上降低了沉降的风险。由于不同的研究在自体移植/异体移植，PEEK和钛的优缺点之间徘徊，工程师设计了表面涂层的椎间融合融合器，以捕获PEEK、金属和生物补充物的有利特性。

表面涂层的椎间融合器提高了骨与移植物的接触率和生物活性。PEEK移植物和其他椎间填充物可能覆盖有各种金属的薄层：羟基磷灰石、钛、金、二氧化钛、类金刚石碳和叔丁醇盐[42]。最常用的生物活性物质是羟基磷灰石，它是纯骨的最接近衍生物。几项研究表明，羟基磷灰石涂层PEEK融合器的骨传导性增加，并暗示了骨诱导作用[43]。从组织学上讲，表面包裹的椎间融合器的这些特性可以说是一种骨整合现象：根据Dorland的《医学图解词典》[44]，移植物周围形成的骨组织的直接锚定在骨终板上，而在骨-移植物界面处没有纤维组织过度生长。从临床上讲，骨整合被定义为"在功能性负载过程中，在骨中实现并保持临床上无症状的同种异体材料的刚性固定的过程"[42]。因此，覆盖在融合器表面的颗粒会引起骨的过度生长，随后在骨-移植物交界面上开始融合。例如，钛和金涂层可促进成骨细胞黏附在PEEK椎间移植物上[46]。碳纤维涂层也发现了类似的现象。粗糙的纳米表面促进骨融合并促进磷酸钙盐沉积，从而在细胞水平上融合[47]。尽管在生理上是乐观的，但表面涂层的椎间融合器还是经过了严格的审查，因为与钛制的融合器一样，它们的弹性模量可以为10~100 GPa，具体取决于涂层的密度（与皮质骨的1.0~2.4 GPa相比）。

然而，钛涂层的椎间置入融合器因其承载负荷差而出名。涂层提高了椎间和骨骼之间的剪切强度，从而降低了形成假关节的风险；但是，应该权衡钛涂层的椎间植入融合器的优点与其金属层分离的这一风险。在一项生物力学研究中，不断施加在钛涂层的PEEK上的应力会导致其产生磨损碎片[48]。颗粒物的吞噬作用会引发全身性炎症反应，这可能会阻碍融合器与骨组织的融合。

生物可吸收聚合物

表面涂层的椎间融合融合器的固有局限性刺激了可生物吸收聚合物的发展——其是一种在X线片上不显

影的移植物。与其他可生物降解的移植物相比，由聚乳酸（PLA）组成的聚合物表现出较慢的降解动力学，具有更高的结晶度、分子量和玻璃化转变温度（Tg）。体内的椎间融合融合器在几个月后结晶，并在随后几年内最终失去聚合物的质量。这些降解产物的清除强调了术区周围新血管形成的重要性。这些产品还可能导致局部炎症和骨溶解，这可能不利于骨融合。椎间融合器厚度过大往往会在骨融合之前加速降解，这可能导致假关节形成。因此，生物可吸收的聚合物不适用于较大的牵开力。最后，一般而言，生物可吸收材料的强度低于金属或其他不可降解聚合物，因此移植物应保留用于单节段融合。PLA移植物的临床数据主要限于腰椎应用。在一项单节段椎间孔腰椎椎间融合术的研究中，至少3年后的融合率达到了90%[49]。其他两项研究报告说，应用生物补充剂的骨融合率高达97%。一项关于应用可生物吸收的融合器进行颈椎融合术的研究表明，没有软组织肿胀、吞咽困难或声音障碍[50]。在经过6个月、12个月和最终随访，融合率分别达到46.6%、69.0%和74.1%。

将羟基磷灰石或磷酸三钙复合材料添加到PLA中会形成骨传导性支架。但是，一旦水解开始，就必须通过降低PLA强度来降低聚合物与骨制品的纯度[51]。第二种技术经验，即终板制备，至关重要，因为来自椎间盘残余物的纤维组织比邻近椎体的骨头更容易侵入移植物。

未来发展

三维打印植入物

无论选择哪种椎间移植物，由于无法恢复正常的负载模式，选择不当的椎间移植物形状都会降低融合的可能性[52]。为了设计更符合人体工程学和有机体的形状，对于椎间融合器的研究趋势已转向三维（3D）打印，也称增材制造。通过计算机辅助设计，椎间融合融合器通过纳米复合聚合物的逐层沉积进行组装。可降解的聚氨酯提供了一种弹性支架，可以模仿天然椎间盘的凝胶性质。聚碳酸酯基体的弹性模量为2.4GPa，与皮质骨相等[53]。这些制造支架复制压缩和剪切测试期间类似于健康椎间盘弹性行为，具有耐疲劳性和防止永久变形的一个重要属性[54]。3D打印还可以沿聚合物的同心薄片播

种细胞，并具有成骨性和骨传导性，就像天然椎间盘一样。尽管3D打印临床及生物力学测试的安全性和有效性仍然需要严格的临床及生物力学测试，但定制设计3D打印的前景为内植物技术开辟了新视野。

参考文献

[1] Chau AM, Mobbs RJ. Bone graft substitutes in anterior cervical discectomy and fusion. Eur Spine J. 2009;18(4):449–464.

[2] Pal GP, Sherk HH. The vertical stability of the cervical spine. Spine. 1988;13(5):447–449.

[3] Robinson RA. Anterolateral cervical disc removal and interbody fusion for cervical disc syndrome. Bull Johns Hopkins Hosp. 1955;96:223–224.

[4] Cloward RB. The anterior approach for removal of ruptured cervical disks. J Neurosurg. 1958;15(6):602–617.

[5] Frost HM. Wolff's law and bone's structural adaptations to mechanical usage: an overview for clinicians. Angle Orthod. 1994;64(3):175–188.

[6] Ruff C, Holt B, Trinkaus E. Who's afraid of the big bad Wolff?: "Wolff's law" and bone functional adaptation. Am J Phys Anthropol. 2006;129(4):484–498.

[7] An HS, Simpson JM, Glover JM, Stephany J. Comparison between allograft plus demineralized bone matrix versus autograft in anterior cervical fusion. A prospective multicenter study. Spine (Phila Pa 1976). 1995;20(20):2211–2216.

[8] Barlocher CB, Barth A, Krauss JK, Binggeli R, Seiler RW. Comparative evaluation of microdiscectomy only, autograft fusion, polymethylmethacrylate interposition, and threaded titanium cage fusion for treatment of single-level cervical disc disease: a prospective randomized study in 125 patients. Neurosurg Focus. 2002;12(1):E4.

[9] Rothman RH, Simeone FA. The spine, vol. 2. Philadelphia: WB Saunders Company; 1982.

[10] Lowe TG, Hashim S, Wilson LA, et al. A biomechanical study of regional endplate strength and cage morphology as it relates to structural interbody support. Spine (Phila Pa 1976). 2004;29(21):2389–2394.

[11] McAfee PC, Lee GA, Fedder IL, Cunningham BW. Anterior BAK instrumentation and fusion: complete versus partial discectomy. Clin Orthop Relat Res. 2002;394:55–63.

[12] Song KJ, Choi BY. Current concepts of anterior cervical discectomy and fusion: a review of literature. Asian Spine J. 2014;8(4):531–539.

[13] White AA 3rd, Hirsch C. An experimental study of the immediate load bearing capacity of some commonly used iliac bone grafts. Acta Orthop Scand.1971;42(6):482–490.

[14] Younger EM, Chapman MW. Morbidity at bone graft donor sites. J Orthop Trauma. 1989;3(3):192–195.

[15] Silber JS, Anderson DG, Daffner SD, et al. Donor site morbidity after anterior iliac crest bone harvest for single-level anterior cervical discectomy and fusion. Spine (Phila Pa 1976). 2003;28(2):134–139.

[16] Heary RF, Schlenk RP, Sacchieri TA, Barone D, Brotea C. Persistent iliac crest donor site pain: independent outcome assessment. Neurosurgery. 2002;50(3):510–6; discussion 516–517.

[17] Tyerman SD, Terry BR, Findlay GP. Multiple conductances in the large K+ channel from Chara corallina shown by a transient analysis method. Biophys J.1992;61(3):736–749.

[18] Jagannathan J, Shaffrey CI, Oskouian RJ, et al. Radiographic and clinical outcomes following single-level anterior cervical discectomy and allograft fusion without plate placement or

cervical collar. J Neurosurg Spine. 2008;8(5):420–428.

[19] Zdeblick TA, Ducker TB. The use of freeze-dried allograft bone for anterior cervical fusions. Spine (Phila Pa 1976). 1991;16(7):726–729.

[20] Floyd T, Ohnmeiss D. A meta-analysis of autograft versus allograft in anterior cervical fusion. Eur Spine J. 2000;9(5):398–403.

[21] Young WF, Rosenwasser RH. An early comparative analysis of the use of fibular allograft versus autologous iliac crest graft for interbody fusion after anterior cervical discectomy. Spine (Phila Pa 1976).1993;18(9):1123–1124.

[22] Stevenson S, Horowitz M. The response to bone allografts. J Bone Joint Surg Am. 1992;74(6):939–950.

[23] Goulet JA, Senunas LE, DeSilva GL, Greenfield ML. Autogenous iliac crest bone graft. Complications and functional assessment. Clin Orthop Relat Res.1997;339:76–81.

[24] Hamer AJ, Strachan JR, Black MM, Ibbotson CJ, Stockley I, Elson RA. Biochemical properties of cortical allograft bone using a new method of bone strength measurement. A comparison of fresh, fresh-frozen and irradiated bone. J Bone Joint Surg Br.1996;78(3):363–368.

[25] Bauer TW, Muschler GF. Bone graft materials. An overview of the basic science. Clin Orthop Relat Res. 2000;371:10–27.

[26] Asselmeier MA, Caspari RB, Bottenfield S. A review of allograft processing and sterilization techniques and their role in transmission of the human immunodeficiency virus. Am J Sports Med. 1993;21(2):170–175.

[27] Thalgott JS, Fritts K, Giuffre JM, Timlin M. Anterior interbody fusion of the cervical spine with coralline hydroxyapatite. Spine (Phila Pa 1976).1999;24(13):1295–1299.

[28].Dai LY, Jiang LS. Anterior cervical fusion with interbody cage containing beta-tricalcium phosphate augmented with plate fixation: a prospective randomized study with 2-year follow-up. Eur Spine J.2008;17(5):698–705.

[29] Bruneau M, Nisolle JF, Gilliard C, Gustin T. Anterior cervical interbody fusion with hydroxyapatite graft and plate system. Neurosurg Focus. 2001;10(4):E8.

[30] van den Bent MJ, Oosting J, Wouda EJ, van Acker RE, Ansink BJ, Braakman R. Anterior cervical discectomy with or without fusion with acrylate. A randomized trial. Spine (Phila Pa 1976). 1996;21(7):834–839;discussion 840.

[31] Boker DK, Schultheiss R, Probst EM. Radiologic long-term results after cervical vertebral interbody fusion with polymethyl methacrylate (PMMA).Neurosurg Rev. 1989;12(3):217–221.

[32] Chen JF, Wu CT, Lee SC, Lee ST. Use of a polymethylmethacrylate cervical cage in the treatment of single-level cervical disc disease. J Neurosurg Spine.2005;3(1):24–28.

[33] Yoo M, Kim WH, Hyun SJ, Kim KJ, Jahng TA, Kim HJ. Comparison between two different cervical interbody fusion cages in one level stand-alone ACDF: carbon Fiber composite frame cage versus Polyetheretherketone cage. Korean J Spine. 2014;11(3):127–135.

[34] Benzel EC. Spine surgery: techniques, complication avoidance, and management. New York: Churchill Livingstone; 2005.

[35] Hsu WK, Nickoli MS, Wang JC, et al. Improving the clinical evidence of bone graft substitute technology in lumbar spine surgery. Global Spine J.2012;2(4):239–248.

[36] Lied B, Roenning PA, Sundseth J, Helseth E. Anterior cervical discectomy with fusion in patients with cervical disc degeneration: a prospective outcome study of 258 patients (181 fused with autologous bone graft and 77 fused with a PEEK cage). BMC Surg. 2010;10:10.

[37] Konig SA, Spetzger U. Distractable titanium cages versus PEEK cages versus iliac crest bone grafts for the replacement of cervical vertebrae. Minim Invasive Ther Allied Technol. 2014;23(2):102–105.

[38] Kao TH, Wu CH, Chou YC, Chen HT, Chen WH, Tsou HK. Risk factors for subsidence in anterior cervical fusion with stand-alone polyetheretherketone (PEEK) cages: a review of 82 cases and 182 levels. Arch Orthop Trauma Surg. 2014;134(10):1343–1351.

[39] Kast E, Derakhshani S, Bothmann M, Oberle J. Subsidence after anterior cervical inter-body fusion. A randomized prospective clinical trial. Neurosurg Rev. 2009;32(2):207–214; discussion 214.

[40] Chen Y, Wang X, Lu X, et al. Comparison of titanium and polyetheretherketone (PEEK) cages in the surgical treatment of multilevel cervical spondylotic myelopathy: a prospective, randomized, control study with over 7-year follow-up. Eur Spine J.2013;22(7):1539–1546.

[41] Niu CC, Liao JC, Chen WJ, Chen LH. Outcomes of interbody fusion cages used in 1 and 2-levels anterior cervical discectomy and fusion: titanium cages versus polyetheretherketone (PEEK) cages. J Spinal Disord Tech. 2010;23(5):310–316.

[42] Ma R, Tang T. Current strategies to improve the bioactivity of PEEK. Int J Mol Sci. 2014;15(4):5426–5445.

[43] Lee JH, Jang HL, Lee KM, et al. In vitro and in vivo evaluation of the bioactivity of hydroxyapatite-coated polyetheretherketone biocomposites created by cold spray technology. Acta Biomater. 2013;9(4):6177–6187.

[44] Bucy PC. Dorland's illustrated medical dictionary. Surg Neurol. 1982;17(5):369.

[45] Zarb G, Albrektsson T. Osseointegration: a requiem for the periodontal ligament. Int J Periodontics Restorative Dent. 1991;11(1):88–91.

[46] Yao C, Storey D, Webster TJ. Nanostructured metal coatings on polymers increase osteoblast attachment. Int J Nanomedicine. 2007;2(3):487–492.

[47] Devine DM, Hahn J, Richards RG, Gruner H, Wieling R, Pearce SG. Coating of carbon fiber-reinforced polyetheretherketone implants with titanium to improve bone apposition. J Biomed Mater Res B Appl Biomater. 2013;101(4):591–598.

[48] Kienle A, Graf N, Wilke HJ. Does impaction of titanium-coated interbody fusion cages into the disc space cause wear debris or delamination? Spine J.2016;16(2):235–242.

[49] Lowe TG, Tahernia AD. Unilateral transforaminal posterior lumbar interbody fusion. Clin Orthop Relat Res. 2002;394:64–72.

[50] Vaccaro AR, Sahni D, Pahl MA, et al. Long-term magnetic resonance imaging evaluation of bioresorbable anterior cervical plate resorption following fusion for degenerative and traumatic disk disruption.Spine (Phila Pa 1976). 2006;31(18):2091–2094.

[51] Wuisman PI, Smit TH. Bioresorbable polymers: heading for a new generation of spinal cages. Eur Spine J. 2006;15(2):133–148.

[52] Palissery V, Mulholland RC, McNally DS. The implications of stress patterns in the vertebral body under axial support of an artificial implant. Med Eng Phys.2009;31(7):833–8337.

[53] Serra T, Capelli C, Toumpaniari R, et al. Design and fabrication of 3D-printed anatomically shaped lumbar cage for intervertebral disc (IVD) degeneration treatment. Biofabrication. 2016;8(3):035001.

[54] Whatley BR, Kuo J, Shuai C, Damon BJ, Wen X. Fabrication of a biomimetic elastic intervertebral disk scaffold using additive manufacturing. Biofabrication. 2011;3(1):015004.

前路钢板固定

Harel Deutsch，Mena G. Kerolus

袁 伟 译

第 26 章

经验 / 教训

- 颈椎前路钢板系统可为颈椎提供内固定和稳定作用，促进融合并维持节段稳定，并降低假关节形成和移植物脱出发生率。

- 在单节段颈椎前路椎间盘切除和融合（ACDF）病例中，很难证明颈椎钢板的优势。颈椎前路钢板被证明可提高融合率，特别适用于更具挑战性的融合病例，例如多节段、涉及同种异体移植和吸烟患者等。

- 在早期的刚性前路颈椎板中可见较高的螺钉和钢板断裂失败率。新型弹性固定钢板减少了与螺钉和钢板裂相关的并发症。目前所有不同类型颈椎前路钢板似乎同等有效。

- 术中置入颈椎钢板时，应使用最短的板，以避免相邻节段疾病。

- 随着使用年限增加，可出现移植物下沉，这将导致钢板累及邻近椎间隙。钢板覆盖面积应小于相邻椎体的一半，以避免这种并发症。

介绍

目前，颈椎前路间盘切除融合术（ACDF）是大多数退行性颈椎疾病的首选治疗方法。ACDF已被证明是治疗脊髓型颈椎病和神经根型颈椎病的一种安全有效的选择。20世纪开展了第一例颈椎前路手术。颈椎前路钢板的研发旨在解决前路椎间融合的问题，例如移植物脱出，后凸畸形和低融合率的问题[1-3]。最初的刚性前路颈椎钢板系统具有与螺钉和钢板断裂相关的并发症。这种非限制型的刚性结构逐渐被可动态调整与平移的系统取代，螺钉和钢板的断裂以及螺钉松动的发生率均明显降低了。然而，目前不同钢板系统临床结果是否存在显著的临床差异尚无报道[4]。

颈椎前路手术的目标包括稳定颈椎、维持颈椎序列以及神经减压，所有这些都通过使用颈椎前路钢板得到改善，特别是在吸烟患者中[5-6]。尽管缺乏令人信服的证据支持在颈椎手术中应该使用钢板固定，但外科医生还是迅速应用了颈椎前路钢板[7-9]。钢板广泛应用的原

H. Deutsch (*)
Department of Neurologic Surgery, Rush University
Medical Center, Chicago, IL, USA

M. G. Kerolus
Department of Neurosurgery, Rush University
Medical Center, Chicago, IL, USA

© Springer Nature Switzerland AG 2019
M. G. Kaiser et al. (eds.), Degenerative Cervical Myelopathy and Radiculopathy,
https://doi.org/10.1007/978-3-319-97952-6_26

因可能是由于椎间盘切除术和移植物放置后对钢板置入技术的要求较低，以及外科医生相信钢板可提高融合率以及临床疗效。此外，很少有与颈椎前路钢板有关的并发症发生。本章介绍了颈椎前路钢板的基础生物力学与发展，颈椎前路钢板置入的手术细节以及在脊髓型颈椎病和神经根型颈椎病中颈椎前路钢板的影像学及临床结果。

相关参考文献支持的主流观点

20世纪50年代，Bailey、Badgley和Cloward开创了颈椎前路间盘切除融合术[1-2]。1964年，Bohler开发了前方内固定以解决融合失败导致的脊柱后凸畸形和假关节问题[3]。颈椎前路钢板应用的目的是提高融合率和防止移植物下沉来保持颈椎稳定[5]。颈前路钢板遵守了Wolff定律的原理，即通过机械作用传导发生一系列生化改变，使施加在移植物上的机械力促进骨骼重塑。当发生移植物沉陷时，刚性钢板可能会发生应力遮挡作用，这种情况下钢板螺钉结构而非移植物承担了应力负载，结果导致移植物吸收，增加了颈椎骨不连、不稳定和畸形的风险[10]。

颈椎前路钢板对屈曲的限制作用最小，但可以维持颈椎后伸和侧弯活动时的稳定性[11]。在长节段手术中，后路内固定联合前路钢板可增强颈椎稳定性，但在少于两个节段的手术中，联合前路钢板并不能提高颈椎稳定性[11-13]。

颈椎钢板广义上可分为两类：非限制型和限制型钢板系统[14]。非限制钢板系统是ACDF中开发的第一种钢板系统，它在20世纪70年代和80年代初首次得到应用。Orozco和Llovet首次介绍了在颈椎创伤患者中使用非限制钢板系统[15]。Caspar随后报道了60例颈椎外伤患者应用颈椎前路钢板治疗[16]。由于缺乏防止螺钉退出的手段，双皮质螺钉需要更严格的技术处理。这种刚性结构有时会产生螺钉和板断裂的并发症，据报道可高达22%[17, 18]。

限制型颈椎钢板可广义分为限制型和半限制型[14]。Morscher于20世纪80年代末在瑞士开发了第一个限制型钢板，可允许单皮质螺钉置入并减少螺钉拔出[19]。该钢板于1991年被带到美国并被命名为Synthes CSLP［DePuy，（Raynham，MA）］[20]。CSLP钢板过于坚硬增加了螺钉断裂率[17]。Orion钢板［Medtronic SofamorDanek（Memphis，TN）］随后被研发出来，具有多种钢板长度、螺钉长度、预弯前凸多种型号[14, 17]。

半限制型颈椎钢板系统被认为是弹性钢板系统，可以分为旋转和滑移半限制性系统。半限制型颈椎钢板系统允许钉板活动，同时锁定螺钉[14]。Codman钢板［Depuy（Raynham，MA）］是第一个旋转型钢板系统，头部和尾部可变角度螺钉可旋转滑移并减少钢板螺钉界面上的应力。多个报道已证明融合率为88%~93%，螺钉失败率为8%[21-22]。目前已有多种旋转钢板系统，包括Atlantis钢板［Medtronic SofamorDanek（Memphis，TN）］。Atlantis钢板允许在同一钢板中同时应用固定螺钉和可变向螺钉[14]，融合率高达94%，而螺钉的失败率降低至3%[23-24]。第一个半限制型滑移钢板是由Acromed［DePuy，（Raynham，MA）］开发的DOC钢板，其中螺钉可沿钢板上的导轨滑动。其他几种钢板包括Aesculap的ABC钢板（Tuttlingen，Germany）和Medtronic SofamorDanek的Premier钢板（Memphis，TN），结合了旋转和滑移半限制型钢板的特征。据报道，ABC弹性钢板的融合率为83%~88%，移植物相关并发症的发生率为4.7%[4, 25-26]。总之，刚性螺钉钢板结构常会出现无法接受的失败情况，具有可变螺钉的钢板或弹性钢板系统比刚性螺钉钢板系统更具优势[27-28]。

目前，有关ACDF手术的大多数前瞻性数据是在FDA IDE人工颈椎间盘手术研究期间获得的。Burkus等描述了一项针对单节段颈椎融合病例对照研究的7年随访，手术节段的再手术率为13.7%（265例中的29例），对于相邻节段（265例中的24例）的再手术率为11.9%[29]。

手术方式

适应证

颈椎病的治疗包括神经减压以及颈椎序列和稳定性的维持。ACDF手术通常用于治疗颈椎病，因为它大大降低了腹侧减压的并发症发生率。在ACDF手术中，颈椎前路钢板的使用是治疗退行性颈椎疾病的标准方法。大多数外科医生常规在ACDF手术中应用颈椎钢板。ACDF可以解决患者前方病变，包括椎间盘、椎体以及颈椎序列。伴有神经根病变、颈椎狭窄或颈椎后凸的颈椎间盘突出症患者可能受益于颈椎前路钢板的ACDF。ACDF对前方骨赘，骨折和大多数颈椎退行性疾病也有效。

禁忌证

在颈椎病患者中，ACDF前路颈椎钢板的禁忌证仍然很少。对存在潜在吞咽功能障碍的患者而言，颈椎前路手术并不是理想的入路选择。颈椎放疗史或根治性颈淋巴结清扫术可能会限制颈椎前路手术的开展。一旦开展了ACDF手术，就可以术中考虑使用颈椎钢板，没有绝对的禁忌证。

术前计划

ACDF传统上是在医院手术室中进行的，但如今，单节段甚至两个节段的ACDF越来越多地在门诊手术中心开展[30]。患者接受气管插管全身麻醉。在脊髓受累的情况下，应考虑麻醉或清醒状态下纤维支气管镜插管，以免过度后伸颈椎。通常将气管导管固定在头上以允许术者和助手在侧方工作。用胶布固定并下拉两侧肩膀，以便X线更好地显示下颈椎。头部通常置于头枕上。在需要牵引的情况下，一些术者会使用Gardner-Wells牵引环。可以根据临床情况和术者的偏好考虑进行术中监测，但是在预防ACDF神经系统损伤中的作用尚不显著[31]。术前影像学检查可评估椎体深度，也可以评估异常椎体解剖情况。

手术技术

按标准方案进行前路间盘切除术。椎间盘切除和椎间移植物置入后，取下椎间撑开器，准备固定颈椎钢板。调整颈椎钢板、修整椎体的轮廓对于顺利置入颈椎钢板至关重要。应当对椎体前骨赘进行磨除，以确保颈椎钢板与椎体贴合。如果未切除椎前骨赘且椎体轮廓不规整，颈椎钢板可能会膨出并导致吞咽困难，还会增加螺钉-钢板界面的应力。颈椎钢板的长度应选最短的长度，同时保证在椎体中提供螺钉置入位置。当发生椎间移植物沉陷时，太长的钢板会侵占相邻的节段并随着

"移动"更靠近相邻的椎间盘而加速这些节段间盘的退变。当进行较长节段手术时，因为在螺钉置入过程中可能会有大幅度的手术操作，可使用固定针将钢板进行临时固定。

尽管椎体可以在术前进行测量，并且螺钉的最大长度为16~20mm，但是螺钉通常是皮质下置入的，长度通常为14mm。双皮质螺钉置入时，神经损伤的风险更高。另外，双皮质螺钉置入需要多次透视确认。螺钉可以是自攻螺钉，也可以是自钻螺钉，可以在矢状面与移植物形成一定角度置入。将螺钉倾斜置入以促进骨融合。在可变螺钉钢板结构中，螺钉角度将随着移植物固定时间而变平行。如果最初将螺钉平行置入椎体，在发生沉陷后，螺钉在钢板中角度发生内聚。术中透视检查可用于确认正确的螺钉轨迹。理想情况下，钢板应与椎体中心的冠状平面呈一直线。置入所有螺钉后，启动颈椎钢板锁定功能，以防止螺钉退出。不同钢板的锁定功能有所不同，可以包括主动锁定，通常通过旋转凸轮来防止螺钉向后退出。其他还具有自锁定功能的螺钉钢板系统，以防止螺钉置入后再发生退出。

骨质疏松患者可以从颈椎前路钢板中获益，但骨密度和骨结构不良可能导致螺钉松动和并发症的发生[32-33]。双皮质螺钉结构可提高把持力并增加循环载荷，但双皮质和皮质下置钉的差异极小[33-35]。

术后护理／关注点

术后注意观察患者手术部位是否有肿胀，这可能表明存在血肿并可能导致气道问题。术后进行正侧位颈椎X线检查，以确定内固定位置。如果手术部位有出血，则应放置引流管。颈前路钢板的使用是减少术后支具使用的原因之一[36-37]。在术后大约6周、3个月、6个月和1年分别进行颈椎X线检查以评估钢板情况。颈椎CT扫描可考虑在1年后进行以评估颈椎融合情况。

并发症处理／避免

颈椎前路钢板相关的并发症很少见[30, 38]。钢板位置不佳很少会导致并发症，可以使用透视和注意细节来确定钢板的中线位置。钢板的极端偏差可能导致螺钉意外

位置置入。如果螺钉-钢板系统没有适当的锁定，可能会发生螺钉松动并从椎体旋出。连续的X线检查可以确定1mm的螺钉旋出。如果螺钉旋出明显，需要注意螺钉可能会侵入食道，此时就需要进行螺钉的翻修。另外，如果颈椎前路钢板膨出也可能导致吞咽困难。

颈椎前路钢板可选择预弯钢板，有报道表明钢板承担自身轮廓的应力可导致断裂发生[39]。当钢板系统是刚性时，常发生钢板/螺钉断裂。使用带有可变螺钉的混合钢板或弹性钢板时，很少出现钢板或螺钉断裂。椎间盘切除不完全或椎间移植物位置不良可导致内固定松动或断裂，提示假关节形成，应通过CT扫描进行评估。颈椎钢板的并发症包括邻近节段的应力增加、植骨和移植物的应力遮挡以及晚期组织损伤。

病例示例

病例1：刚性钢板结构

一位50岁女性，有6个月的进行性、间歇性右肩胛疼痛史。在就诊前一个月，她开始出现右手无力和偶尔的左臂疼痛。她接受了物理治疗和类固醇激素注射，没有缓解。体格检查发现，患者颈部活动范围正常，右腕背伸肌力4/5级，右侧C6皮区痛觉减退，反射对称。侧位平片显示C5-C6椎间隙狭窄和骨赘形成（图26.1a）。磁共振成像（MRI）显示中央管狭窄，右侧椎间孔狭窄（图26.1b，c）。由于右侧C6神经根型颈椎病症状显著，患者接受了C5-C6 ACDF和钢板置入（图26.1d），

双皮质螺钉固定以形成刚性结构（图26.1e）。

病例2：颈椎复合型钢板

一位59岁女性，有颈部不适、进行性步态困难和双手感觉异常的病史。体格检查发现她没有任何肌力减退，但双侧Hoffmann征、Babinski征阳性，膝反射及跟腱反射亢进3 +，步态不稳与直线行走障碍。矢状位MRI显示C4节段脊髓T2高信号，C3-C4骨赘形成椎管狭窄（图26.2a）。标准侧位平片显示前凸消失，C3-C4骨赘形成，多节段退变（图26.2b）。胸椎MRI正常。由于症状难以改善，患者接受了C3-C4和C4-C5 ACDF和钢板置入（图26.2c）。复合结构的钢板尾端侧为双皮质螺钉，头侧为皮质下螺钉（图26.2d）。颈椎钢板紧贴椎体。1年后，明显可见移植物有沉陷发生（箭头所示），并有融合证据（图26.2e）。

病例3：滑动型钢板与弹性固定系统

一位50岁女性，有9年的颈部疼痛、右上肢和肩部疼痛史，疼痛剧烈而断断续续，右手小指偶麻木。她接受了保守治疗，包括颈椎硬膜外类固醇激素注射和物理疗法。体格检查提示三角肌、肱二头肌、肱三头肌和手屈肌的力量为4级。生理反射正常。颈椎斜位X线（图26.3a）显示颈椎生理曲度良好。颈椎MRI（图26.3b）显示出C4-C5椎间盘突出，脊髓受压严重伴脊髓变性。C5-C6处的脊髓受压程度较轻。结合MRI的脊髓影像和体

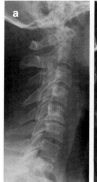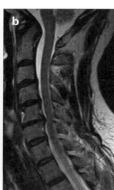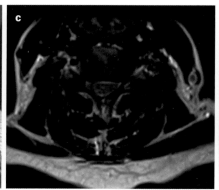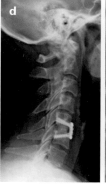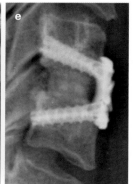

图26.1 标准侧位X线平片（a）显示C5-C6椎间隙狭窄、骨赘形成和前凸消失。T2加权矢状位（b）和轴向（c）磁共振成像（MRI）显示颈椎严重狭窄（C5-C6），右侧椎间孔狭窄。术后标准侧位平片（d）显示前凸矫正，移植物和内固定位置良好。注意颈椎钢板的长度（e）与椎体的关系。钢板覆盖不到相邻椎体的一半。双皮质螺钉形成刚性结构

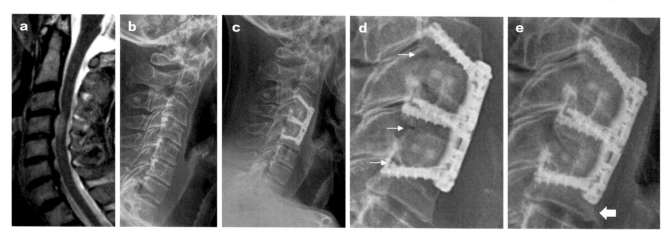

图26.2　MRI的T2加权影像（a）显示C3/C4骨赘形成椎管狭窄。X线片（b）表现为颈椎前凸消失，多节段的颈椎退变和椎间隙狭窄。患者接受了C3~C5 ACDF（c）。在该复合钢板的尾侧椎体中使用了双皮质螺钉，而在头端椎体中使用了皮质下螺钉。钢板紧贴椎体，长度覆盖不到相邻上下椎体的一半（d）。X线上可见移植物发生了沉陷。钢板的下端也沉陷到下位椎体中（e）。钢板的下缘距离下位椎间隙仍有几毫米距离（箭头）

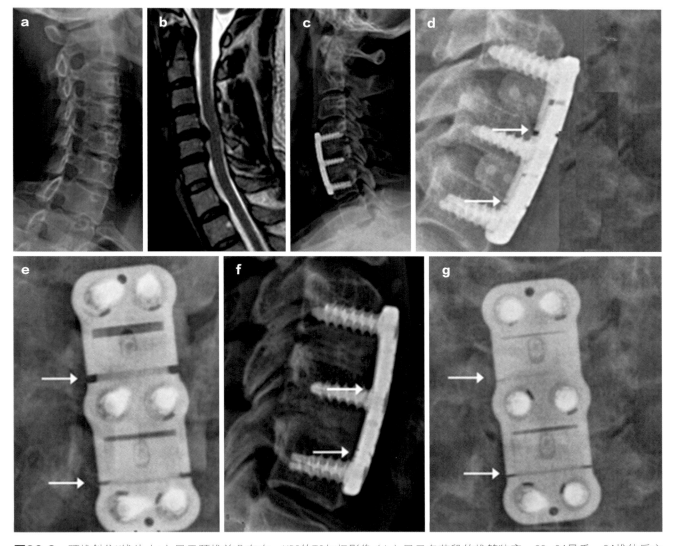

图26.3　颈椎斜位X线片（a）显示颈椎前凸存在。MRI的T2加权影像（b）显示多节段的椎管狭窄，C3-C4最重，C4椎体后方脊髓信号改变。患者接受了C4~C6 ACDF（c）。手术应用了半限制型滑动钢板。X线侧位（d）和正位片（e）可看到钢板上凹槽，表明钢板处在"打开"位置。　随着移植物的沉陷和融合的发生，钢板会自身短缩，发生滑动。术后1年的X线侧位（f）和正位片（g）展示了钢板的动态变化

格检查，她接受了C4~C6 ACDF并使用弹性滑动钢板（图26.3c）。术后（图26.3d，e）和术后1年行X线正侧位检查显示随着椎间移植物发生了沉降，钢板发生了动态平移，最终获得了稳定的骨性融合（图26.3f，g）。

讨论／结论

　　ACDF是治疗颈椎病的最常见选择。ACDF术中基本都会应用颈椎前路钢板。颈椎钢板最常用于前路椎体次全切除治疗颈椎退变疾病。钢板生物力学已经发展为适应了不同的临床情况，解决了早期钢板失败情况。新系统改善了在刚性颈椎钢板系统中发生的钢板/螺钉断裂问题。然而，没有强有力的证据支持某种钢板系统更具优势。颈椎前路钢板的手术置入过程相对简单、安全。重要的是要注意颈椎钢板与相邻的椎体的位置关系，以获得最好的临床结果并避免长期并发症。

参考文献

[1] Bailey RW, Badgley CE. Stabilization of the cervical spine by anterior fusion. J Bone Joint Surg Am.1960;42-A:565–594.

[2] Cloward RB. The anterior approach for removal of ruptured cervical disks. J Neurosurg. 1958;15(6):602–17. https://doi.org/10.3171/jns.1958.15.6.0602.

[3] Böhler J, Gaudernak T. Anterior plate stabilization for fracture-dislocations of the lower cervical spine. J Trauma. 1980;20(3):203–205.

[4] Pitzen TR, Chrobok J, Stulik J, et al. Implant complications, fusion, loss of lordosis, and outcome after anterior cervical plating with dynamic or rigid plates: two-year results of a multi-centric, randomized, controlled study. Spine. 2009;34(7):641–646. https://doi.org/10.1097/BRS.0b013e318198ce10.

[5] Bose B. Anterior cervical instrumentation enhances fusion rates in multilevel reconstruction in smokers. J Spinal Disord. 2001;14(1):3–9.

[6] Martin GJ, Haid RW, MacMillan M, Rodts GE, Berkman R. Anterior cervical discectomy with freeze-dried fibula allograft. Overview of 317 cases and literature review. Spine. 1999;24(9):852–8. discussion 858–859.

[7] Wang JC, McDonough PW, Endow KK, Delamarter RB. Increased fusion rates with cervical plating for two-level anterior cervical discectomy and fusion.Spine. 2000;25(1):41–45.

[8] Wang JC, McDonough PW, Kanim LE, Endow KK, Delamarter RB. Increased fusion rates with cervical plating for three-level anterior cervical discectomy and fusion. Spine. 2001;26(6):643–646. discussion 646–647.

[9] Wang JC, McDonough PW, Endow K, Kanim LE, Delamarter RB. The effect of cervical plating on single-level anterior cervical discectomy and fusion. J Spinal Disord. 1999;12(6):467–471.

[10] Hakało J, Wroński J, Ciupik L. Subsidence and its effect on the anterior plate stabilization in the course of cervical spondylodesis. Part I: definition and review of literature. Neurol Neurochir Pol.2003;37(4):903–915.

[11] Clausen JD, Ryken TC, Traynelis VC, Sawin PD, Dexter F, Goel VK. Biomechanical evaluation of Caspar and Cervical Spine Locking Plate systems in a cadaveric model. J Neurosurg. 1996;84(6):1039–1045.https://doi.org/10.3171/jns.1996.84.6.1039.

[12] Griffith SL, Zogbi SW, Guyer RD, Shelokov AP, Contiliano JH, Geiger JM. Biomechanical comparison of anterior instrumentation for the cervical spine.J Spinal Disord. 1995;8(6):429–38.

[13] Singh K, Vaccaro AR, Kim J, Lorenz EP, Lim T-H, An HS. Biomechanical comparison of cervical spine reconstructive techniques after a multilevel corpectomy of the cervical spine. Spine. 2003;28(20):2352–2358. discussion 2358. https://doi.org/10.1097/01.BRS.0000085344.22471.23.

[14] Haid RW, Foley KT, Rodts GE, Barnes B. The cervical spine study group anterior cervical plate nomenclature. Neurosurg Focus. 2002;12(1):E15.

[15] Omeis I, DeMattia JA, Hillard VH, Murali R, Das K. History of instrumentation for stabilization of the subaxial cervical spine. Neurosurg Focus.2004;16(1):E10.

[16] Caspar W, Barbier DD, Klara PM. Anterior cervical fusion and Caspar plate stabilization for cervical trauma. Neurosurgery. 1989;25(4):491–502.

[17] Lowery GL, McDonough RF. The significance of hardware failure in anterior cervical plate fixation. Patients with 2- to 7-year follow-up. Spine.1998;23(2):181–186. discussion 186–187.

[18] Paramore CG, Dickman CA, Sonntag VK. Radiographic and clinical follow-up review of Caspar plates in 49 patients. J Neurosurg. 1996;84(6):957–961. https://doi.org/10.3171/jns.1996.84.6.0957.

[19] Morscher E, Sutter F, Jenny H, Olerud S. Anterior plating of the cervical spine with the hollow screw-plate system of titanium. Chir Z Alle Geb Oper Medizen. 1986;57(11):702–707.

[20] Grubb MR, Currier BL, Shih JS, Bonin V, Grabowski JJ, Chao EY. Biomechanical evaluation of anterior cervical spine stabilization. Spine. 1998;23(8):886–892.

[21] Casha S, Fehlings MG. Clinical and radiological evaluation of the Codman semiconstrained load-sharing anterior cervical plate: prospective multicenter trial and independent blinded evaluation of outcome. J Neurosurg. 2003;99(3 Suppl):264–270.

[22] Mayr MT, Subach BR, Comey CH, Rodts GE, Haid RW. Cervical spinal stenosis: outcome after anterior corpectomy, allograft reconstruction, and instrumentation. J Neurosurg. 2002;96(1 Suppl):10–16.

[23] Barnes B, Haid RW, Rodts GE, Subach BR, Kaiser M. Early results using the Atlantis anterior cervical plate system. Neurosurg Focus. 2002;12(1):E13.

[24] Kaiser MG, Haid RW, Subach BR, Barnes B, Rodts GE. Anterior cervical plating enhances arthrodesis after discectomy and fusion with cortical allograft. Neurosurgery. 2002;50(2):229–36. discussion 236–238.

[25] Epstein NE. Anterior cervical dynamic ABC plating with single level corpectomy and fusion in forty-two patients. Spinal Cord. 2003;41(3):153–8. https://doi.org/10.1038/sj.sc.3101418.

[26] Ragab AA, Hodges FS, Hill CP, McGuire RA, Tucci M. Dynamic anterior cervical plating for multi-level spondylosis: does it help? Evid Based Spine Care J. 2010;1(1):41–46. https://doi.org/10.1055/s-0028-1100892.

[27] Yang S, Wang L-W. Biomechanical comparison of the stable efficacy of two anterior plating systems. Clin Biomech (Bristol Avon). 2003;18(6):S59–S66.

[28] Lehmann W, Briem D, Blauth M, Schmidt U. Biomechanical comparison of anterior cervical spine locked and unlocked plate-fixation systems. Eur Spine J. 2005;14(3):243–249. https://doi.org/10.1007/s00586-004-0746-9.

[29] Burkus JK, Traynelis VC, Haid RW, Mummaneni PV.

Clinical and radiographic analysis of an artificial cervical disc: 7-year follow-up from the prestige prospective randomized controlled clinical trial: clinical article. J Neurosurg Spine. 2014;21(4):516–528. https://doi.org/10.3171/2014.6.SPINE13996.

[30] Adamson T, Godil SS, Mehrlich M, Mendenhall S, Asher AL, McGirt MJ. Anterior cervical discectomy and fusion in the outpatient ambulatory surgery setting compared with the inpatient hospital setting: analysis of 1000 consecutive cases. J Neurosurg Spine. 2016;24(6):878–884. https://doi.org/10.3171/2015.8.SPINE14284.

[31] Ajiboye RM, Zoller SD, Sharma A, et al. Intraoperative neuromonitoring for anterior cervical spine surgery: what is the evidence? Spine. 2017;42(6):385–393.https://doi.org/10.1097/BRS.0000000000001767.

[32] Ryken TC, Clausen JD, Traynelis VC, Goel VK. Biomechanical analysis of bone mineral density, insertion technique, screw torque, and holding strength of anterior cervical plate screws. J Neurosurg. 1995;83(2):324–329. https://doi.org/10.3171/jns.1995.83.2.0324.

[33] Hitchon PW, Brenton MD, Coppes JK, From AM, Torner JC. Factors affecting the pullout strength of self-drilling and self-tapping anterior cervical screws. Spine. 2003;28(1):9–13. https://doi.org/10.1097/01.BRS.0000038185.73138.CB.

[34] Spivak JM, Chen D, Kummer FJ. The effect of locking fixation screws on the stability of anterior cervical plating. Spine. 1999;24(4):334–338.

[35] Chen IH. Biomechanical evaluation of subcortical versus bicortical screw purchase in anterior cervical plating. Acta Neurochir. 1996;138(2):167–173.

[36] Aebi M, Zuber K, Marchesi D. Treatment of cervical spine injuries with anterior plating. Indications, techniques, and results. Spine. 1991;16(3 Suppl):S38–S45.

[37] Vaccaro AR, Balderston RA. Anterior plate instrumentation for disorders of the subaxial cervical spine. Clin Orthop. 1997;335:112–121.

[38] Shapiro SA, Snyder W. Spinal instrumentation with a low complication rate. Surg Neurol.1997;48(6):566–574.

[39] Baldwin NG, Hartman GP, Weiser MW, Benzel EC. Failure of a titanium anterior cervical plate implant: microstructural analysis of failure. Case report. J Neurosurg. 1995;83(4):741–743. https://doi.org/10.3171/jns.1995.83.4.0741.

颈椎椎板切除和融合

Jacob Januszewski，Juan S. Uribe

袁 伟 译

第 27 章

经验 / 教训

- 颈椎椎板切除术是一种相对简单的手术技术，主要用于治疗退行性颈椎病（DCM）。
- 它是一种有效的能够实现颈椎多节段广泛减压的手术方法。
- 单纯颈椎椎板切除术可应用于伴有骨质疏松症或合并其他内科疾病的老年患者，术后可保留颈椎活动功能。
- 它可能会破坏后方张力带的稳定性，并导致进行性的颈椎后凸，远期可能需要固定和融合的翻修手术。
- 存在动力不稳、中重度滑脱或后凸的患者需要行后方固定和小关节融合。
- 对于老年骨质疏松患者来说，颈椎内固定和融合是一项复杂且具有潜在风险的手术。
- 椎板切除和融合术中需谨慎操作，以避免围手术期并发症的发生。
- 颈椎后路减压不适合压迫来自前方或前方骨化，以及少于3个节段的病例。在这种情况下，需采用前后联合或者单纯前方入路的手术。

介绍

退行性颈椎病（DCM）主要包括脊髓型颈椎病（CSM）、后纵韧带骨化症（OPLL）等，是压迫、动力因素以及生物分子因素综合作用于脊髓产生的结果（表27.1）[1-2]。脊髓的压迫主要原因是颈椎管腹侧/背侧的狭窄、椎间盘退变、小关节退变、后纵韧带（PLL）和黄韧带骨化。动力因素主要是由于异常的颈椎序列或活动导致的，如退变性滑脱、半脱位或后凸畸形。颈椎后伸活动可产生椎管生理性狭窄，以及在颈椎活动中对脊髓产生应变/拉伸力均会导致作用于脊髓的动态病理应力[1-2]。此外，慢性压迫引起的脊髓缺血性损伤、炎症因子释放、谷氨酸介导的兴奋性毒性和神经元凋亡在分子和细胞水平上导致了CSM的发生[1]。手术的目的，首先是实现脊髓神经的减压，减少静态压迫和生物分子因素对脊髓的影响，再者，如果必需要固定来消除动态因素。

J. Januszewski (*)
Department of Neurosurgery, Barrow Neurological Institute, Phoenix, AZ, USA

Department of Neurosurgery, The B.A.C.K Center, Melbourne, FL, USA
e-mail: Lionel.Metz@ucsf.edu

J. S. Uribe
Department of Neurosurgery, Barrow Neurological Institute, Phoenix, AZ, USA

© Springer Nature Switzerland AG 2019
M. G. Kaiser et al. (eds.), Degenerative Cervical Myelopathy and Radiculopathy,
https://doi.org/10.1007/978-3-319-97952-6_27

表27.1　需椎板切除或联合融合术的颈椎病理学因素概述

压迫性因素	动态因素	生物分子因素
颈椎管狭窄、椎间盘退变、颈椎病、后纵韧带/黄韧带骨化	异常颈椎序列或活动（退变性滑脱、半脱位、后凸畸形）、颈椎后伸导致的颈椎管生理性狭窄压迫脊髓	慢性压迫引起缺血性损伤，随后炎症因子释放，谷氨酸介导的兴奋性毒性，最终神经元发生凋亡

颈椎椎板切除术治疗DCM包括微创或开放手术两种方式。当颈椎存在动态不稳时，应采用后方内固定和关节融合术。此外，还要注意维持颈椎矢状位平衡，矫正颈椎后凸，否则这会导致症状性颈椎畸形的发生。本章讨论了术前影像学与患者检查对实施成功手术和产生好的临床结果的重要性。细致的手术操作可以避免因技术问题产生的并发症，还详细讨论了开放和微创入路的手术技巧，以及如何避免并发症、手术管理和术后护理的要点。

主流观点

在过去后路手术是脊髓型颈椎病的主要治疗方式，但在最近的10年里，其治疗方式发生了较大趋势的变化。最近一项美国回顾性分析显示，前后联合入路手术增加了6倍，单纯后路手术增加了3倍，单纯前路手术增加了1倍，当然颈椎病发病率也增加了[3]。目前，还没有明确的原因解释为什么会出现这种趋势变化，但不同患者选择、术前影像学检查进步和手术技术的发展的确起到了重要作用。前路手术、后路手术或前后路联合手术何种入路更优尚无定论。手术的主要目的是实现脊髓和神经根的减压。若要实现颈椎稳定，则还需进行成功的小关节融合术。目前，后路椎板切除术联合内固定和融合术的真正融合率仍不明确，融合成功与否主要取决于骨关节面准备情况和使用的骨替代材料。自体的骨皮质可用于椎板切除术中融合，或取髂嵴或肋骨置于打磨后的关节面和侧块周围[4]。生物同种异体骨移植最近已经成为融合手术中的一个流行选择，但是自从2008年FDA的建议和2011年The Spine Journal警告rhBMP在颈椎手术慎用以来，其使用率一直在下降[5]。在此之前，rhBMP的融合率显示为100%[6]。间充质细胞与骨混合移植的融合率与rhBMP融合率相似，术后12个月时自体骨复合干细胞具有良好的临床效果，被认为效果等同于髂骨自体骨

移植的金标准[3, 7]。联合应用钢板固定和骨移植可降低前路手术的融合失败率，但目前尚缺乏随机对照研究进一步证实这种结果[2]。

术式选择

患者选择

手术方式的选择应充分考虑疾病致病原因（图27.1）。临床表现为轻至中度DCM，无脊髓软化的影像学征象，前凸良好的患者可能更适合选择单纯椎板切除术，因为他们的症状可能主要是压迫导致的。需要多节段减压的老年患者，因其骨质量较差（骨软化、骨减少、骨质疏松）和多合并严重的内科疾病，也适合单纯椎板切除术。对于他们来说，复杂手术会导致更多并发症发生。然而，随着时间的推移，多节段椎板切除术后可能会发生后凸畸形，所以年轻患者应选择减压后固定融合手术。即使最初颈椎前凸良好，目的是尽量减少将来发展为退行性后凸的可能性。对于重度DCM（T2脊髓信号改变）患者，虽然仍有争议，但通过后方固定和小关节融合术限制动态不稳因素也可能是有益的。最后，对于存在颈椎不稳的患者（前/后滑脱、半脱位、X线片前屈后伸上的动态不稳、脊柱前凸的消失，或明显的侧后凸畸形），建议采用后路内固定和小关节融合以增加颈椎稳定性[8]。

术前准备和影像

详细地术前检查和影像学检查同等重要，有助于筛选具有手术适应证的患者，并决定手术入路。几乎所有具有临床症状的DCM患者在手术前都已进行了颈椎MRI检查来评估神经受压情况。然而，不能仅仅依赖于这一种成像方式。颈椎正侧位和屈伸位X线检查可提供大量

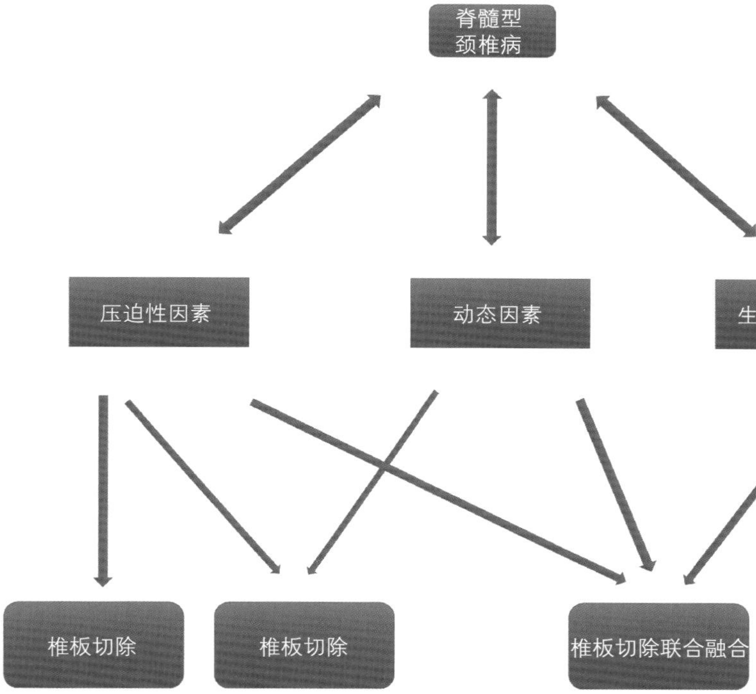

图27.1　根据病理因素决定手术方案

的信息，这些是仰卧位上颈椎MRI不具备的优势。在MRI成像上表现良好的患者可能在站立位片上显示后凸或向前滑移。同样，如果根据X线片怀疑颈椎存在不稳，可能行椎板切除和融合手术时，也应进行颈椎CT检查。CT能较好地显示前方骨赘、韧带骨化情况、侧块大小及异常椎动脉走行。在手术之前对患者做一个全面的了解有助于判断手术方法，并有可能降低患者的并发症发生率。

有时对于临床表现混乱或合并脊髓型颈椎病和神经根型颈椎病的患者，可以使用其他检查方法，例如肌电图仪（EMG）和骨扫描，以方便对患者进行评估。对于55岁以上的女性与有骨质疏松危险因素的男性，用DEXA扫描评估骨密度（BMD）有助于评估围手术期和远期并发症发生率，特别是如果计划进行后路固定和小关节融合手术。BMD与并发症发生率和内固定失败率密切相关[9-13]。最后，术前和术后均应使用客观的健康相关生活质量衡量标准（HRQOL）进行评估，例如视觉模拟疼痛量表（VAS），SF-12或SF-36。这些可以更好地评估术后临床结果，并可用于评估治疗效果随时间变化情况。

术前评估和畸形检查

成角为5°及以上的颈椎后凸与脊髓型颈椎病具有相同的发病过程：韧带松弛、椎间盘高度丧失、骨重建。颈椎序列不良会导致颈痛、脊髓受累、神经根病变或活动度降低发生，无论颈椎MRI上是否有神经压迫存在。在普通人群中颈椎前凸有相当大的差异性。虽然颈椎前凸消失可能是衰老的正常表现，并非所有前凸消失的患者都有难治性颈痛，但确有一部分患者因颈椎前凸消失导致颈椎矢状位不平衡和慢性肌肉疲劳，进而发生慢性颈痛。因此，颈椎矢状位平衡的评估是术前患者评估的重要部分。

颈椎前凸（CL）测量的大量研究显示，CL正常值为-39°~-10°[14-18]。然而，由于普通人群具有较大差异，且随着年龄的增长，CL作为胸椎后凸增加和腰椎前凸减少的代偿机制，其正常值尚未达成一致，从站立到坐姿，CL平均增加3.45°[19-20]。CL可接受的值在-15°~（20°±15°），以C1/C2和C7之间的Cobb角测量值为CL[2]。这个值是通过直立侧位X线片测量的。对于某些颈椎畸形评估，需要正侧位和屈伸位X线检查来判断畸形累及节段、严重程度、动态不稳定情况、椎间滑脱或假关节的情况，以及畸形是否柔软或僵硬。另外一个用于颈椎畸形矫正的测量是颌眉角。这个角度应该尽可能接近0°，以便于眼睛的位置与地平线保持一致。然而，手术矫正的目标应该是恢复颈椎矢状面平衡，而不是恢复特定的颈椎前凸。C2~C7 SVA（cSVA）铅垂线应保持或矫正至接近中立位置。虽然cSVA没有一个特定的正常值，但有症状的患者术前cSVA＞40mm，手术后应矫正在20mm以下[16, 21-22]。手术还应考虑脊柱整体的矢状和冠状平衡，头部应位于骶骨上方。最近，有研究发现较大的T1倾斜角（T1S）与颈椎的Modic改变相关，这可能有加速颈部轴性疼痛的趋势[23]。T1S每10年略有增加，男性为32°~36°，女性为28°~37°。T1S＞40°和T1S-CL＞20°的患者HRQOL评分更差，应通过手术矫正畸形[20, 24]。在怀疑有颈椎畸形时，术前检查应考虑行直立脊柱全长X线片。颈椎C2~C7 SVA、T1S、CL和整体矢状位平衡应作为常规术前检查评估的一部分。颅椎角（CCA）和C2骨盆倾斜度角（CPT），既反映了颈椎矢状位平衡，又考虑了上颈椎的补偿，可用于评估复杂的颈椎畸形患者[25]。

　　大多数畸形可通过患者颈部的体位变化（屈伸）而得到矫正，如果MRI上存在前方压迫，则可以单独进行后方减压手术或前方减压。平均而言，前方入路每节段可实现6°的矫正和9°~32°的整体颈椎矫正[26]。但是，仅前方入路而无后方内固定支持时，长时间后颈椎前凸会丢失约2°[26]。在颈椎屈伸活动下畸形不能矫正的患者应在手术前进行牵引试验，以确定颈椎的"可复位性"。如果复位成功，则可在该位置行后方融合。如果畸形是僵硬的，并且不会随牵引力而减小，则可采用前方入路进行矫正。如果存在小关节强直，则可能需要采用前后联合入路同时行后方截骨术。单纯后方入路可实现矫正为6°~54°（截骨可达到23°~54°）和颌眉角矫正为35°~52°。前后联合入路可实现整个颈椎矫正为24°~61°[26-27]。

相关解剖

项韧带

　　项韧带是胸腰椎棘上韧带的延伸，并从C7的棘突附着到枕外突。它可为相邻椎旁肌提供附着，同时，它跟手术息息相关，因为沿该韧带中间分离即为无血管区。如果沿着该韧带进行分离，然后沿着棘突的骨膜下平面进行分离，则出血最少甚至不会出血。

颈后浅表神经

　　颈神经后支的皮支在C2以下的每一节都与棘突相邻。背根神经节位于上关节突的正前方，在关节突和椎动脉之间。从这里神经分为前支和后支。C1~C4神经前支形成颈丛，C5~T1神经前支形成臂丛。后支向椎旁深层肌肉发出运动纤维，向小关节、深层肌肉和软组织发出感觉纤维。颈神经后支最大的分支是枕大神经，枕小神经就位于其外侧。然而，这两个神经位于枕骨下三角的下方，在椎板切除术和融合术过程中很少碰到。在小关节外侧区的手术入路中，很可能会碰到并损伤后支神经内侧支的主干，即便如此，这似乎不会对患者的临床结局产生不良影响。

手术技巧

开放术式选择

后方中线入路

　　后路开放式椎板切除术患者的体位通常是俯卧位，头部使用Mayfield牵引架或者其他头架固定。Mayfield牵引架更易于术中颈椎位置的调整。以病变节段为中心做颈后纵行正中切口。组织剥离应在项韧带无血管区进行，肌肉剥离应始终在骨膜下进行，并尽可能靠近中线，以避免大量失血和其他不必要的伤害，而这有利于减轻术后的疼痛。可以进行轻柔地骨膜下肌肉剥离，而不是直接对肌肉进行单极电灼，以避免过多组织损伤。剥离至小关节的外侧方，同时从尾侧开始比较容易，因为尾侧节段的出血较少。为了进一步确定手术节段，术中应行侧位X线透视检查。

　　骨切除减压可以先通过高速磨钻打薄椎板，然后用2mm Kerrison咬骨钳切除。黄韧带在减压过程中一般最后处理，韧带使用Kerrison咬骨钳去除完成减压[28]。或者行整体的椎板切除术，应用4mm钻头在椎板两侧分别钻出一条凹槽，然后用2mm Kerrison咬骨钳切除黄韧带。巾钳固定棘突，用于减压后掀起椎板，当两侧及头尾侧减压完成，整个椎板就可以安全地切除。

侧块固定

　　侧块螺钉置入时应考虑椎动脉与侧块及椎板的解剖关系，以免损伤椎动脉。小关节的内侧为椎板移行处，毗邻椎动脉和神经根。侧块螺钉置入点应在此外侧，内倾角为25°~30°，尾倾角25°~30°[28]。在椎板切除前确定螺钉置入点，可依据钻头柄与棘突形成近似30°的内倾角确定螺钉置入方向。

颈椎椎弓根螺钉固定

颈椎椎弓根螺钉固定主要用于颈胸交界处，因为侧块在C7节段变得更薄（约9mm，固定通常需要12~14mm），椎弓根平均大小为3.5~6.5mm，平均高度为5~8mm。C7椎弓根螺钉的入钉点位于以下两条线的交界处（1）穿过C6-C7小关节中部的垂直线，（2）穿过C7横突中部的水平线。椎弓根螺钉的轨迹是30°~35°外倾角和5°头倾角[28]。

微创术式选择

下颈椎椎板切除术

通过术中透视确定来确认手术节段。切口在目标椎板中线旁1~1.5cm处，应用局部麻醉剂浸润，切口长2~2.5cm。依次切开皮肤、筋膜，在透视引导下，将套管放置于椎板和小关节结合处。然后进行连续的肌间扩张，最后更换为16~18mm套筒或应用撑开器进行牵开。电刀与咬骨钳去除附着肌肉，高速磨钻磨除上椎板的下半部分，显露出黄韧带，随后切除下椎板的上半部分，椎板切除术完成后，用小刮匙和Kerrison咬骨钳切除黄韧带。然后，可根据需要调整牵开器角度，对头尾再进行成角减压。可采用相同的方式进行对侧减压。或者，可以向内侧倾斜牵开器，经一侧切口行对侧的减压。

下颈椎融合

手术显露

术中侧位透视用于确定要融合的手术节段。手术切口采用局麻。对于单节段侧块螺钉的融合，手术切口选择在融合节段下方两个节段水平，行2cm的纵向切开。这样可以使套筒的轨迹与小关节相匹配。对于多节段侧块固定融合术，切口选择在最尾侧融合节段上方。对于经关节螺钉固定融合，切口选择在融合节段头侧一个节段水平，行1~2cm的纵向中线切口。对于多节段小关节

固定融合，切口选择在头端更远处以适应螺钉轨迹。

侧块钉－棒固定
详细过程

在中线外侧约1cm处进行纵向切开。皮肤和筋膜切开长度应保持相同。在透视引导下将套管置于小关节处，角度应平行于小关节。逐级肌间扩张，然后将套筒或撑开器固定。电刀和咬骨钳去除附着肌肉，充分显露小关节和侧块的内外侧边缘（单节段融合）。对于多节段融合术，可以使套筒重新定位尾侧或头侧小关节，或者可以使用撑开器，从而一次显露所有节段。当侧块可以充分显露时，螺钉的置入方式可以参照开放手术方法，如An、Anderson、Magerl或Roy-Camille置钉技术[29-31]。安放钛棒时，应略微抬起撑开器以显露钉尾位置，确定安放准确。手术结束时，缓慢撤出撑开器，电凝止血，然后，以相同的方式在对侧完成此过程。

经小关节螺钉固定

在目标小关节皮肤投影处作一小切口。切口大小可根据小关节固定数目调整。应用空心钻头在上方侧块中部骨面的背面钻出一个导孔，将导针置入导孔达下方小关节，尾端方向应垂直于关节突关节。然后使用空心松质骨钻头钻入，接着应用和螺钉直径相似的钻进行通道扩张，然后置入7~10mm松质骨螺钉。

术后处理和预期结果

微创手术与开放手术相比，近期和远期疗效相当，其优点是切口小，出血少[28, 32]。颈椎微创椎板切除术创伤小，住院时间短，恢复快[28, 33-34]。颈椎微创后路融合并发症率低，失血少、术后2年融合率高[28, 35-36]。经皮经关节突螺钉置入有助于降低假关节的发病率，这是因为螺钉穿过4次皮质骨具有较高的抗拔出强度[28, 37]。在决定手术方案时，应将术者的偏好和技术水平考虑在内。微创置入C1-C2侧块螺钉的椎动脉损伤率为0~2.5%，但微创和开放手术总发生率接近0.14%[28, 38-39]。术前应仔细研究影像学，注意椎动脉异常走行和椎动脉优势侧情况。避免过长的固定棒以减少椎动脉受压的风险。

并发症和并发症处理

对于微创椎板切除和下颈椎融合，并发症种类与开放手术相似。创口浅表感染可通过口服抗生素治疗。对于感染高危患者，可考虑切口内使用万古霉素粉。如果术中硬膜破裂，可以用肌肉、脂肪或凝胶泡沫覆盖，然后用纤维蛋白胶或合成胶水进行封闭。对于无法直接封闭的大面积脑脊液渗漏，应使用腰椎穿刺置管持续2~3天的引流，以防止伤口的脑脊液渗漏。

椎板切除术后颈椎后凸是一种少见的并发症，一些人认为，不行固定的单纯椎板切除术是脊柱后凸畸形的一个重要危险因素。有术前颈椎后凸或颈椎不稳的患者术后更容易出现颈椎后凸畸形[2, 40]。如前面所述，正确选择和评估患者可以避免术后后凸畸形发生。前屈/后伸以及正侧位X线可以充分评估颈椎序列和动态不稳情况。术中减少肌肉损害，避免过多的小关节切除也可以减少椎板切除术后颈椎畸形的发生。

最后，虽然颈椎后路减压术的C5神经麻痹发生率比前路减压术低，但仍有5.8%的发病率[41]。C4-C5椎间孔狭窄可能是一个危险因素，一些人认为可行预防性的C4-C5双侧椎间孔切开术[42]。手术医生必须谨慎，因为椎间孔切开本身可能刺激或损伤C5神经根，并导致C5麻痹。

结论

颈椎椎板切除术联合或不联合后路内固定和融合术已长期应用于治疗有/无神经根受累的脊髓型颈椎病患者。手术的主要目的是脊髓和神经根减压。术前患者的筛选可确定内固定和融合是否对患者有益。如果术前发现有畸形或动力不稳，建议行椎板切除术和融合。对于术前颈椎前凸良好且无不稳定的患者，可单纯应用椎板切除术。

病例示例

72岁女性，慢性颈部疼痛，并伴有左臂神经根性疼痛症状2年。她接受了3次硬膜外类固醇激素注射，2次射频消融、关节突阻滞，以及至少6个月的物理治疗而没有缓解。她的颈部疼痛逐渐加重，特别是直立姿势并用力时，可导致持续性的枕部头痛。休息和卧位可以减轻疼痛。

影像学表现为严重退行性颈椎病伴C6后滑脱，脊髓前后受压（图27.2a）。前凸丢失严重，轻度鹅颈畸形，CL+2°，cSVA>40mm。前屈/后伸位X线显示畸形固定，小关节僵硬。患者接受前路C5-C6椎体切除术和后路C4~C7椎板切除、小关节切除畸形矫正，C4~T1侧块和椎弓根螺钉固定及融合。患者对手术耐受性良好，12个月随访影像学显示完全融合（图27.2b）。

关键建议

· 完善术前检查，以分析致病的病理因素。

· 选择合适的患者是决定手术方法，改善临床结局和避免并发症的关键。

· 微创技术与开放式手术可产生相似的临床和影像学结果，但可以带来更多的好处，比如减少失血量，恢复快，降低疼痛和减少并发症。

· 微创技术学习曲线较陡，应根据医生的熟练程度和偏好来应用。

· 在椎板切除术中，应首先处理尾侧节段，可最大限度地减少手术区域的出血。

· 为了充分减压，应在每侧切除约12mm的椎板。

· 对于侧块螺钉，如果轨迹太低可能会破坏小平面关节；轨迹偏内可能会导致椎动脉损伤。

· 对于侧块螺钉，应先钻出导孔以保持解剖关系。如果导孔太中间，螺钉将穿过椎板，可能损伤脊髓。导孔偏外可能会无法允许长螺钉置入（表27.1）。

参考文献

[1] Wilson JR, Tetreault LA, Kim J, et al. State of the art in degenerative cervical myelopathy: an update on current clinical evidence. Neurosurgery.2017;80:S33–S45.

[2] Steinmetz MP, Benzel EC. Benzel's spine surgery: techniques, complication avoidance, and management. 4th ed. Philadelphia: Elsevier; 2016.

[3] Divi SN, Mikhael MM. Use of allogenic mesenchymal cellular bone matrix in anterior and posterior cervical spinal fusion: a case series of 21 patients. Asian Spine J. 2017;11:454–462.

[4] Sawin PD, Traynelis VC, Menezes AH. A comparative analysis of fusion rates and donor-site morbidity for autogeneic rib and iliac crest bone grafts in posterior cervical fusions. J Neurosurg.

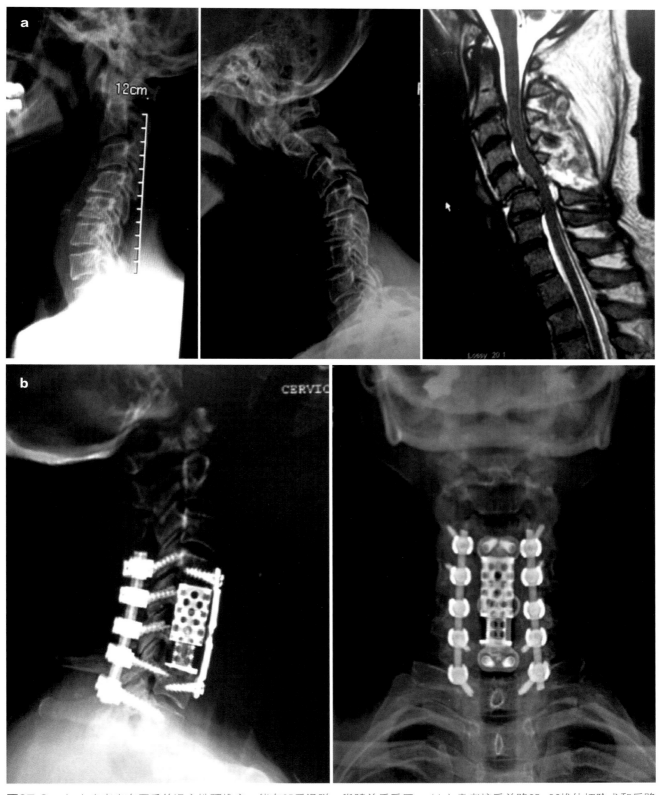

图27.2　（a）患者患有严重的退变性颈椎病，伴有C5后滑脱、脊髓前后受压。（b）患者接受前路C5-C6椎体切除术和后路C4~C7椎板切除、小关节切除畸形矫正，C4~T1侧块和椎弓根螺钉固定及融合。12个月随访影像学显示完全融合

1998;88:255–265.

[5] Guzman JZ, Merrill RK, Kim JS, et al. Bone morphogenetic protein use in spine surgery in the United States: how have we responded to the warnings? Spine J Off J North Am Spine Soc. 2017;17(9):1247–1254.

[6] Hamilton DK, Smith JS, Reames DL, et al. Safety, efficacy, and dosing of recombinant human bone morphogenetic protein-2 for posterior cervical and cervicothoracic instrumented fusion with a minimum 2-year follow-up. Neurosurgery. 2011;69:103–111; discussion 11.

[7] Hansraj KK. Stem cells in spine surgery. Surg Technol Int. 2016;XXIX:348–358.

[8] McAllister BD, Rebholz BJ, Wang JC. Is posterior fusion necessary with laminectomy in the cervical spine? Surg Neurol Int. 2012;3:S225–S231.

[9] Kim DK, Kim JY, Kim DY, et al. Risk factors of proximal junctional kyphosis after multilevel fusion surgery: more than 2 years follow-up data. J Korean Neurosurg Soc. 2017;60:174–180.

[10] Liu FY, Wang T, Yang SD, et al. Incidence and risk factors for proximal junctional kyphosis: a meta-analysis. Eur Spine J Off Publ Eur Spine Soc Eur Spinal Deform Soc Eur Sect Cerv Spine Res Soc.2016;25:2376–2383.

[11] Park SJ, Lee CS, Chung SS, et al. Different risk factors of proximal junctional kyphosis and proximal junctional failure following long instrumented fusion to the sacrum for adult spinal deformity: survivorship analysis of 160 patients. Neurosurgery. 2017;80:279–286.

[12] Yagi M, King AB, Boachie-Adjei O. Incidence, risk factors, and natural course of proximal junctional kyphosis: surgical outcomes review of adult idiopathic scoliosis. Minimum 5 years of follow-up.Spine. 2012;37:1479–1489.

[13] Yagi M, Rahm M, Gaines R, et al. Characterization and surgical outcomes of proximal junctional failure in surgically treated patients with adult spinal deformity. Spine. 2014;39:E607–E614.

[14] Gore DR, Sepic SB, Gardner GM. Roentgenographic findings of the cervical spine in asymptomatic people. Spine. 1986;11:521–524.

[15] Hardacker JW, Shuford RF, Capicotto PN, et al. Radiographic standing cervical segmental alignment in adult volunteers without neck symptoms. Spine.1997;22:1472–1480; discussion 80.

[16] Iyer S, Lenke LG, Nemani VM, et al. Variations in occipitocervical and cervicothoracic alignment parameters based on age: a prospective study of asymptomatic volunteers using full-body radiographs.Spine. 2016;41:1837–1844.

[17] Janusz P, Tyrakowski M, Yu H, et al. Reliability of cervical lordosis measurement techniques on long-cassette radiographs. Eur Spine J Off Publ Eur Spine Soc Eur Spinal Deform Soc Eur Sect Cerv Spine Res Soc. 2016;25:3596–3601.

[18] Lee SH, Kim KT, Seo EM, et al. The influence of thoracic inlet alignment on the craniocervical sagittal balance in asymptomatic adults. J Spinal Disord Tech.2012;25:E41–E47.

[19] Hey HWD, Teo AQA, Tan KA, et al. How the spine differs in standing and in sitting-important considerations for correction of spinal deformity. Spine J Off J North Am Spine Soc. 2017;17:799–806.

[20] Tan LA, Riew KD, Traynelis VC. Cervical spine deformity-part 1: biomechanics, radiographic parameters,and classification. Neurosurgery. 2017;81:197–203.

[21] Tang JA, Scheer JK, Smith JS, et al. The impact of standing regional cervical sagittal alignment on outcomes in posterior cervical fusion surgery.Neurosurgery. 2012;71:662–669; discussion 9.

[22] Tang JA, Scheer JK, Smith JS, et al. The impact of standing regional cervical sagittal alignment on outcomes in posterior

cervical fusion surgery. Neurosurgery.2015;76(Suppl 1):S14–21; discussion S.

[23] Li J, Qin S, Li Y, et al. Modic changes of the cervical spine: T1 slope and its impact on axial neck pain. J Pain Res. 2017;10:2041–2045.

[24] Oe S, Togawa D, Nakai K, et al. The influence of age and sex on cervical spinal alignment among volunteers aged over 50. Spine. 2015;40:1487–1494.

[25] Protopsaltis TS, Lafage R, Vira S, et al. Novel angular measures of cervical deformity account for upper cervical compensation and sagittal alignment. Clin Spine Surg. 2017;30:E959–E967.

[26] Cabraja M, Abbushi A, Koeppen D, et al. Comparison between anterior and posterior decompression with instrumentation for cervical spondylotic myelopathy: sagittal alignment and clinical outcome. Neurosurg Focus. 2010;28:E15.

[27] Hann S, Chalouhi N, Madineni R, et al. An algorithmic strategy for selecting a surgical approach in cervical deformity correction. Neurosurg Focus.2014;36:E5.

[28] Kim DH, Vaccaro AR, Dickman CA, Cho D, Lee S, Kim I. Surgical anatomy and techniques to the spine. 2nd ed. Philadelphia: Saunders Elsevier; 2006.

[29] Singh K, Vaccaro AR. Minimally invasive spine surgery: advanced surgical techniques. 1st ed. New Delhi: Jaypee Brothers; 2016.

[30] Stemper BD, Marawar SV, Yoganandan N, et al. Quantitative anatomy of subaxial cervical lateral mass: an analysis of safe screw lengths for Roy-Camille and magerl techniques. Spine. 2008;33:893–897.

[31] Xu R, Haman SP, Ebraheim NA, et al. The anatomic relation of lateral mass screws to the spinal nerves. A comparison of the Magerl, Anderson, and An techniques. Spine. 1999;24:2057–2061.

[32] Joseffer SS, Post N, Cooper PR, et al. Minimally invasive atlantoaxial fixation with a polyaxial screw-rod construct: technical case report. Neurosurgery. 2006;58:ONS-E375; discussion ONS-E.

[33] Winder MJ, Thomas KC. Minimally invasive versus open approach for cervical laminoforaminotomy. Can J Neurol Sci. 2011;38:262–267.

[34] Yabuki S, Kikuchi S. Endoscopic partial laminectomy for cervical myelopathy. J Neurosurg Spine.2005;2:170–174.

[35] Mikhael MM, Celestre PC, Wolf CF, et al. Minimally invasive cervical spine foraminotomy and lateral mass screw placement. Spine. 2012;37:E318–E322.

[36] Wang MY, Levi AD. Minimally invasive lateral mass screw fixation in the cervical spine: initial clinical experience with long-term follow-up. Neurosurgery.2006;58:907–912; discussion –12.

[37] Ahmad F, Sherman JD, Wang MY. Percutaneous trans-facet screws for supplemental posterior cervical fixation. World Neurosurg. 2012;78:716. e1–e4.

[38] Terterov S, Taghva A, Khalessi AA, et al. Symptomatic vertebral artery compression by the rod of a C1-C2 posterior fusion construct: case report and review of the literature. Spine. 2011;36:E678–E681.

[39] Neo M, Fujibayashi S, Miyata M, et al. Vertebral artery injury during cervical spine surgery: a survey of more than 5600 operations. Spine. 2008;33:779–785.

[40] Albert TJ, Vacarro A. Postlaminectomy kyphosis. Spine. 1998;23:2738–2745.

[41] Gu Y, Cao P, Gao R, et al. Incidence and risk factors of C5 palsy following posterior cervical decompression: a systematic review. PLoS One. 2014;9:e101933.

[42] Katsumi K, Yamazaki A, Watanabe K, et al. Analysis of C5 palsy after cervical open-door laminoplasty: relationship between C5 palsy and foraminal stenosis.J Spinal Disord Tech. 2013;26:177–182.

促进融合的生物材料

Matthew F. Gary，Scott D. Boden

朱海涛　译

第 28 章

经验 / 教训

- 颈椎稳定手术的最终目标是达到融合。术者一定不要忽略这个问题。

- 如果不能实现跨节段融合，无论多精心置入的内固定物也难以发挥作用。因此，术者必须非常了解骨的生物学及影响融合的因素。

- 在手术收尾阶段，内固定物已检视完毕，神经结构也按部就班地进行了减压，我们常常急促地去除皮质放置融合物。这可能对患者产生非常严重的后果，因为形成假关节会加重疼痛和残障，甚至需要进一步手术。

- 脊柱手术通常包括3个步骤：减压、固定、融合。这些环节一处失败就会导致整个手术的失败。因此，我们必须对骨的生物学和融合的过程有个基本的了解。

- 我们在脊柱研究领域里做的很多工作都缺乏循证支持，在促进融合的生物制剂这个方面也不例外。认识到这些缺欠很重要，这样我们才能更好地在术前与患者进行沟通。

本章的目的是总结骨生物学的基础要点，考察目前用于促进融合的材料的支持证据。

介绍

每年仅美国实施的脊柱融合手术就超过4万例[1]。据报道，脊柱融合手术的不融合率波动范围较大（5%~45%）[2]，而且影响因素较多。例如，Wang等认为，前路颈椎融合手术的节段数在很大程度上影响了融合率（单节段大约10%，而3个节段为30%）[3]。考虑到每年要实施大量的融合手术，虽然不融合的发生率很低，也还是会对疗效和整体费用产生很大的影响。对于融合的基本生物学缺乏了解肯定会与此形成关联。移植材料需要具有3个基本属性：骨诱导性、成骨性和骨传导性。骨诱导即在融合点的未成熟细胞接受刺激分化为成骨细胞的过程；成骨即含有活体成骨细胞的移植骨形成骨质的过程；骨传导是指置入的材料可以为新骨质形成提供框架。

M. F. Gary · S. D. Boden (*)
Department of Orthopaedic Surgery, Emory
University School of Medicine, Atlanta, GA, USA
e-mail: scott_boden@emory.org

© Springer Nature Switzerland AG 2019
M. G. Kaiser et al. (eds.), Degenerative Cervical Myelopathy and Radiculopathy,
https://doi.org/10.1007/978-3-319-97952-6_28

自体骨移植，特别是自体髂嵴（AIC）有其限制性。对于颈椎手术而言，取髂嵴骨要在远离手术部位的位置另外进行切口。这样会增加风险和并发症，包括延长手术时间、取骨处感染、取骨处慢性疼痛[4-6]。有一项多中心前瞻性研究发现，手术后24个月的时候，有31%的患者取骨处存在明显疼痛[6]。考虑到这些缺陷，我们需要找到与AIC效能相当的植骨替代物。

总的来说，骨折的愈合和骨的生物学是较为复杂的问题，目前仍是基础科学研究的一个主要课题。尽管我们对于骨折愈合的过程已经有了大致的了解，还是会在这一复杂过程中不断有新的发现。虽然有很多相关联的地方，骨折愈合与脊柱手术中植骨后的融合过程是不同的。骨折后骨修复的过程主要有3个阶段：（1）炎症；（2）增殖；（3）重塑期[7-11]。骨折后立刻进入炎症期。骨及骨膜血管出血会产生血肿。血肿会释放一些炎症介质（IL-1、IL-6、IL-11、IL-18、TNF）。这些炎症蛋白作为细胞激素，会吸引大量的炎症细胞。被吸引过来的巨噬细胞会吞噬坏死组织，释放生长因子（BMPs、TGF、PDGF、IGF），从而进入增殖期。上述这些生长因子可以促使基质干细胞（MSC）迁移，动员并增殖。MSC可以分化成为成血管细胞、成软骨细胞、成纤维细胞和成骨细胞。这些细胞以肉芽组织的形式填塞骨折间隙，形成较稳定的环境，为愈合做准备。炎症期通常发生在第一周。增殖期是骨折愈合的第二阶段。在这个阶段，随着血管长入骨痂形成，胶原纤维出现。软骨细胞将骨折的中心区域转化成软骨区，通过软骨痂达到力学稳定。通过软骨内骨化，编织骨逐渐替代了软骨，形成硬骨痂，增加骨折处的稳定性。骨折愈合的第三个，也是最后一个阶段，是重塑期。在这一阶段里，未成熟的编织骨痂转化成为成熟骨片。这个过程中，破骨细胞对编织骨痂重吸收，成骨细胞以骨片替代骨痂。最后一个阶段完成了骨折处的力学强度重建[7-11]。如上所述，骨愈合是一个复杂的过程，涉及多种酶、细胞和基质。如果有自体骨可用，那么植骨增强剂可用于辅助上述过程中的某一个或某几个步骤即可。而如果材料是用来替代自体骨的话，那么这种材料应该能够取得与自体骨相当或者更高的融合率。

脊柱融合的过程与骨折愈合有很多类似的地方，但却是不同的。为了明了自体骨存在怎样的特点使之适用于脊柱融合手术，我们需要进行动物实验。在众多动物模型中，横突间融合模型帮助我们了解了基本的生物学过程，以及存在有哪些负面因素[2]。例如，动物模型显示，融合块的主要血供来自于去皮质的骨，而不是周围的肌肉，这就证明了融合手术中打磨皮质的重要性。而且，组化分析也发现，融合块是从周边向中心愈合的，距离去皮质骨最近的区域先成熟，离去皮质骨较远的中心部位后成熟。不愈合通常发生在这些中心区域，这里BMPs的水平要低得多。还有些因素对融合起到了负面影响，例如过度活动、尼古丁、NSAIDs[2]。这些模型检测的是腰椎后路融合，而颈椎后路融合的机制应该也是类似的。当然，前路椎间融合有更大的接触面和压应力，理论上达到融合的可能性更大。

除了这些外部因素，还有很多内在的因素影响融合，例如骨质疏松、肾性骨病、原发骨肿瘤、转移瘤等。了解这些过程是很困难的，因为没有合适的动物模型，也无法进行在体的组织学研究。不过，我们还是可以应用从其他研究中得到的骨生物学原理，对患者进行更好的治疗。

自体骨移植

就颈椎后路融合手术而言，局部可用的自体骨是充足的。绞碎的棘突及椎板足以用于后外侧和关节突间融合。与植骨替代物相比，自体骨移植的优点在于有骨生成（MSCs和成骨细胞）和骨传导（细胞外基质）所需的全部特性。进行不伴有椎板切除的后路融合手术时（如C1-C2或者枕颈融合），局部可用的自体骨就不够了。做颈椎前路间盘切除融合（ACDF）时也存在这个问题，术区没有足够的自体骨可以用来填塞间隙。遇到这些情况时，需要取自体髂骨（AIC）或者使用植骨替代物。AIC与术区局部的自体骨相同，具有良好融合所需的全部特性：骨诱导性、成骨性和骨传导性。而且，如果取的是三皮质骨块，还可以在椎间隙提供结构支撑作用。大多数医生更倾向于使用植骨替代物，因为取自体髂骨会延长手术时间，取骨部位可能会出现感染，还有局部慢性疼痛等一些并发症。

植骨替代物

目前，已经开发出了多种植骨替代物，每种产品各有其优缺点。对其进行评价时，必须注意的是其骨诱导性、传导性、成骨性。如果是用于前路重建的，还需要考察其是否可提供结构支撑。

同种异体骨是首选。它可以承重，并作为骨传导的框架。通过爬行替代过程，异体松质骨可以被完全置换，但是异体皮质骨会残留一些末端活性组织，中心剩余一些无细胞基质[12]。例如，做颈椎椎体次全切除时置入的腓骨皮质骨块最终会在两端与终板接触的位置形成"点状焊接"。但是，单用异体骨的骨不连率是较高的，因为它只有骨传导性[12]。为了提升融合率，这些材料会被掏空，添加自体骨或者下述的一些物质，以增加骨诱导性和成骨性。

脱钙骨基质（Demineralized Bone Matrix，DBM）由 Urist 于 20 世纪 60 年代首先使用，作为骨诱导增强剂[13]。DBM 通过异体骨的酸萃取产生，去除了矿物质，留下了胶原、非胶原蛋白和生长因子[14]。它有骨诱导性和传导性，但是缺乏结构性。兔和猿类动物实验验证了 DBM 的骨诱导性[15-16]。使用 DBM 的临床资料是很少的，目前研究主要集中在它是否能作为自体骨的增补剂（目标是减少自体髂骨的取用量）[17-19]。这些研究由 Vaccaro、Schizas、Cammisa 等完成，比较了单纯使用 AIC、AIC 加 DBM、DBM 加髂骨抽取物（IBA），没有发现差异。近年来，Zadegan 等对于 DBM 在 ACDF 手术中的局限性，进行了一次文献的系统综述[20]。作者认为，与其他植骨材料相比，DBM 的作用不差，但是目前证据有限。

磷酸钙盐是可以为新骨长入提供框架的一类增补剂。产品有 β 磷酸三钙（TCP）、羟基磷灰石（HA）、珊瑚类材料。Dai 和 Jiang 进行了一次随机对照试验，比较 TCP 加局部自体骨和 AIC 加局部自体骨对于腰椎后外侧融合的作用[21]。两组融合率都达到了 100%，没有差异。作者认为，TCP 加局部自体骨足以替代 AIC。虽然这个研究设计得很好，但是其缺陷在于使用平片来确认融合状况。Korovessis 等也进行了一项随机对照研究，比较 AIC、珊瑚羟基磷灰石（CH）加局部骨和抽取骨髓（BMA），对于腰椎后外侧融合的作用[22]。他们发现两

组之间无差异；但是，有动物实验认为 CH 和 BMA 无效。因此，作者认为 CH 加局部自体骨和 BMA 是可以替代 AIC 的。还有一些非随机研究认为磷酸钙盐在腰椎融合中也有增补剂的作用[23-25]。

骨形态发生蛋白（BMPs）

在脱钙骨基质中存在少量的 BMPs。这些蛋白是转化生长因子-贝塔（TGF-Beta）家族成员，而且并非像其命名那样局限，在全部器官中发挥多种作用。在脊柱领域里，它们因其骨诱导性而闻名。这些蛋白在脱钙骨基质中存量很少。早期研究考察了体外成骨实验中所需重组 BMPs 的剂量，在纳摩级别，兔实验中所需的剂量要大得多，而人类实验所需剂量更大，这就表明 DBM 本身并非是很强的骨诱导物质。2002 年，FDA 批准使用 LT-CAGE 这种锥形腰椎融合装置将重组人（rh）-BMP-2 用于 L4-S1 的单节段 ALIF 手术[26]。之后 rhBMP-7 也得到了批准用于腰椎后外侧融合的翻修手术。然而，rhBMP 的使用已经超出这些范围，有 85% 的初次脊柱手术使用了 BMP，并没有遵从说明书（医生指导应用）[26-27]。

有一些随机对照试验研究考察了 rh-BMP 在腰椎的使用。遗憾的是，目前大多数将 BMP 用于颈椎疾病的研究都不是随机对照试验。本章内容不是要详细总结这些研究的经验教训，但是对有关的腰椎和颈椎文献做简单汇总还是有必要的。Burkus 等在一项单节段 ALIF 的随机对照试验研究中认为 rhBMP-2 与 AIC 效果相当[28-29]。Haid 等在 PLIF 的随机对照试验中使用了 rhBMP-2，他们认为其效果与 AIC 相比没有统计学差异，但是，rhBMP-2 组在植骨区后方出现异位骨化率要高得多[30]、Dimar 等、Dawson 等、Glassman 等分别进行了一项随机对照试验，比较 rhBMP-2 加胶原基质和 AIC 在腰椎后外侧固定融合中的作用[31-33]。这 3 项研究发现，rhBMP-2 组的融合率更高，AIC 组的取骨区疼痛率较高。两组的总体疗效没有显著差异。因此，这些作者认为，rhBMP-2 加胶原基质可以替代 AIC。颈椎文献方面，Baskin 等开展了一项关于前路颈椎椎间融合的研究，考察添加了 rhBMP-2 的异体骨环能否替代 AIC[34]。有 33 例患者纳入研究，24 个月后，实验组的疗效评分显著高于对照组。但是这个研究的证据等级不足以得出任何可靠的结论。有一些观察性研究发

现，当rhBMP-2被用于前路颈椎手术时，吞咽困难和异位骨化的发生率有升高。降低rhBMP-2剂量以减少这些并发症似乎是可行的。将rhBMP-2用于前路颈椎椎间融合时，作者使用的是每个节段0.5mg/mL，但还是存在一个老问题，那就是没有评价最佳剂量的随机对照试验研究。

过去的几年里，有一些文献对BMPs的风险表示了关注。2008年，FDA发布了一项警告，因为有多例在颈椎前路融合中使用rhBMP-2后，出现明显吞咽困难、血肿、皮下积液和肿胀的报告[35]。其他引起关注的问题还有逆向射精、抗体形成、神经根炎、术后神经根损伤、异位骨化、椎体骨溶解/水肿、椎间植入物吸收以及切口愈合方面的并发症[36]。考虑到BMPs是一类诱导炎症反应的细胞因子，会出现上述这些与炎症相关的并发症并不奇怪。初期的骨溶解也是因为炎症反应较重，加重了破骨细胞对骨质量吸收导致的。前面讲过了，炎症是骨诱导的早期重要步骤。不幸的是，人体所需的rhBMP-2起效量要比动物模型中的高出一个数量级。而rhBMP-2并不与其胶原载体（半衰期3.5天）紧密结合，局部大量使用会快速释放，从而可能导致上述并发症。当与患者探讨融合手术时，医生必须将不融合的风险、取骨区疼痛这些问题与上述并发症的风险进行权衡。还有一些报道关注的是rhBMP-2在理论上的致癌风险。Cahill等分析了3个大的健康数据库，以及rhBMP-2的最初临床试验数据，认为rhBMP-2与局部或远处的癌症发生不存在确定性关联[37]。

电及电磁刺激

有一种促进骨愈合的手段是使用电或电磁刺激。对长骨愈合使用电刺激的理念已经确立起来了[26]。电刺激的3种形式是：直流刺激（DCS）、脉冲电磁场刺激（PEMFS）、电容耦合电刺激（CCES）。DCS需要置入与内部电池连接的电极，而PEMFS和CCES依靠的是外部设备提供电磁能，对融合发挥作用。近些年有些研究考察了这些技术。例如，Simmons等使用PEMFS对100例骨不连患者进行了保守治疗[38]。他们报道的融合率达到了67%。Kucharzyk和Rogozinski等进行了回顾总结，认为DCS可提升融合率。但是，Andersen等对60岁以上无内固

定的融合病例进行了一项随机对照试验研究，并未发现使用DCS可以带来显著改善。Kaiser等做了详细的文献综述，以便找出证据来支持这些技术促进了腰椎融合[26]。他们认为目前的文献存在严重缺陷，无法形成任何确定性的推荐意见。DCS也许对于60岁以下的腰椎融合患者有正向作用，但是并不会对临床效果产生影响。设计的最好的研究，仅对60岁以上无内固定的融合病例进行了考察，且未发现疗效。也许有人会争辩说，虽然Simmons等的研究存在无对照的缺陷，但即使PEMFS无效，其不利影响也相对要小，只是增加了一些费用。有关这些疗法在颈椎融合手术病例中的研究就更加稀少了。理论上讲，这些技术应该对于高危人群有帮助，但是目前为止临床资料非常有限。

间充质干细胞（MSCs）

理论上来说，如果植骨替代材料里含有多能干细胞的话，可以赋予材料生成新的成骨细胞，释放骨诱导信号的能力。因此，已经开发出了一些产品（Osteocel和Trinity Elite），它们经过特殊处理，保持了细胞活性。这些同种异体移植产品携带活性干细胞及骨诱导性BMPs[39-40]，从设计上讲，试图模拟AIC。Eastlack等发表了一项前瞻非对照研究，将Osteocel用于182例患者[41]。他们认为融合率较高，并发症较少。但是，这个研究是非对照的，无法将其结论推广开。Skvorlj B等对当前关于细胞骨基质（CBMs）的文献进行搜检，发现产品组分差异很大（即细胞浓度、供体年龄、保质期，以及复苏后细胞活性）[42]。他们还发现当前所有的研究都是有企业资助的，没有独立研究。而且，大多数CBMs产品都是根据专利技术开发的，难以直接相互比较。也许将来CBMs会成为很有前景的脊柱植骨替代品，但是目前没有足够的证据支持其使用，而且它们要增加费用支出。

富血小板血浆（PRP）

自体PRP已经广泛用于身体各处的退变性疾病，还可以作为一种骨诱导剂。组织受伤时，血小板聚集过来，释放一些细胞因子和生长因子，包括TGF-β、胰岛素样生长因子、PDGF、VEGF等[43]。由于这些因子

在愈合过程中发挥作用，从理论上讲，它们也会促进骨诱导。但是，对PRP进行的动物实验的结论是存在矛盾的。一些研究认为，PRP实际上抑制了骨诱导，例如Ranly DM等发现，PRP抑制了裸鼠体内DBM诱导的骨生成[44]。他们推测是PDGF产生的抑制作用。Scholz M等将PRP负载在无机盐胶原里，用于绵羊脊柱融合模型，发现没有骨诱导作用[45]。最近，Roffi A等对2000—2012年的有关PRP研究的文献进行了系统综述[46]。他们选出了83篇符合他们纳入标准的文献，大多数是用在口腔/颌面手术（只有4篇是骨科文献）。他们发现当前大多数的研究质量都较差，没有深入分析。在随机对照试验和比较研究中，有16篇认为使用PRP有效，18篇认为没有显著差异，而6篇持怀疑态度。[46]因此，将PRP作为植骨替代品使用的证据是不足的，特别是考虑到有些研究报道了抑制作用。

结论

虽然有很多的替代品和增补剂被用在颈椎融合手术中，以替代AIC，但是目前并没有最佳方案。DBM、rhBMPs、同种异体骨、磷酸钙盐以及胶原海绵这些产品都是试图复制AIC的骨诱导性、骨传导性和成骨性。前体细胞，是AIC强大作用的关键，也是这些产品都缺乏的。想要让这些产品强效低风险，并最终替代AIC，使用MSCs来提供成骨前体细胞是以后的重要工作。

关键建议

颈椎融合的金标准仍然是自体髂嵴骨。如果取骨相关风险过大，医患双方不能接受，那么有很多的替代产品，但是各有其优缺点。评价替代品的标准是：骨诱导性、骨传导性和成骨性。

参考文献

[1] Rajaee SS, Bae HW, Kanim LEA, Delamarter RB. Spinal fusion in the United States: analysis of trends from 1998 to 2008. Spine. 2012;37:67–76.

[2] Boden SD. Overview of the biology of lumbar spine fusion and principles for selecting a bone graft substitute. Spine. 2002;27:S26–S31.

[3] Wang JC, McDonough PW, Kanim LE, Endow KK, Delamarter RB. Increased fusion rates with cervical plating for three-level anterior cervical discectomy and fusion. Spine. 2001;26:643–646; discussion 646–647.

[4] Delawi D, Dhert WJA, Castelein RM, Verbout AJ, Oner FC. The incidence of donor site pain after bone graft harvesting from the posterior iliac crest may be overestimated: a study on spine fracture patients.Spine. 2007;32:1865–1868.

[5] Fernyhough JC, Schimandle JJ, Weigel MC, Edwards CC, Levine AM. Chronic donor site pain complicating bone graft harvesting from the posterior iliac crest for spinal fusion. Spine. 1992;17:1474–1480.

[6] Sasso RC, LeHuec JC, Shaffrey C, Spine Interbody Research Group. Iliac crest bone graft donor site pain after anterior lumbar interbody fusion: a prospective patient satisfaction outcome assessment. J Spinal Disord Tech. 2005;18(Suppl):S77–S81.

[7] Oryan A, Monazzah S, Bigham-Sadegh A. Bone injury and fracture healing biology. Biomed Environ Sci BES. 2015;28:57–71.

[8] Cottrell JA, Turner JC, Arinzeh TL, O'Connor JP. The biology of bone and ligament healing. Foot Ankle Clin. 2016;21:739–761.

[9] Geris L, Gerisch A, Sloten JV, Weiner R, Oosterwyck HV. Angiogenesis in bone fracture healing: a bioregulatory model. J Theor Biol. 2008;251:137–158.

[10] LaStayo PC, Winters KM, Hardy M. Fracture healing: bone healing, fracture management, and current concepts related to the hand. J Hand Ther Off J Am Soc Hand Ther. 2003;16:81–93.

[11] Pilitsis JG, Lucas DR, Rengachary SS. Bone healing and spinal fusion. Neurosurg Focus. 2002;13:e1.

[12] Goldberg VM, Stevenson S. Natural history of autografts and allografts. Clin Orthop. 1987;225:7–16.

[13] Urist MR. Bone: formation by autoinduction. Science. 1965;150:893–899.

[14] Gupta A, et al. Bone graft substitutes for spine fusion: a brief review. World J Orthop. 2015;6:449–456.

[15] Choi Y, Oldenburg FP, Sage L, Johnstone B, Yoo JU. A bridging demineralized bone implant facilitates posterolateral lumbar fusion in New Zealand white rabbits. Spine. 2007;32:36–41.

[16] Louis-Ugbo J, Murakami H, Kim H-S, Minamide A, Boden SD. Evidence of osteoinduction by Grafton demineralized bone matrix in nonhuman primate spinal fusion. Spine. 2004;29:360–366; discussion Z1.

[17] Vaccaro AR, Stubbs HA, Block JE. Demineralized bone matrix composite grafting for posterolateral spinal fusion. Orthopedics. 2007;30:567–570.

[18] Cammisa FP, et al. Two-year fusion rate equivalency between Grafton DBM gel and autograft in posterolateral spine fusion: a prospective controlled trial employing a side-by-side comparison in the same patient. Spine. 2004;29:660–666.

[19] Schizas C, Triantafyllopoulos D, Kosmopoulos V, Tzinieris N, Stafylas K. Posterolateral lumbar spine fusion using a novel demineralized bone matrix: a controlled case pilot study. Arch Orthop Trauma Surg.2008;128:621–625.

[20] Zadegan SA, Abedi A, Jazayeri SB, Vaccaro AR, Rahimi-Movaghar V. Demineralized bone matrix in anterior cervical discectomy and fusion: a systematic review. Eur Spine J Off Publ Eur Spine Soc Eur Spinal Deform Soc Eur Sect Cerv Spine Res Soc. 2016;26:958. https://doi.org/10.1007/ s00586-016-4858-9.

[21] Dai L-Y, Jiang L-S. Single-level instrumented posterolateral fusion of lumbar spine with beta-tricalcium phosphate versus autograft: a prospective, randomized study with 3-year follow-up. Spine.2008;33:1299–1304.

[22] Korovessis P, Koureas G, Zacharatos S, Papazisis Z, Lambiris E. Correlative radiological, self-assessment and clinical analysis of evolution in instrumented dorsal and lateral fusion for degenerative lumbar spine disease. Autograft versus

coralline hydroxyapatite. Eur Spine J Off Publ Eur Spine Soc Eur Spinal Deform Soc Eur Sect Cerv Spine Res Soc. 2005;14:630–638.

[23] Lee JH, et al. A prospective consecutive study of instrumented posterolateral lumbar fusion using synthetic hydroxyapatite (Bongros-HA) as a bone graft extender. J Biomed Mater Res A. 2009;90:804–810.

[24] Chang C-H, Lin M-Z, Chen Y-J, Hsu H-C, Chen H-T. Local autogenous bone mixed with bone expander: an optimal option of bone graft in single-segment posterolateral lumbar fusion. Surg Neurol.2008;70 Suppl 1:S1:47–49; discussion S1:49.

[25] Acharya NK, Kumar RJ, Varma HK, Menon VK. Hydroxyapatite-bioactive glass ceramic composite as stand-alone graft substitute for posterolateral fusion of lumbar spine: a prospective, matched, and controlled study. J Spinal Disord Tech.2008;21:106–111.

[26] Kaiser MG, et al. Guideline update for the performance of fusion procedures for degenerative disease of the lumbar spine. Part 17: bone growth stimulators as an adjunct for lumbar fusion. J Neurosurg Spine.2014;21:133–139.

[27] Ong KL, et al. Off-label use of bone morphogenetic proteins in the United States using administrative data. Spine. 2010;35:1794–1800.

[28] Burkus JK, Gornet MF, Dickman CA, Zdeblick TA. Anterior lumbar interbody fusion using rhBMP-2 with tapered interbody cages. J Spinal Disord Tech.2002;15:337–349.

[29] Burkus JK, Dorchak JD, Sanders DL. Radiographic assessment of interbody fusion using recombinant human bone morphogenetic protein type 2. Spine.2003;28:372–377.

[30] Haid RW, Branch CL, Alexander JT, Burkus JK. Posterior lumbar interbody fusion using recombinant human bone morphogenetic protein type 2 with cylindrical interbody cages. Spine J Off J North Am Spine Soc. 2004;4:527–538; discussion 538–539.

[31] Dimar JR, Glassman SD, Burkus KJ, Carreon LY. Clinical outcomes and fusion success at 2 years of single-level instrumented posterolateral fusions with recombinant human bone morphogenetic protein-2/ compression resistant matrix versus iliac crest bone graft. Spine. 2006;31:2534–2539; discussion 2540.

[32] Dawson E, Bae HW, Burkus JK, Stambough JL, Glassman SD. Recombinant human bone morphogenetic protein-2 on an absorbable collagen sponge with an osteoconductive bulking agent in posterolateral arthrodesis with instrumentation. A prospective randomized trial. J Bone Joint Surg Am.2009;91:1604–1613.

[33] Glassman SD, et al. RhBMP-2 versus iliac crest bone graft for lumbar spine fusion: a randomized, controlled trial in patients over sixty years of age. Spine. 2008;33:2843–2849.

[34] Baskin DS, Ryan P, Sonntag V, Westmark R, Widmayer MA. A prospective, randomized, controlled cervical fusion study using recombinant human bone morphogenetic protein-2 with the CORNERSTONE-SR allograft ring and the ATLANTIS anterior cervical plate. Spine. 2003;28:1219–1224; discussion 1225.

[35] Health, C. for D. and R. Public health notifications (medical devices) – FDA public health notification: life-threatening complications associated with recombinant human bone morphogenetic protein in cervical spine fusion. Available at: http://www.fda.gov/MedicalDevices/Safety/AlertsandNotices/PublicHealthNotifications/ucm062000.htm. Accessed 18 Jan 2017.

[36] Singh K, et al. Complications of spinal fusion with utilization of bone morphogenetic protein: a systematic review of the literature. Spine. 2014;39:91–101.

[37] Cahill KS, McCormick PC, Levi AD. A comprehensive assessment of the risk of bone morphogenetic protein use in spinal fusion surgery and postoperative cancer diagnosis. J Neurosurg Spine. 2015;23:86–93.

[38] Simmons JW. Treatment of failed posterior lumbar interbody fusion (PLIF) of the spine with pulsing electromagnetic fields. Clin Orthop. 1985;193:127–132.

[39] Buser Z, Acosta FL Jr. Stem cells and spinal fusion— are we there yet? Spine J. 2016;16:400–401.

[40] Eltorai AEM, Susai CJ, Daniels AH. Mesenchymal stromal cells in spinal fusion: current and future applications. J Orthop. 2017;14:1–3.

[41] Eastlack RK, Garfin SR, Brown CR, Meyer SC. Osteocel plus cellular allograft in anterior cervical discectomy and fusion: evaluation of clinical and radiographic outcomes from a prospective multicenter study. Spine. 2014;39:E1331–E1337.

[42] Skovrlj B, et al. Cellular bone matrices: viable stem cell-containing bone graft substitutes. Spine J Off J North Am Spine Soc. 2014;14:2763–2772.

[43] Civinini R, Macera A, Nistri L, Redl B, Innocenti M. The use of autologous blood-derived growth factors in bone regeneration. Clin Cases Miner Bone Metab. 2011;8:25–31.

[44] Ranly DM, Lohmann CH, Andreacchio D, Boyan BD, Schwartz Z. Platelet-rich plasma inhibits demineralized bone matrix-induced bone formation in nude mice. J Bone Joint Surg Am. 2007;89:139–147.

[45] Scholz M, et al. Cages augmented with mineralized collagen and platelet-rich plasma as an osteoconductive/ inductive combination for interbody fusion. Spine. 2010;35:740–746.

[46] Roffi A, Filardo G, Kon E, Marcacci M. Does PRP enhance bone integration with grafts, graft substitutes, or implants? A systematic review. BMC Musculoskelet Disord. 2013;14:330.

第六部分
颈椎固定的挑战

枕颈固定

第 29 章

Robert F. Heary，Nitin Agarwal

焦 鹰 译

经验 / 教训

- 头颈的屈伸很大程度上依赖于枕骨和上颈椎的交界面，因此，在枕颈固定手术前必须仔细审查适应证。
- 为了促进骨关节融合和长期稳定性，应避免使用同种异体骨和骨替代物，而代之以自体骨。
- 考虑到枕部相对于颈椎保持不动，为使骨稳定，实现最佳的矢状序列是最重要的。

介绍

枕颈交界处，也被称为颅颈交界或颅椎交界（CVJ），由两个关节（寰枕和寰枢关节）、脊髓和一些供应头和颈部的血管以及神经组成[1]。枕颈关节的正确序列保持依赖于几个骨和韧带复合体对上述关节[2]的作用。关键的骨结构包括枕骨、寰椎（C1）、枢椎（C2），重要的韧带结构包括副寰枕韧带、翼韧带、顶韧带、Barkow韧带、项韧带、颈横韧带、寰枕外侧韧带、横枕韧带、寰枕前膜、寰枕后膜和盖膜[1, 3]。这些结构的相互作用为这个复杂的解剖位置提供了稳定性，在功能上维持旋转、弯曲和进一步扩展颅骨与颈椎的关系。绝大多数的旋转发生在C1-C2水平。历史上，在20世纪早期，认为上述结构组件的破坏，导致CVJ不稳定，是不适合手术干预的。随着时间的推移，治疗策略已经从最初的只涉及减压的干预措施，随后演变为融合与固定。然而，自1927年Forrester首次描述枕颈融合（OCF）以来，已经记载了多种CVJ固定方法来实现畸形矫正保持正常的脊柱序列[4]。如果不进行干预，由CVJ病理变化引起的脊柱不稳定可能导致严重的神经系统疾病或死亡[2, 5]。然而OCF是一种有效的治疗枕颈关节病变的方法，但考虑到其在关节活动中的重要作用，必须应用后路固定来确保合适的矢状位序列。因此，本章讨论了相关的围手术期治疗策略，以试图达到理想的固定后姿势。

适应证

由于CVJ不稳定影响脑干和颈部脊髓可导致疼痛、

R. F. Heary (*)
Department of Neurological Surgery, Rutgers New Jersey Medical School, Newark, NJ, USA
e-mail: heary@njms.rutgers.edu

N. Agarwal
Department of Neurological Surgery, University of Pittsburgh Medical Center, Pittsburgh, PA, USA
e-mail: agarwaln@upmc.edu

脑神经麻痹、呼吸窘迫、瘫痪或死亡[6]。因此，CVJ疾病的常规治疗应该是后路减压，以预防或改善神经损伤。此外，产生疼痛的相应颈椎节段的稳定是在此节段考虑OCF的另一个常见原因。许多潜在的病变，包括创伤、退行性病变、先天性病变、肿瘤、炎症和感染性病变，这些可能是导致CVJ序列改变的原因[4, 6]。

外伤导致的骨折在需要OCF的CVJ的病变中占相当大的比例。例如，不稳定的Jefferson骨折（C1）和齿突骨折（C2）。由于大多数C1的Jefferson骨折是非压迫性损伤，因此很少需要手术治疗。齿状突骨折更可能需要手术治疗，因为碎裂的部分骨块可能会向后突入到椎管内，造成上颈椎脊髓受压。颈椎退变引起的疼痛可能是OCF的另一种手术适应证，尽管大多数治疗此类的手术都是在下颈椎进行的。在某些情况下，可能需要OCF来治疗先天性疾病，包括齿样齿突、Chiari畸形、成骨不全、颅骨凹陷症、黏多糖病和Klippel-Feil综合征。转移性疾病和原发肿瘤如脊索瘤和骨巨瘤也可导致CVJ不稳定。不仅如此，某些炎症包括强直性脊柱炎和类风湿关节炎，也可以应用OCF治疗[6]。

OCF的替代方案，以解决上述CVJ病变的方法包括应用硬质颈托或头环背心（Halo-Vest装置）。这些装置也可用于OCF手术的术后辅助。硬质颈托可以增加良好的骨稳定性，但作为一个普遍的规则，应该避免软性颈托固定，因为软性颈托只提供舒适性，但没有足够的结构支撑。头环背心因各种原因而饱受弊病，但是其在上颈椎固定最有效，可以很好地固定枕骨到枢椎区域。此外，头环背心允许应用在没有任何外部压力的开放性伤口上，这可以有利于伤口更快地愈合。在下颈椎，因为一种被称为"蛇形现象"的原因——在相应节段的屈曲，而在相邻节段有代偿性伸展，使得整个颈椎的整体出现较小的偏移[7]，因此头环背心可能不是最佳的选择。一些额外的并发症包括头钉松动、颅骨骨折、头钉部位感染和皮肤破损。

禁忌证

虽然OCF是一种有效的方法来解决CVJ病变，但由于某些结构和血管的特殊情况，可能会不适于应用OCF或者需要前路手术支持，以确保生物力学的稳定性。患者的个体差异、血管走行和结构变异都是重要的考虑因素。

临床应用

患者的个体差异可能会限制手术干预的效果。一些医学并发症可能使患者不能安全地进行全身麻醉。此外，CVJ融合通常需要患者俯卧位。先前存在的心肺功能问题或病态肥胖可能会影响俯卧位进行脊柱手术。最后，骨质疏松可能增加融合失败的风险。

血管

对患者的血管解剖结构在术前进行详细的了解，对术者来说至关重要。在进行CVJ的内固定之前，必须识别两侧的异常椎动脉（VA）。例如，Paramore等考虑到这个节段的椎间孔的解剖学变异性，估计有18%~23%的患者可能不适合进行后C1-C2经关节螺钉置入[9]。在VA位置不能放置C2椎弓根或峡部螺钉的情况下，如果不需要在C2节段对背侧骨弓减压，可以使用Wright等最初描述的交叉椎板螺钉[10]。在对2739例患者的磁共振血管造影图像进行的回顾性综述中，Uchino等描述了CVJ的3种类型VA变异：持续的第一节段动脉、椎动脉开窗畸形和起源于C1~C2节段的后下位小脑动脉，发病率为5%，女性多见[11]。

结构性

结构异常可能会阻止固定枕骨和必要的支撑。一个例子就是枕骨的缺如或发育不全。另一种情况是脊柱前柱和中柱的椎体破坏，导致腹侧支撑的丧失。在这种情况下，颈胸椎脊柱的不稳可能意味着仅靠后路固定是不够的。提供额外的前入路固定也将是必要的。

术前计划

获得术前前后位（AP）和侧位X线平片以及计算机断层扫描（CT）扫描。此外，可以获得无增强的磁共振成像（MR）以及CT血管造影照片，以评估任何异常的血管解剖结构。计划应用的钉棒结构必须具有良好的生物力学性能，并至少要保持矢状位平衡。在对752例脊柱畸形患者的回顾性综述中，Glassman和Tang等证实了症状的严重程度随着矢状位不平衡程度呈线性增长[12]。与针对胸腰椎的研究一致，Tang等注意到颈椎矢状位序列失衡，残疾的严重程度会增加[13-14]，Matsunaga等描述了需要考虑的另一个参数，在接受过OCF手术的38名类风湿性关节炎患者中，下颈椎半脱位与枕轴角（在McGregor线与枢椎下表面之间夹角）超出正常范围有一定关系[15]。

手术技术

全麻后采用俯卧位，用三叉式Mayfield颅骨架固定头部。整个过程都在透视下完成，术中使用神经生理学监测但并不是我们的惯例（20年没有出现过神经学并发症），但一些术者会采用术中体感诱发电位和/或运动诱发电位，尤其是在摆放体位、置入内固定和畸形矫正操作期间。

根据手术病灶的术前检查，从中线做纵行切口层层分离到相对应的脊髓节段。接下来是对软组织进行分离和切开，并随后确定用于内固定的骨性标志。我们的典型方法是先置入所有内固定螺钉，然后再进行可能的任何骨性减压。我们使用后路钉棒板系统，将中线螺钉穿过钢板置入到枕骨最厚的部分（称为"龙骨"）中。将螺钉置入在颈项上线的前部会增加侵犯横窦的风险，因此，需要仔细检查窦汇的位置，以确定钉的位置。一般而言，我们避免在大孔上方超过44mm的地方将螺钉置入枕骨。中线枕骨螺钉底部平整，长度通常为10~12mm。在将螺钉置入枕骨龙骨之前，使用球形探针确认准备好的孔的深度。放置在颈椎中的螺钉取决于结构所需的节段数量。在C2节段上，我们最常使用20mm长的C2峡部螺钉。需要对术前CT扫描进行仔细检查，以确保椎体峡部可以容纳此长度的螺钉。如果无法使用峡部螺钉，则可考虑使用C2椎弓根螺钉或C2交叉椎板螺钉。从C3~C6节段，经常使用长度为14mm的侧块螺钉。受益于Abumi等已经描述了在下颈椎椎弓根螺钉的使用取得了巨大的成功，因此我们已经避免了由于椎弓根内侧的神经结构和椎弓根外侧的血管结构而引起的这些问题[16]。在相对少见的，比颈椎中段更远侧的OCF病例中，我们

赞成在C7节段（通常为24~26mm）和T1节段（通常为25~30mm）使用椎弓根螺钉。我们不常规在OCF操作中包含C1节段。这样做的理由是，获得的固定强度最小，并且对杆的超急性弯曲的需求会发展出潜在的应力上升点，从而可能导致杆迟发断裂。

螺钉置入完成后，将进行必要节段的神经减压。这是基于术前神经系统评估和高级神经影像学研究的回顾。在达到足够的减压之后，执行矫正动作，从而调整头部。我们通常会在手术的初始阶段将头部保持在相对于颈椎较中立的位置。骨性减压完成后，松开三叉式（Mayfield）头架，头部相对于颈椎背侧平移并伸展，并取出固定架。此动作由非无菌的一名团队成员执行，而另一小组成员直接观察神经结构，以确保伸展过程中不会发生过度扭转。该操作的目的是改善矢状序列并尝试优化水平视线[17]。在执行矫形操作之前和之后均使用透视确认侧位像。再次说明，我们在这些情况下不使用神经监测，并且在20多年中没有因为这种畸形矫正操作而导致神经功能恶化。下颏垂直角（CBVA）用于确保获得最佳位置。CBVA定义为在颈部处于中立位置且膝盖和髋部处于伸展状态下，垂直参考线与下颏和眉毛的平行线所夹的角度。总体而言，CBVA可以客观衡量脊柱在水平视线上屈曲畸形的程度[17]。然后将CVJ锁定到合适的位置。利用自体骨移植促进融合。自体移植物可以是大块结构移植物、颗粒状移植物或这两种形式的组合。在我们的实践中，后路OCF手术中未使用同种异体骨、骨水泥或骨移植替代物。关于矫形期间的总体目标是使枕骨相对于颈椎保持良好的矢状位序列固定，以利于进一步的骨性融合。

术后护理

术后当天用前后位和侧位X线平片以及CT平扫评估。进一步的随访包括手术后10~14天的伤口检查和吻合钉去除。计划在术后6周、12周、6个月、1年和2年进行后续临床随访。每次术后随访时，均常规获取X线平片对内固定和融合进行评估。如果存在任何临床或影像学异常，可安排更频繁的复查计划，也可进行高级的神经成像检查。

避免并发症

融合失败

考虑到枕骨和颈椎融合术后牢固的骨融合影像难以获取，我们尽可能避免融合到枕骨上。在4%~7%的病例中观察到螺丝松动[18]。另一项研究指出假关节形成发病率为6%[19-20]。我们认为，评估方法将直接影响融合失败率。我们观察到如果在术后较长时间进行CT扫描，与仅进行临床或X线平片判断是否出现假关节相比，假关节发生率明显更高。我们相信，已发表的文献明显漏报了颈枕交界处融合失败的真实发生率（当存在小梁骨桥接，前屈后伸位无相对运动且内固定无问题为融合成功的标准）。由于枕骨与颈椎之间牢固的骨性融合可能是脊柱关节固定融合术最难于融合的区域，因此，除非绝对必要，我们将尽量避免使用此技术。

感染

据估计，在病例中伤口感染率高达3%[21]。如果术后使用硬质颈托，则要优先考虑伤口护理。一项为期10年的综述指出，术后使用坚硬的颈托是手术部位感染的重要危险因素，相对危险度为15.30[22]。使用头环背心固定的少数优点之一在于伤口护理。当使用头环背心，通常可在术后第二天揭开伤口并向外界敞开。伤口上方没有压力似乎有益于伤口愈合速度和效果。在对类风湿性关节炎的患者行OCF手术的病例中，应意识到由于服用风湿药物以及非常脆弱的皮肤，出现伤口并发症的潜在风险提高。

脑脊液漏

在有枕骨钻孔和螺钉置入的情况下，硬膜撕裂的发生率估计高达4%。在病例中，使用钢丝固定的手术中侵害硬膜的发生率高达25%[4, 20]。硬膜撕裂的处理包括直接缝合缺损、硬膜移植、术中使用血纤蛋白密封剂，以及在某些情况下使用腰大池引流分流脑脊液（CSF）。可在术中采用Valsalva动作来确认是否存在持续的CSF漏出。

融合辅助物

我们仅使用自体骨移植。没有使用同种异体移植物或其他骨替代物。值得注意的是，美国食品药品监督管理局（FDA）在2008年发出了一项警告，警告不要在颈椎使用人重组骨形态发生蛋白2（rhBMP-2）。rhBMP的并发症包括但不限于伤口水肿、血肿形成和炎症增加，临床上有时产生神经根症状。虽然 rhBMP-2可能会提高最终融合率，但过高的并发症发生率使其无法在颈椎中使用。Fineberg等在20334例颈椎后路融合术中证实，使用rhBMP-2的患者会有住院时间和相关费用的增加[23]。

病例示例

病例1

一位68岁的男性，有长期的颈部疼痛和僵硬病史，表现出进行性脊髓型颈椎病的体征和症状，包括手部灵活性及身体平衡性差。他在10年前被诊断患有弥漫性特发性骨骼肥大症（DISH）以及后纵韧带骨化症（OPLL）。经查体，他全身反射亢进，有Babinski征（+），双侧每秒5~8次阵挛，双侧Hoffman征（+）。X线平片显示C2节段下方椎体腹侧自发融合（图29.1a）。磁共振显示在C1发现一块大的老年性血管翳压迫脊髓（图29.1b）。该患者进行了C1椎板切除，并使用结构性自体髂骨植骨进行了枕骨到C4的融合。通过枕骨钢板固定（2枚螺钉），双侧C2经峡部螺钉和C3/C4双侧侧块螺钉实现了稳定（图29.1c，d）。术后2年内他的病情有了很大的改善，身体平衡功能和双手功能出现了显著地恢复。

病例2

患有类风湿关节炎（RA）15年病史的65岁女性最近被诊断患有颅底凹陷症，C2-C3 Klippel-feil畸形和进展型脊髓型颈椎病（图29.2a）。身体平衡困难迫使她使用四脚步行器。她还注意到手部功能恶化，并经常掉落物体。由于RA困扰，她的手部活动困难更加复杂。因此，她进行了枕下颅骨联合C1椎板切除术和枕骨到C5椎体

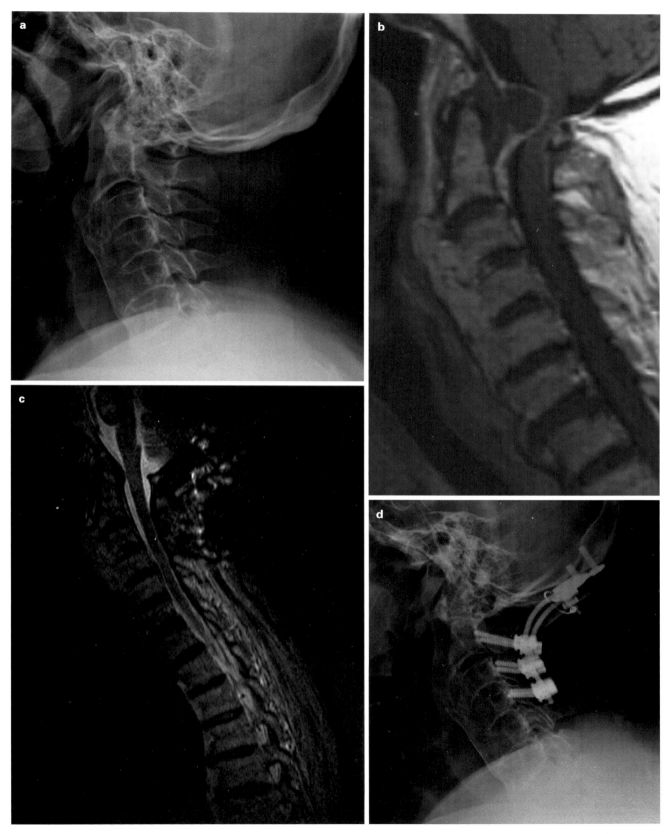

图29.1　（a）侧位X线片表明C2节段以下椎体的腹侧自发融合。（b）矢状T1加权核磁显示，C1压迫脊髓处有一块大而明显的血管翳。（c）矢状位T2加权磁共振显示C1下方血管翳在行枕骨到C4后路固定手术后明显消失了。（d）术后6个月拍的X线片具有良好的序列，表明在枕骨和C2棘突之间的背侧结构性移植物位置良好

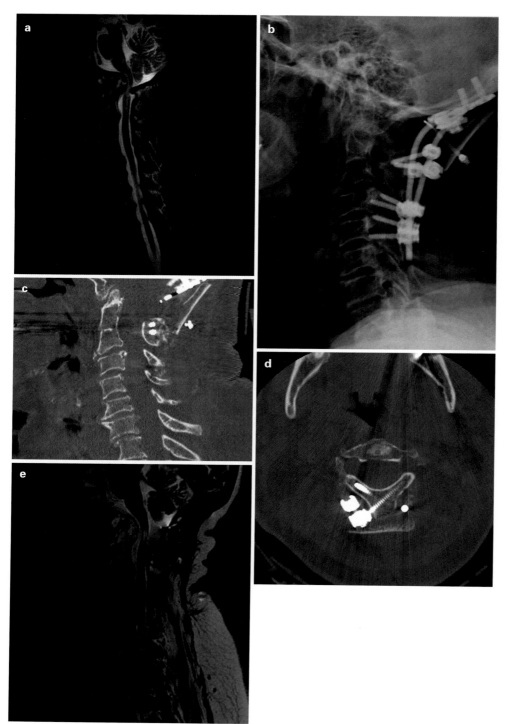

图29.2　（a）矢状位T2加权磁共振显示，伴发大块类风湿性血管翳的颅底凹陷，压迫脑干，在枕骨大孔水平T2信号升高。（b）X线侧位片显示因移植自体髂骨块连接于枕骨和C2棘突，伸展时显示出良好的序列。（c）矢状位CT扫描显示通过C2交叉椎板螺钉和一条Songer线缆将枕骨到C2原位固定的大的植骨块，CVJ已充分减压。（d）轴位CT扫描显示一个大块的结构性髂骨块移植物被挤压抵住C2棘突，并在C2置入交叉椎板螺钉。（e）术后1年获得矢状位T2加权磁共振表现为减压良好的CVJ，出现类风湿性血管翳的影像学表现以及在脊髓实质最大压迫区域处出现T2异常信号

融合内固定术并使用结构性自体髂骨移植（图29.2b，c）。用枕骨钢板（2枚螺钉），在C2用交叉椎板螺钉（图29.2d）和C3/C4处两侧的侧块螺钉实现固定。利用Songer线缆将结构性移植物固定到位。术后1年拍的术后磁共振显示，CVJ减压良好，出现类风湿性血管翳的影像学表现以及在脊髓实质中最大压迫区域出现T2异常信号（图29.2e）。患者在独立性方面取得了适度的改善。她的进行性症状与RA有关，临床情况复杂，她仍然依赖于助行器行走。

病例3

　　一位70岁的男性，颈部疼痛，最近被诊断出转移性肾细胞癌，进行评估。该患者神经系统良好。但是，影

像学显示了C2椎体溶骨性病变，脊髓存在严重损伤隐患（图29.3a）并且脊柱肿瘤稳定性评分（SINS）表明需要进行手术[24]。患者使用颗粒状的自体髂骨移植物进行了枕骨到C4的融合。用枕骨钢板和3枚螺钉，在C1的椎板下用Songer线缆于双侧连接到杆和孔眼夹，C2交叉椎板螺钉以及在C3–C4两侧分别使用侧块螺钉来固定（图293b，

c）。术后，患者神经功能完好，颈部疼痛明显改善。如果可能的话，术后将推迟4周开始进行放射治疗。然后，该患者搬到外面与家人住在一起。当地肿瘤学团队表示，他3个月没有进行任何放射治疗，但完全融合了。根据需要，他将来可以接受放射治疗，但是由于仍然没有症状，因此在上次报告的时候仍然没有进行放射治疗。

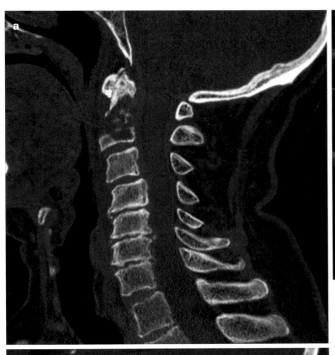

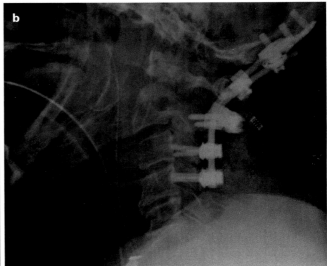

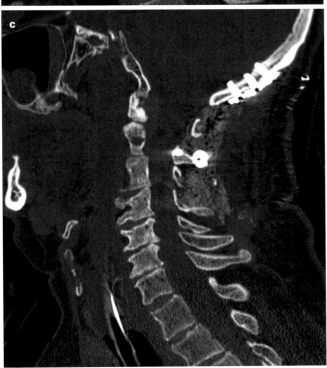

图29.3 （a）术前矢状位CT扫描显示C2椎体明显侵蚀，导致即将来临的神经系统灾难。（b）术后侧位片显示枕骨到C4融合结构，在C1的椎板下 Songer线缆有助于恢复序列/固定C1后弓，3枚螺钉固定在枕骨中，并从枕骨到C4椎体移植自体颗粒状骨。（c）矢状面CT扫描显示锚定钢板有3枚枕骨螺钉和从枕骨到C4水平的大量自体骨

结论

枕颈交界处的后路固定是解决这一区域外科疾病的有效方法。无法及时解决影响这一复杂领域的病变会导致神经系统损害，甚至可能导致死亡。独特的生物力学与CVJ的解剖学特征可实现较大程度的运动，尤其是屈曲伸展和头部相对于脊柱的旋转而不会影响稳定性。因此，这个复杂区域的任何内固定手术都必须关注矢状位序列以优化临床和影像学结果。

参考文献

[1] Tubbs RS, Hallock JD, Radcliff V, et al. Ligaments of the craniocervical junction. J Neurosurg Spine.2011;14(6):697–709.

[2] Martinez-Del-Campo E, Turner JD, Kalb S, et al. Occipitocervical fixation: a single surgeon's experience with 120 patients. Neurosurgery.2016;79(4):549–560.

[3] Lopez AJ, Scheer JK, Leibl KE, Smith ZA, Dlouhy BJ, Dahdaleh NS. Anatomy and biomechanics ofthe craniovertebral junction. Neurosurg Focus.2015;38(4):E2.

[4] Vender JR, Rekito AJ, Harrison SJ, McDonnell DE. The evolution of posterior cervical and occipitocervical fusion and instrumentation. Neurosurg Focus. 2004;16(1):E9.

[5] Theodore N, Aarabi B, Dhall SS, et al. The diagnosis and management of traumatic atlanto-occipital dislocation injuries. Neurosurgery. 2013;72 Suppl2(suppl_3):114–126.

[6] Winegar CD, Lawrence JP, Friel BC, et al. A systematic review of occipital cervical fusion: techniques and outcomes. J Neurosurg Spine. 2010;13(1):5–16.

[7] Glaser JA, Whitehill R, Stamp WG, Jane JA. Complications associated with the halo-vest. A review of 245 cases. J Neurosurg. 1986;65(6):762–769.

[8] Lall R, Patel NJ, Resnick DK. A review of complications associated with craniocervical fusion surgery. Neurosurgery. 2010;67(5):1396–1403.

[9] Paramore CG, Dickman CA, Sonntag VKH. The anatomical suitability of the C1–2 complex for transarticular screw fixation. J Neurosurg. 1996;85(2):221–224.

[10] Wright NM. Posterior C2 fixation using bilateral, crossing C2 laminar screws: case series and technical note. J Spinal Disord Tech. 2004;17(2):158–162.

[11] Uchino A, Saito N, Watadani T, et al. Vertebral artery variations at the C1-2 level diagnosed by magnetic resonance angiography. Neuroradiology.2012;54(1):19–23.

[12] Glassman SD, Bridwell K, Dimar JR, Horton W, Berven S, Schwab F. The impact of positive sagittal balance in adult spinal deformity. Spine.2005;30(18):2024–2029.

[13] Tang JA, Scheer JK, Smith JS, et al. The impact of standing regional cervical sagittal alignment on outcomes in posterior cervical fusion surgery.Neurosurgery. 2012;71(3):662–669; discussion 669.

[14] Scheer JK, Tang JA, Smith JS, et al. Cervical spine alignment, sagittal deformity, and clinical implications.J Neurosurg Spine. 2013;19(2):141–159.

[15] Matsunaga S, Onishi T, Sakou T. Significance of occipitoaxial angle in subaxial lesion after occipitocervical fusion. Spine. 2001;26(2):161–165.

[16] Abumi K, Ito M, Sudo H. Reconstruction of the subaxial cervical spine using pedicle screw instrumentation. Spine. 2012;37(5):E349–E356.

[17] Kuntz C, Levin LS, Ondra SL, Shaffrey CI, Morgan CJ. Neutral upright sagittal spinal alignment from the occiput to the pelvis in asymptomatic adults: a review and resynthesis of the literature. J Neurosurg Spine.2007;6(2):104–112.

[18] Fehlings MG, Errico T, Cooper P, Benjamin V, DiBartolo T. Occipitocervical fusion with a five-millimeter malleable rod and segmental fixation. Neurosurgery.1993;32(2):198–207; discussion 207–198.

[19] Deutsch H, Haid RW Jr, Rodts GE Jr, Mummaneni PV. Occipitocervical fixation: long-term results.Spine. 2005;30(5):530–535.

[20] Cheung JP, Luk KD. Complications of anterior and posterior cervical spine surgery. Asian Spine J.2016;10(2):385–400.

[21] He B, Yan L, Xu Z, Chang Z, Hao D. The causes and treatment strategies for the postoperative complications of occipitocervical fusion: a 316 cases retrospective analysis. Eur Spine J. 2014;23(8):1720–1724.

[22] Barnes M, Liew S. The incidence of infection after posterior cervical spine surgery: a 10 year review. Global Spine J. 2012;2(1):3–6.

[23] Fineberg SJ, Ahmadinia K, Oglesby M, Patel AA, Singh K. Hospital outcomes and complications of anterior and posterior cervical fusion with bone morphogenetic protein. Spine. 2013;38(15):1304–1309.

[24] Fisher CG, DiPaola CP, Ryken TC, et al. A novel classification system for spinal instability in neoplastic disease: an evidence-based approach and expert consensus from the Spine Oncology Study Group. Spine.2010;35(22):E1221–E1229.

颈椎后路固定的多种方法

第 30 章

Hsuan-Kan Chang, David McCarthy,
Michael Y. Wang

朱海涛　译

经验 / 教训

- 如果侧块结构不允许置钉，可以选用颈椎椎弓根螺钉、椎板螺钉以及关节突螺钉来替代侧块螺钉（LMS）。
- 从生物力学的角度来看，颈椎椎弓根螺钉比侧块螺钉的抗拔出力更强，骨-钉界面的螺钉松动率更低，疲劳测试的强度也更高。
- 置入椎弓根螺钉受到解剖限制，神经血管风险较大。
- 脊柱导航（如O型臂）对保障颈椎椎弓根螺钉的准确性和安全性有帮助，但还需要进一步的验证。
- 椎板螺钉的置入过程相对简单，损伤神经血管的风险较低。
- 椎板螺钉的生物力学特性与侧块螺钉类似。但是，除了C2、C7，颈椎椎板通常不足以容纳椎板螺钉，而上胸椎才是椎板螺钉的常用部位。

- 当椎板不能置钉或多节段颈椎前路融合需要补充固定的时候，关节突螺钉常作为侧块螺钉或椎弓根螺钉的替换手段。
- 可经皮置入关节突螺钉，因为无须上棒连接，其生物力学稳定性与侧块螺钉加棒相当。
- 螺钉强度及钉道情况是关节突螺钉的关键因素，需避免穿透前方侧块壁，否则会导致神经血管损伤。

介绍

后方入路手术通常用于治疗出现脊髓受压的多节段退变性脊髓型颈椎病（DCM）。后路椎板成形术和椎板切除加融合都可以对脊髓充分减压，得到满意的神经学疗效。侧块螺钉（LMS）固定是颈椎后路手术常用的固定方法。侧块螺钉固定的融合率较高，而并发症较少。使用LMS的病例很少出现神经损伤、血管损伤以及内固定失败[1]。对于很多下颈椎疾病，LMS已经成为后路固定的标准技术。不过，LMS固定有其局限性，在某些情况下并不适用。此时可选的其他颈椎后路固定方案有颈椎

H.-K. Chang · D. McCarthy · M. Y. Wang (*)
Department of Neurological Surgery
and Rehabilitation Medicine, University of Miami
Miller School of Medicine, Miami, FL, USA
e-mail: mwang2@med.miami.edu

© Springer Nature Switzerland AG 2019
M. G. Kaiser et al. (eds.), Degenerative Cervical Myelopathy and Radiculopathy,
https://doi.org/10.1007/978-3-319-97952-6_30

椎弓根螺钉、椎板螺钉、关节突螺钉。在本章内容里，我们会综合介绍这几种颈椎后路固定的方法。

颈椎椎弓根螺钉

适应证 / 禁忌证

虽然LMS是颈椎后路融合最常用的固定方法，但是颈椎椎弓根螺钉有其独特的优势。它适用于原发/转移瘤、创伤性不稳、滑脱、感染性间盘炎/骨髓炎，以及需要矫正畸形的病例。如果因为肿瘤、侵蚀、感染、骨折、严重骨质疏松、解剖结构过小等原因，侧块不能置钉，就可使用椎弓根螺钉。从生物力学的角度来看，颈椎椎弓根螺钉比侧块螺钉的抗拔出力更强，骨-钉界面的螺钉松动率更低，疲劳测试的强度也更高[2]。这些优势使得颈椎椎弓根螺钉技术可以用于脱位不稳及后凸矫形的后路固定。尽管有这些优点，颈椎椎弓根螺钉在后路融合手术中并不普及，因为技术难度较大。解剖变异及限制使得螺钉破壁带来的并发症发生率较高。钉道周边有很多重要结构，一旦硬膜撕裂还可能出现脑脊液漏，因此进行椎弓根螺钉置入必须慎重考虑。

颈椎椎弓根螺钉的禁忌证包括：（1）椎弓根过窄或缺失，（2）目标节段存在椎动脉显著变异，（3）目标椎体压缩骨折，（4）后方入路存在不利因素，例如感

染等。术前要详细完善影像检查，包括磁共振和CT血管造影，对椎弓根钉道进行合理规划。进行椎弓根螺钉置入之前，我们建议常规进行1~2mm的薄层CT血管造影扫描。这项检查能够让医生评估椎弓根直径、椎动脉的走行，以及两侧椎动脉的通畅情况。如果椎弓根宽度小于4mm，椎弓根直径可能小于螺钉直径，不能作为钉道。患者单侧椎动脉闭塞或者发育不良的时候一定要小心，一旦伤及对侧优势动脉，有可能完全阻塞脑干的动脉血流，引发灾难性的脑血管事件。对于这样的病例，应该在优势动脉侧选择LMS或其他方法，替代椎弓根螺钉。个别病例的椎动脉走行会发生变异，进入椎体。在这样的位置置入椎弓根螺钉，损伤同侧椎动脉的风险很高。因此，置入椎弓根螺钉应该避开或跳过该部位。如果该节段必须置钉，应考虑选择椎板螺钉、LMS、关节突螺钉（图30.1）。

手术技术

手术要求与常规颈椎后路手术相同。全身麻醉后，将患者俯卧位，头部以3点或4点固定装置固定，例如Mayfield颅骨架。颈部与地面平行，轻度前凸。为了清楚的显露下颈椎，通常需要在患者肩部粘胶带并向尾端牵拉。这个步骤必须小心操作，避免造成肩关节或臂丛损伤。置入颈椎椎弓根螺钉时，有必要进行体感诱发电位

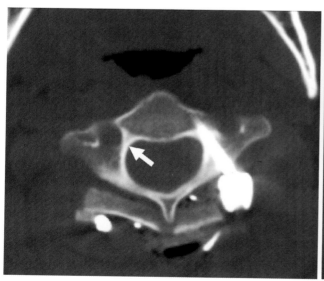 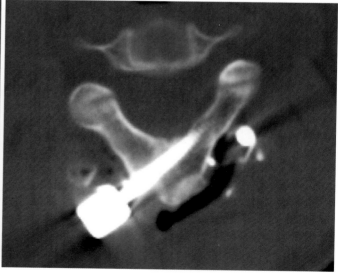

图30.1　行多种固定的手术病例。同一节段，左侧椎弓根螺钉，右侧椎板螺钉。右侧因为椎弓根直径过窄，损伤椎动脉风险高，不适合椎弓根螺钉（白色箭头）

a

b

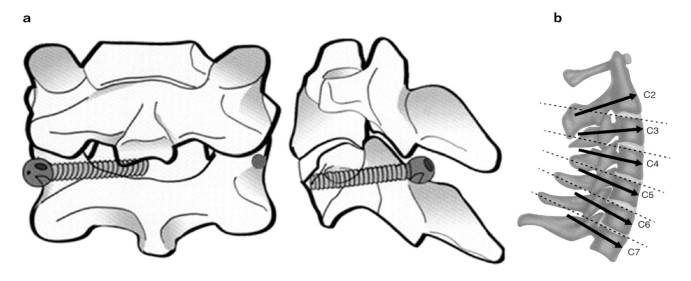

图30.2　（a）颈椎椎弓根螺钉的理想进钉点（红点）；（b）矢状面上螺钉的轨迹

（SSEPs）或者运动诱发电位（MEPs）监测。后路手术常规中线皮肤切口，需要广泛剥离肌肉，以便显露侧块结构外侧缘的椎弓根螺钉置钉点。

置钉采用的是改良自Abumi的方法[3]。在C3~C6，他选的入钉点是侧块中线略偏外侧，上关节突缘稍偏尾侧的位置。椎体侧方切迹大致位于椎弓根水平，或略高一点，可作为参考的解剖标志。椎体侧方切迹向内侧2~4mm也可作为颈椎椎弓根螺钉的理想入钉点（图30.2a）。确定了每个节段的入钉点后，可以用"火柴头"或小直径金刚石磨钻在皮质上打出小探查孔。在侧块里插入一个小弧形椎弓根探针探出椎弓根内的最佳通道。探针在矢状面上的轨迹应在椎弓根的头尾边界之间通过，与椎体的上终板平行（图30.2b）。整个过程需要在侧位透视引导下完成。椎弓根在轴位平面上的倾斜角度存在较大变异，可在术前的CT上进行估算。总的来说，与中线成角为30°~60°，越向尾端角度越大（图30.3）。维持角度向内，可降低波及椎间孔和损伤动脉的风险，但是会增加穿透内壁进入椎管的风险。从结构上来看，椎弓根内壁要比侧壁厚一些，不是很容易被探针刺破。可以用4号Penfield探查内壁，引导探针通过椎弓根峡部。置钉角度很大的时候，广泛剥离软组织就非常必要，以免妨碍探查钉道和置钉。螺钉的深度可以通过侧位透视确认。

探查钉道，估计螺钉长度的时候，适合使用球头探针。球头探针在钉道内的滑动可以提供重要反馈。如

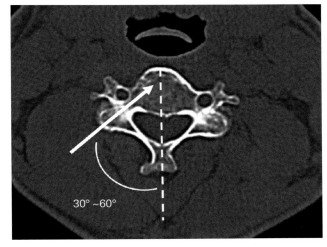

图30.3　在下颈椎的各节段，椎弓根螺钉的轨迹在轴位平面上的成角为30°~60°

果探针进入的深度明显低于预计值，且有软组织触感，探针可能侵入了椎间孔。如果探查孔内大量出血，那么椎弓根探针可能穿破了椎动脉周围的静脉丛。在这样的情况下，建议放弃置入椎弓根螺钉，改用LMS等其他方法。

用球头探针探查过后，对钉道进行攻丝，然后置钉。螺钉长度可以根据术前CT扫描估算，也可以参考球头探针进入的深度。螺钉直径一般是3.5mm或者4mm，而长度为20~30mm，可根据术前CT扫描的椎弓根宽度和长度估算。

拍正位X线片（AP）可以在术中帮助验证螺钉是否位置不当。在正位X线片上，钉尖应朝向中线或棘突位

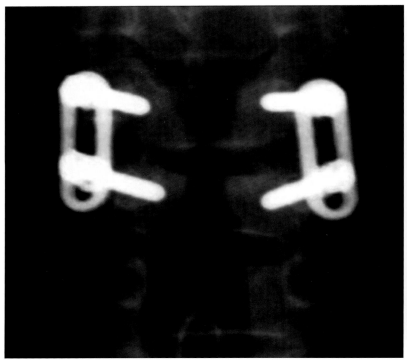
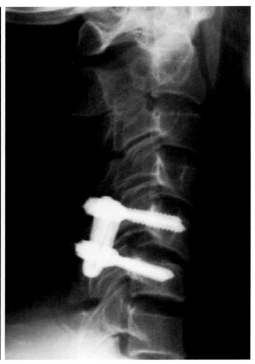

图30.4　颈椎椎弓根螺钉的术后X线片

置。如果螺钉位置不理想，需要取出，重探新钉道，或者放弃在该节段置钉。术后需要拍摄正侧位X线片来验证螺钉位置（图30.4）。

并发症的处理／预防

颈椎椎弓根螺钉置入的主要关注点在于神经和椎动脉损伤。椎动脉损伤是螺钉位置偏外造成的。肌肉剥离范围大一些可取得较好的入钉角度，有助于避免椎动脉损伤。Mahesh等采用了一种内侧皮质椎弓根螺钉（MCPS）技术，他们对部分内侧皮质进行打磨，沿着内侧皮质形成钉道[4]（图30.5）。他们认为，这个技术可以显著减少向外侧穿入椎间孔的风险。如果螺钉向头侧或者尾侧移位，可能造成神经根损伤。而且，螺钉内偏可能导致硬膜损伤、脑脊液漏，严重的话甚至可能造成脊髓损伤。

脊柱外科医生必须警惕这些与椎弓根螺钉位置不当相关的并发症。手术之前，必须谨慎而全面的评估颈椎椎弓根螺钉置入的可行性、椎弓根形态、血管走行等。近年来比较流行的做法是利用导航进行辅助。为了克服徒手操作的缺点，脊柱导航在颈椎后路固定手术中的

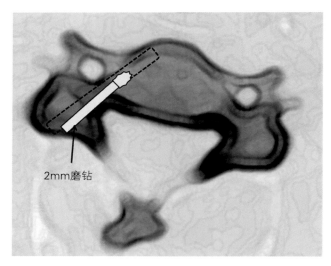

图30.5　内侧皮质椎弓根螺钉技术（MCPS）。线段围成的矩形代表的是传统技术中Abumi采用的钉道。2mm金刚石磨钻表示的是MCPS技术的进钉点和钉道

应用在增加，提高了椎弓根螺钉的准确性，降低了并发症[2, 5-6]。O型臂和Stealth导航是较新的技术，使用的是术中CT扫描，三维引导系统。有研究比较了O型臂导航辅助与徒手置入颈椎椎弓根螺钉的结果，发现O型臂辅助提高了置钉准确率。有一些研究认为，O型臂引导下置入颈椎椎弓根螺钉可显著降低神经血管损伤[2, 5-6]。与徒手操作相比，O型臂导航似乎是很有前景的工具，但是

证据强度较弱，因为目前的所有研究都是回顾性的。而且，O型臂辅助技术还需要验证，因为涉及辐射量、住院费用、专业人力、手术时间等因素。在这些问题解决之前，O型臂导航在颈椎椎弓根螺钉手术中的优点还有待进一步考察。

Heller等最早发表了关于LMS和颈椎后路钢板并发症的研究，有一些文献提及，在C7-T1节段进行颈椎椎弓根螺钉置入后，这些治疗方法导致了椎间孔狭窄。还有些研究报道，畸形矫正手术中置入了颈椎椎弓根螺钉之后，出现C8神经根损害[2, 5, 7-8]。虽然这些医源性椎间孔狭窄的机制尚不清楚，但是可能与错位畸形得到复位后颈胸交界处椎间孔出现狭窄有关。

椎板螺钉

适应证 / 禁忌证

颈椎后路手术有多种固定方法可用。其中LMS和椎弓根螺钉在下颈椎的研究和应用较多。虽然没有LMS或者椎弓根螺钉普及，但是椎板螺钉也是一种实用的下颈椎固定方法。Wright等在2004年首先使用了该技术，在不需切除C2椎板减压的情况下，在C2椎板打入了交叉螺钉[9]。传统上来讲，椎板螺钉更多的用于C2、C7和颈胸段。

C2椎弓根螺钉比峡部螺钉的生物力学稳定性更好，融合效果也更好。但是，椎弓根过窄、椎动脉沟变异等因素会妨碍置入椎弓根螺钉，而且椎弓根螺钉的技术要求也很高。如果C2椎弓根螺钉位置发生偏差，可能导致严重的神经血管并发症，这促使脊柱外科医生寻找其他的替代方法。C2椎板螺钉是一种较常用的替代方法。最近的一些文献报道了用C2椎板螺钉替代椎弓根螺钉的临床效能和安全性[10-12]。一项生物力学研究认为，C2椎板螺钉与椎弓根螺钉的固定强度类似[13]。椎板螺钉在C2节段的应用已经较为成熟。

在较低位的颈椎节段，特别是C7，侧块结构可能很窄小，难以置入LMS。C7节段LMS的螺钉松动和脱出已经有所报道。椎弓根螺钉常用于C7，这是生物力学最坚强的固定方式；但是也存在血管损伤风险，而且由于解剖变异和椎弓根形态的限制，技术难度也很大。在C7和

上胸椎区域，椎板螺钉可以替代椎弓根螺钉，用于颈胸段后路固定。其适应证包括创伤、肿瘤、退变，且可用于需要颈胸段固定的儿童病例。

在下颈椎节段（C3~C6），椎板螺钉的应用还仅限于特定的病例。近几年来，使用放射学影像或计算机模拟椎板螺钉置入的形态学研究认为，在下颈椎使用椎板螺钉是可行的[14]。但是，关于疗效和融合率的临床研究非常之少。

椎板螺钉有其自身优势。首先，螺钉置入技术非常简捷，只涉及颈椎的后柱，降低了椎动脉损伤的风险。其次，椎板螺钉可在直视下安全操作，置入过程中几乎不需要透视监测，显著减少了放射暴露。而且，就抗拔出力而言，其生物力学强度与椎弓根螺钉相当[15]。

下颈椎椎板螺钉的适应证包括退变疾病、创伤、肿瘤，以及LMS和椎弓根螺钉不可用的情况。下列病例可能适用侧块过于窄小、尝试置入LMS和椎弓根螺钉失败、神经血管损伤风险过高、椎弓根窄小、血管走行异常等。置入椎板螺钉需要目标节段的椎板完整。创伤、肿瘤或者后路椎板切除减压都可能破坏椎板的完整性。这样的话，椎板螺钉是不可用的。关于椎板螺钉在颈椎畸形矫正中的应用还没有文献报道。做或不做前路支撑的情况下，椎板螺钉是否可单独用于畸形矫正还不能确定。

手术技术

Cho等进行了一项CT和尸体标本分析，其使用的螺钉常规直径为3.0mm或3.5mm，长度为23~26mm[16]。术前预先进行CT扫描，评估可用的螺钉直径、长度及进钉角度。手术要求与常规颈椎后路手术相同。全麻后，患者转俯卧位，头部以3或4点固定装置，如Mayfield颅骨架固定。颈椎平行于地面，轻度前凸，以便在固定后恢复颈椎前凸曲度。后路中线切口，剥离肌肉，处理颈椎椎板，预备置钉。置钉过程通常在直视下完成，不需要透视监测。入钉点通常选在棘突与对侧椎板汇合处（图30.6右）。在入钉点，用高速磨钻打出探查孔。沿着椎板，用手钻或者小直径高速磨钻打出预先设计的钉道。用球头探针探查钉道，保证其处于松质骨内，未侵入椎管。然后沿钉道置入螺钉。如果在一个节段要置入

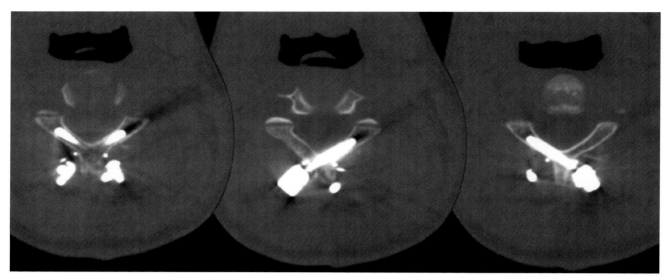

图30.6　C2椎板螺钉的术后CT影像。椎板螺钉的入钉点通常位于棘突和对侧椎板汇合处（右）

两侧的椎板螺钉，入钉点必须错开，以免钉道交叉（图30.6）。预弯上棒，与同侧的椎弓根螺钉/LMS相连接。

并发症处理 / 预防

椎板螺钉有两种主要的术中并发症。第一种椎板内侧皮质破裂，引发脑脊液漏/脊髓损伤是最不希望遇到的并发症。钻钉道和探查时应谨慎操作有助于避免这些并发症。探查钉道四壁和深度（通常20~30mm）的时候，球头探针是非常有用的工具，要确保椎板皮质没有破坏。第二种并发症是外侧皮质破裂，在钉道过于偏向背侧的时候会出现。外侧皮质破裂可能并不会导致什么严重后果，但是，如果螺钉进入深度少于需要的长度，从理论上讲，生物力学强度要下降。

妨碍置入椎板螺钉的另一个不利因素是椎板过于窄小。下颈椎椎板的直径和长度都较小，而且个体差异较大。所以，置入椎板螺钉的可行性常遭到质疑。Alvin等通过CT扫描，测量了C3~C7的解剖环境，验证椎板螺钉置入的可行性。他们发现，C7对于3.5mm螺钉的容纳率很高，单侧和双侧均可。而C3~C6对于单侧3.5mm螺钉的容纳率为50%~60%，双侧的容纳率极低[17]。该研究认为，C7可以置入双侧椎板螺钉，但C3~C6不行。因此，在颈椎后路固定手术中使用椎板螺钉的标准做法尚不明确。而且，该研究还指出，为了在术前测量椎板，预估螺钉长度，必须仔细研读CT影像。

关节突螺钉

适应证 / 禁忌证

多种颈椎后路固定技术的疗效和生物力学特性都已经被研究过了。LMS依然是最常用的颈椎后路固定方法，因为并发症较低。如果无法使用LMS，还有几种其他的方法可以作为补救措施。椎弓根螺钉的生物力学强度最好，但是技术要求高而且风险也很高。由于椎板厚度的限制，椎板螺钉更适用于C2、C7，以及上胸椎，而不是下颈椎。近年来，关节突螺钉作为一种备选方式开始用于下颈椎。

虽然不常用，关节突螺钉固定还是可以作为稳定节段的一种单独固定方式，不需要上棒连接。大多数情况下，关节突螺钉是用来辅助LMS或者椎弓根螺钉这些后路固定的，也可以作为颈椎前路多节段融合的补充固定。如果关节突螺钉与LMS或颈椎椎弓根螺钉联合使用，应该上棒。虽然将关节突螺钉作为独立后路固定方式的临床报道很少，但是报告的融合率还是很好的[18]。要想验证关节突螺钉的有效性，还需要进行设计良好的长期研究。与椎板螺钉不同，关节突螺钉在减压后椎板缺失的情况下仍可使用。关节突螺钉的禁忌证是关节突关节和侧块无法置钉的疾病，包括骨折、创伤、感染、肿瘤，以及需要进行椎间孔切除或关节突切除的情况。关节突螺钉不适用于畸形矫正，因为它只能限制关节突关节的活动，不需要上棒，不能改变颈椎曲度。一项生物力学研究发现，关节突螺钉（无棒）的稳定性与上了棒的LMS相当[19]。关节突螺钉的抗拔出强度要优于LMS，因为关节突螺钉穿过四层皮质，LMS只穿过两层。

手术技术

置入关节突螺钉的时候，患者取俯卧位。颈椎固

定于中立位，轻度前凸，以保持自然曲度。可使用三点式头部固定装置，例如Mayfield颅骨架，调整头和颈部的相对位置。我们建议头部略屈曲，这样枕骨不会影响进钉的方向，特别是涉及上颈椎的时候。进钉点有多种选取方法。Dal Canto选择侧块中心下方2mm的位置，而Takayasu选点要比Dal Canto更靠头侧，在中垂线的中上1/3位置（图30.7）[20]。Takayasu方法的钉道向尾端倾斜60°~70°，指向同侧侧块的中线，而那里常常是椎动脉的位置。我们的进钉点选在上方关节突的中央，指向下方关节突。钉道略向外侧，以便避开侧块前方的椎动脉。螺钉会穿过上下关节突之间的关节突关节，进入下关节突（图30.8）。进钉点和螺钉在矢状面上的深度可以拍侧位X线片评估。置入的关节突螺钉不需要上棒来稳定脊柱，这使得医生可以采用微创方法进行手术。经皮置钉可以降低肌肉广泛剥离导致的颈部疼痛。而且，如果作为颈椎前路长节段融合的补充固定方式，经皮置钉可以避免形成第二处长切口。进行这样手术的时候，打磨显露关节突关节，加入rhBMP-2等成骨生物制剂，可提高融合的可靠性。如此使用rhBMP-2并未经FDA审批，属于超说明书使用BMP。

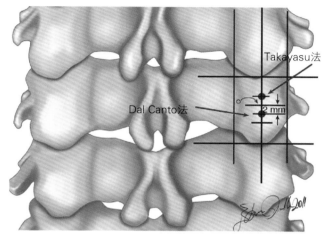

图30.7 Takayasu和Dal Canto方法的关节突螺钉进钉点示意图

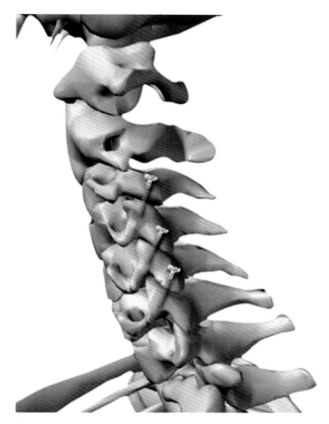
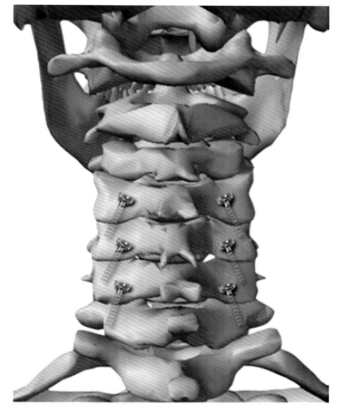

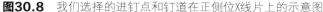

图30.8 我们选择的进钉点和钉道在正侧位X线片上的示意图

并发症处理 / 预防

关节突螺钉的术中并发症包括神经根损伤、血管损伤，以及关节突骨折。因为颈椎神经根和椎动脉就在侧块前方，一旦下关节突的腹侧壁被穿透，就可能出现神经血管损伤。必须谨慎确定螺钉长度，过长的螺钉会穿破侧块，挤压椎动脉和神经根。不同于Takayasu的方法，我们采用的钉道略偏外，避免挤压椎动脉。Liu等对20具尸体颈椎标本进行了研究，建议进钉点选在侧块中线内侧1mm的位置。他们采用的角度是向下37°，向外16°。他们使用的螺钉直径3.5mm，长度18mm，没有侵犯神经血管结构[21]。有文献报道，关节突螺钉可能导致侧块或关节突骨折。关节突骨折与进钉点和钉道角度的选择有关联。与Takayasu法相比，Dal Canto法进钉点较低，钉道更倾斜（约40°），关节突骨折的风险更大[20, 22]。

关节突螺钉的另一个重要缺陷是受解剖学的限制。根据解剖研究，靠上的节段比靠下的节段可容纳的螺钉更长，因为其跨关节突长度更长。跨关节突长度在下颈椎偏下的节段里有所减少，女性的对应参数也偏小，理论上讲，生物力学强度较低。虽然靠上的节段应该可以容纳较长的螺钉，但是在C2–C3和C3–C4置入关节突螺钉很困难，因为会受到枕骨的妨碍。在较低位的颈椎，可用的钉道方向反而比C2–C3和C3–C4更理想。因此，要想避开枕骨的妨碍，将头略屈曲会有所帮助[22]。

结论

某些情况下，在下颈椎置入颈椎椎弓根螺钉可以替代LMS。在后路手术做颈椎复位和畸形矫正时，使用颈椎椎弓根螺钉可取得良好效果，因为具有生物力学上的优势。虽然徒手操作时技术难度很大，但是现代导航可以提高螺钉置入的准确率，降低神经血管并发症。必须在术前通过CT影像进行谨慎规划，这有助于选择合适的病例，避免重大的不良事件。

椎板螺钉与关节突螺钉是侧块和椎弓根螺钉的补充固定方法。置入椎板螺钉的神经血管损伤风险较低，但由于解剖学限制，更常用于C2、C7，以及上胸椎。需要椎板切除时，椎板缺失了还可以使用关节突螺钉。关节突螺钉可经皮置入，单纯关节突螺钉固定不需要上棒。

参考文献

[1] Coe JD, Vaccaro AR, Dailey AT, et al. Lateral mass screw fixation in the cervical spine: a systematic literature review. J Bone Joint Surg Am.2013;95(23):2136–2143.

[2] Theologis AA, Burch S. Safety and efficacy of reconstruction of complex cervical spine pathology using pedicle screws inserted with stealth navigation and 3D image-guided (O-arm) technology. Spine (Phila Pa 1976). 2015;40(18):1397–1406.

[3] Abumi K, Ito M, Sudo H. Reconstruction of the subaxial cervical spine using pedicle screw instrumentation. Spine (Phila Pa 1976). 2012;37(5):E349–E356.

[4] Mahesh B, Upendra B, Vijay S, Arun K, Srinivasa R. Perforations and angulations of 324 cervical medial cortical pedicle screws: a possible guide to avoid lateral perforations with use of pedicle screws in lower cervical spine. Spine J. 2016;17(3):457–465.

[5] Ishikawa Y, Kanemura T, Yoshida G, et al. Intraoperative, full-rotation, three-dimensional image (O-arm)-based navigation system for cervical pedicle screw insertion. J Neurosurg Spine. 2011;15(5):472–478.

[6] Luther N, Iorgulescu JB, Geannette C, et al. Comparison of navigated versus non-navigated pedicle screw placement in 260 patients and 1434 screws: screw accuracy, screw size, and the complexity of surgery.J Spinal Disord Tech. 2015;28(5):E298–E303.

[7] Heller JG, Silcox DH 3rd, Sutterlin CE 3rd. Complications of posterior cervical plating. Spine (Phila Pa 1976). 1995;20(22):2442–2448.

[8] Abumi K, Shono Y, Ito M, Taneichi H, Kotani Y, Kaneda K. Complications of pedicle screw fixation in reconstructive surgery of the cervical spine. Spine (Phila Pa 1976). 2000;25(8):962–969.

[9] Wright NM. Posterior C2 fixation using bilateral, crossing C2 laminar screws: case series and technical note. J Spinal Disord Tech. 2004;17(2):158–162.

[10] Ma W, Feng L, Xu R, et al. Clinical application of C2 laminar screw technique. Eur Spine J.2010;19(8):1312–1317.

[11] Hong JT, Sung JH, Son BC, Lee SW, Park CK. Significance of laminar screw fixation in the subaxial cervical spine. Spine (Phila Pa 1976).2008;33(16):1739–1743.

[12] Dorward IG, Wright NM. Seven years of experience with C2 translaminar screw fixation: clinical series and review of the literature. Neurosurgery.2011;68(6):1491–1499; discussion 1499.

[13] Reddy C, Ingalhalikar AV, Channon S, Lim TH, Torner J, Hitchon PW. In vitro biomechanical comparison of transpedicular versus translaminar C-2 screw fixation in C2-3 instrumentation. J Neurosurg Spine. 2007;7(4):414–418.

[14] Shin SI, Yeom JS, Kim HJ, Chang BS, Lee CK, Riew KD. The feasibility of laminar screw placement in the subaxial spine: analysis using 215 three-dimensional computed tomography scans and simulation software. Spine J. 2012;12(7):577–584.

[15] Cardoso MJ, Dmitriev AE, Helgeson MD, et al. Using lamina screws as a salvage technique at C-7: computed tomography and biomechanical analysis using cadaveric vertebrae. Laboratory investigation. J Neurosurg Spine. 2009;11(1):28–33.

[16] Cho W, Le JT, Shimer AL, Werner BC, Glaser JA, Shen FH. Anatomy of lamina in the subaxial cervical spine with the special reference to translaminar screws: CT and cadaveric analysis with screw trajectory simulation. Clin Spine Surg. 2017;30(5):E535–E539.

[17] Alvin MD, Abdullah KG, Steinmetz MP, et al. Translaminar screw fixation in the subaxial cervical spine: quantitative

laminar analysis and feasibility of unilateral and bilateral translaminar virtual screw placement. Spine (Phila Pa 1976).2012;37(12):E745–E751.

[18] Takayasu M, Hara M, Yamauchi K, Yoshida M, Yoshida J. Transarticular screw fixation in the middle and lower cervical spine. Technical note. J Neurosurg. 2003;99(1 Suppl):132–136.

[19] Miyanji F, Mahar A, Oka R, Newton P. Biomechanical differences between transfacet and lateral mass screw-rod constructs for multilevel posterior cervical spine stabilization. Spine (Phila Pa 1976).2008;33(23):E865–E869.

[20] Aydogan M, Enercan M, Hamzaoglu A, Alanay A. Reconstruction of the subaxial cervical spine using lateral mass and facet screw instrumentation. Spine (Phila Pa 1976). 2012;37(5):E335–E341.

[21] Liu G, Xu R, Ma W, Sun S, Feng J. Anatomical considerations for the placement of cervical transarticular screws. J Neurosurg Spine. 2011;14(1):114–121.

[22] Milchteim C, Yu WD, Ho A, O'Brien JR. Anatomical parameters of subaxial percutaneous transfacet screw fixation based on the analysis of 50 computed tomography scans: clinical article. J Neurosurg Spine.2012;16(6):573–578.

[23] Abumi K. Cervical spondylotic myelopathy: posterior decompression and pedicle screw fixation. Eur Spine J. 2015;24(Suppl 2):186–196.

[24] Ahmad F, Sherman JD, Wang MY. Percutaneous trans-facet screws for supplemental posterior cervical fixation. World Neurosurg. 2012;78(6):716.e711–e714.

寰枢椎固定

第 31 章

Avery L. Buchholz, John C. Quinn,
Christopher I. Shaffrey, Justin S. Smith

刘欣春　译

经验 / 教训

考虑到复杂的解剖结构，C1（寰椎）和C2（枢椎）手术可能具有挑战性。本章将详细介绍各种寰枢椎固定技术，描述如何进行手术，以及手术时机。最后，读者应该对C1和C2的固定方案有一个全面的了解。

介绍

在过去的几十年里，寰枢椎固定已经从简单的后路钢丝连接技术演变为复杂的螺钉固定系统。关于C1和C2稳定的一些最早的报道可以追溯到1910年，当时Mixter和OsGood描述了使用粗丝线将棘突连接在一起[1]。Gallie在1939年报道了用钢丝固定C1-C2[2]。随后，Brooks和Jenkins在1978年和Dickman和Sonntag在1991年分别描述了改进的钢丝技术[3-4]。椎板夹钳与C1/C2螺钉固定技术是

在20世纪80年代发现的[5-6]。本章将讨论这些技术发展演变以及适应证和各种固定方式选择。

需要C1-C2固定最常见的原因是创伤。多种的骨折模式会导致这些部位不稳定。有些可以用颈领固定，而另一些可能需要手术固定。不稳定的其他原因包括先天性C2畸形（如齿状突发育不全和齿状突畸形）、肿瘤、感染、炎症性疾病和退行性疾病。具体来说，类风湿关节炎可导致寰枢椎半脱位或齿状突上移至枕骨大孔。这会导致脑干和上颈椎脊髓受压，需要减压和融合。不稳定可能与术后改变有关，如C1和C2椎板切除。此外，一些患者可能有韧带松弛造成的C1-C2不稳定。

寰枢椎交界处是脊柱非常特殊的区域。解剖是复杂的，因此需要特别注意。在本章中，我们将讨论C1和C2的常见病理类型和治疗方案。在读完本文之后，读者应该对寰枢椎各种固定技术有一个很好的了解。

钢丝 / 夹 / 骨水泥

后路钢丝是最早的C1-C2内固定技术之一。Gallie首先描述了这种方法，只需在C1的后弓和C2的棘突和椎板弓部位放置一个缺口骨。植骨块最初由C1和C2[2]下方的椎板下钢丝固定。这项技术的最新应用使用了将在以下

A. L. Buchholz
Department of Neurological Surgery, Medical
University of South Carolina, Charleston, SC, USA

J. C. Quinn
Department of Neurosurgery, University of Virginia
Health System, Charlottesville, VA, USA

C. I. Shaffrey (*) · J. S. Smith
Departments of Orthopaedic and Neurological Surgery,
Duke University Health System, Durham, NC, USA
e-mail: CIS8Z@hscmail.mcc.virginia.edu

© Springer Nature Switzerland AG 2019
M. G. Kaiser et al. (eds.), Degenerative Cervical Myelopathy and Radiculopathy,
https://doi.org/10.1007/978-3-319-97952-6_31

讨论的Sonntag所倡导的C2棘突钢丝技术（图31.1a）。虽然操作简单，但单中线固定点易受旋转力的影响和有很高的不愈合率（25%）[7]。Brooks型融合是一种改良设计，旨在通过合并双侧椎板间植骨来克服这种旋转缺陷。这项技术使用两个单独的骨移植物放置在C1和C2的椎板之间，每一块都用椎板下钢丝固定（图31.1b）。通常情况下，利用选择在骨表面的移植骨块嵌入的缺口以确保位置，可以通过拧紧钢丝来实现加压[3]。一些外科医生通过使用超大的髂嵴骨移植和双股钢丝来改善这种技术的疗效[8]。在此种技术中，尽管应用低刚度编织线缆已经更安全了一些但椎板下钢丝的放置过程中仍有增加神经损伤的风险。随着时间的推移，线缆可能导致椎管的侵犯[10]。这在寰椎向前滑移和已有椎管狭窄的病例更是麻烦。

为了减少神经损伤的风险，Sonntag修改了技术，去掉了C2椎板下的钢丝，取而代之的是C2棘突的钢丝。自体骨或异体块移植类似于Gallie技术。通过缺口以确保钢丝稳定。C2的下表面也制作缺口，一条环形钢丝在C1椎板下通过，并越过C2棘突进入所创建的缺口。这能够稳定植骨块。导线的自由端通过C2棘突上方并通过卷曲或扭曲固定[4]（图31.1c）。

在这些技术中，都可以使用自体骨或异体骨块。髂嵴和肋骨是这些手术最常见的取骨处。这类钢丝固定技术最后一个改良是Locksley节段间系杆技术[11]。用这种方法，骨移植物被椎板下钢丝以"8"字形扭曲的方式固定。该方法还包括一个后方固定钢板，由钢丝固定到C1和C2棘突。Locksley法具有三点固定增加刚度的优点。肋骨自然轮廓为这项技术提供了良好的贴合度[11]。所有

钢丝技术都需要完整的C1和C2后弓。它们也无法单独提供足够的固定，可能需要外部的固定。随着较新的固定选择出现，钢丝技术更多地用于增强融合，并辅助增强其他固定技术。

椎板夹固定也已成功地用于C1-C2固定，但类似于钢丝技术需要完整的C1和C2后弓。Halifax夹最初描述于1975年，其优点是可以提供即刻固定，而不存在椎板下钢丝的危险。骨移植物放置在两侧椎板间并同时被夹子固定以确保它们在适当的位置。早期使用可见螺钉松动和夹移位，但较新的器械的失败率有所下降[10]。夹钳提供了良好的屈曲和伸展生物力学稳定性，但抗旋转不太有效。在这个节段上圆形C1后弓并不能提供一个和夹子之间的最优界面。另外，大的C2棘突导致夹子在矢状位上C1到C2层的角度增大。这进一步减少了椎板夹与C1的接触表面积，增加了旋转易动性。Halioglu等报告了使用横向连接器的C1-C2爪系统的应用，通过两个爪加强了结构抗旋转的稳定性[12]。

寰枢椎固定的较少用方法包括使用丙烯酸树脂、骨水泥和克氏针。这些树脂和骨水泥可能为C1-C2间隙提供即时稳定性，但它们不会促进融合，也不会直接与骨结合。因此，他们必须用针或钢丝"锚定"到骨头。针一般是倾斜放置在C1的长弓和C2的关节柱，头部突出至少4mm。丙烯酸用于适当地覆盖针尾和抵抗旋转力。克氏针也可在这些针之间形成脚手架，但必须完全包含在水泥内。在使用这种技术的情况下，必须注意保持区域没有血液和脑脊液，否则丙烯酸变硬。丙烯酸变硬时发生的放热反应也必须加以处理，这样脊髓和神经根就不会受到损害[13]。

a   b   c

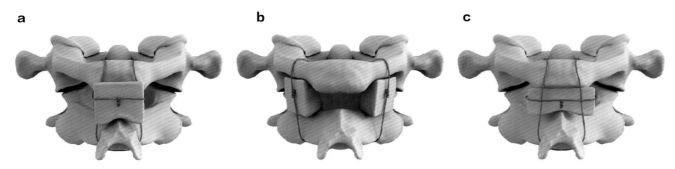

图31.1 （a）Gallie钢丝技术，钢丝在C1椎板下和C2棘突周围绕线。最初的技术要求在C1和C2椎板下布线。棘突钢丝是一个更常用的选择。移植物落于C1的后弓和C2棘突/椎板内侧。（b）Brooks-Jenkins钢丝技术，在C1和C2采用两个椎板间植骨块用椎板下钢丝捆绑固定。为了增加稳定性，一些外科医生在每个移植物上使用双钢丝固定。（c）Sonntag钢丝技术，在C1后弓与C2棘突/椎板之间楔入椎板间植骨块。钢丝通过C1椎板下方固定在C2棘突下。金属丝被拧紧以使植骨块固定在适当的位置。这些技术中的任何一种都可以在骨中使用嵌入缺口技术实现更稳定的固定

经关节螺钉

Jeanneret和Magerl报告使用经关节螺钉，他们自1979年开始使用这项技术。在其描述中，双侧螺钉穿过寰枢椎关节上，以固定C1和C2[14]（图31.2）。这项技术已用于治疗寰枢椎创伤、不稳定、关节病、神经痛和炎症等疾病。它的优点是完全消除寰枢椎关节的旋转运动，但在技术上具有挑战性，对脊髓、舌下神经和椎动脉有潜在的风险[15-17]。

为了避免这些并发症的发生，我们建议用CT评估椎动脉的异常路径和C2峡部大小，以确认内固定部位有良好的骨质量。此外，术前我们使用MRI来评估神经压迫程度和寰枢椎横韧带的完整性。只有当CT证实椎动脉的正常解剖和位置时，我们才会考虑这一手术。在怀疑椎动脉损伤的情况下，应将螺钉固定在这一侧，以填塞出血。不应试图置入对侧螺钉，并应进行患者的血管造影，以评估损伤和给予相应的治疗。

在进行寰枢椎经关节螺钉固定时，患者俯卧位，Mayfield头架固定（OMI，Inc.，辛辛那提，俄亥俄州）。颈部保持中立，下颌收拢，使C1-C2复合体向后移动并复位。在治疗骨折时，可以通过透视验证是否达到完全复位和检查序列。下巴收拢也改善了通往预定C1-C2置钉轨迹。可以用透视来确认规划好的钉道的皮肤切口位置。通常有两个独立的切口。一个切口是通往C1-C2后部结构，另一个是规划好的螺钉轨迹，通常位于T1棘突附近的旁中线区域。

C1与C2的后方解剖结构应仔细地进行分离和确认，包括C2侧块的骨性界限及C2峡部的上、内侧面。Penfield 4可用于评估C2峡部并确定螺钉的合适角度。同样，Penfield可以用来检查C1-C2关节，并确保正确的序列。在半脱位的情况下，需要进行额外的复位，可以通过操纵Mayfield头架或小心向后牵引C1后弓来完成。C1-C2关节间隙区常存在明显的硬膜外静脉丛，可采用双极烧灼术处理。第二个切口是在术中使用透视引导或导航确定的，器械在靠近颈部切口外进入。钉道应穿过C1-C2小关节，进入寰椎前弓。钻孔的经皮穿刺部位通常是在T1棘突外侧约2cm处进行的。然后，导管通过刺开的戳口锚在C2入钉点上。该点位于C2-C3小关节的下内角外侧3mm和头侧3mm，矢状面钻向寰椎前弓，向内0°~10°。钻穿皮质骨后，用一根克氏针推进到前C1结节后方3~4mm处，小心不进入咽后区。在克氏针置入到位后，一个空心钻头通过克氏针钻到相同的位置。重要的是，不要让克氏针随钻头进入。然后在克氏针攻丝后置入一个全螺纹3.5mm或4mm的皮质螺钉，再次注意确保克氏针不前进。螺钉长度可以从插入的钻或克氏针测量，但通常比测量长度短1~3mm，因为压缩时会发生C1-C2关节短缩。典型的螺钉长度为34~44mm[15]。

在没有椎动脉损伤的情况下进行双侧置钉。可以用一种以上讨论的钢丝技术强化融合。在后方结构不完整的情况下，可能需要直接寰枢椎关节融合。一些作者还建议使用移植物和椎板夹来帮助融合，而另一些作者则

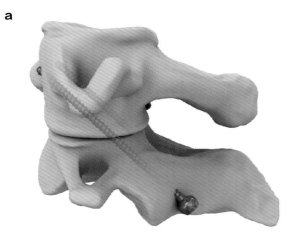

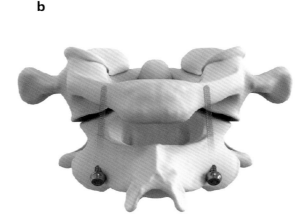

图31.2　经关节螺钉置入。（a）C1-C2的侧面观显示螺钉穿过关节到C1的前弓。（b）C1-C2后面观，C2置入钉为C2-C3小关节的下内角外侧3mm，头侧3mm，矢状位钻向寰椎前弓，向内0°~10°

报道了没有额外的内固定也能取得良好的效果[14-15, 17]。患者通常也需硬颈托固定治疗6~12周。

寰枢椎经关节螺钉内固定可以提供良好的稳定性，有较高的融合率和在各种病变的治疗中取得良好效果。这项技术一度被认为是寰枢椎固定的"金标准"，部分原因在于它可以在没有完整后方结构的情况下使用[18]。然而，这项技术确实需要C1-C2复位，同时对于胸椎后凸患者是具有挑战性的，因为无法获得适当的螺钉轨迹。解剖研究表明，20%的患者由于解剖变异而无法使用双侧经关节螺钉[15, 19]。一项荟萃分析还显示，椎动脉损伤的发生率为3.1%，有临床症状的螺钉失位的发生率为7.1%[17]。相对较高的并发症发生率，以及低挑战性技术的成功应用，导致目前经关节螺钉较少使用。

C1-C2 节段固定

第一个C1-C2螺钉结构是由Goel和Laheri于1994年描述的，其基础是一个螺钉–钢板系统[20]。这个研究首次描述C1侧块技术。Goel强调这项技术的优点之一是，它提供了即刻坚强固定，而不需要固定前预先对C1-C2复合体解剖复位。它也可以应用于存在解剖异常的病例，这种情况下经关节螺钉固定可能会存在问题。这种钢板起到张力带的作用，在屈曲、伸展和旋转方面具有良好的生物力学稳定性，从而避免了额外的如Gallie或Brooks钢丝等中线固定的需要[20]。这个手术需要牺牲C2神经节

来进行止血、置入内固定、暴露寰枢椎关节和融合小关节。一些患者术后头皮麻木，但报道表明并未引起患者的关注[6]。最近，这项技术已经被改良为Harms和Melcher在2001年所描述的那样使用多轴螺钉和棒的技术[21]（图31.3）。

为了安全地实现螺钉的置入，必须彻底了解C1和C2的解剖结构。有几个解剖学方面的考虑，应该强调一下。椎动脉的走行在置入C1侧块螺钉时是最重要的。椎动脉和C1神经沿上外侧动脉沟走行。在近15%的人口中，这个沟有一个骨性的顶，形成一个孔称为弓状孔。动脉沟覆盖的范围也有变化，这可能会使椎动脉的远端暴露。C2峡部和椎弓根的区别也必须了解。C2峡部被定义为C2椎体连接上关节面和下关节面的部分。C2椎弓根是C2后部结构连接椎体的部分。下文将讨论入口点与螺钉位置之间的差异。

这一手术再次要求患者俯卧位，通常Mayfield头架固定在颈部保持中立，头部处于微收的位置。手臂收在两侧，肩部可以用胶带牵引。中线切口沿着项韧带，以尽量减少失血和肌肉干扰，从枕下区显露到C3棘突。向两侧显露C1后弓和弓下侧块。识别C2神经根，并可进一步牺牲或向下牵拉。C2神经根周围常有大的静脉丛，必须用双极烧灼和止血药物加以控制。应识别与触诊C1侧块的内侧壁，以了解螺钉置入的内侧界限和角度。C1和C2横孔的内侧可作为螺钉置入的外侧界限（图31.4）。

C1螺钉的入钉点位于内侧/外侧和上/下象限的侧块

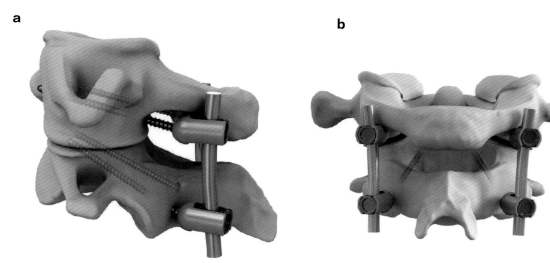

图31.3 C1-C2节段固定。（a）C1-C2侧位观，侧块螺钉置于C1后弓下方和C2峡部。（b）C1-C2后位观，C1侧块螺钉及C2峡部螺钉

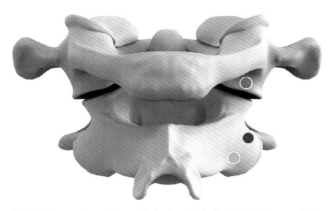

图31.4 C1和C2螺钉的入钉点。红色为C1侧块螺钉。绿色为C2椎弓根螺钉。蓝色为C2峡部螺钉。注意C2峡部螺钉与椎弓根螺钉的区别。使用钝性剥离子触及椎弓根内侧壁有助于引导钉道

中心。用一个3mm钻头钻一个先导孔。钻孔的角度瞄准C1的前皮质，向内侧为10°~15°。使用透视或导航可能有助于获得一个正确的钉道。磨钻在位于C1上下小关节上、下关节面中线刚刚钻穿侧块的腹侧皮质。攻丝后，置入C1侧块螺钉（通常长30~36mm）[15]。重要的是，留大约10mm的螺钉在骨面以外以方便连接到C2螺钉头。

C2螺钉可以置入到峡部或椎弓根。C2峡部是C2椎体位于上关节面和下关节面之间的部分（图31.4）。C2峡部螺钉放置在类似于C1-C2经关节螺钉的轨迹上，但更短。入钉点位于C2下关节面的内下方头侧3mm，外侧约3mm左右。螺钉应沿着45°~60°陡峭的轨迹，同时向内倾角为10°~15°。典型的螺钉长度为16~20mm，但应在横突孔处停止。这个长度可以通过术前CT测量。由于轨迹陡峭，有限的剥离或较大的体形可能使这个螺钉很难放置。很少情况下，可能需要一个类似于经关节螺钉单独的切口来获得恰当的角度。

相反，C2椎弓根是连接后方结构和椎体的部分，位于峡部前方。这个螺钉的入口点在C2的峡部，在C2椎板上缘的外侧。这通常是C2峡部螺钉入钉点向上外2mm处（图31.4）。椎弓根螺钉的角度为向内15°~25°，向上轨迹为20°。C2内侧壁很厚有助于减少内侧壁破裂的风险，但对于C2椎弓根狭窄的患者，椎管或横突孔破裂的风险较高，术前应进行CT检查评估[15]。在C2峡部或椎弓根螺钉手术前，应仔细评估骨性解剖，不同解剖结构可能更适合其中一种技术，在某些情况下也可能对这两种技术都适合。对于后一种情况，可考虑采用单侧或双侧

椎板螺钉（下文讨论），尽管这种螺钉在提供刚性固定与融合方面的旋转稳定性可能低于峡部和椎弓根技术[22-25]。

Goel等的技术的关键是常规行双侧C2神经节的切断术。Harms和Melcher并没有牺牲C2神经根，而是使用了一个光滑无螺纹的C2螺钉部分高出于骨表面，以尽量减少对C2神经的刺激。在他们的37名患者中，能够达到100%的融合率，没有包括C2神经痛在内的神经并发症[21]。然而，随着这项技术应用得越来越多，随后的研究越来越多地报道了术后出现C2神经痛的情况。这可能是由邻近螺钉或C2神经根的移动引起的直接刺激造成的[26-28]。在某些情况下，这种神经痛会自行缓解[26]，有些通过螺钉拆除而得到改善[28]，而另一些则是难以治愈的[27]。

C2神经痛通常导致头后部或颅底疼痛。这些症状也可能经常伴随寰枢椎不稳，导致C2神经根机械性压迫或损伤。枕部神经痛的治疗包括经皮神经阻滞、射频神经切断术、神经节切除、C1和C2减压。当置入C1侧块螺钉时，切除C2神经有几个优点。它为寰枢椎关节提供了更好的显露，这有助于去皮质、关节融合和螺钉置入。此外，更好的显露提供了更好的止血控制，并允许治疗任何术前C2症状。然而，由于专门评估患者预后的研究数量有限，常规C2神经切除术仍存在争议。

在一项评估中，Hamilton等观察了30例行C1-C2固定，C2神经切除术的患者。在这份报告中，没有患者报告异常疼痛。作者指出，他们很小心地进行C2神经节切除术，因为简单的神经或神经节切断可能更容易产生术后神经痛。17例患者C2分布麻木，其中2例自报麻木。这两个患者据报告都没有受到困扰或影响。虽然这项研究不一定证明C2神经切除术的优越性，但它确实表明，这样做似乎不会提高发病率或造成负面影响[29]。

为了完全避开C2神经节，其他可选C1固定方法已经开发出来了。2002年首先由Resnick和Benzel报道C1后弓螺钉，螺钉入钉点位于后弓到达侧块[30]。这种螺钉较标准侧块固定提供了更大的拔出强度，避免静脉丛出血的风险，并减少了对C2神经根刺激性。这技术的局限是动脉沟的变异和螺钉置入的窗过窄[30]。解剖学上的变化可能使这项技术在8%~53.8%的患者中不可行[19]。

一些作者还修改了C1入口位置，使其包括C1侧块的中点和后弓的下侧面。在这个入口，在后弓上钻一个

2~3mm的缺口。这使得螺钉被放置在离C2神经节更远的地方，以减少刺激。这又是一种C1后弓螺钉的变异，一些作者已经报道可以成功的避免术后C2神经功能障碍[31]。

2008年，Kelly等介绍了一种用于C1-C2固定的新型钉板系统，该系统采用后方C1锁定钢板与C2椎板螺钉相结合[32]。它是为了降低手术风险而设计的，生物力学测试显示出与Harms钉棒系统具有相似的稳定性[32]。然而到目前为止，还没有这种方法的临床应用报道。C1-C2的其他固定方法包括C1后弓螺钉，其中包括C1后弓的交叉螺钉。生物力学测试也表明，这种技术可以提供坚强固定，但其临床应用仍有待观察，血管损伤的风险可能很高。

钩也可以与C1和C2钉棒系统结合使用。目前已推广的系统有3种：C1钩与C2螺钉、C1钩与C1-C2经关节螺钉、C1-C2钩[19]。通常，这些技术是钉棒结构不可行时寰枢椎固定的替代方法[19]。第四种技术包括C1侧块螺钉与两个相对的椎板钩构成C2爪。在生物力学测试中，该固定技术的结果与Harms螺钉棒系统相似[33]。同样，这些技术的临床应用还没有被报道。

椎板螺钉

Magerl技术的局限性之一是患者C2椎弓根的大小。一些对尸体的研究报告显示20%的椎弓根直径在3.5mm以下。其他情况下，单独C2峡部/椎弓根螺钉可能失败，需要一个补救螺钉。Wright是第一个描述C2椎板螺钉技

术的（2004年），但自那时以来，已有多个报告描述该螺钉作为独立结构和补救方法的解剖和临床应用[25]（图31.5）。

对于螺钉的置入，在C2棘突和头端椎板的交界处用高速磨钻制作了一个小的皮质窗。然后用手钻将对侧椎板钻出大约30mm的深度。钉道在视觉上保持沿显露的椎板表面的角度对齐，使其略小于椎板的下坡，以帮助确保任何的皮质穿破发生在背侧，而不是在椎管附近。一旦已经证实没有皮质被穿破，多轴螺钉可以小心地沿同一钉道置入。在最后的位置上，螺钉头位于棘突和椎板的交界处。当使用双侧椎板螺钉时，重复使用该方法，在对侧椎板的尾端制作皮质窗。这些螺钉然后通过棒连接到C1侧块螺钉上，骨移植物置于剩下的去皮质表面上[25]。

该方法为寰枢椎坚强固定提供了另一种选择。到目前为止，尽管置入C1侧块螺钉的风险仍然存在，还没有用椎板螺钉造成血管或神经损伤的报道。在峡部/椎弓根螺钉失败的情况下，因为进入点尚未被侵犯，可采用椎板螺钉作为救援技术。它也可以作为螺钉的初始钉道，生物力学研究表明，它在拔出强度和屈曲扭矩方面都优于峡部螺钉[23]。Gorek等证明与椎弓根螺钉相比椎板螺钉在屈伸、侧弯和旋转方面表现出类似的生物力学稳定性[22, 24]。在一项临床评估中，虽然没有临床意义，椎板螺钉的皮质破裂率低于C2椎弓根螺钉。然而，这些作者确实发现，与C2椎弓根螺钉组相比，椎板螺钉组的假关节形成率明显增高[34]。尽管如此，这项技术出色的临床

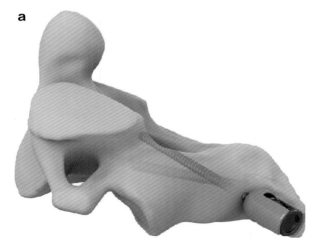
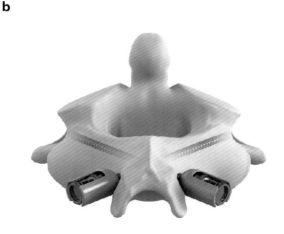

图31.5 C2椎板螺钉。（a）侧位观C2与椎板螺钉。（b）C2后位观显示双侧椎板螺钉。起点可能需要交错，以避免螺钉相互碰撞

结果已经在一些研究中被报道，这项技术可以用来解决C2椎弓根尺寸不足、椎动脉走行异常和作为补救措施。

单独 C2 固定

双侧C2关节间峡部或椎弓根骨折，又称Hangman骨折，是需要寰枢椎固定的另一个原因。

根据Hangman骨折的类型和不稳定程度，这些骨折可以非手术治疗，也可能需要手术固定。常见的手术选择包括C2-C3和C1-C3后路固定。单独的峡部/椎弓根螺钉固定在治疗Hangman Ⅱ 型和Ⅲ型骨折方面也取得了很好的效果。

使用这一技术，患者俯卧位，头部Mayfield架固定。利用术中透视复位骨折，头架锁定位置。颈后切口显露C2椎板和侧块。同时显露上下节段可有助于定位。如前面所述，显露峡部和椎弓根。通常可以看到骨折部位，如果复位不适当，这时使用钳子将C2棘突向上拉向枕骨。选择适合C2峡部螺钉或椎弓根螺钉的进钉点，用两种不同直径的钻头钻取钉道。第一个直径为2.8mm，钻至30mm深，穿过骨折部位，进入C2体。第二钻头直径为4mm，只钻到骨折深度。然后放置3.5mm×30mm螺钉并拧紧，这将加压骨折块并确保复位[35]。

Borne等报告了17例患者使用了该技术，结果良好，无并发症，无假关节形成。患者的功能结果也是很好的。该技术的优点是保留了寰枢椎节段的运动范围。这项技术的改进也已被证明是成功的，使用拉力螺钉同时在骨折部位两侧采用单直径钻孔。Buchholz等报告了经皮置入螺钉5例患者，所有患者均无钉道破裂，都获得坚强融合和良好的手术疗效[36]。

Jefferson 骨折 C1 侧块螺钉

Jefferson骨折在大多数情况下通过硬质颈托固定得到成功的治疗。涉及寰枢椎横韧带的不稳定骨折应非手术治疗还是需要手术治疗是有争议的。一些非手术治疗的报道涉及较高的骨不连率和颅底陷入。因此，C1-C2或枕骨-C2固定已成为治疗不稳定的Jefferson骨折的一种越来越流行的选择。不幸的是，这牺牲了这些部位的正常运动，这同样也能使患者变得衰弱。另一种更能保留

运动的治疗方法是C1侧块螺钉装置。

使用此技术，C1侧块螺钉常规双皮质固定方式置入。然后使用一根棒穿过中线来连接C1螺钉。这种结构的加压有利于C1爆裂骨折的复位。在骨折复位后，锁紧钉棒[37]。

前路选择

前路C1和C2固定很少使用，部分原因是经口手术的使用减少了。Goel等在1994年第一次描述不稳定颅椎交界处的治疗[38]。Harms和他的同事后来描述了在经口手术治疗旋转脱位、肿瘤、感染和炎症疾病中的应用。优点是患者可以避免随后的颈后切开和内固定。

为了实现以上目的，这项技术通过使用"T板"（Depuy Spine，Raynham，MA）来实现。钢板的水平部分放置在C1上，螺钉将钢板固定在双侧C1侧块上。钢板的垂直部分位于C2的椎体上，两个椎体螺钉平行于C2-C3椎间隙置于其上方。"T板"的高切迹易导致伤口愈合困难和吞咽困难。再次重申，这一手术现在很少使用了[15]。

融合

任何寰枢椎固定技术的最终目的是实现稳定，利于骨融合。无论使用什么内固定，其中一个关键的组成部分是植骨。虽然现在有多种植骨方案可供选择，但自体骨仍是首选材料。获取自体骨移植的最常见部位是髂嵴和肋骨。尽管取髂骨被报告更高的并发症发病率，这两个方法都被认为是能够安全取骨和获得良好的融合结果。Sawin等对600例患者（髂嵴300例、肋骨300例）进行了综述。其中颈椎后路肋骨融合300例，髂嵴融合52例，融合率分别为98.8%和94.2%。肋骨切除供体部位并发症发病率为3.7%，髂嵴供体部位并发症发病率为25.3%[39]。

髂骨和肋骨自体移植是优良的植骨材料，因为它们兼具骨诱导性和骨传导性。为了降低取骨相关的并发症发病率，一些术者对其技术进行了改进，将髂骨移植与支持骨诱导和骨传导的重组人骨形态发生蛋白（RhBMP）相结合。Hood等特别观察了rhBMP在寰枢椎

融合（C1侧块和C2椎弓根）中的应用，并报道使用皮质松质异体骨和rhBMP-2混合的融合率为100%[40]，所有病例均行C2神经切除术。Hamilton等特别关注rhBMP-2的剂量安全性，在平均剂量为2.38mg每节段的23例患者中没有发现并发症[41]。他们也有100%的融合率。虽然没有按产品说明使用，我们发现rhBMP-2是颈椎后路自体骨移植的一种安全和有效的备选方案。

讨论

近几十年来，寰枢椎后路内固定技术取得了很大进展。因为有更好的选择，这些技术很多在今天已经很少使用。多年来，我们一直在使用本文中讨论的大多数方法。C1-C2经关节螺钉可能仍然是某些术者寰枢椎融合的选择，但C1-C2钉棒结构已成为最流行的技术。经关节螺钉与Sonntag椎板间钢丝联合使用具有良好的生物力学稳定性、可实现坚强固定。虽然不优于经关节螺钉，C1侧块和C2峡部/椎弓根螺钉也被证明具有生物力学稳定性和良好的融合率，同时在技术上更容易置入[15、19、30]。它们的优势是较低的椎动脉损伤风险和不需要C1-C2关节完全复位。我们目前赞成C1-C2钉棒内固定用于几乎所有寰枢椎固定手术。对解剖结构与现有的各种固定技术有一个很好的了解，对于脊柱外科医生处理C1和C2的疾病是至关重要的。

参考文献

[1] Mixter SJ, Osgood RB. IV. Traumatic lesions of the atlas and axis. Ann Surg. 1910;51(2):193–207.
[2] Gallie WE. Fractures and dislocations of cervical spine. Am J Surg. 1939;46:495–499.
[3] Brooks AL, Jenkins EB. Atlanto-axial arthrodesis by the wedge compression method. J Bone Joint Surg.1978;60(3):279–284.
[4] Dickman CA, Sonntag VK, Papadopoulos SM, Hadley MN. The interspinous method of posterior atlantoaxial arthrodesis. J Neurosurg. 1991;74(2):190–198.
[5] Holness RO, Huestis WS, Howes WJ, Langille RA. Posterior stabilization with an interlaminar clamp in cervical injuries: technical note and review of the long term experience with the method. Neurosurgery.1984;14(3):318–322.
[6] Goel A, Desai KI, Muzumdar DP. Atlantoaxial fixation using plate and screw method: a report of 160 treated patients. Neurosurgery. 2002;51(6):1351–1356; discussion 1356-1357.
[7] Coyne TJ, Fehlings MG, Wallace MC, Bernstein M, Tator CH. C1-C2 posterior cervical fusion: long-term evaluation of results and efficacy. Neurosurgery.1995;37(4):688–692; discussion 692-683.
[8] McDonnell DEHS. Posterior atlantoaxial fusion: indications and techniques. In: Traynelis VCRS, editor. Techniques in spinal fusion and Stabialization. New York: Thiem; 1995. p. 92–106.
[9] Huhn SL, Wolf AL, Ecklund J. Posterior spinal osteosynthesis for cervical fracture/dislocation using a flexible multistrand cable system: technical note.Neurosurgery. 1991;29(6):943–946.
[10] Vender JR, Rekito AJ, Harrison SJ, McDonnell DE. The evolution of posterior cervical and occipitocervical fusion and instrumentation. Neurosurg Focus. 2004;16(1):E9.
[11] Vender JR, Houle PJ, Harrison S, McDonnell DE. Occipital-cervical fusion using the Locksley intersegmental tie bar technique: long-term experience with 19 patients. Spine J. 2002;2(2):134–141.
[12] Hanimoglu H, Hanci L, Kaynar MY, Hanci M. Bilateral C1-C2 claw for atlantoaxial instability. Turk Neurosurg. 2009;19(4):345–348.
[13] Duff TA, Khan A, Corbett JE. Surgical stabilization of cervical spinal fractures using methyl methacrylate. Technical considerations and long-term results in 52 patients. J Neurosurg. 1992;76(3):440–443.
[14] Jeanneret B, Magerl F. Primary posterior fusion C1/2 in odontoid fractures: indications, technique, and results of transarticular screw fixation. J Spinal Disord. 1992;5(4):464–475.
[15] Mummaneni PV, Haid RW. Atlantoaxial fixation: overview of all techniques. Neurol India.2005;53(4):408–415.
[16] Claybrooks R, Kayanja M, Milks R, Benzel E. Atlantoaxial fusion: a biomechanical analysis of two C1-C2 fusion techniques. Spine J. 2007;7(6):682–688.
[17] Elliott RE, Tanweer O, Boah A, et al. Atlantoaxial fusion with transarticular screws: meta-analysis and review of the literature. World Neurosurg.2013;80(5):627–641.
[18] Ni B, Zhou F, Guo Q, Li S, Guo X, Xie N. Modified technique for C1-2 screw-rod fixation and fusion using autogenous bicortical iliac crest graft. Eur Spine J. 2012;21(1):156–164.
[19] Huang DG, Hao DJ, He BR, et al. Posterior atlantoaxial fixation: a review of all techniques. Spine J. 2015;15(10):2271–2281.
[20] Goel A, Laheri V. Plate and screw fixation for atlanto-axial subluxation. Acta Neurochir.1994;129(1–2):47–53.
[21] Harms J, Melcher RP. Posterior C1-C2 fusion with polyaxial screw and rod fixation. Spine. 2001;26(22):2467–2471.
[22] Gorek J, Acaroglu E, Berven S, Yousef A, Puttlitz CM. Constructs incorporating intralaminar C2 screws provide rigid stability for atlantoaxial fixation. Spine. 2005;30(13):1513–1518.
[23] Lehman RA Jr, Dmitriev AE, Helgeson MD, Sasso RC, Kuklo TR, Riew KD. Salvage of C2 pedicle and pars screws using the intralaminar technique: a biomechanical analysis. Spine. 2008;33(9):960–965.
[24] Meyer D, Meyer F, Kretschmer T, Borm W. Translaminar screws of the axis--an alternative technique for rigid screw fixation in upper cervical spine instability. Neurosurg Rev. 2012;35(2):255–261; discussion 261.
[25] Wright NM. Posterior C2 fixation using bilateral, crossing C2 laminar screws: case series and technical note. J Spinal Disord Tech. 2004;17(2):158–162.
[26] Sciubba DM, Noggle JC, Vellimana AK, et al. Radiographic and clinical evaluation of free-hand placement of C-2 pedicle screws. Clinical article. J Neurosurg Spine. 2009;11(1):15–22.
[27] Lee SH, Kim ES, Sung JK, Park YM, Eoh W. Clinical and radiological comparison of treatment of atlantoaxial instability by posterior C1-C2 transarticular screw fixation or C1 lateral mass-C2 pedicle screw fixation. J Clin Neurosci. 2010;17(7):886–892.
[28] Liu G, Buchowski JM, Shen H, Yeom JS, Riew KD. The feasibility of microscope-assisted "free-hand" C1 lateral mass screw insertion without fluoroscopy. Spine. 2008;33(9):1042–

1049.

[29] Hamilton DK, Smith JS, Sansur CA, Dumont AS, Shaffrey CI. C-2 neurectomy during atlantoaxial instrumented fusion in the elderly: patient satisfaction and surgical outcome. J Neurosurg Spine.2011;15(1):3–8.

[30] Resnick DK, Benzel EC. C1-C2 pedicle screw fixation with rigid cantilever beam construct: case report and technical note. Neurosurgery. 2002;50(2):426–428.

[31] Lee SH, Kim ES, Eoh W. Modified C1 lateral mass screw insertion using a high entry point to avoid postoperative occipital neuralgia. J Clin Neurosci.2013;20(1):162–167.

[32] Kelly BP, Glaser JA, DiAngelo DJ. Biomechanical comparison of a novel C1 posterior locking plate with the harms technique in a C1-C2 fixation model. Spine.2008;33(24):E920–E925.

[33] Reis MT, Nottmeier EW, Reyes PM, Baek S, Crawford NR. Biomechanical analysis of a novel hook-screw technique for C1-2 stabilization. J Neurosurg Spine.2012;17(3):220–226.

[34] Parker SL, McGirt MJ, Garces-Ambrossi GL, et al. Translaminar versus pedicle screw fixation of C2: comparison of surgical morbidity and accuracy of 313 consecutive screws. Neurosurgery. 2009;64(5 Suppl2):343–348; discussion 348-349.

[35] Borne GM, Bedou GL, Pinaudeau M. Treatment of pedicular fractures of the axis. A clinical study and screw fixation technique. J Neurosurg.1984;60(1):88–93.

[36] Buchholz AL, Morgan SL, Robinson LC, Frankel BM. Minimally invasive percutaneous screw fixation of traumatic spondylolisthesis of the axis. J Neurosurg Spine. 2015;22(5):459–465.

[37] Jo KW, Park IS, Hong JT. Motion-preserving reduction and fixation of C1 Jefferson fracture using a C1 lateral mass screw construct. J Clin Neurosci. 2011;18(5):695–698.

[38] Goel A, Karapurkar AP. Transoral plate and screw fixation of the craniovertebral region--a preliminary report. Br J Neurosurg. 1994;8(6):743–745.

[39] Sawin PD, Traynelis VC, Menezes AH. A comparative analysis of fusion rates and donor-site morbidity for autogeneic rib and iliac crest bone grafts in posterior cervical fusions. J Neurosurg. 1998;88(2):255–265.

[40] Hood B, Hamilton DK, Smith JS, Dididze M, Shaffrey C, Levi AD. The use of allograft and recombinant human bone morphogenetic protein for instrumented atlantoaxial fusions. World Neurosurg.2014;82(6):1369–1373.

[41] Hamilton DK, Smith JS, Reames DL, WilliamsBJ, Shaffrey CI. Use of recombinant human bone morphogenetic protein-2 as an adjunct for instrumented posterior arthrodesis in the occipital cervical region: an analysis of safety, efficacy, and dosing. J Craniovertebr Junction Spine. 2010;1(2):107–112.

骨质疏松患者的重建手术

第 32 章

Jacob Januszewski，Juan S. Uribe

刘欣春　译

经验 / 教训

- 骨密度（BMD）越来越被认为是预测内固定和融合失败、特发性脊柱畸形发展、融合器沉降和近端交界性失败（PJF）的最重要的危险因素之一。
- 世界卫生组织对骨质疏松的严格定义并不反映出骨质疏松患者脊柱重建手术失败的高发生率，因为许多T值高于2.5标准差但低于平均骨密度的患者存在与融合失败相关的并发症。
- 世卫组织定义的骨量减少症患者在重建手术后融合失败的风险已经很高。
- 当骨质疏松症患者需要进行脊柱重建手术时，应在手术前设法提高骨密度。
- 术前、围手术期和术后，破骨细胞抑制剂（地诺单抗/Prolia、唑来膦酸）或成骨细胞激活剂（特立帕肽/Forteo）应用于改善骨密度和促进融合，然后采用双膦酸盐治疗，以维持适当的骨密度。

- 脊柱畸形矫正、脊柱序列恢复和脊柱平衡的维持在骨质疏松症患者中更为重要，因为可以减少融合处过度的应力，防止并发症的发生。
- 应采用外科技术最大限度地实现皮质固定，例如术中使用透视，以利于颈前路螺钉的双皮质固定，应用神经导航置入颈椎弓根螺钉获得更坚固的后方固定。
- 除了双皮质螺钉固定，增加固定点的数目，使用交叉连接和三角固定，用钩子和钢丝代替螺钉，用水泥强化椎弓根螺钉，为骨质疏松患者设计的可膨胀螺钉，都是以前尝试过并可能对患者有益的技术。
- 同种异体移植的生物材料选择，如同种异体间充质细胞骨基质、骨母细胞和干细胞，可被用来促进融合。

介绍和主流观点

骨质疏松和骨量减少是世卫组织用双能X线吸收法（DEXA）测量髋部和脊柱的骨密度为基础定义的。一个T值低于平均值2.5个标准差骨密度的健康年轻白人女

J. Januszewski · J. S. Uribe (*)
Department of Neurosurgery and Brain Repair,
University of South Florida, Tampa, FL, USA

© Springer Nature Switzerland AG 2019
M. G. Kaiser et al. (eds.), Degenerative Cervical Myelopathy and Radiculopathy,
https://doi.org/10.1007/978-3-319-97952-6_32

性定义为骨质疏松。这个阈值的选择是基于绝经后白人妇女骨折的风险；然而，许多研究表明这些值在按年龄调整后男性和女性是相似的[1-2]。而事实上，超过80%的绝经后骨折妇女T值高于-2.5，脆性骨折在此类人群是最高的[3]。

目前的指南建议，药物治疗应该从T值为-2.5或那些经历脆性骨折的患者开始[4]。不符合骨质疏松DEXA标准的患者，年龄在50岁以上且FRAX评分髋部骨折的10年风险大于3%或10年主要骨质疏松性脆性骨折的风险大于20%的患者，也是药物治疗的候选[5]。虽然这可能足以治疗一般骨质疏松症和预防脆性骨折，但越来越多的研究表明，在接受脊柱重建手术的骨质疏松症或骨量减少症患者中这种方法是失败的，不一定要符合世卫组织的药理学治疗标准才能接受药物治疗[6-10]。Kim等最近的一项荟萃分析研究报告说，先前存在的低骨密度对于脊柱重建手术后发生近端交界性失败（PJF）的患者来说是一个重要的危险因素，其比值比为2.37[6-7]。这些报告强烈提示低骨密度（骨质疏松症/骨质减少症）与术后并发症的增加有关。

在本章中，我们讨论颈椎重建手术中增加皮质骨内固定的方法，以利于促进骨质疏松患者融合。然而，目前所有的证据开始指向避免对骨质疏松患者进行手术，直到骨密度得到足够的改善，以更好地适应内固定，而没有内固定失败、骨不连或假关节形成的风险。本文为骨质疏松患者的术前检查和治疗提供了一个简短的指南。随后对骨质疏松症患者的重建技术及其术后护理进行了简短的讨论。

适应证和术前检查及处置

患者选择

骨质疏松症的诊断可能使退行性疾病的手术变得复杂。许多需要颈椎重建手术的患者往往无骨质疏松症状。他们的临床表现与没有骨质疏松症的患者一样，受退行性椎间盘疾病、动态不稳，或者脊柱后凸和畸形等原因造成的退行性脊椎病的影响。这些患者的手术适应证在国家指南中与没有骨质疏松的患者相同。然而，最近的证据表明，在进行需要内固定和融合的重大脊柱重

建手术之前，对绝经后妇女和70岁以上男性进行骨质疏松症的筛查是必要的。

筛查

骨折风险评估工具（FRAX）将多种危险因素整合到髋部骨折或主要骨质疏松性脆性骨折的10年概率中。危险因素包括体重指数低、既往骨折史或父母髋部骨折史、吸烟、长期使用糖皮质激素（3个月以上）、类风湿关节炎和每日过量饮酒[1]。10年内髋部骨折风险大于3%或脆性骨折风险大于20%，即使DEXA T值不符合世卫组织对骨质疏松的定义标准，一般也建议50岁以上患者进行药物治疗。此外，患者T值在骨量减少的范围内（-1.9或更低），同时有脆性或压缩性骨折的影像学证据，也应进行抗骨质疏松的药物治疗。

DEXA扫描被认为是测定骨密度（BMD）的金标准，可作为上述患者和继发性骨质疏松病因（如性腺功能减退、炎症性肠病、长时间不动、1型糖尿病、肾病、甲状腺疾病和器官移植）的初步筛查。只要使用同一台机器和技术人员对同一患者进行后续评估，DEXA检测非常精确，具有可接受的准确性和良好的重复性[11-13]。关于T值多少以下的脊柱重建手术应被推迟目前没有一致的意见甚至科学认知，应该根据临床判断和术者的选择来决定。在我们的实践中，我们认为在股骨颈或任何椎体的T值为-1.9或更低不建议进行一个需要多节段固定融合的重建手术。

降低风险的术前药物治疗

如前所述，有强有力的新证据表明低骨密度与脊柱重建手术后并发症发生率增加相关。大多数解决骨质疏松患者脊柱重建手术中内固定失败和不融合问题的外科技术已经应用了10年以上，而过去10年中，只有少数一些外科技术发展起来。也没有长期的比较研究评价这些技术的临床结果。更好的解决方案很有可能是在重建手术之前降低融合失败风险。

药物治疗骨质疏松症围绕着抗吸收和合成代谢机制。抗吸收药物，如双膦酸盐和新一类的抗破骨细胞激活受体人单克隆抗体（地诺单抗/Prolia），已被证明能使

椎体和非椎体脆性骨折减少50%~68%[14-17]。然而，双膦酸盐和地诺单抗都需要3~6年的治疗才能显示出对降低骨折率的益处。

最近，Chen等的一项前瞻性、随机、安慰剂对照的三盲研究评价了唑来膦酸对79例骨质疏松单节段退行性腰椎滑脱术后骨密度、融合率和邻近节段椎体骨折的影响。唑来膦酸患者组中12个月时无邻近节段骨折发生，而对照组的17%出现邻近节段骨折。唑来膦酸同时也阻止了像对照组中那样发生的自然骨密度降低甚至骨密度稍微有所提高。同时各组的融合率在术后1年时无差异，唑来膦酸组术后3、6和9个月时术后CT和X线片上可见骨形成更快[18]。

重组人甲状旁腺激素（特立帕肽/FOTEO）最大的优势是它对成骨细胞的作用大于破骨细胞，因而不仅减缓骨吸收而且刺激骨形成。已有研究显示至少可使骨量增加10%，骨折率降低50%[19]。其临床应答率也要快于其他种类的药物可能因为其不仅仅具有抗吸收的特性还具有

合成代谢的活性。因此最长推荐治疗时程是两年，并且观察研究表明停药后至少18个月依旧有益[20]。然而，特立帕肽仅在治疗开始后的6个月内可显著降低T值并促进新骨形成[21-23]。骨质疏松患者围手术期应用特立帕肽比双膦酸盐更能有效预防并发症和保持融合率[24-26]。

目前没有关于围手术期患者抗骨质疏松药物治疗以减少重建手术的并发症发生率的指南。在许多中心，这样的治疗部分仍然是由保险公司基于旧的或错误的数据做出决定。然而，最近有许多新的研究结果支持骨质疏松症的围手术期药物治疗，可以在不久的将来改变需要接受高风险的重建手术的患者的现有的治疗方向。在我们的实践中，我们用DEXA扫描筛查需要多节段畸形矫正的所有绝经后妇女和70岁以上男性。如果患者低于我们的T值阈值−1.9，我们开始用特立帕肽治疗6个月（图32.1）。经过重复的测试我们发现T值显著改善，使这些患者能够更好地耐受手术并最大限度地降低骨质疏松所致低骨密度所带来的围手术期并发症。

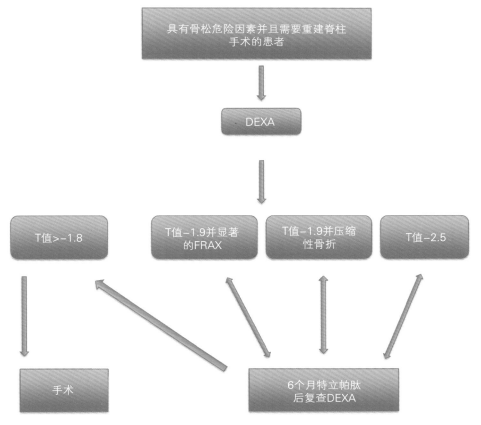

图32.1　骨质疏松患者围手术期处理指南

骨质疏松患者的手术选择

骨质疏松症中发生的骨密度下降会削弱骨内脊柱内植物的拔出强度。这又增加了内植物失败、假关节形成、骨不连、邻近节段椎体骨折、近端交接处失败和需要翻修手术的特发性颈椎后凸畸形以及患者较差预后的发生率。然而，骨质疏松症患者当遇到翻修手术时的选择较少，为使这一人群中这一问题降到最低，防止并发症的预防策略一直在不断探寻中[27]。然而，在极少数情况下，骨质疏松患者的颈后凸畸形可能导致脊髓受压出现急性症状，可能需要紧急进行手术治疗。在文献中有多种关于骨质疏松症的外科手术技术的描述，但大多数文献都有10~20年的历史，而且临床结果没有任何新的比较分析研究。

增加固定点数目和双皮质固定

在骨质疏松症患者中，有必要将固定融合范围扩大到超过非骨质疏松患者通常的固定范围。这样就有更多的固定点分布在较大的力矩臂上，从而增加了结构的刚度并减少了内固定失败的可能性[28]。有病例报告表明，使用颈椎前部螺钉双皮质固定和使用术中导航置入颈椎椎弓根螺钉能提高骨质疏松骨的拔出强度[29]。在骨质疏松骨上应避免撑开Caspar螺钉或压缩椎弓根螺钉以改善颈椎前凸的操作，这样操作会增加螺钉拔出或椎弓根断裂的风险。

横连、钩和钢丝

横连在整个内植物中分担压缩和旋转力。虽然在侧屈模式下则不起作用，但它在增加椎弓根螺钉和钩子结构的扭转刚度方面是最有用的，增加了整个结构的刚度[28, 30]。由于在骨质疏松症中主要发生松质骨丢失，因此利用更多皮质骨表面积的内植物系统在生物力学上更强。椎板钩或椎板下钢丝是很好的固定选择，但应作为在其他方法失败或需要进行翻修手术时的最后应急手段。然而，他们在生物力学上具有拔出强度方面的优势，并可用于后凸内植物系统的末端，以防止内固定拔出和后凸进展[28]。

为骨质疏松患者而设计的内植物

可注入骨水泥的空心螺钉和可膨胀椎弓根螺钉可提高拔出强度，最近的一篇文献系统综述表明，它们比传统椎弓根螺钉的融合率更高[26, 31]。然而，没有良好的临床研究表明，这些置入物改善了临床疗效[2]。同种异体移植物，如促骨生成母细胞、干细胞和间充质细胞骨基质，可能会提高融合率缩短融合时间[32-33]。

椎体间融合术、截骨术、错配矫正和脊柱平衡

有越来越多的证据表明，保持矢状位平衡、脊柱中立位和协调性可以减少晚期并发症，如邻近节段疾病、PJK和PJF[34-38]。在骨质疏松患者的手术中，保持良好的脊柱生物力学和恢复正常的脊柱平衡更为重要。前路超前凸的椎体间植入物可以矫正大部分颈椎后凸畸形，特别是在非固定畸形中。如有必要，可使用后方关节突切除或Ponte截骨术来松解脊柱后方结构，来获得更大的颈椎后凸畸形的矫正。如必须行后路截骨术，应先后方松解，前路椎间融合器置入，再行后路内固定融合术。另一种方法，先把单独的前路超前凸融合器只固定在上方的一个终板上，然后再进行后路截骨、后路内固定和融合术。这样可以使前柱能够在完成后方截骨后在需要时进一步张开。同样，应避免用Caspar针牵开或椎弓根螺钉压缩，以尽量减少螺钉拔出的可能。所有必要的矫形可根据需要通过超前凸融合器，松解ALL与PLL，和后路截骨来实现。

结论

骨密度越来越被认为是骨质疏松患者内固定失败、PJK、不融合和其他短期及长期并发症的最重要危险因素之一。在过去的20年里，针对骨质疏松性骨的手术技术已经被描述了很多，但在改善临床疗效方面没有任何重大的进展。虽然目前没有关于需要脊柱重建手术的骨质疏松患者的治疗指南，但新的研究表明，在改善骨密度之前，也许不对这些患者进行手术是一个更好的行动方案。应用新型双膦酸盐或重组人甲状旁腺激素进行围

手术期药物治疗，不仅能提高骨密度和降低T值，而且能短时间内提高。大多数骨质疏松患者的脊柱重建手术不是在紧急或紧急的条件下进行的，而是择期的，大多数情况下手术可以很容易地推迟到严重骨质疏松症得到矫正后进行。骨质疏松症患者的翻修手术可能是相当重大和复杂的，预后不佳的风险更高。通过围手术期药物治疗降低这一风险已经证明是可行的。我们建议在脊柱重建手术前大约6个月左右开始特立帕肽治疗，并再次DEXA扫描以确认T值的改善程度。停药后的18个月内，特立帕肽继续对骨密度有持续的影响，因此有足够的时间进行坚固的融合。术后继续使用唑来膦酸治疗，可进一步减少破骨细胞介导的骨吸收，维持骨密度。

关键建议

- 围手术期使用成骨细胞激活剂（特立帕肽/Forteo），在大型脊柱重建手术前6个月使用，以提高骨密度，促进术后融合。术后给予唑来膦酸治疗

以维持适当的骨密度。
- 手术技术应实现最大限度内植物皮质骨固定，例如术中使用透视实现颈前路螺钉的双皮质固定，应用神经导航置入颈椎椎弓根螺钉以提供更坚固的后方固定。
- 脊柱畸形矫正、脊柱序列复位和脊柱平衡的维持在骨质疏松症患者中更为重要，因为这样可以减少内固定系统不正常的过度应力，防止并发症的发生。

病例示例

一位77岁的白人女性因摔倒致中央脊髓综合征来到我们医院急诊室。这位患者承认最近有跌倒频率增多病史，但否认在此之前有脊髓病的其他症状。查体时，她上肢比下肢力量弱。她有着非常活跃的Hoffman征，持续的阵挛和双足Babinski征阳性。颈椎MRI（图32.2a）显示严重的前、后椎管狭窄，以C3~C6脊髓受压最重，T2信号改变，脊髓软化。她颈椎前凸消失，伴有轻度至

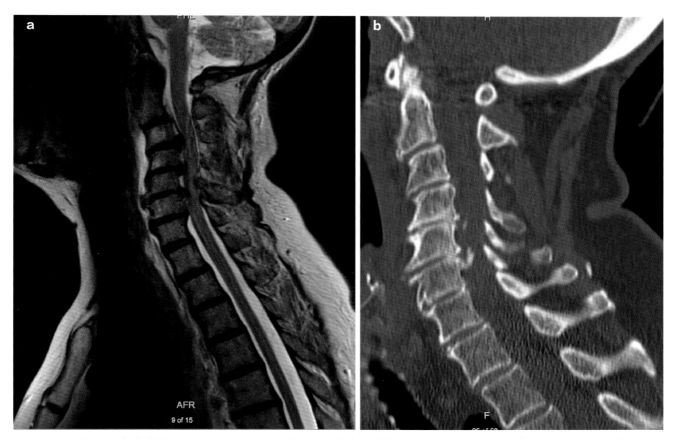

图32.2 颈椎MRI平扫矢状面（a）显示C3~C7严重的脊柱关节炎和狭窄，脊髓前后方均受到压迫，C5/C6水平脊髓软化。颈椎CT（b）显示C5/C6水平大的间盘骨赘复合体，同时颈椎前凸反转为轻、中度后凸畸形

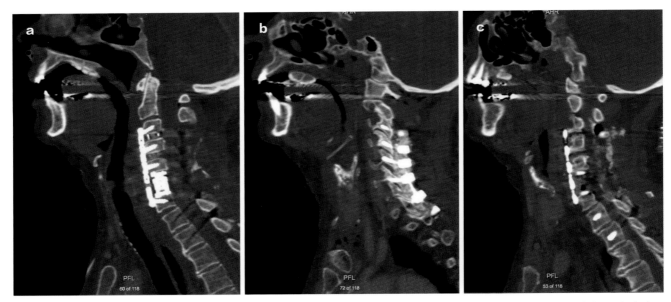

图32.3 C3-C4、C4-C5 ACDF、C6椎体次全切除、C3~T2侧块及椎弓根螺钉融合术后颈椎CT显示融合器位置良好，脊髓减压良好（a），颈椎前凸恢复（b），脊髓后方减压良好（c）

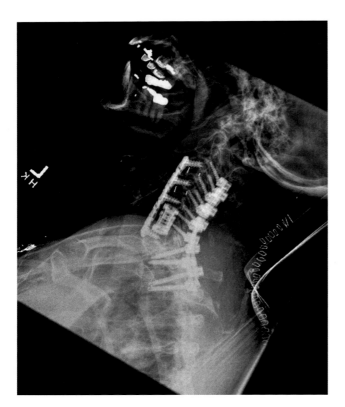

图32.4 术后12个月站立位颈椎侧位X线片显示360° 融合结构，颈椎畸形完全恢复，融合稳定

中度后凸和颈部畸形。颈椎CT（图32.2b）显示C5–C6椎间盘钙化、后方骨赘和骨密度丢失。她的DEXA扫描显示中度骨质疏松。由于严重的脊髓病，她被带到手术室进行颈前/后路减压和融合术。患者采用C3–C4、C4–C5 ACDF、C6椎体次全切除术、椎间融合器加促骨生成的同

种异体骨移植、C3~C7颈椎前路平移钢板固定。患者的颈椎畸形很容易通过体位摆放来矫正，平移的颈椎钢板在插入前就已经取下了联锁，这样就可以在后路减压时来获得更多的矫形。C3~C7椎板切除同时用C3–T2侧块和胸椎弓根螺钉固定（图32.3）。由于骨质疏松和骨质量差，侧块螺钉和胸椎弓根螺钉均采用双皮质固定来增加抗拔出强度。患者在术后应用Forteo以增加骨密度和促进融合。在12个月的随访中，患者的影像显示了良好的融合，没有内固定失败或下沉，并获得良好的颈椎畸形矫正（图32.4）。

参考文献

[1] Kanis JA, McCloskey EV, Johansson H, et al. A reference standard for the description of osteoporosis. Bone. 2008;42:467–475.

[2] Steinmetz MP, Benzel EC. Benzel's spine surgery: techniques, complication avoidance, and management. 4th ed. Philadelphia: Elsevier; 2016.

[3] Siris ES, Chen YT, Abbott TA, et al. Bone mineral density thresholds for pharmacological intervention to prevent fractures. Arch Intern Med.2004;164:1108–1112.

[4] Cosman F, de Beur SJ, LeBoff MS, et al. Clinician's guide to prevention and treatment of osteoporosis. Osteoporos Int. 2014;25:2359–2381.

[5] Crandall CJ, Newberry SJ, Diamant A, et al. Comparative effectiveness of pharmacologic treatments to prevent fractures: an updated systematic review. Ann Intern Med. 2014;161:711–723.

[6] Kim DK, Kim JY, Kim DY, et al. Risk factors of proximal junctional kyphosis after multilevel fusion surgery: more than 2 years follow-up data. J Korean Neurosurg Soc. 2017;60:174–

180.

[7] Liu FY, Wang T, Yang SD, et al. Incidence and risk factors for proximal junctional kyphosis: a meta-analysis. European spine J. 2016;25:2376–2383.

[8] Park SJ, Lee CS, Chung SS, et al. Different risk factors of proximal junctional kyphosis and proximal junctional failure following long instrumented fusion to the sacrum for adult spinal deformity: survivorship analysis of 160 patients. Neurosurgery. 2017;80:279–286.

[9] Yagi M, King AB, Boachie-Adjei O. Incidence, risk factors, and natural course of proximal junctional kyphosis: surgical outcomes review of adult idiopathic scoliosis. Minimum 5 years of follow-up. Spine. 2012;37:1479–1489.

[10] Yagi M, Rahm M, Gaines R, et al. Characterization and surgical outcomes of proximal junctional failure in surgically treated patients with adult spinal deformity. Spine. 2014;39:E607–E614.

[11] Mauck KF, Clarke BL. Diagnosis, screening, prevention, and treatment of osteoporosis. Mayo Clin Proc.2006;81:662–672.

[12] El Maghraoui A, Roux C. DXA scanning in clinical practice. QJM. 2008;101:605–617.

[13] Nelson HD, Haney EM, Chou R, et al. U.S. preventive services task force evidence syntheses, formerly systematic evidence reviews. Screening for osteoporosis: systematic review to update the 2002 U.S. preventive services task force recommendation. Rockville: Agency for Healthcare Research and Quality (US); 2010.

[14] Cranney A, Tugwell P, Adachi J, et al. Meta-analyses of therapies for postmenopausal osteoporosis. III. Meta-analysis of risedronate for the treatment of postmenopausal osteoporosis. Endocr Rev. 2002;23:517–523.

[15] Kanis JA, Borgstrom F, Johnell O, et al. Cost-effectiveness of risedronate for the treatment of osteoporosis and prevention of fractures in postmenopausal women. Osteoporos Int. 2004;15:862–871.

[16] Bone HG, Chapurlat R, Brandi ML, et al. The effect of three or six years of denosumab exposure in women with postmenopausal osteoporosis: results from the FREEDOM extension. J Clin Endocrinol Metab. 2013;98:4483–4492.

[17] Cummings SR, San Martin J, McClung MR, et al. Denosumab for prevention of fractures in postmenopausal women with osteoporosis. N Engl J Med.2009;361:756–765.

[18] Chen F, Dai Z, Kang Y, et al. Effects of zoledronic acid on bone fusion in osteoporotic patients after lumbar fusion. Osteoporos Int. 2016;27:1469–1476.

[19] Schilcher J, Koeppen V, Aspenberg P, et al. Risk of atypical femoral fracture during and after bisphosphonate use. N Engl J Med. 2014;371:974–976.

[20] Neer RM, Arnaud CD, Zanchetta JR, et al. Effect of parathyroid hormone (1-34) on fractures and bone mineral density in postmenopausal women with osteoporosis. N Engl J Med. 2001;344:1434–1441.

[21] Ebata S, Takahashi J, Hasegawa T, et al. Role of weekly Teriparatide Administration in Osseous Union Enhancement within six months after posterior or Transforaminal lumbar interbody fusion for osteoporosis-associated lumbar degenerative disorders: a multicenter, prospective randomized study. J Bone Joint Surg Am. 2017;99:365–372.

[22] Kaliya-Perumal AK, Lu ML, Luo CA, et al. Retrospective radiological outcome analysis following teriparatide use in elderly patients undergoing multilevel instrumented lumbar fusion surgery. Medicine (Baltimore). 2017;96:e5996.

[23] Cho PG, Ji GY, Shin DA, et al. An effect comparison of teriparatide and bisphosphonate on posterior lumbar interbody fusion in patients with osteoporosis: a prospective cohort study and preliminary data. European spine J. 2017;26:691–697.

[24] Seki S, Hirano N, Kawaguchi Y, et al. Teriparatide versus low-dose bisphosphonates before and after surgery for adult spinal deformity in female Japanese patients with osteoporosis. Eur Spine J. 2017;26:2121.

[25] Chaudhary N, Lee JS, Wu JY, et al. Evidence for use of Teriparatide in spinal fusion surgery in osteoporotic patients. World Neurosurg. 2017;100:551–556.

[26] Fischer CR, Hanson G, Eller M, et al. A systematic review of treatment strategies for degenerative lumbar spine fusion surgery in patients with osteoporosis. Geriatr Orthop Surg Rehabil. 2016;7:188–196.

[27] Cho SK, Bridwell KH, Lenke LG, et al. Major complications in revision adult deformity surgery: risk factors and clinical outcomes with 2- to 7-year follow-up. Spine. 2012;37:489–500.

[28] Brodke DS, Bachus KN, Mohr RA, et al. Segmental pedicle screw fixation or cross-links in multilevel lumbar constructs. A biomechanical analysis. Spine J.2001;1:373–379.

[29] Mattei TA, Rehman AA, Issawi A, et al. Surgical challenges in the management of cervical kyphotic deformity in patients with severe osteoporosis: an illustrative case of a patient with Hajdu-Cheney syndrome.Eur Spine J. 2015;24:2746–2753.

[30] Dick JC, Zdeblick TA, Bartel BD, et al. Mechanical evaluation of cross-link designs in rigid pedicle screw systems. Spine. 1997;22:370–375.

[31] Chen LH, Tai CL, Lee DM, et al. Pullout strength of pedicle screws with cement augmentation in severe osteoporosis: a comparative study between cannulated screws with cement injection and solid screws with cement pre-filling. BMC Musculoskelet Disord.2011;12:33.

[32] Divi SN, Mikhael MM. Use of allogenic mesenchymal cellular bone matrix in anterior and posterior cervical spinal fusion: a case series of 21 patients. Asian spine J. 2017;11:454–462.

[33] Hansraj KK. Stem Cells in Spine Surgery. Surg Technol Int. 2016;XXIX:348–358.

[34] Ames CP, Smith JS, Scheer JK, et al. Impact of spinopelvic alignment on decision making in deformity surgery in adults: a review. J Neurosurg Spine.2012;16:547–564.

[35] Hasegawa K, Okamoto M, Hatsushikano S, et al. Normative values of spino-pelvic sagittal alignment, balance, age, and health-related quality of life in a cohort of healthy adult subjects. Eur Spine J.2016;25:3675–3686.

[36] Lafage R, Schwab F, Challier V, et al. Defining Spino-pelvic alignment thresholds: should operative goals in adult spinal deformity surgery account for age? Spine.2016;41:62–68.

[37] Maciejczak A, Jablonska-Sudol K. Correlation between correction of pelvic balance and clinical outcomes in mid- and low-grade adult isthmic spondylolisthesis. Eur Spine J. 2016;26(12):3112–3121.

[38] Yagi M, Kaneko S, Yato Y, et al. Standing balance and compensatory mechanisms in patients with adult spinal deformity. Spine. 2016;42(10):E584–E591.

颈胸交界

Anthony M. DiGiorgio, Michael S. Virk,
Ming-Hsiao Hu, Mohanad Alazzeh,
Santan Thottempudi, Praveen V. Mummaneni

第 33 章

王 丰 译

经验 / 教训

- 颈胸交界（CTJ）在解剖上是个独特的区域，有多种固定方式的选择。
- C3 ~ C6椎弓根细小，又有椎动脉的存在，因此适合侧块螺钉固定。
- C7横突孔通常没有椎动脉通过，因此既可以选择侧块螺钉固定，也可以选择椎弓根钉固定。
- T1以下适合椎弓根钉固定。
- 考虑到生物力学特点，颈椎后路固定到C7可能会有问题。

- 选择前路显露颈胸交界区时，术前一定要测量胸骨柄高度。如果手术最尾侧椎体下终板延长线与胸骨柄相交，则建议采用胸骨切开入路。
- 前路显露颈胸交界区时，其他需要考虑的解剖结构包括主动脉弓和头臂干血管的位置。

介绍

颈胸交界是有活动度的前凸的颈椎与僵硬的后凸的胸椎的交界区域。它由C7、T1椎体和相应的椎间盘、肋骨和韧带构成。这个区域无论是解剖还是负荷承载都发生了明显变化，需要特别加以注意。由于位于活动度大的颈椎和缺乏活动度的胸椎交界部位，CTJ承受了巨大的应力，是创伤好发部位，选择固定内植物时，需要特殊考虑局部的生物力学特性。

颈椎椎间关节呈冠状面排列，椎板较薄，椎弓根细小内倾。椎动脉走行于从C2到C6的横突孔内。胸椎有更

A. M. DiGiorgio
Department of Neurological Surgery, University of California, San Francisco, CA, USA

Department of Neurological Surgery, Louisiana State University Health Sciences Center, New Orleans, LA, USA

M. S. Virk
Department of Neurosurgery, University of California, San Francisco, CA, USA

M.-H. Hu
Institute of Biomedical Engineering, College of Medicine and College of Engineering, National Taiwan University, Taipei, Taiwan

Department of Orthopedics, National Taiwan University College of Medicine and National Taiwan University Hospital, Taipei, Taiwan

© Springer Nature Switzerland AG 2019
M. G. Kaiser et al. (eds.), Degenerative Cervical Myelopathy and Radiculopathy,
https://doi.org/10.1007/978-3-319-97952-6_33

M. Alazzeh · S. Thottempudi
University of California, San Francisco, CA, USA

P. V. Mummaneni (*)
Department of Neurological Surgery, University of California, San Francisco, CA, USA
e-mail: Praveen.Mummaneni@ucsf.edu

大的椎弓根、椎板和棘突，但没有侧块。胸椎通过复杂的关节与肋骨相连，使得局部更加稳定。T2以下的神经根支配肋间肌，如果需要可以牺牲肋间神经。

因为解剖上的限制，早期CTJ的融合使用棘突钢丝和椎板钩[11]。然而，这些内植物并不足够坚强，融合失败经常发生[2]。此外，如果进行了广泛的椎板切除术，在手术节段无法使用这些固定装置，需要把融合区域扩大到减压区域的近侧和远侧。如果做了广泛的减压，由于缺乏中间的固定点，固定装置融合失败的风险增加了。

前路和后路手术都可用来处理中央和椎间孔退变性疾病。与畸形矫正和肿瘤病例不同，通过前路治疗单纯退变性疾病并不常见。如果必须采用前路，必须考虑胸骨柄、胸骨和大血管以获得安全的显露。当计划进行颈椎前路减压和融合手术时，有多种影像学测量方法[3-5]用于评估是否需要更广泛的显露。

颈椎后路减压融合是一种常见的神经外科手术，通常用于治疗脊髓神经根病。对于内固定方式，目前对于尾侧固定点的选择尚未达成共识。后路内固定融合器械如果终止于C7，会形成以C7–T1间盘为轴心的长力臂。这会使负荷承载应力和运动集中在颈胸交界区域。理论上讲，这会加速局部退变和邻椎病的发生[6-7]。这可能会导致逐渐进展的脊柱退变、小关节病变和畸形。

有相关文献支持的主要理念

颈胸交界的动态不稳会导致健康相关生活质量（HRQOL）下降。Liu等发现C7在前屈后伸位上矢状位的滑移与改良JOA评分恶化相关[8]。他们推测该节段的生物力学对于脊柱动态运动至关重要，退变会导致严重的脊髓病。

进行颈椎后路减压的时候，往往同时做内固定融合手术[9]。颈胸交界区减压不做固定，或融合失败很容易发生后凸畸形[10]。然而关于尾端固定融合椎的选择问题仍有争议，尤其是关于固定是否跨越颈胸交界区。目前没有大型试验和专家共识直接阐述这个问题。一般认为固定终止于C7会导致应力集中和高失败率[6-7]。Steinmetz等的研究[11]回顾了593例颈胸交界区融合，其中14例融合失败。他们发现单独后路固定终止于C7容易失败，然而

这个结论并没有统计学意义上的显著差异。他们的确发现多节段椎体切除、椎板切除无固定和吸烟与颈胸交界区手术失败显著相关[11]。Bechara等在2012年的研究[12]表明，后路融合扩展到上胸段并不会影响康复时间和降低预后效果。胸椎螺钉相对并发症发生率低。Mazel等[13]报道了330枚颈胸椎后路螺钉置入，颈胸交界区融合，没有神经血管并发症发生，其中C4～C7采用侧块螺钉置入，胸椎采用椎弓根钉置入。

前路治疗颈胸交界退变性疾病并不常见。C7–T1做ACDF手术效果还是理想的。前路术前必须做胸骨柄的影像学评估。很多学者建议行CT、MRI或X线检查[3-5]。在MRI上画"术者的视线"来决定颈胸交界疾病是否可行前路手术（图33.1）。C7下终板的延长线不能与胸骨柄在矢状面上相交[5]。如果胸骨柄阻挡了手术入路，有几种劈胸骨的入路技术可供选择，并且最好有胸外科医生的协助[10, 15]。

现有文献没有指出颈胸交界区的后路固定手术的理想尾侧固定椎。Chang等的体外生物力学研究建议固定到T2[16]。如果做椎板成形术的同时保留了C7–T1棘间韧带，固定可以不用跨颈胸交界区，因为后方张力带可以防止畸形的发展[17]。本章的作者通常将固定终止于T1，几乎没有遇到失败的病例。

除了没有官方许可以外，颈胸交界区的后路固定融合手术使用BMP也是有争议的[18]。可能与颈椎术后的某些并发症相关，例如术后血肿形成[19]。一些作者的确在多节段后路颈椎融合手术中为一些术后假关节形成风险较高的患者使用BMP，他们会留置筋膜下引流数日来避免术后血肿形成[20]。颈胸交界区的后路固定融合手术使用BMP未经FDA评估。

从较小的、内侧的颈椎侧块螺钉转换到更大，更偏外侧放置的胸椎椎弓根螺钉也带来了技术挑战。标准技术置入的C7侧块螺钉和T1椎弓根钉在安放连接棒的时候，螺钉头不在一条线上。另外，胸椎螺钉钉头与颈椎后路连接杆不匹配。

有多种技术被用于解决这个问题，但没有一个显示出优越性。最常见的办法是使用过渡棒，颈段直径3.5mm，胸段直径5.5mm，或者整个内固定装置都使用3.5mm的钛棒或钴铬棒，搭配使用较小的胸椎螺钉，或者颈段和胸段的钛棒用并排连接头连接。Tatsumi等[21]和

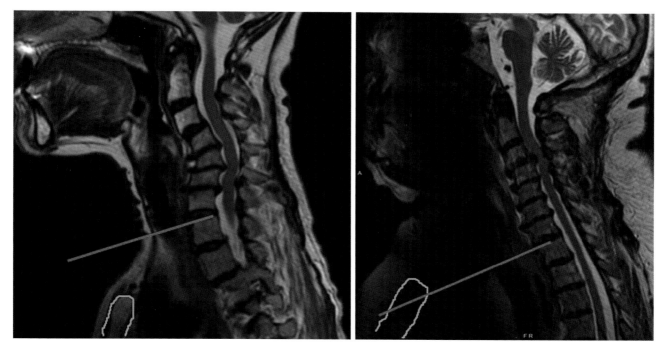

图33.1　术者的视线。画一条C7下终板的延长线（红线），决定是否可以通过传统的前路手术切除C7-T1间盘。如果视线在胸骨柄（绿线）上方，可以采用标准的前路，如左图所示。如果视线经过胸骨柄，则要采用经胸骨的手术入路

Eleraky等[22]在体外试验中比较了这3种方法。Tatsumi发现3.5mm的钛棒失败应力小于其他两种装置[21]。然而，Eleraky等在尸体上的试验并没有复制出Tatsumi的结论，他们发现3种方法没有差别[22]。最后，Yang等[23]在实践中发现，细棒和过渡棒的失败率没有差别，但是使用过渡棒增加了手术时间和失血量。Yang等没有做比较连接头的试验。

Yang发现安装过渡棒的操作是比较困难的。如果C7和T1螺钉头没有对齐，要折弯过渡棒是很有挑战性的。我们在临床上使用3.5mm的钴铬棒，该钴铬棒在尸体试验中被证实是结实和坚强的。

固定C7时，侧块螺钉和椎弓根钉都可以使用。这是由于C7椎弓根相对宽大，而且椎动脉不经过C7横突孔。如果C7是最头侧的固定节段，使用椎弓根钉比侧块螺钉更坚强[25]。如果最头侧的固定节段在C7近侧，则两种螺钉是等效的[25]。C3~C6的椎弓根钉穿过椎动脉和神经之间的狭窄区域，很容易产生问题。无论是否有导航，颈椎椎弓根钉置入位置的差错率相对较高[26]。导航系统在置入颈椎[27]和上胸椎椎弓根钉的操作中安全有效，但是增加了手术时间和费用。有文献报道导航在上胸椎置钉并不比徒手技术更优越[28-29]。这可能是由于T1~T3的椎弓根直径较大。

技术

颈胸交界区后路手术的适应证和禁忌证

适应证

· 需要后路减压的颈椎管狭窄，C6或C7椎间孔狭窄需要广泛椎间孔切开因而需要融合颈胸交界区。

· 连续的多节段的颈椎后纵韧带骨化症OPLL。

禁忌证（相对）

· 颈椎前凸消失（除非计划做截骨）。

颈胸交界区前路手术的适应证和禁忌证

适应证

· 明显的前方病变（肿瘤、感染、骨折）需要前路减压。

· 后路不能解决的矫形手术。

禁忌证

· 胸骨柄高位或主动脉弓阻挡了手术入路（除非计划劈胸骨入路）。

术前计划

· 术前磁共振确定椎管狭窄需要减压的范围。

· 术前CT对手术规划很有帮助。颈椎侧块和胸椎椎弓根的长度、宽度、角度都可以在CT上测量，用于确定进钉点、入钉方向和螺钉直径。注意解剖变异的情况。

· 怀疑存在畸形的患者需要拍摄站立位全长X线片[10]。

· 术中辅助：

－电生理监测可以监测SSEPs、MEPs和EMG。

· 诱发EMG对颈胸交界区的手术用处不大。

· MEPs可以监测术中神经损伤[30]。见图33.2的神经监测警报处理流程。

－术中可以使用影像导引。有些医生使用透视，有些医生使用术中CT和导航。

· 麻醉注意事项：术前做好准备，包括心肺功能调整、控制血压、禁烟和营养支持。麻醉师和电生理监测师密切沟通才能保证获得可靠的SSEPs和MEPs。如果出现电生理监测信号改变，需要遵循标准处理流程[31]。术中平均动脉压维持在85~90mmHg，保证足够的脊髓灌注。

手术技术

患者进入手术室，麻醉师麻醉插管。插管过程中避免颈部过伸。可能需要可视喉镜辅助插管。严重的中央管狭窄，应记录摆体位前后的肌电图基线。术中使用颅骨固定装置，可使用Mayfield头架、Gardner Wells牵引弓或Jackson手术牵引床。将患者小心的俯卧于摆好胸垫的倒转的OR手术床。在手术团队充分的关注和协调下，小心的翻身。翻身摆体位时一定小心，不要加重麻醉状态下患者的脊髓压迫。患者身体与地板平行，下颌不要触碰任何东西。

头部摆放要多加小心。颈部要处于中立位，可以通过目视确认，也可以通过透视确认。如果是矫正颈椎后凸畸形，注意不要矫形过大，使得患者术后行走时可以目视地面。体位摆放成功后，将头部用颅脑外固定装置固定在手术床上。

透视下标记上胸椎。侧位透视会被肩部遮挡，前后位透视会更有帮助。

术前给予抗生素和激素。

颈椎减压和融合在其他章节叙述，在这里不做过多叙述。减压过程中，平均动脉压要保持在90mmHg，以保证脊髓灌注。

骨膜下剥离脊椎后方骨性结构上的椎旁肌。在胸椎要显露到横突，在颈椎要显露到侧块。在最头侧和尾侧节段注意保护小关节的关节囊。

C7可以用侧块或椎弓根钉固定。C7侧块比其他节段要小，但是进钉点和外倾角的选择是一样的。置入椎弓根钉时，进钉点在侧块中点，内倾30°~40°。可做椎板间开窗触及椎弓根内壁来辅助置入椎弓根钉。在某些情况下，为了容易安装跨越颈胸椎的连接棒，C7可以不置钉。

上胸椎螺钉进钉点在上关节突与横突交点的尾侧（图33.3）。进钉位置可以用前后位透视验证。可以使用导航辅助进钉。与C7置钉类似，可以椎板间开窗探及T1椎弓根内壁辅助置钉。椎板间开窗探及椎弓根上下缘有助于准确置钉。

入钉点的骨皮质用高速磨钻磨除，用椎弓根探子插入椎弓根内。椎弓根部位见到出血的松质骨往往意味着入钉点准确。

T1和T2椎弓根内倾角大约30°。椎弓根探子在矢状面上与终板平行。用尖锐的、稍弯曲的椎弓根探子插入椎弓根。在进入最初的15mm时（这大约就是椎弓根的深度），探子弧度向外，远离椎管。这时改用球头探子探查钉道，如果钉道没有被穿破，再插入椎弓根探子，弧度朝内，插入的深度参考术前影像学测量结果，通常是24~28mm。

钉道用比螺钉直径小1mm丝攻进行攻丝，置入万向螺钉。其他节段的置钉重复以上操作。术中透视或CT协助确认螺钉位置。

胸椎螺钉头可容纳直径3.5mm、4.5mm和5.5mm的棒。螺钉型号的选择决定了最终的钉棒结构。如果胸椎螺钉头比颈椎螺钉头大，就必须使用过渡棒或并联多米

脊髓病或脊柱畸形患者术中神经监测（MEPs）报警处理流程
脊柱外科医生

- □　停止操作
- □　检查术野是否存在脊髓压迫（移位的内植物或植骨块，骨赘或血肿）
    - □　如果存在狭窄，做进一步减压
- □　考虑松开脊椎矫形操作

神经生理监测师

- □　重复MEPs和SSEPs监测以排除假阳性
- □　检查是否有肌肉探针拔出，可以增加近侧肌群探针
- □　评估神经电监测信号改变的模式
    - □　不对称的改变（与脊髓或神经根损伤相关）
    - □　对称的改变（与麻醉和低血压有关）
- □　与外科医生团队沟通，量化改善程度

麻醉师

- □　检查是否给了肌松剂

    如果是，□检查4个成串刺激（TOF）
- □　确认麻醉剂给药量没有变化
- □　检查麻醉深度
    - □　BP □　RR □　HR □　BIS监测（如果可用）
- □　保持平均动脉压为90～100mmHg
- □　检查血红蛋白/红细胞压积，血红蛋白应＞9/10
- □　检查体温、入液量和出液量，为苏醒做好准备
- □　如果出现神经丛瘫痪，检查体位
- □　减浅麻醉深度
    - □　减少到1/3 最小肺泡浓度MAC，或暂时关闭吸入麻醉剂（例如地氟烷）
    - □　减少静脉麻醉剂例如异丙酚（异丙酚蓄积可能阻断MEPs）
    - □　应用减少MEPs阻断剂使用（即异丙酚和吸入麻醉剂）的药物例如氯胺酮

如果没有改变

- □　提升平均动脉压＞100mmHg
- □　考虑使用类固醇激素
- □　考虑唤醒试验
- □　考虑终止手术
- □　考虑使用钙离子通道阻断剂（脊髓表面使用或静脉注入）

图33.2　神经监测警报处理流程核对表。假设基础麻醉方案是吸入麻醉达到1/3～1/2MAC，以及全静脉麻醉使用异丙酚加或不加氯胺酮。缩写：MAC，最小肺泡浓度；MEPs，动作诱发电位；RR，呼吸频率；SSEPs，体感诱发电位

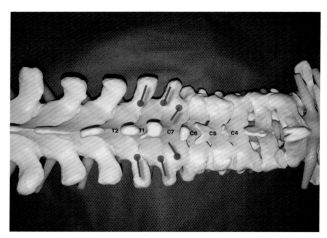

图33.3 C7侧块螺钉和T1–T2椎弓根螺钉进钉点。侧块螺钉进钉点在侧块中点内下1mm，C7进钉点可以偏上一些，方便在颈胸交界区穿棒。胸椎螺钉进钉点在横突中线与上关节突交点，内倾30°，矢状面上与胸椎生理曲度垂直

诺接头。胸椎椎弓根螺钉头会比颈椎侧块螺钉头偏外，这会导致颈胸交界区穿棒困难。前面提过，必要时可以跳过C7来方便穿棒。也可以将C7侧块螺钉进钉点上移，使得颈胸螺钉过渡区延长一些，方便穿棒。侧向把持器械也有助于穿棒。

穿棒之前，应该先做关节突关节和骨表面广泛的去皮质操作。椎板开窗切除的自体骨修剪成颗粒状移植到后外侧。同种异体骨可为植骨材料的补充。可以考虑使用BMP，但是使用BMP并没有获得FDA的操作许可[19]。一些医生将BMP用于假关节形成的翻修病例。

测量合适的棒长度、剪棒、折弯。如果使用过渡棒，两端的长度要仔细测量规划。颈段和胸段部分要分别测量、剪断和折弯。

一些医生在颈胸交界区使用3.5mm的钴铬合金棒。多米诺接头可以用来连接3.5mm和5.5mm棒。尽管这些方法比较麻烦而且增大了内固定物体积，但是强度与过渡棒是相同的。当脊髓已经显露出来时，操作内植物一定多加小心。多米诺接头会占据宝贵的植骨空间。

棒安装锁紧后，可撒入万古霉素粉，肌肉注射局麻药物。逐层缝合，筋膜下放置引流。

术后护理

- 患者可返回病房。当然，患者进入ICU进一步神经监测或控制血压也不少见。

- 可以使用术中或术后CT确认内固定物位置准确无误。许多医生使用术中透视或术后X线片。
- 患者术后静脉注射抗生素24h，或一直用到拔出引流管。引流量减少就可以拔除引流管。
- 拍摄站立位X线片，评估术后脊柱冠状面和矢状面平衡。也可以在随访时拍摄。
- 严重畸形或骨质量差的患者可以佩戴颈领。
- 除非有脑脊液漏，否则患者术后第一天应该离床活动。
- 静脉应用或口服麻醉类止痛药，避免使用非甾体类抗炎镇痛剂以促进融合。

并发症的处理

- 如果钉道内壁破损，需要用椎弓根探子重新做导向孔。小心攻丝，螺钉不要进入原来的钉道。
- 血管损伤很少见，一旦发生，应该向血管外科医生或介入科医生咨询处理意见。如果椎动脉怀疑损伤，对侧侧块不要穿破底层骨皮质。
- 如果发生脑脊液漏，应考虑进行一期硬膜修补。修补后用密封胶加固。筋膜层务必紧密缝合不能漏水，通常术后床头抬高30°。可以留置常压软组织引流，避免假性软脊膜膨出。持续的脑脊液漏需要腰大池引流（表33.1）。

病例示例

62岁女性患者，颈痛放散到整个右上肢4年，双手

表33.1 脑脊液漏的处理

硬膜修补
一期修补
密封胶加固
闭合创口
筋膜水密缝合
术后护理
床头抬高到30°
软组织引流与常压引流袋连接
持续脑脊液漏
腰大池引流

麻木肌肉萎缩。精细活动障碍，持物掉落，书写困难。轻度行走困难，否认二便障碍。有骨质疏松病史，尽管使用特立帕肽治疗了2年，她的骨密度检测T值仍然是-2.5。查体，双侧握力和骨间肌无力，双侧明显肌肉萎缩。广泛的腱反射亢进，Hoffman征和踝阵挛阴性。步态不稳。改良JOA评分12/18。

术前影像（图33.4）显示鹅颈畸形，C3-C4滑脱，中央椎管狭窄。她的查体和影像学检查提示诊断为脊髓型颈椎病。患者接受了分期前后路减压和融合。

先做前路，患者仰卧位。Mayfield头架外固定，并以3L生理盐水的重量做牵引。前路切除C4-C5、C5-C6和C6-C7椎间盘，6mm高的同种异体骨椎间融合器填充骨赘切除取得的自体骨置入椎间隙。置入前路钢板和引流。尽管C7/T1在这个患者是可以前路切除，但是C4~C7的矫形手术已经足够了。额外的手术节段会增加术后吞咽困难的风险。

第二天进行后路手术。俯卧位，用Mayfield头架外固定。中线切开，骨膜下剥离显露C2~T1棘突。向外侧显露C2~C7的侧块和T1横突。C4~C7双侧置入侧块螺钉。

C3左侧置入侧块螺钉，C3右侧侧块由于发育异常，没有置入螺钉。C2双侧置入峡部螺钉。C3-C4右侧置入小关节融合器，增加融合范围并撑开椎间孔。之后进行C7椎板切除。

为C7双侧侧块螺钉钻孔并在T1置入椎弓根螺钉。C7椎板切除后，可以触及T1椎弓根上缘和内缘。借此用弧形探子制作钉道，攻丝，置入螺钉（图33.5）。最后置入C7侧块螺钉，进钉点偏上。在侧块中点上方1mm（图33.6）。最后的内植物见图33.7和图33.8。

患者术后第二天就可以离床活动。术后戴颈领6周。至今没有发生并发症。

结论

颈胸交界区特殊的解剖使得在此区域的手术具有挑战性。减压很容易导致局部失去稳定性，容易发生畸形。终止于C7的融合手术，增大了连接处的应力，会加速退变。

在我们展示的病例中，畸形延伸到颈胸交界区，因此

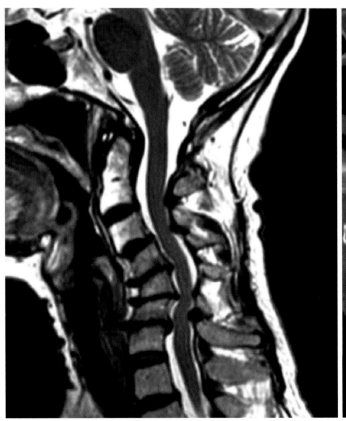 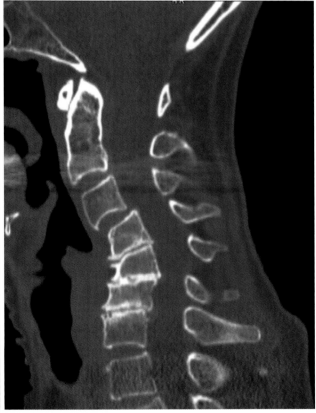

图33.4 术前颈椎磁共振和CT矢状面。磁共振显示C4-C5、C5-C6和C6-C7椎间盘突出，压迫脊髓。C6-C7节段同时合并后纵韧带肥厚压迫脊髓。CT显示广泛的骨赘形成，C3-C4椎体滑移

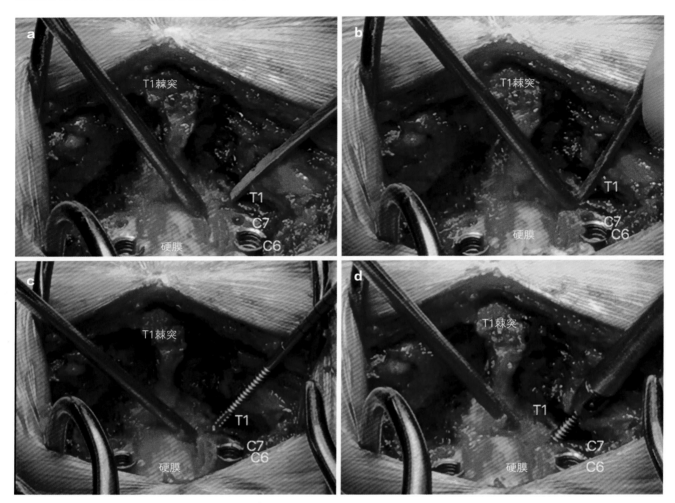

图33.5 置入左侧T1螺钉。用高速磨钻去除进钉点骨皮质。（a）椎弓根探子弧度向外避开内侧的神经结构。C7椎板切除后可以触及T1椎弓根上缘和内缘。（b）进入15mm后拔出探子，探查钉道内壁，再将椎弓根探子弧度向内插入。（c）探查钉道和攻丝。（d）置入螺钉

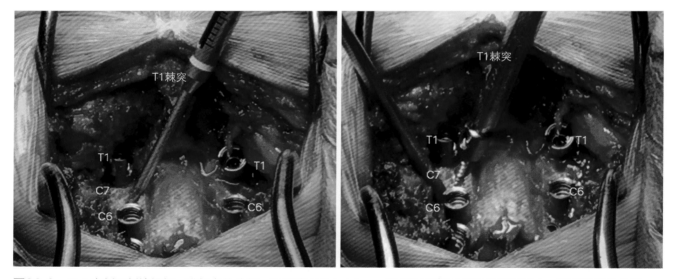

图33.6 置入右侧C7侧块螺钉。进钉点偏头侧，在侧块中点上方1mm。这使得C7和T1螺钉头间距增大，降低穿棒的难度

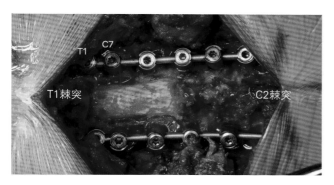

图33.7 最终的内植物。偏头侧的C7侧块螺钉配合使用万向钉头减少了穿棒的操作步骤,降低了脊髓意外损伤的风险

很容易做出融合跨域颈胸交界区的决定。然而,有时候一些医生会选择融合终止于C6/C7。我们不推荐融合终止在交界区。最好融合终止在C6/T1,这不会导致严重的功能丧失,还可能会减少畸形和融合失败的发生率。

参考文献

[1] Jeanneret B, et al. Posterior stabilization of the cervical spine with hook plates. Spine (Phila Pa 1976). 1991;16(3 Suppl):S56–

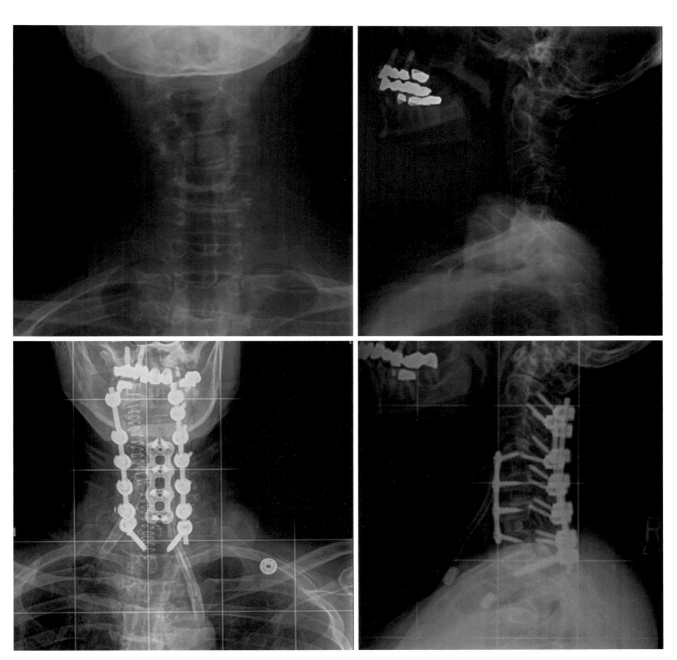

图33.8 术前与术后X线片对比显示畸形得到矫正

S63.

[2] Espinoza-Larios A, et al. Biomechanical comparison of two-level cervical locking posterior screw/rod and hook/rod techniques. Spine J. 2007;7(2):194–204.

[3] Mihir B, et al. Anterior instrumentation of the cervicothoracic vertebrae: approach based on clinical and radiologic criteria. Spine (Phila Pa 1976).2006;31(9):E244–E249.

[4] Mai HT, et al. Accessibility of the cervicothoracic junction through an anterior approach: an MRI-based algorithm. Spine (Phila Pa 1976). 2016;41(1):69–73.

[5] Falavigna A, Righesso O, Teles AR. Anterior approach to the cervicothoracic junction: proposed indication for manubriotomy based on preoperative computed tomography findings. J Neurosurg Spine.2011;15(1):38–47.

[6] Schlenk RP, Kowalski RJ, Benzel EC. Biomechanics of spinal deformity. Neurosurg Focus. 2003;14(1):e2.

[7] Lapsiwala S, Benzel E. Surgical management of cervical myelopathy dealing with the cervical-thoracic junction. Spine J. 2006;6(6 Suppl):268S–273S.

[8] Liu S, et al. Impact of dynamic alignment, motion, and center of rotation on myelopathy grade and regional disability in cervical spondylotic myelopathy.J Neurosurg Spine. 2015;23(6):690–700.

[9] Anderson PA, et al. Laminectomy and fusion for the treatment of cervical degenerative myelopathy. J Neurosurg Spine. 2009;11(2):150–156.

[10] Mummaneni PV, Deutsch H, Mummaneni VP. Cervicothoracic kyphosis. Neurosurg Clin N Am.2006;17(3):277–287. vi.

[11] Steinmetz MP, et al. Regional instability following cervicothoracic junction surgery. J Neurosurg Spine. 2006;4(4):278–284.

[12] Bechara BP, et al. In vivo analysis of cervical range of motion after 4- and 5-level subaxial cervical spine fusion. Spine (Phila Pa 1976). 2012;37(1):E23–E29.

[13] Mazel C, et al. Posterior cervicothoracic instrumentation in spine tumors. Spine (Phila Pa 1976). 2004;29(11):1246–1253.

[14] Post NH, et al. Unique features of herniated discs at the cervicothoracic junction: clinical presentation, imaging, operative management, and outcome after anterior decompressive operation in 10 patients. Neurosurgery. 2006;58(3):497–501. discussion 497-501.

[15] Kaya RA, et al. A perspective for the selection of surgical approaches in patients with upper thoracic and cervicothoracic junction instabilities. Surg Neurol. 2006;65(5):454–463. discussion 463.

[16] Cheng I, et al. Biomechanical determination of distal level for fusions across the cervicothoracic junction. Global Spine J. 2015;5(4):282–286.

[17] Highsmith JM, et al. Treatment of cervical stenotic myelopathy: a cost and outcome comparison of laminoplasty versus laminectomy and lateral mass fusion. J Neurosurg Spine. 2011;14(5):619–625.

[18] Guppy KH, et al. Reoperation rates for symptomatic nonunions in posterior cervicothoracic fusions with and without bone morphogenetic protein in a cohort of 450 patients. J Neurosurg Spine. 2016;25(3):309–317.

[19] Goode AP, et al. Complications, revision fusions, readmissions, and utilization over a 1-year period after bone morphogenetic protein use during primary cervical spine fusions. Spine J. 2014;14(9):2051–2059.

[20] Hamilton DK, et al. Safety, efficacy, and dosing of recombinant human bone morphogenetic protein- 2 for posterior cervical and cervicothoracic instrumented fusion with a minimum 2-year followup. Neurosurgery. 2011;69(1):103–111. discussion 111.

[21] Tatsumi RL, et al. Mechanical comparison of posterior instrumentation constructs for spinal fixation across the cervicothoracic junction. Spine (Phila Pa 1976). 2007;32(10):1072–1076.

[22] Eleraky M, et al. Biomechanical comparison of posterior cervicothoracic instrumentation techniques after one-level laminectomy and facetectomy. J Neurosurg Spine. 2010;13(5):622–629.

[23] Yang JS, Buchowski JM, Verma V. Construct type and risk factors for pseudarthrosis at the cervicothoracic junction. Spine (Phila Pa 1976). 2015;40(11):E613–E617.

[24] Scheer JK, et al. Biomechanical analysis of cervicothoracic junction osteotomy in cadaveric model of ankylosing spondylitis: effect of rod material and diameter. J Neurosurg Spine. 2011;14(3):330–335.

[25] Rhee JM, Kraiwattanapong C, Hutton WC. A comparison of pedicle and lateral mass screw construct stiffnesses at the cervicothoracic junction: a biomechanical study. Spine (Phila Pa 1976).2005;30(21):E636–E640.

[26] Hojo Y, et al. A multicenter study on accuracy and complications of freehand placement of cervical pedicle screws under lateral fluoroscopy in different pathological conditions: CT-based evaluation of more than 1,000 screws. Eur Spine J. 2014;23(10):2166–2174.

[27] Singh PK, et al. Computed tomography-guided C2 pedicle screw placement for treatment of unstable hangman fractures. Spine (Phila Pa 1976).2014;39(18):E1058–E1065.

[28] Nottmeier EW, Pirris SM. Placement of thoracic transvertebral pedicle screws using 3D image guidance. J Neurosurg Spine. 2013;18(5):479–483.

[29] Hart RA, et al. Pedicle screw placement in the thoracic spine: a comparison of image-guided and manual techniques in cadavers. Spine (Phila Pa 1976).2005;30(12):E326–E331.

[30] Clark AJ, et al. Comparative sensitivity of intraoperative motor evoked potential monitoring in predicting postoperative neurologic deficits: nondegenerative versus degenerative myelopathy. Global Spine J.2016;6(5):452–458.

[31] Ziewacz JE, et al. The design, development, and implementation of a checklist for intraoperative neuromonitoring changes. Neurosurg Focus. 2012;33(5):E11.

[32] Jeanneret B, Gebhard JS, Magerl F. Transpedicular screw fixation of articular mass fracture-separation: results of an anatomical study and operative technique. J Spinal Disord. 1994;7(3):222–229.

颈椎后凸截骨术

第 34 章

Joseph A. Osorio, Justin K. Scheer,
Derek G. Southwell, Christopher P. Ames

王 丰 译

经验 / 教训

- 术中神经监测和影像导航系统有助于防止截骨并发症。
- 所有的后路手术可能会减轻但不会完全消除吞咽困难。
- 颈椎局部解剖复杂，应该参考胸腰椎截骨手术的方法。
- Smith-Petersen 截骨适用于下颈椎柔软的畸形。
- C7PSO 截骨最适用于轻度到中度的下颈椎僵硬畸形的矢状面失衡矫形手术。

介绍

颈椎后凸的病因多种多样，包括神经肌肉源性、退变、创伤、肿瘤、医源性后凸以及全身系统性疾病例如强直性脊柱炎和类风湿性关节炎[1]。

如果患者保守治疗无效或出现进展性的脊髓病，神经根病或功能丧失例如不能平视，张力/后凸引起的脊髓病，头部失衡引起的颈痛，与头部位置相关的吞咽困难[2~6]，就应手术治疗。脊髓减压可以通过前路、后路或前后路联合手术完成，在存在后凸畸形的病例，完全的减压需要联合畸形矫正。尽管前路手术的内固定已经很坚固，辅助后路内固定仍然会降低前路内植物移位的风险[7]。矫正颈椎后凸畸形是极具挑战性的手术，需要充分了解病情和患者的需求。术者必须熟悉恢复颈椎前后柱活动度的方法、椎动脉的解剖以及颈椎前后路矫形的方法。

难复性颈椎畸形有必要截骨矫正。颈枕交界下方的僵硬颈椎畸形往往需要通过截骨手术矫正畸形，恢复患者平视。本章详细阐述术前注意事项和两种最常用的颈椎后凸截骨技术：Smith-Petersen 截骨和经C7椎弓根截骨（PSO）。

J. A. Osorio · J. K. Scheer
D. G. Southwell · C. P. Ames (*)
Department of Neurological Surgery,
University of California, San Francisco, CA, USA
e-mail: Amesc@neurosurg.ucsf.edu

© Springer Nature Switzerland AG 2019
M. G. Kaiser et al. (eds.), Degenerative Cervical Myelopathy and Radiculopathy,
https://doi.org/10.1007/978-3-319-97952-6_34

有文献支持的主流观点

2013 年，颈椎 SVA 是重要测量指标

颈椎畸形可以出现在矢状面和冠状面上，矢状面畸形更常见一些。矫正矢状面畸形对改善预后具有重要作用。颈椎畸形可大致分为原发畸形和继发畸形。原发畸形的病因是先天畸形，继发畸形往往是医源性或继发于强直性脊柱炎。

颈椎矫形手术的目的是恢复平视，解除任何对神经结构的压迫，恢复颈椎正常的排列对线关系。颈椎矢状位对线一般用SVA来评估，经C2的SVA越大，HRQOL评分越低。

2010 年，T1 矢状角与颈椎矢状面平衡密切相关

一些有关颈椎对线参数的研究试图解释为什么经C2测量的SVA与经C7测量的SVA不一致。一项于2010年的研究显示，经C2测量的SVA比经C7测量的SVA平均值更远。在评估T1矢状角用途的研究中，经C2测量的SVA与T1矢状角显著相关。这提示我们T1矢状角是评估矢状位平衡的重要参数，而且也是评估颈椎畸形的重要参数。在因颈椎畸形需要手术的人群中，常见的适应证是严重颈椎后凸，这些参数是畸形矫正的重要参考指标。

2012 年，站立位颈椎 X 线片是颈椎畸形评估所必需的

评估脊柱整体序列的X线片在站立位和卧位的时候是不同的，对于颈椎X线片也是如此。颈椎矢状位序列受脊柱整体序列参数影响，可参见于2012年的一项研究。这项研究在评估SVA与HRQOL的相关性时，认为40mm是C2~C7 SVA的正常值上限。C2~C7 SVA与NDI分数也有类似的相关性。

CBVA：下颌眉弓垂直角

下颌眉弓垂直角（CBVA）是评估患者水平直视的量化指标。颈椎畸形的患者都应测量下颌眉弓垂直角（CBVA），颈椎畸形的矫形目标应该考虑术前和术后期待的CBVA。患者手术成功之后要详细随访。调整到合适的CBVA对于改善平视、步行和日常生活都很重要。

颈椎序列与 HRQOL 相关（2015）

胸腰椎畸形的患者HRQOL的改善与颈椎序列和前凸的改善有关。颈椎局部功能障碍与健康状态的改善可能是受脊柱整体和颈椎序列的改善的直接或交互的影响。

治疗颈椎畸形前，你必须熟悉胸腰椎畸形。因为胸腰椎畸形的矫形技术同样可以应用于颈椎矫形手术。

测量颈椎参数时，要拍摄脊柱全长X线片，评价脊柱整体平衡性和任何可能存在的胸腰椎不平衡。这些变化需要被重视，因为他们可能导致一些独立的、后续的问题。2014年，Ha等的研究表明，接受胸腰椎手术矫正SVA不平衡的患者颈椎前凸也发生了改变。

颈 椎 畸 形 分 型 系 统 已 建 立 并 应 使 用 2015Ames 版本

颈椎畸形（CSD）分型系统已经建立，用于在整体脊柱骨盆序列不良和各种临床相关参数框架内对颈椎畸形进行评估。该分型系统包括一个畸形描述参数用于描述畸形曲线的顶点，还包括5个修正参数（影像测量参数和评价脊髓病程度的临床评分）。这5个修正参数都在以前的研究中被证实有临床意义。应用分型系统很重要，因为它有助于用统一的语言讨论这些病例。

术前除了颈椎 X 线片，还应拍摄脊柱全长 X 线片（2015）

当讨论颈椎后凸作为主要问题时，脊柱整体平衡是

很重要的。评估脊柱整体平衡的Schwab分型被整合到上述颈椎畸形分型系统内，以提供全面的脊柱序列评估。做颈椎矫形手术前应该拍摄脊柱全长的站立位X线片，用于了解整体脊柱骨盆序列，是否同时存在胸腰椎序列不良。

治疗是很重要、不同和精细的

在术前评估和决策中，应该整体考虑后凸的柔韧性、脊柱弯曲的特点以及手术在多大程度上能够矫正畸形。任何脊柱弯曲都可以分为独立的3类：柔韧的、固定僵硬的和融合的。有时区分固定僵硬的和融合的脊柱弯曲是很具有挑战性的。固定僵硬的脊柱弯曲类型介于柔韧和融合之间，虽然脊柱有活动能力，但是很不明显。有时候将患者置于牵引状态可引起后凸的活动。这可能会改变医生对患者后凸畸形原有的认识，尤其是对畸形部位是否有活动度的认识。重要的是融合的脊柱弯曲必须进行松解和其他操作来矫正脊柱畸形。对于融合的脊柱弯曲，常常需要截骨手术。

牵引会加深你对脊柱畸形类型的认识

牵引对颈椎畸形是很有用的干预措施，可以辅助用于术前评估、术中和围手术期治疗。评估后凸柔韧性的时候并不总是很容易，有些弯曲看起来是融合的，其实是僵硬固定型的。术前准确判断后凸柔韧性的分型，对于制订手术方案至关重要，因为判断为融合类型的后凸畸形手术方案会有很大区别。术前牵引对于准确判断柔韧度和制订手术方案及治疗有重要作用。

颈椎截骨

适应证和禁忌证

以下情况可考虑进行颈椎截骨，如果患者保守治疗无效，或出现恶化的脊髓病、神经根病或功能减退，例如不能平视、与头部位置相关的吞咽困难、张力或后凸引起的脊髓病、头部不平衡引起颈痛[2-5, 8]。后路手术可以有效减压脊髓，但是颈椎后凸的病例就需要矫正畸形，允许脊髓移动，减轻脊髓张力，才能彻底减压。尽

管进行了前路坚强固定，附加后路固定会降低前路移植物移位的风险[7]。颈椎后凸的治疗极具挑战性，需要对局部和脊柱整体平衡有深刻的了解（图34.4）。

颈椎后凸术前规划时需要认真考虑后凸是僵硬的还是融合的，是否合并神经损害症状。对于柔韧有活动度的下颈椎畸形，建议做后路固定（C2~C7）；如果畸形是半僵硬的，就考虑SPO截骨、椎体前缘折断。对于僵硬性的颈椎后凸，顶椎在下颈椎、颈椎矢状面失衡或不能平视，可能需要经C7/T1的PSO或经典的SPO楔状截骨。对于我们认为闭合截骨间隙在可控范围内，不会造成前缘张开而且需要植骨的患者，我们通常选择PSO截骨。颈椎PSO截骨手术比SPO截骨生物力学稳定性更好[9]。

术前规划

病史

患者的病史包括既往的创伤史，可能同时存在的强直性脊柱炎、类风湿性关节炎、既往手术史、颈椎退变和肿瘤。

症状和体征

症状包括枕骨下头痛、颈部僵硬、枕神经痛、脊髓病症状、畸形进展导致功能受限，例如不能平视和饮食困难。患者由于代偿性加大骨盆倾斜来改善平视，会导致腰背痛和站立疲乏。

查体

患者拍X线片一定要站立位。某些情况下，腰椎矢状面畸形要首先纠正。腰部失衡的纠正会大大地改变头部的位置，尤其是对于僵硬性畸形，例如强直性脊柱炎。所有的腰椎截骨会一定程度的改变T1倾斜角，因此也会改变颈椎序列和经C2的SVA。既往有外伤史，或脊髓压迫或后凸造成脊髓张力大的患者脊髓病的体征会比较明显。

影像学检查

应拍摄颈椎前后位，侧位和侧位前屈后伸位X线片。准确测量畸形，并注意其他相关畸形[2, 10-11]。对于这些患者拍摄脊柱全长正侧位X线片评估整体冠状位和

矢状位平衡很重要[2, 11, 12]。建议颈椎胸椎腰椎分别和整体评估，确定局部失衡对颈椎平衡的影响，确认颈椎畸形是原发、继发还是代偿性的。手术在矢状位矫正的角度取决于畸形的程度（下颌眉弓垂直角）、C2铅垂线和期望获得的术后颈椎前凸角[6, 11, 13-15]。矫形的目的是改善矢状位序列、平视、脊髓减压，使脊髓张力恢复正常。动力位X线片可以评估颈椎柔韧度，这对于术前规划至关重要。颈椎的CT扫描可以评估椎间关节、间盘融合和强直的情况，确认固定点是否需要包括C2和上胸椎。所有患者都应做磁共振检查或CT脊髓造影。这些影像用于评估是否存在神经压迫病变。如果有明显的腹侧压迫病变存在，例如间盘突出或骨赘，矫正畸形前应先做腹侧减压手术。

截骨术前规划

颈椎后凸畸形矫形前要充分考虑畸形是僵硬还是固定的，是否存在神经症状。柔韧的下颈椎畸形，建议后路固定（通常C2~T2），如果畸形是半僵硬的，可以做Smith-Petersen截骨。中下颈椎的僵硬性后凸合并矢状位失衡，可经C7或T1进行PSO截骨。

手术技术

SPO 结合可控的椎体前缘折断

患者俯卧位，头环外固定。用垫子垫好后凸的头颈部，抬高胸部。建议使用运动诱发电位（MEPs），体感诱发电位（SSEPs）和肌电图（EMG）监测。

后路中线切口，骨膜下剥离棘突旁肌肉，显露棘突，椎板，关节突关节，C4~T2侧块或横突。如果骨质松软，可以C2双皮质螺钉固定。术前站立位X线片确定上胸椎后凸顶点，必要时可以固定到顶点以下。

一旦显露完成后，开始C7全椎板切除，C6和T1部分椎板切除。向外侧用咬骨钳切除C7椎弓根。切除的骨质留作移植骨（图34.1和图34.2）。C6和T1椎板断面要仔细修整成斜面，避免闭合截骨面时卡压脊髓。C8神经根周围要充分减压，为闭合截骨面时留出足够的空间容纳

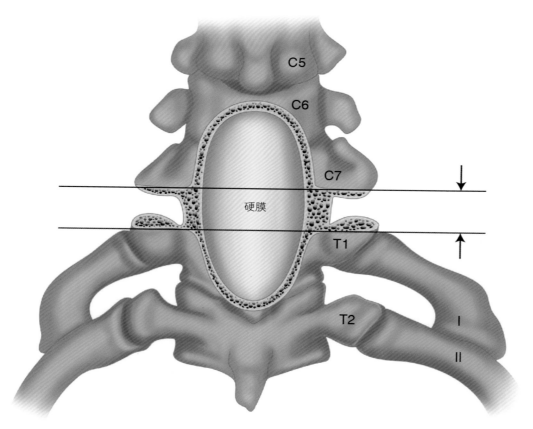

图34.1 C7SPO后方示意图。C7全椎板切除，C6和T1大部分椎板切除。C7-T1小关节切除

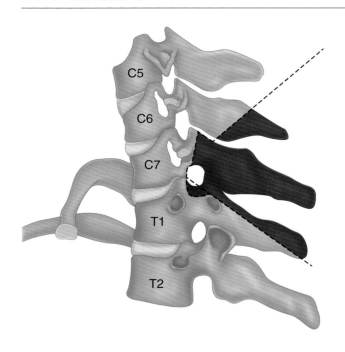

图34.2 SPO侧面观示意图。楔状截骨扩大了后柱空间。C7椎弓根进行了大部分切除

C8神经根。

术者抓住头环逐渐的后伸颈椎，关闭后方截骨面，直到C7-T1前方张开。可听到"咔嗒"声和感觉到骨折。旋转失衡和侧方倾斜也要在此时矫正。

闭合截骨面前建议先用临时预弯棒固定，降低不稳定的脊柱突然脱位的风险。探查C8椎间孔确认神经根没有卡压。C6~T1区域在脊柱后方去皮质，切除的自体骨移植到去皮质区。通常这种手术用于强直性脊柱炎患者，因为成骨很容易，所以很少需要前方植骨。

颈椎 PSO 截骨

患者俯卧，头环外固定，使用运动诱发电位MEPs，体感诱发电位SSEPs和肌电图EMG进行神经监测。根据术前影像后凸顶点的位置，标准后方入路显露C2~T3/T5（取决于后凸顶点）。棘突旁肌骨膜下剥离，显露棘突，椎间关节，颈椎侧块和胸椎横突。

显露完成后，置入脊柱内固定物，C2双皮质椎弓根钉固定，颈椎侧块螺钉，胸椎椎弓根钉。值得注意的是，建议扩大固定到C2获得双皮质固定点，这样做比仅仅固定下位椎体的侧块更牢固。还有，建议尾侧融合终点在T3或T5，取决于胸椎后凸程度，后凸顶点要包含在融合范围内。再一次强调，尽管这是一个颈椎手术，术前一定要拍站立位的脊柱全长X线片评估局部或者整体序列。

截骨从关节突关节松解开始，切除C6-C7和C7-T1关节突关节（图34.3 I）。充分显露C7-C8神经根直至椎间孔，向外侧显露C7椎弓根（图34.4）。

双侧关节突关节切除显露C7椎弓根后，用Lempert咬骨钳切除C7椎弓根。用一系列楔状刮匙切除C7椎体内松质骨（图34.5），用骨刀和刮匙制作尽可能宽的楔状骨缺损（图34.3 II，III）。距离C7和C8神经根过近往往是术中限制因素。

C7椎体外侧壁用Penfield剥离子显露至视野可见（图34.3 III 和图34.6）。C7椎体侧壁用针鼻咬骨钳和骨刀顺着去松质骨的椎弓根孔切除，然后用冲子切除椎体后壁。

完成截骨后，将头从固定架松开，利用头环使患者头部后伸关闭截骨面（图34.3 IV 和图34.7）。

术后护理/注意事项和并发症的处理及预防

颈椎PSO与传统SPO相比有两个显著优点。首先，颈椎PSO术后的生物力学稳定性比SPO好[6, 9]。SPO通常会引起间盘撕裂，对强直性脊柱炎的患者会引起经过融合椎间隙或椎体前缘骨折，造成前方显著开大，前纵韧带撕裂或椎间自发融合的骨桥断裂。PSO术后前纵韧带是完好的。另外，PSO术后楔形的截骨面是骨与骨接触的很大的负荷承载面，优于SPO后方闭合的截骨面。这种较大的骨与骨接触接触面增加了结构刚度，尤其是针对压缩负荷，在前后柱关闭截骨面提供了大面积的负荷承载接触面，提高了非强直性脊柱炎患者的融合率[6, 9]。不需要前方植骨。第二点，PSO闭合截骨面的过程更加可控，因为没有像SPO关闭时的突然骨折。

由于目前具有先进的外科技术、麻醉技术和术中神经监测技术，在颈胸交界部位做PSO被认为是治疗颈椎后凸畸形安全有效，可重复的手术技术[8]。Daubs等发现年龄超过60岁的患者，年龄的增加是预测并发症发生的重要因素[16]。然而在本文作者提供的病例中，11人中有8人超过60岁，没有发生围手术期神经损伤，只有2例出现围手术期并发症[8]。较低的并发症发病率和吞咽困难发生率降低可能与该技术本质上是全后方入路有关。与前后路分期手术相比，单纯后路胸腰椎矫形手术并发症发生率也较低。

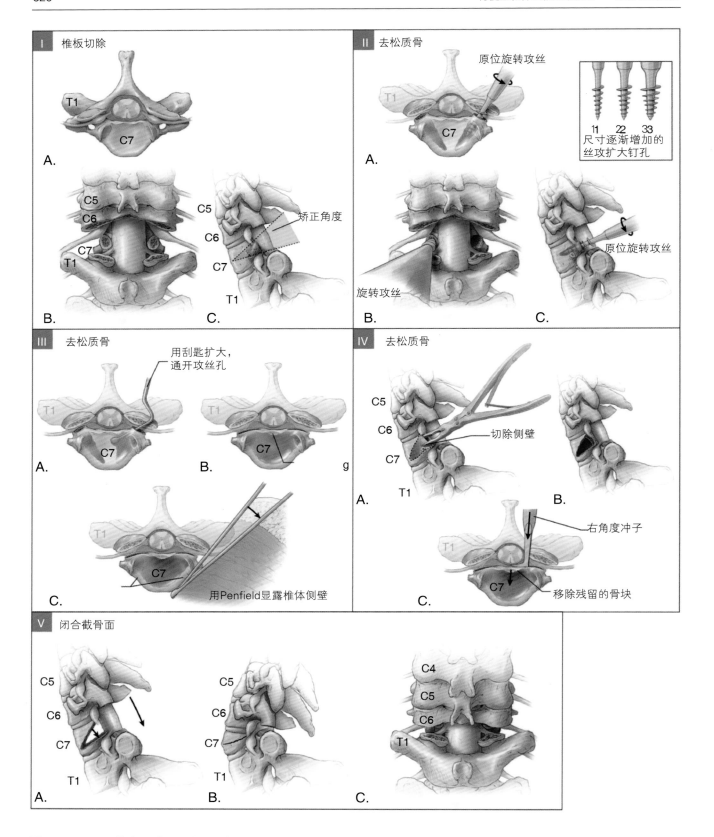

图34.3 C7PSO技术。涉及颈椎PSO的五大主要手术步骤示意图。步骤 I 椎板切除。步骤 II 是通过椎弓根通道用逐级增大的丝攻给椎体去松质骨，步骤 III 通过椎弓根通道用刮匙给椎体去松质骨，步骤 IV 是椎体后部去松质骨，步骤 V 是关闭截骨面

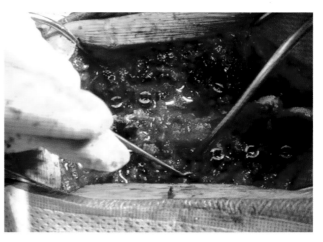

图34.6　C7的PSO术中照片显示用Penfield剥离子显露C7椎体外侧壁

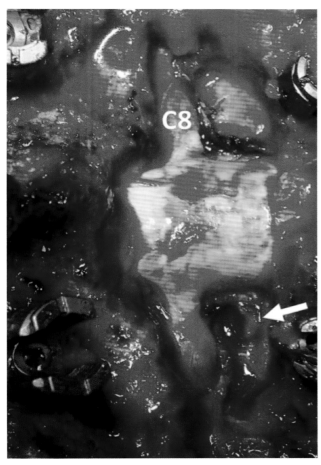

图34.4　C7的PSO术中照片显示C7椎弓根和C8神经根

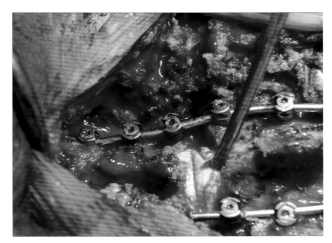

图34.7　C7的PSO术中照片显示闭合截骨面

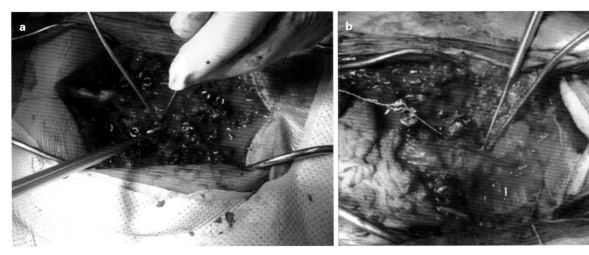

图34.5　（a，b）C7的PSO术中照片用不同视角，显示用腰椎丝攻进行去松质骨

病例示例

病例1，图34.8

63岁女性，颈痛，头部沉重感，颈部姿势不良9个月。站立位时，头部前倾，保持平视困难。神经系统检查肌力正常。站立位X线片显示颈椎后凸4cm，后凸是柔韧的，可以恢复到中立位。颈椎磁共振显示没有椎管狭窄。她做了后路内固定，融合C2-T3。C2-C3、C3-C4、C4-C5、C5-C6、C6-C7和C7-T1做了1型截骨。术后X线片显示颈椎后凸和矢状位失衡已经纠正。

病例2，图34.9

58岁，女性，有因急性脊髓压迫行椎板切除术病史，术后出现颈椎后凸，脊髓病进行性发展，四肢无力，保守治疗无效。她做了后路C2-T3的融合固定，C3-C7椎板切除翻修。C2-C3、C3-C4和C6-C7节段做了Smith-Petersen截骨。C2椎板下钢丝固定。术后X线片显示颈椎后凸和矢状位失衡已经纠正。

病例3，图34.10

68岁，男性，有颈椎融合手术史。颈痛，双上臂痛放散到肘部，四肢肌力减退。术前影像学检查发现原手术内固定物失败，近侧交界性后凸。颈椎矢状位畸形是可复性的。他做了后路翻修手术，C2-C5椎板切除。C3-C4和C4-C5做了Smith-Petersen截骨。内固定做了翻修，近侧固定节段延伸到C2。后路固定融合的范围是从C2~T2。术后X线片显示颈椎后凸和矢状位失衡已经纠正。

讨论 / 结论

本章着重讨论了用SPO或PSO截骨矫正颈椎后凸畸形。最近Tang等研究了颈椎SVA增加对健康相关生活质量评分（HRQOL）的影响。作者发现，颈椎SVA增加与HRQOL恶化显著相关，尤其与颈椎功能障碍指数（NDI）和SF36问卷的PCS内容相关（图34.9和图34.10）。他们设定了颈椎SVA的阈值为4.1cm，超过阈值可能会出现明显的功能障碍[17]。因此，将颈椎后凸畸形的SVA矫正到4cm之内是很重要的，这类似腰椎要求矫形SVA到5cm之内。

尽管SPO可以完成颈椎矢状位矫形，我们觉得经C7的PSO手术更有优势。PSO手术的术后生物力学稳定性优于SPO[18]。这是由于两种截骨手术的不同解剖特点决定的。SPO会导致间盘撕裂，在强直性脊柱炎病例，会导致融合的椎间隙或椎体前方撕裂张开，前方出现很大的裂隙，前纵韧带（ALL）撕裂或自发融合的骨桥骨折。在PSO手术中，前纵韧带是完好的。还有，PSO术后楔形的截骨面是骨与骨接触的很大的负荷承载面，优于SPO后方闭合的截骨面。这种较大的骨与骨接触面积增加了结构刚度[18]，尤其是针对压缩负荷，在前中后柱关闭截骨面时提供了很大的负荷承载接触面，提高了非强直性脊柱炎患者的融合率。不需要前方植骨。另外，PSO截骨闭合截骨面的操作比SPO更加可控，因为没有椎体前缘突然折断的动作。请注意在其他颈椎后伸截骨的报道中出现了神经损伤、突然半脱位，甚至死亡的并发症[19～23]。颈椎PSO手术存在相似的风险，考虑到手术的难度更大，应该由非常有经验的颈椎矫形医生来完成这些手术。

关键建议

1. SPO截骨是用于矫正下颈椎柔韧的畸形。

2. 经典的SPO手术可用于强直性脊柱炎或DISH病下颌抵在胸口的颈椎畸形。

3. 我们更喜欢采用PSO手术治疗颈椎矢状位失衡和下颌抵在胸口的颈椎畸形。

4. 术中影像导航和神经监测有助于预防闭合截骨面过程中脱位和脊髓褶皱受压等并发症。

5. 后路手术可能会减轻吞咽困难的症状，但不会使吞咽困难完全消失。

6. 颈椎矢状位平衡是很复杂的，与胸腰椎序列有关，与骨盆倾斜角和T1倾斜角都有关系。

7. 包括颈椎矫形在内的任何矫形手术之前都一定要拍摄站立位脊柱全长X线片。

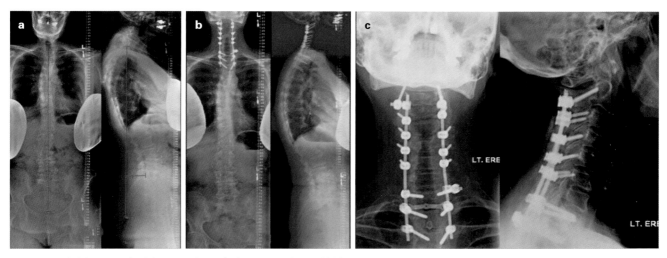

图34.8　病例1（a）术前和（b）术后X线片。（C）术后内植物

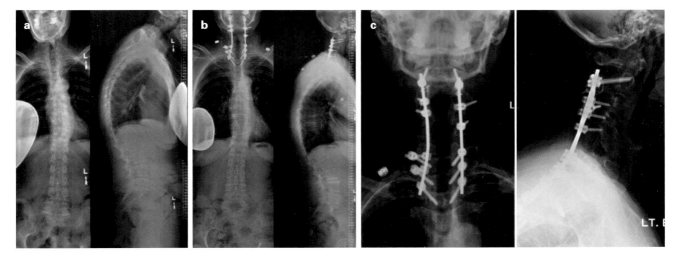

图34.9　病例2（a）术前和（b）术后X线片。（C）术后内植物

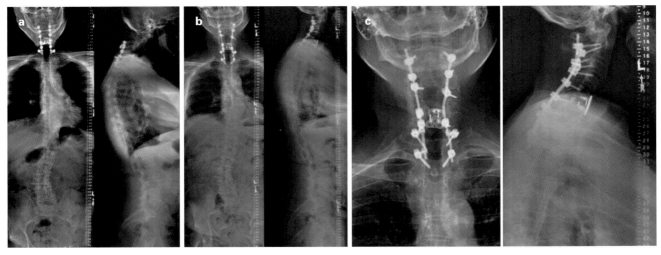

图34.10　病例3（a）术前和（b）术后X线片。（C）术后内植物

参考文献

[1] Steinmetz MP, Stewart TJ, Kager CD, Benzel EC, Vaccaro AR. Cervical deformity correction. Neurosurgery. 2007;60(1 Suppl 1):S90–S97.

[2] Chi JH, Tay B, Stahl D, Lee R. Complex deformities of the cervical spine. Neurosurg Clin N Am.2007;18(2):295–304.

[3] Epstein NE. Evaluation and treatment of clinical instability associated with pseudoarthrosis after anterior cervical surgery for ossification of the posterior longitudinal ligament. Surg Neurol.1998;49(3):246–252.

[4] Hilibrand AS, Carlson GD, Palumbo MA, Jones PK, Bohlman HH. Radiculopathy and myelopathy at segments adjacent to the site of a previous anterior cervical arthrodesis. J Bone Joint Surg Am.1999;81(4):519–528.

[5] Mason C, Cozen L, Adelstein L. Surgical correction of flexion deformity of the cervical spine. Calif Med.1953;79(3):244–246.

[6] Scheer JK, Tang JA, Deviren V, Acosta F, Buckley JM, Pekmezci M, et al. Biomechanical analysis of cervicothoracic junction osteotomy in cadaveric model of ankylosing spondylitis: effect of rod material and diameter. J Neurosurg Spine. 2011;14(3):330–335.

[7] Chapman JR, Anderson PA, Pepin C, Toomey S, Newell DW, Grady MS. Posterior instrumentation of the unstable cervicothoracic spine. J Neurosurg. 1996;84(4):552–558.

[8] Deviren V, Scheer JK, Ames CP. Technique of cervicothoracic junction pedicle subtraction osteotomy for cervical sagittal imbalance: report of 11 cases. J Neurosurg Spine. 2011;15(2):174–181.

[9] Scheer JK, Tang JA, Buckley JM, Deviren V, Pekmezci M, McClellan RT, et al. Biomechanical analysis of osteotomy type and rod diameter for treatment of cervicothoracic kyphosis. Spine. 2011;36(8):E519–E523.

[10] Edwards CC 2nd, Riew KD, Anderson PA, Hilibrand AS, Vaccaro AF. Cervical myelopathy. Current diagnostic and treatment strategies. Spine J.2003;3(1):68–81.

[11] Mummaneni PV, Deutsch H, Mummaneni VP. Cervicothoracic kyphosis. Neurosurg Clin N Am.2006;17(3):277–287. vi.

[12] Mummaneni PV, Mummaneni VP, Haid RW Jr, Rodts GE Jr, Sasso RC. Cervical osteotomy for the correction of chin-on-chest deformity in ankylosing spondylitis.Technical note. Neurosurg Focus. 2003;14(1):e9.

[13] Belanger TA, Milam RA, Roh JS, Bohlman HH. Cervicothoracic extension osteotomy for chin-on-chest deformity in ankylosing spondylitis. J Bone Joint Surg Am. 2005;87(8):1732–1738.

[14] Simmons ED, DiStefano RJ, Zheng Y, Simmons EH. Thirty-six years experience of cervical extension osteotomy in ankylosing spondylitis: techniques and outcomes. Spine. 2006;31(26):3006–3012.

[15] Suk KS, Kim KT, Lee SH, Kim JM. Significance of chin-brow vertical angle in correction of kyphotic deformity of ankylosing spondylitis patients. Spine.2003;28(17):2001–2005.

[16] Daubs MD, Lenke LG, Cheh G, Stobbs G, Bridwell KH. Adult spinal deformity surgery: complications and outcomes in patients over age 60. Spine.2007;32(20):2238–2244.

[17] Tang JA, Scheer JK, Smith JS, Deviren V, Bess S, Hart RA, et al. The impact of standing regional cervical sagittal alignment on outcomes in posterior cervical fusion surgery. Neurosurgery. 2012;71(3):662–669.discussion 9.

[18] Scheer JK, Tang JA, Buckley JM, Pekmezci M, McClellan RT, Ames CP. Biomechanical analysis of osteotomy type (OWO, CWO) and rod diameter for treatment of cervicothoracic kyphosis. 17th Annual International Meeting on Advanced Spine Techniques,Toronto, Canada; 2010.

[19] Sansur CA, Fu KM, Oskouian RJ Jr, Jagannathan J, Kuntz C, Shaffrey CI. Surgical management of global sagittal deformity in ankylosing spondylitis.Neurosurg Focus. 2008;24(1):E8.

[20] Etame AB, Than KD, Wang AC, La Marca F, Park P. Surgical management of symptomatic cervical or cervicothoracic kyphosis due to ankylosing spondylitis. Spine. 2008;33(16):E559–E564.

[21] Etame AB, Wang AC, Than KD, La Marca F, Park P. Outcomes after surgery for cervical spine deformity: review of the literature. Neurosurg Focus.2010;28(3):E14.

[22] Hoh DJ, Khoueir P, Wang MY. Management of cervical deformity in ankylosing spondylitis. Neurosurg Focus. 2008;24(1):E9.

[23] Nottmeier EW, Deen HG, Patel N, Birch B. Cervical kyphotic deformity correction using 360-degree reconstruction. J Spinal Disord Tech. 2009;22(6):385–391.